全国科学技术名词审定委员会

公 布

感染病学名词

CHINESE TERMS IN INFECTIOUS DISEASES

2019

医学名词审定委员会

感染病学名词审定分委员会

国家自然科学基金资助项目

科 学 出 版 社

北 京

内 容 简 介

　　本书是全国科学技术名词审定委员会审定公布的感染病学名词，内容包括总论、系统感染、病原体感染、特殊感染及感染相关问题 4 部分，共 2911 条。本书对每条名词均给出了定义或注释。这些名词是科研、教学、生产、经营及新闻出版等部门应遵照使用的感染病学规范名词。

图书在版编目(CIP)数据

感染病学名词 / 医学名词审定委员会，感染病学名词审定分委员会审定.
—北京: 科学出版社, 2019.12
ISBN 978-7-03-063679-9

Ⅰ. ①感… Ⅱ. ①医… ②感… Ⅲ. ①感染–疾病学–名词术语
Ⅳ. ①R4–61

中国版本图书馆 CIP 数据核字(2019)第 280981 号

　　责任编辑：王　海　沈红芬　路　倩　张玉森/责任校对：郑金红

　　责任印制：肖　兴/封面设计：吴霞暖

科 学 出 版 社 出版
北京东黄城根北街 16 号
邮政编码：100717
http://www.sciencep.com

中国科学院印刷厂 印刷
科学出版社发行　各地新华书店经销
*

2019 年 12 月第　一　版　　开本：787×1092 1/16
2019 年 12 月第一次印刷　　印张：22 1/2
字数：530 000
定价：148.00 元
(如有印装质量问题，我社负责调换)

全国科学技术名词审定委员会
第七届委员会委员名单

特邀顾问：路甬祥　许嘉璐　韩启德

主　　任：白春礼

副 主 任：黄　卫　杜占元　张宏森　李培林　刘　旭　何　雷　何鸣鸿
　　　　　裴亚军

常　　委（以姓名笔画为序）：

戈　晨　田立新　曲爱国　刘会洲　沈家煊　宋　军　张　军
张伯礼　林　鹏　饶克勤　袁亚湘　高　松　黄向阳　崔　拓
康　乐　韩　毅　雷筱云

委　　员（以姓名笔画为序）：

卜宪群　王　军　王子豪　王同军　王建军　王建朗　王家臣
王清印　王德华　尹虎彬　邓初夏　石　楠　叶玉如　田　森
田胜立　白殿一　包为民　冯大斌　冯惠玲　毕健康　朱　星
朱士恩　朱立新　朱建平　任　海　任南琪　刘　青　刘正江
刘连安　刘国权　刘晓明　许毅达　那伊力江·吐尔干　孙宝国
孙瑞哲　李一军　李小娟　李志江　李伯良　李学军　李承森
李晓东　杨　鲁　杨　群　杨汉春　杨安钢　杨焕明　汪正平
汪雄海　宋　彤　宋晓霞　张人禾　张玉森　张守攻　张社卿
张建新　张绍祥　张洪华　张继贤　陆雅海　陈　杰　陈光金
陈众议　陈言放　陈映秋　陈星灿　陈超志　陈新滋　尚智丛
易　静　罗　玲　周　畅　周少来　周洪波　郑宝森　郑筱筠
封志明　赵永恒　胡秀莲　胡家勇　南志标　柳卫平　闻映红
姜志宏　洪定一　莫纪宏　贾承造　原遵东　徐立之　高　怀
高　福　高培勇　唐志敏　唐绪军　益西桑布　黄清华　黄璐琦
萨楚日勒图　龚旗煌　阎志坚　梁曦东　董　鸣　蒋　颖
韩振海　程晓陶　程恩富　傅伯杰　曾明荣　谢地坤　赫荣乔
蔡　怡　谭华荣

第四届医学名词审定委员会委员名单

主　任：陈　竺

副主任：饶克勤　刘德培　贺福初　郑树森　王　宇　罗　玲

委　员（以姓名笔画为序）：

于　欣　王　辰　王永明　王汝宽　李兆申　杨伟炎

沈　悌　张玉森　陈　杰　屈婉莹　胡仪吉　徐建国

曾正陪　照日格图　魏丽惠

秘书长：张玉森(兼)

感染病学名词审定分委员会委员名单

主　任：李兰娟

副主任：阮　冰

委　员（以姓名笔画为序）：

王　凯　王宇明　王贵强　宁　琴　刘　沛　李　旭

李太生　李用国　肖永红　赵志新　侯金林　施光峰

唐　红　黄建荣　盛吉芳　谢　青　谭德明　缪晓辉

秘　书：任菁菁　杨　芊

白春礼序

　　科技名词伴随科技发展而生，是概念的名称，承载着知识和信息。如果说语言是记录文明的符号，那么科技名词就是记录科技概念的符号，是科技知识得以传承的载体。我国古代科技成果的传承，即得益于此。《山海经》记录了山、川、陵、台及几十种矿物名；《尔雅》19篇中，有16篇解释名物词，可谓是我国最早的术语词典；《梦溪笔谈》第一次给"石油"命名并一直沿用至今；《农政全书》创造了大量农业、土壤及水利工程名词；《本草纲目》使用了数百种植物和矿物岩石名称。延传至今的古代科技术语，体现着圣哲们对科技概念定名的深入思考，在文化传承、科技交流的历史长河中作出了不可磨灭的贡献。

　　科技名词规范工作是一项基础性工作。我们知道，一个学科的概念体系是由若干个科技名词搭建起来的，所有学科概念体系整合起来，就构成了人类完整的科学知识架构。如果说概念体系构成了一个学科的"大厦"，那么科技名词就是其中的"砖瓦"。科技名词审定和公布，就是为了生产出标准、优质的"砖瓦"。

　　科技名词规范工作是一项需要重视的基础性工作。科技名词的审定就是依照一定的程序、原则、方法对科技名词进行规范化、标准化，在厘清概念的基础上恰当定名。其中，对概念的把握和厘清至关重要，因为如果概念不清晰、名称不规范，势必会影响科学研究工作的顺利开展，甚至会影响对事物的认知和决策。举个例子，我们在讨论科技成果转化问题时，经常会有"科技与经济'两张皮'""科技对经济发展贡献太少"等说法，尽管在通常的语境中，把科学和技术连在一起表述，但严格说起来，会导致在认知上没有厘清科学与技术之间的差异，而简单把技术研发和生产实际之间脱节的问题理解为科学研究与生产实际之间的脱节。一般认为，科学主要揭示自然的本质和内在规律，回答"是什么"和"为什么"的问题，技术以改造自然为目的，回答"做什么"和"怎么做"的问题。科学主要表现为知识形态，是创造知识的研究，技术则具有物化形态，是综合利用知识于需求的研究。科学、技术是不同类型的创新活动，有着不同的发展规律，体现不同的价值，需要形成对不同性质的研发活动进行分类支持、分类评价的科学管理体系。从这个角度来看，科技名词规范工作是一项必不可少的基础性工作。我非常同意老一辈专家叶笃正的观点，他认为："科技名词规范化工作的作用比我们想象的还要大，是一项事关我国科技事业发展的基础设施建设工作！"

科技名词规范工作是一项需要长期坚持的基础性工作。我国科技名词规范工作已经有 110 年的历史。1909 年清政府成立科学名词编订馆，1932 年南京国民政府成立国立编译馆，是为了学习、引进、吸收西方科学技术，对译名和学术名词进行规范统一。中华人民共和国成立后，随即成立了"学术名词统一工作委员会"。1985 年，为了更好地促进我国科学技术的发展，推动我国从科技弱国向科技大国迈进，国家成立了"全国自然科学名词审定委员会"，主要对自然科学领域的名词进行规范统一。1996 年，国家批准将"全国自然科学名词审定委员会"改为"全国科学技术名词审定委员会"，是为了响应科教兴国战略，促进我国由科技大国向科技强国迈进，而将工作范围由自然科学技术领域扩展到工程技术、人文社会科学等领域。科学技术发展到今天，信息技术和互联网技术在不断突进，前沿科技在不断取得突破，新的科学领域在不断产生，新概念、新名词在不断涌现，科技名词规范工作仍然任重道远。

110 年的科技名词规范工作，在推动我国科技发展的同时，也在促进我国科学文化的传承。科技名词承载着科学和文化，一个学科的名词，能够勾勒出学科的面貌、历史、现状和发展趋势。我们不断地对学科名词进行审定、公布、入库，形成规模并提供使用，从这个角度来看，这项工作又有几分盛世修典的意味，可谓"功在当代，利在千秋"。

在党和国家重视下，我们依靠数千位专家学者，已经审定公布了 65 个学科领域的近 50 万条科技名词，基本建成了科技名词体系，推动了科技名词规范化事业协调可持续发展。同时，在全国科学技术名词审定委员会的组织和推动下，海峡两岸科技名词的交流对照统一工作也取得了显著成果。两岸专家已在 30 多个学科领域开展了名词交流对照活动，出版了 20 多种两岸科学名词对照本和多部工具书，为两岸和平发展作出了贡献。

作为全国科学技术名词审定委员会现任主任委员，我要感谢历届委员会所付出的努力。同时，我也深感责任重大。

十九大的胜利召开具有划时代意义，标志着我们进入了新时代。新时代，创新成为引领发展的第一动力。习近平总书记在十九大报告中，从战略高度强调了创新，指出创新是建设现代化经济体系的战略支撑，创新处于国家发展全局的核心位置。在深入实施创新驱动发展战略中，科技名词规范工作是其基本组成部分，因为科技的交流与传播、知识的协同与管理、信息的传输与共享，都需要一个基于科学的、规范统一的科技名词体系和科技名词服务平台作为支撑。

我们要把握好新时代的战略定位，适应新时代新形势的要求，加强与科技的协同发展。一方面，要继续发扬科学民主、严谨求实的精神，保证审定公布成果的权威性和规范性。科技名词审定是一项既具规范性又有研究性，既具协调性又有长期性的综合性工作。在长期的科技名词审定工作实践中，全国科学技术名词审定委员会积累了丰富的经验，形成了一套完整的组织和审定流程。这一流程，有利于确立公布名词的权威性，有利于保证公布名词的规范性。但是，我们仍然要创新审定机制，高质高效地完成科技名词审定公布任务。另一方面，在做好科技名词审定公布工作的同时，我们要瞄准世界科技前沿，服务于前瞻性基础研究。习总书记在报告中特别提到"中国天眼"、"悟空号"暗物质粒子探测卫星、"墨子号"量子科学实验卫星、天宫二号和"蛟龙号"载人潜水器等重大科技成果，这些都是随着我国科技发展诞生的新概念、新名词，是科技名词规范工作需要关注的热点。围绕新时代中国特色社会主义发展的重大课题，服务于前瞻性基础研究、新的科学领域、新的科学理论体系，应该是新时代科技名词规范工作所关注的重点。

　　未来，我们要大力提升服务能力，为科技创新提供坚强有力的基础保障。全国科学技术名词审定委员会第七届委员会成立以来，在创新科学传播模式、推动成果转化应用等方面作了很多努力。例如，及时为 113 号、115 号、117 号、118 号元素确定中文名称，联合中国科学院、国家语言文字工作委员会召开四个新元素中文名称发布会，与媒体合作开展推广普及，引起社会关注。利用大数据统计、机器学习、自然语言处理等技术，开发面向全球华语圈的术语知识服务平台和基于用户实际需求的应用软件，受到使用者的好评。今后，全国科学技术名词审定委员会还要进一步加强战略前瞻，积极应对信息技术与经济社会交汇融合的趋势，探索知识服务、成果转化的新模式、新手段，从支撑创新发展战略的高度，提升服务能力，切实发挥科技名词规范工作的价值和作用。

　　使命呼唤担当，使命引领未来，新时代赋予我们新使命。全国科学技术名词审定委员会只有准确把握科技名词规范工作的战略定位，创新思路，扎实推进，才能在新时代有所作为。

　　是为序。

白春礼

2018 年春

路甬祥序

我国是一个人口众多、历史悠久的文明古国，自古以来就十分重视语言文字的统一，主张"书同文、车同轨"，把语言文字的统一作为民族团结、国家统一和强盛的重要基础和象征。我国古代科学技术十分发达，以四大发明为代表的古代文明，曾使我国居于世界之巅，成为世界科技发展史上的光辉篇章。而伴随科学技术产生、传播的科技名词，从古代起就已成为中华文化的重要组成部分，在促进国家科技进步、社会发展和维护国家统一方面发挥着重要作用。

我国的科技名词规范统一活动有着十分悠久的历史。古代科学著作记载的大量科技名词术语，标志着我国古代科技之发达及科技名词之活跃与丰富。然而，建立正式的名词审定组织机构则是在清朝末年。1909年，我国成立了科学名词编订馆，专门从事科学名词的审定、规范工作。到了新中国成立之后，由于国家的高度重视，这项工作得以更加系统地、大规模地开展。1950年政务院设立的学术名词统一工作委员会，以及1985年国务院批准成立的全国自然科学名词审定委员会（现更名为全国科学技术名词审定委员会，简称全国科技名词委），都是政府授权代表国家审定和公布规范科技名词的权威性机构和专业队伍。他们肩负着国家和民族赋予的光荣使命，秉承着振兴中华的神圣职责，为科技名词规范统一事业默默耕耘，为我国科学技术的发展做出了基础性的贡献。

规范和统一科技名词，不仅在消除社会上的名词混乱现象，保障民族语言的纯洁与健康发展等方面极为重要，而且在保障和促进科技进步，支撑学科发展方面也具有重要意义。一个学科的名词术语的准确定名及推广，对这个学科的建立与发展极为重要。任何一门科学（或学科），都必须有自己的一套系统完善的名词来支撑，否则这门学科就立不起来，就不能成为独立的学科。郭沫若先生曾将科技名词的规范与统一称为"乃是一个独立自主国家在学术工作上所必须具备的条件，也是实现学术中国化的最起码的条件"，精辟地指出了这项基础性、支撑性工作的本质。

在长期的社会实践中，人们认识到科技名词的规范和统一工作对于一个国家的科技发展和文化传承非常重要，是实现科技现代化的一项支撑性的系统工程。没有这样一个系统的规范化的支撑条件，不仅现代科技的协调发展将遇到极大困难，而且在科技日益渗透人们生活各方面、各环节的今天，还将给教育、传播、交流、经贸等多方面带来困难和损害。

全国科技名词委自成立以来，已走过近 20 年的历程，前两任主任钱三强院士和卢嘉锡院士为我国的科技名词统一事业倾注了大量的心血和精力，在他们的正确领导和广大专家的共同努力下，取得了卓著的成就。2002 年，我接任此工作，时逢国家科技、经济飞速发展之际，因而倍感责任的重大；及至今日，全国科技名词委已组建了 60 个学科名词审定分委员会，公布了 50 多个学科的 63 种科技名词，在自然科学、工程技术与社会科学方面均取得了协调发展，科技名词蔚成体系。而且，海峡两岸科技名词对照统一工作也取得了可喜的成绩。对此，我实感欣慰。这些成就无不凝聚着专家学者们的心血与汗水，无不闪烁着专家学者们的集体智慧。历史将会永远铭刻着广大专家学者孜孜以求、精益求精的艰辛劳作和为祖国科技发展做出的奠基性贡献。宋健院士曾在 1990 年全国科技名词委的大会上说过："历史将表明，这个委员会的工作将对中华民族的进步起到奠基性的推动作用。"这个预见性的评价是毫不为过的。

科技名词的规范和统一工作不仅仅是科技发展的基础，也是现代社会信息交流、教育和科学普及的基础，因此，它是一项具有广泛社会意义的建设工作。当今，我国的科学技术已取得突飞猛进的发展，许多学科领域已接近或达到国际前沿水平。与此同时，自然科学、工程技术与社会科学之间交叉融合的趋势越来越显著，科学技术迅速普及到了社会各个层面，科学技术同社会进步、经济发展已紧密地融为一体，并带动着各项事业的发展。所以，不仅科学技术发展本身产生的许多新概念、新名词需要规范和统一，而且由于科学技术的社会化，社会各领域也需要科技名词有一个更好的规范。另一方面，随着香港、澳门的回归，海峡两岸科技、文化、经贸交流不断扩大，祖国实现完全统一更加迫近，两岸科技名词对照统一任务也十分迫切。因而，我们的名词工作不仅对科技发展具有重要的价值和意义，而且在经济发展、社会进步、政治稳定、民族团结、国家统一和繁荣等方面都具有不可替代的特殊价值和意义。

最近，中央提出树立和落实科学发展观，这对科技名词工作提出了更高的要求。我们要按照科学发展观的要求，求真务实，开拓创新。科学发展观的本质与核心是以人为本，我们要建设一支优秀的名词工作队伍，既要保持和发扬老一辈科技名词工作者的优良传统，坚持真理、实事求是、甘于寂寞、淡泊名利，又要根据新形势的要求，面向未来、协调发展、与时俱进、锐意创新。此外，我们要充分利用网络等现代科技手段，使规范科技名词得到更好的传播和应用，为迅速提高全民文化素质做出更大贡献。科学发展观的基本要求是坚持以人为本，全面、协调、可持续发展，因此，科技名词工作既要紧密围绕当前国民经济建设形势，着重开展好科技领域的学科名词审定工作，同时又要在强调经济社会以及人与自然协调发展的思想指导下，开展好社会科学、文化教育和资源、生态、环境领域的科学名词审定工作，促进各个学科领域的相互融合和共同繁荣。科学发展观非常注重可持续发展的理念，因此，我们在不断丰富和发展已建立的科技名词体系的同时，还要进一步研究具有中国特色的术语学理论，以创建中国的术语学派。研究和建立中国特色的术语学理论，也是一种知识创新，是实现科技名词工作可持续发展的必由之路，我们应当为此付出更大的努力。

当前国际社会已处于以知识经济为走向的全球经济时代，科学技术发展的步伐将会越来越快。我国已加入世贸组织，我国的经济也正在迅速融入世界经济主流，因而国内外科技、文化、经贸的交流将越来越广泛和深入。可以预言，21世纪中国的经济和中国的语言文字都将对国际社会产生空前的影响。因此，在今后10到20年之间，科技名词工作就变得更具现实意义，也更加迫切。"路漫漫其修远兮，吾将上下而求索"，我们应当在今后的工作中，进一步解放思想，务实创新、不断前进。不仅要及时地总结这些年来取得的工作经验，更要从本质上认识这项工作的内在规律，不断地开创科技名词统一工作新局面，做出我们这代人应当做出的历史性贡献。

2004年深秋

卢 嘉 锡 序

科技名词伴随科学技术而生，犹如人之诞生其名也随之产生一样。科技名词反映着科学研究的成果，带有时代的信息，铭刻着文化观念，是人类科学知识在语言中的结晶。作为科技交流和知识传播的载体，科技名词在科技发展和社会进步中起着重要作用。

在长期的社会实践中，人们认识到科技名词的统一和规范化是一个国家和民族发展科学技术的重要的基础性工作，是实现科技现代化的一项支撑性的系统工程。没有这样一个系统的规范化的支撑条件，科学技术的协调发展将遇到极大的困难。试想，假如在天文学领域没有关于各类天体的统一命名，那么，人们在浩瀚的宇宙当中，看到的只能是无序的混乱，很难找到科学的规律。如是，天文学就很难发展。其他学科也是这样。

古往今来，名词工作一直受到人们的重视。严济慈先生 60 多年前说过，"凡百工作，首重定名；每举其名，即知其事"。这句话反映了我国学术界长期以来对名词统一工作的认识和做法。古代的孔子曾说"名不正则言不顺"，指出了名实相副的必要性。荀子也曾说"名有固善，径易而不拂，谓之善名"，意为名有完善之名，平易好懂而不被人误解之名，可以说是好名。他的"正名篇"即是专门论述名词术语命名问题的。近代的严复则有"一名之立，旬月踟蹰"之说。可见在这些有学问的人眼里，"定名"不是一件随便的事情。任何一门科学都包含很多事实、思想和专业名词，科学思想是由科学事实和专业名词构成的。如果表达科学思想的专业名词不正确，那么科学事实也就难以令人相信了。

科技名词的统一和规范化标志着一个国家科技发展的水平。我国历来重视名词的统一与规范工作。从清朝末年的科学名词编订馆，到 1932 年成立的国立编译馆，以及新中国成立之初的学术名词统一工作委员会，直至 1985 年成立的全国自然科学名词审定委员会(现已改名为全国科学技术名词审定委员会，简称全国名词委)，其使命和职责都是相同的，都是审定和公布规范名词的权威性机构。现在，参与全国名词委领导工作的单位有中国科学院、科学技术部、教育部、中国科学技术协会、国家自然科学基金委员会、新闻出版署、国家质量技术监督局、国家广播电影电视总局、国家知识产权局和国家语言文字工作委员会，这些部委各自选派了有关领导干部担任全国名词委的领导，有力地推动科技名词的统一和推广应用工作。

全国名词委成立以后，我国的科技名词统一工作进入了一个新的阶段。在第一任主任委员钱三强同志的组织带领下，经过广大专家的艰苦努力，名词规范和统一工作取得了显著的成绩。1992年三强同志不幸谢世。我接任后，继续推动和开展这项工作。在国家和有关部门的支持及广大专家学者的努力下，全国名词委15年来按学科共组建了50多个学科的名词审定分委员会，有1800多位专家、学者参加名词审定工作，还有更多的专家、学者参加书面审查和座谈讨论等，形成的科技名词工作队伍规模之大、水平层次之高前所未有。15年间共审定公布了包括理、工、农、医及交叉学科等各学科领域的名词共计50多种。而且，对名词加注定义的工作经试点后业已逐渐展开。另外，遵照术语学理论，根据汉语汉字特点，结合科技名词审定工作实践，全国名词委制定并逐步完善了一套名词审定工作的原则与方法。可以说，在20世纪的最后15年中，我国基本上建立起了比较完整的科技名词体系，为我国科技名词的规范和统一奠定了良好的基础，对我国科研、教学和学术交流起到了很好的作用。

在科技名词审定工作中，全国名词委密切结合科技发展和国民经济建设的需要，及时调整工作方针和任务，拓展新的学科领域开展名词审定工作，以更好地为社会服务、为国民经济建设服务。近些年来，又对科技新词的定名和海峡两岸科技名词对照统一工作给予了特别的重视。科技新词的审定和发布试用工作已取得了初步成效，显示了名词统一工作的活力，跟上了科技发展的步伐，起到了引导社会的作用。两岸科技名词对照统一工作是一项有利于祖国统一大业的基础性工作。全国名词委作为我国专门从事科技名词统一的机构，始终把此项工作视为自己责无旁贷的历史性任务。通过这些年的积极努力，我们已经取得了可喜的成绩。做好这项工作，必将对弘扬民族文化，促进两岸科教、文化、经贸的交流与发展做出历史性的贡献。

科技名词浩如烟海，门类繁多，规范和统一科技名词是一项相当繁重而复杂的长期工作。在科技名词审定工作中既要注意同国际上的名词命名原则与方法相衔接，又要依据和发挥博大精深的汉语文化，按照科技的概念和内涵，创造和规范出符合科技规律和汉语文字结构特点的科技名词。因而，这又是一项艰苦细致的工作。广大专家学者字斟句酌，精益求精，以高度的社会责任感和敬业精神投身于这项事业。可以说，全国名词委公布的名词是广大专家学者心血的结晶。这里，我代表全国名词委，向所有参与这项工作的专家学者们致以崇高的敬意和衷心的感谢！

审定和统一科技名词是为了推广应用。要使全国名词委众多专家多年的劳动成果——规范名词，成为社会各界及每位公民自觉遵守的规范，需要全社会的理解和支持。国务院和 4 个有关部委［国家科委(今科学技术部)、中国科学院、国家教委(今教育部)和新闻出版署］已分别于 1987 年和 1990 年行文全国，要求全国各科研、教学、生产、经营以及新闻出版等单位遵照使用全国名词委审定公布的名词。希望社会各界自觉认真地执行，共同做好这项对于科技发展、社会进步和国家统一极为重要的基础工作，为振兴中华而努力。

值此全国名词委成立 15 周年、科技名词书改装之际，写了以上这些话。是为序。

卢嘉锡

2000 年夏

钱 三 强 序

科技名词术语是科学概念的语言符号。人类在推动科学技术向前发展的历史长河中，同时产生和发展了各种科技名词术语，作为思想和认识交流的工具，进而推动科学技术的发展。

我国是一个历史悠久的文明古国，在科技史上谱写过光辉篇章。中国科技名词术语，以汉语为主导，经过了几千年的演化和发展，在语言形式和结构上体现了我国语言文字的特点和规律，简明扼要，蓄意深切。我国古代的科学著作，如已被译为英、德、法、俄、日等文字的《本草纲目》、《天工开物》等，包含大量科技名词术语。从元、明以后，开始翻译西方科技著作，创译了大批科技名词术语，为传播科学知识，发展我国的科学技术起到了积极作用。

统一科技名词术语是一个国家发展科学技术所必须具备的基础条件之一。世界经济发达国家都十分关心和重视科技名词术语的统一。我国早在 1909 年就成立了科学名词编订馆，后又于 1919 年中国科学社成立了科学名词审定委员会，1928 年大学院成立了译名统一委员会。1932 年成立了国立编译馆，在当时教育部主持下先后拟订和审查了各学科的名词草案。

新中国成立后，国家决定在政务院文化教育委员会下，设立学术名词统一工作委员会，郭沫若任主任委员。委员会分设自然科学、社会科学、医药卫生、艺术科学和时事名词五大组，聘请了各专业著名科学家、专家，审定和出版了一批科学名词，为新中国成立后的科学技术的交流和发展起到了重要作用。后来，由于历史的原因，这一重要工作陷于停顿。

当今，世界科学技术迅速发展，新学科、新概念、新理论、新方法不断涌现，相应地出现了大批新的科技名词术语。统一科技名词术语，对科学知识的传播，新学科的开拓，新理论的建立，国内外科技交流，学科和行业之间的沟通，科技成果的推广、应用和生产技术的发展，科技图书文献的编纂、出版和检索，科技情报的传递等方面，都是不可缺少的。特别是计算机技术的推广使用，对统一科技名词术语提出了更紧迫的要求。

为适应这种新形势的需要，经国务院批准，1985 年 4 月正式成立了全国自然科学名词审定委员会。委员会的任务是确定工作方针，拟定科技名词术语审定工作计划、实施方案和步骤，组织审定自然科学各学科名词术语，并予以公布。根据国务院授权，委员会审定公布的名词术语，科研、教学、生产、经营以及新闻出版等各部门，均应遵照使用。

全国自然科学名词审定委员会由中国科学院、国家科学技术委员会、国家教育委员会、中国科学技术协会、国家技术监督局、国家新闻出版署、国家自然科学基金委员会分别委派了正、副主任担任领导工作。在中国科协各专业学会密切配合下，逐步建立各专业审定分委员会，并已建立起一支由各学科著名专家、学者组成的近千人的审定队伍，负责审定本学科的名词术语。我国的名词审定工作进入了一个新的阶段。

这次名词术语审定工作是对科学概念进行汉语订名，同时附以相应的英文名称，既有我国语言特色，又方便国内外科技交流。通过实践，初步摸索了具有我国特色的科技名词术语审定的原则与方法，以及名词术语的学科分类、相关概念等问题，并开始探讨当代术语学的理论和方法，以期逐步建立起符合我国语言规律的自然科学名词术语体系。

统一我国的科技名词术语，是一项繁重的任务，它既是一项专业性很强的学术性工作，又涉及亿万人使用习惯的问题。审定工作中我们要认真处理好科学性、系统性和通俗性之间的关系；主科与副科间的关系；学科间交叉名词术语的协调一致；专家集中审定与广泛听取意见等问题。

汉语是世界五分之一人口使用的语言，也是联合国的工作语言之一。除我国外，世界上还有一些国家和地区使用汉语，或使用与汉语关系密切的语言。做好我国的科技名词术语统一工作，为今后对外科技交流创造了更好的条件，使我炎黄子孙，在世界科技进步中发挥更大的作用，做出重要的贡献。

统一我国科技名词术语需要较长的时间和过程，随着科学技术的不断发展，科技名词术语的审定工作，需要不断地发展、补充和完善。我们将本着实事求是的原则，严谨的科学态度做好审定工作，成熟一批公布一批，提供各界使用。我们特别希望得到科技界、教育界、经济界、文化界、新闻出版界等各方面同志的关心、支持和帮助，共同为早日实现我国科技名词术语的统一和规范化而努力。

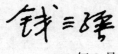

1992 年 2 月

前　言

随着社会经济的发展与我国对外交流的频繁，我国感染性疾病的流行情况发生了很大变化。传统的法定传染病如肝炎、结核病远未得到控制，而新发突发传染病（如严重急性呼吸综合征、手足口病、新布尼亚病、H7N9禽流感等）不断暴发流行。超级耐药细菌的控制与抗菌药物合理使用还任重道远，微生态失衡成为感染重症化的重要因素。国外发生的各种感染性疾病（如埃博拉出血热、中东呼吸综合征等）随时可能通过国际交流传入我国。感染性疾病正以新的形式，成为威胁人类健康的主要疾病。

自1995年全国科学技术名词审定委员会的医学名词（第四分册）中涉及传染病学名词（209条）之后，我国感染性疾病领域在病原体发现、临床诊治、疾病防控等方面均取得了很大成绩，感染病学科体系建设得到快速发展。感染病学作为一门跨学科、多专业的新学科，取代传染病学已得到我国同行与相关学科的认同。本次对感染病学名词的审定与统一，对反映学科的最新进展，与国际接轨，引导学科向更加全面和广阔的领域发展，满足感染性疾病的防治要求，创建现代感染病学教学新体系，无疑是一件非常有意义的工作。

2008年10月，全国科学技术名词审定委员会与中华医学会医学名词审定委员会共同组建了感染病学名词审定分委员会，并在杭州召开了感染病学名词审定工作第一次会议。按照全国科学技术名词审定委员会制定的科学技术名词审定原则及方法，确定了选词原则及学科分类框架。2010年完成选词及释义初稿。尔后数易其稿，分委员会每年召开例会，对稿件进行会审讨论，并根据讨论意见进行修订。编写过程中注意收录近年来已成熟和通用的新词，如人工肝支持系统；在第一篇总论中，专列一章"感染与微生态"，将微生态学这门新兴的独立学科与感染病相关联，既体现了系统性，又增强了实用性。2015年形成名词上报稿，全国科学技术名词审定委员会委托马亦林、侯云德两位资深专家对上报稿进行复审。对复审中提出的意见，分委员会再次进行了研究并做了妥善处理。于2016年9月上报全国科学技术名词审定委员会主任审核批准，在全国科学技术名词审定委员会网站及媒体预公布，征求社会意见。预公布期限为1年。2017年末，分委员会根据反馈意见对预公布稿再次修改，并于2018年呈报全国科学技术名词审定委员会主任审核批准，现予以正式公布。

在本次名词审定工作中，得到了浙江大学附属第一医院领导的大力支持，许多奋战在综合性三级甲等医院感染病科临床一线的专家学者以高度认真负责的态度参与了编写工作，谨此对所有参与本次名词修订工作及关心支持本名词出版的人员表示诚挚的感谢！由于这是第一次系统地整理感染病学名词，书中难免存在疏漏和不妥之处，恳请广大专业工作者在使用过程中提出宝贵的意见和建议，以便今后修订与完善。

感染病学名词审定分委员会
2019 年 6 月

编 排 说 明

一、本书公布的是感染病学名词，共 2911 条，每条名词均给出了定义或注释。

二、全书分 4 部分：总论、系统感染、病原体感染、特殊感染及感染相关问题。

三、正文按汉文名所属学科的相关概念体系排列。汉文名后给出了与该词概念相对应的英文名。

四、每个汉文名都附有相应的定义或注释。定义一般只给出其基本内涵，注释则扼要说明其特点。当一个汉文名有不同的概念时，则用(1)、(2)等表示。

五、一个汉文名对应几个英文同义词时，英文词之间用"，"分开。

六、凡英文词的首字母大、小写均可时，一律小写；英文名除必须用复数者，一般用单数形式。

七、"[ ]"中的字为可省略的部分。

八、主要异名和释文中的条目用楷体表示。"全称""简称"是与正名等效使用的名词；"又称"为非推荐名，只在一定范围内使用；"俗称"为非学术用语；"曾称"为被淘汰的旧名。

九、正文后所附的英汉索引按英文字母顺序排列；汉英索引按汉语拼音顺序排列。所示号码为该词在正文中的序码。索引中带"*"者为规范名的异名或在释文中出现的条目。

目　录

01. 总　　论

01.01　概　　述

01.0001　感染病学　infectious diseases
研究病原性生物引起人类疾病的学科。

01.0002　传染病学　lemology
研究各种传染病在人体内外发生、发展、传播、诊断、治疗和预防规律的学科。

01.0003　感染病　infectious disease
全称"感染性疾病"。由病原微生物如病毒、朊粒、细菌、真菌、螺旋体、衣原体、立克次体和寄生虫等通过不同方式侵入人体导致健康受到损害的疾病。包括传染病和非传染性感染病。

01.0004　传染病　communicable disease,
contagious disease
具有传染性和免疫性等特点，通过一定的传播途径进行播散，在一定条件下可造成流行的一种特殊类型感染病。

01.0005　非传染性感染病　noncommunicable
disease
没有传染性的感染病。

01.0006　新发感染病　emerging infectious
disease, EID
由新发现的种或新型病原微生物引起的感染病。

01.0007　再发感染病　re-emerging infectious
disease, RID
传播水平已降低到不再成为公共卫生问题的感染病又重新恢复到具有流行程度传播状态的疾病。

01.0008　宠物源性感染病　pet-originated
infectious disease
与宠物密切接触引起的人兽共患性疾病。

01.0009　传染　infection
病原体从有病的生物体侵入其他生物体引起不同程度感染的病理过程。

01.0010　感染　infection
人体与病原体(细菌、病毒、真菌、寄生虫等)相互作用、相互斗争的过程。引起感染的病原体可来自宿主体外，也可来自宿主体内。是多器官功能衰竭的最主要原因之一，而多器官功能衰竭则是未被控制的感染的最后致命表现。

01.0011　外源性感染　exogenous infection
在外环境中(包括动物和禽类等)存在的致病性病原体，通过某种途径侵入人体而引起的感染。包括从其他患者、患者陪伴人员、医务人员及医院环境等处获得的感染。

01.0012　内源性感染　endogenous infection
又称"自身性感染(autogenous infection)"。患者自身皮肤或腔道等处定植的条件致病菌，或从外界获得的定植菌由于数量或定植部位改变而引起的感染。是由于患者抵抗力降低，对自身现有的细菌感受性增加而发病。

01.0013　先天性感染　congenital infection
母体感染某种病原体后，经胎盘传染给胎儿引起的感染。

01.0014　机会性感染　opportunistic infection
一些致病力较弱的病原体，在人体免疫功能正常时不能致病，但当人体免疫功能降低时（如免疫功能受损、药物介导或病原体易位等）而引起的宿主感染。

01.0015　显性感染　overt infection, apparent infection
又称"临床感染(clinical infection)"。病原体侵入人体后，不但引起机体发生免疫应答，而且通过病原体本身的作用或机体的变态反应，导致组织损伤，引起病理改变和临床表现的感染。

01.0016　隐性感染　covert infection
又称"亚临床感染(subclinical infection)"。病原体侵入人体后，仅引起机体产生特异性免疫应答，不引起或仅有轻微的组织损伤，临床上无症状、体征表现，需通过免疫学或病原学检查才能发现的感染。

01.0017　原发感染　primary infection
又称"首发感染"。人体初次被某种病原体感染的现象。

01.0018　继发感染　secondary infection
发生某种病原体的原发感染后，又被其他病原体感染的现象。

01.0019　再感染　reinfection
机体已被某种病原体感染后，再次被同一种病原体感染的现象。

01.0020　混合感染　mixed infection
两种或两种以上不同病原体感染同一个体

的现象。可分为同时感染和重叠感染。

01.0021　同时感染　coinfection
又称"共感染"。同时感染两种或两种以上不同病原体而急性发病的现象。

01.0022　重叠感染　superinfection
先感染一种病原体，尚未痊愈，又感染另一种或多种病原体的现象。

01.0023　交叉感染　cross infection
患者与患者、患者与工作人员间通过直接或间接传播引起的感染。

01.0024　持续性感染　persistent infection
病毒在动物体内或人体内持续存活数月乃至多年甚至终身，而宿主并不表现临床症状的感染。包括潜伏性感染和慢性感染。

01.0025　潜伏性感染　latent infection
又称"潜在性感染"。病原体潜伏于体内某些部位，既未被机体清除，又不引起明显症状、体征，但待机体免疫功能低下或有其他诱发因素时则可引起显性感染。

01.0026　慢性感染　chronic infection
感染性病毒能在宿主体内处于持续的增殖状态而不杀死宿主的感染。具有向外界排毒的能力，是重要的传染源。

01.0027　清除病原体　elimination of pathogen
侵入人体的病原体被机体防御第一线的非特异性免疫屏障，或被体内原已具有的体液免疫与细胞免疫功能所清除的过程。

01.0028　病原携带状态　carrier state
病原体存在或寄生于体内，不引起病变或临床表现，但在特殊条件下可致病或排出体外而成为传染源的状态。

01.0029　症状　symptom
患者对机体生理功能异常的自身体验和感觉。

01.0030　体征　sign
患者体表或内部结构发生的可观察或触及的改变。

01.0031　潜伏期　latent period
自病原体侵入机体到最早出现临床症状的时期。

01.0032　前驱期　prodromal period
从起病至症状明显开始的时期。此期表现通常是非特异性的，如发热、头痛、乏力、食欲减退等。

01.0033　症状明显期　period of apparent manifestation
前驱期之后，疾病所特有的症状和体征充分表现的时期。

01.0034　恢复期　convalescent period
从消除疾病到完全复原的时期。

01.0035　复发　relapse
感染已进入恢复期，发热等主要症状已消失，但由于病原体在体内再度繁殖而使发热等主要症状再度出现的现象。

01.0036　间歇期　intermission
急性传染病发作后，经过治疗一般症状缓解或自行缓解，症状和体征可恢复正常的时期。

01.0037　顿挫型　abortive type
机体感染某种病原体后没有症状明显期，经一段时间后即进入恢复期的一种传染病临床类型。

01.0038　逍遥型　ambulatory type
机体感染某种病原体后病变轻微，症状不明显，可照常工作、学习及进行各项活动，但病变仍在进行，并可能突然出现并发症而加重病情的一种传染病临床类型。

01.0039　隐匿型　latent type
起病后症状、体征及一般化验检查表现均不明显，只有进行免疫学检查始发现的一种传染病临床类型。

01.0040　暴发型　fulminant type
感染后起病急骤、来势凶猛，可迅速进入疾病的高峰，病情严重，或出现致死性并发症，短时内可危及生命的一种传染病临床类型。

01.0041　后遗症　sequelae
某些传染病在恢复期过后，某些组织或器官功能仍长期留有的不能消失的症状、体征或功能障碍。

01.0042　发热　pyrexia, fever
体温升高，超出正常范围（36.3～37.2℃）的现象；或体温正常，但自觉身热不适的表现。以口腔温度为标准，发热程度可分为：低热，体温37.5～38℃；中热，体温38～39℃；高热，体温39～41℃；超高热，体温41℃以上。

01.0043　体温上升期　effervescence
患者在病程中体温上升的时期。若体温逐渐升高，出现畏寒，可见于伤寒、细菌性痢疾等；若体温急剧上升并超过39℃，则常伴寒战，可见于疟疾、登革热等。

01.0044 体温下降期 defervescence
升高的体温缓慢或快速下降的时期。

01.0045 极期 fastigium
病程发展过程中，症状、体征或整个病情达到最高或最严重程度的时期。

01.0046 不明原因发热 fever of unknown origin
经临床排查后仍无法解释的体温升高状态。主要采用以下标准：①发热病程≥3周；②体温多次≥38.3℃；③经1周详细的检查仍未明确诊断者。

01.0047 急性发热 acute fever
热程在2周以内的发热。临床常见，且不少为高热。病因中急性感染占首位。

01.0048 长程发热 long-term fever
热程持续2周以上的发热。

01.0049 长期低热 prolonged low grade fever
口表体温在37.4～38.5℃，持续2周以上的发热。

01.0050 慢性微热 chronic eupyrexia
体温上升达37.4～38℃（舌下测温），除生理性原因外，持续1个月以上的发热。

01.0051 稽留热 continued fever
体温恒定地维持在39～40℃及以上的高水平达数天或数周，24 h内体温波动相差不超过1℃的发热。常见于大叶性肺炎、斑疹伤寒及伤寒高热期等。

01.0052 弛张热 remittent fever
体温常在39℃以上，波动幅度大，24 h内波动范围超过2℃，但都在正常水平以上的发热。常见于败血症、风湿热、重症肺结核及

化脓性炎症、感染性心内膜炎等。

01.0053 间歇热 intermittent fever
24 h内体温波动于高热39℃以上与正常体温之下反复发作的发热。常见于疟疾、败血症、急性肾盂肾炎等。

01.0054 波状热 undulant fever
体温逐渐上升达39℃或以上，数天后又逐渐下降至正常水平，持续数天后又逐渐升高，如此反复多次的发热。常见于布鲁氏菌病、结缔组织病、肿瘤等。

01.0055 回归热 relapsing fever
体温急骤上升至39℃或以上，持续数天后又骤然下降至正常水平，高热期与无热期各持续若干天后规律性交替一次的发热。常见于回归热、霍奇金病、周期热等。

01.0056 不规则热 irregular fever
体温曲线无一定规律的发热。常见于结核病、风湿热、支气管肺炎、渗出性胸膜炎等。

01.0057 双峰热 double peak fever
持续高热，24 h内发热呈2次升降，体温曲线出现2个高峰的发热。常见于黑热病、革兰氏阴性杆菌败血症、日本血吸虫病等。

01.0058 消耗热 hectic fever
体温一天内变动幅度在4～5℃，自高热降至正常体温以下的发热。常提示毒血症严重，病情凶险，多见于败血症、重症肺结核等。

01.0059 周期热 periodic fever
体温突然或缓慢上升达到高峰，保持一定时间，然后迅速或缓慢下降至正常，经过一定时间的无热期后再发热，历经一定时间后又下降至正常体温，如此发热期与无热期反复多次交替出现的发热。

01.0060 战壕热 trench fever
由五日热巴尔通体引起、经人虱传播的急性传染病。临床可表现为畏寒、发热、剧烈头痛、肌痛、眼痛、脾大，部分患者可出现充血性斑丘疹。

01.0061 非病理性致热原性体温升高 non-pathogenic heat-induced temperature rise
在某些生理条件下，如剧烈运动、月经前期、心理应激等，体温升高超过正常值的现象。

01.0062 体温调节中枢 body temperature regulating center
对体温变化起调节作用，维持体温恒定的神经结构。位于下丘脑。

01.0063 热感受器 heat sensor
对相应部位的温度升高敏感，是相应传入神经纤维动作电位增加的结构。通常是外周温度感受器中的一种。广泛分布于皮肤、黏膜、内脏、肌肉等部位。

01.0064 调定点学说 set point theory
机体根据一个设定的温度值（即调定点），对产热和散热过程进行调节，使体温相对稳定在所设定的温度值的学说。是解释体温调节中枢维持体温恒定机制的主流学说。

01.0065 外源性热原 exogenous pyrogen
不能通过血脑屏障直接作用于体温调节中枢，而是通过激活血液中的中性粒细胞、嗜酸性粒细胞和单核细胞等，使其产生并释放一系列细胞因子，从而引起发热的物质。包括各种病原微生物及其产物、炎性渗出物及无菌性坏死组织、抗原抗体复合物等。

01.0066 内源性热原 endogenous pyrogen
发热激活物作用于宿主细胞（主要为单核细胞），使之产生并释放能够通过血脑屏障，作用于体温调节中枢，从而使体温升高的细胞因子。

01.0067 致热耐受性 thermal tolerance
机体连续受到致热原刺激时，其发热反应逐渐减弱的现象。

01.0068 内生致冷物 endogenous cryogen
发热时，负调节中枢释放出的阻止体温调定点无限上升的内源性降温物质。

01.0069 发疹 eruption
皮肤或黏膜因某些原因出现不同形态的疹型，如斑丘疹、水疱疹、瘀点、瘀斑等。若见于皮肤为皮疹，见于黏膜则为黏膜疹。

01.0070 皮疹 exanthem
又称"外疹"。一种皮肤病变。从单纯的皮肤颜色改变到皮肤表面隆起或发生水疱等多种表现形式。

01.0071 黏膜疹 enanthem
又称"内疹"。口腔、眼结膜等黏膜上的发疹。

01.0072 斑疹 macula
不高出皮肤、直径小于2 cm、有色素改变的皮损。

01.0073 丘疹 papule
高出皮肤表面的丘形小疹。直径小于1 cm，呈界限性突起。疹色可与皮肤颜色相同，亦可发红。

01.0074 斑丘疹 maculopapule
介于斑疹与丘疹之间大小的稍隆起皮损。直径1～2 cm。

01.0075 玫瑰疹 rose spot

直径2～5 mm的淡红色小斑丘疹。压之褪色，见于伤寒或沙门菌感染等。

01.0076 瘀点 petechia
皮肤或黏膜上的出血点。常为毛细血管壁缺陷及血小板异常等所致。直径小于2 mm，不突出皮肤，压之不褪色。

01.0077 瘀斑 ecchymosis
由毛细血管壁缺陷及血小板异常等所致的皮下出血。直径在2 mm以上，可以融合成片，不高出皮面，压之不褪色。

01.0078 疱疹 herpes
常由病毒引起，高出皮面、内含液体的局限性、腔隙性皮损。如单纯疱疹、带状疱疹和生殖器疱疹等。

01.0079 脓疱疹 pustule
常由细菌或非感染性炎症引起，高出皮面、内含脓液的局限性、腔隙性皮损。

01.0080 荨麻疹 urticaria
俗称"风团（wheal）"。由于皮肤受刺激，小血管反应性扩张及渗透性增加而引起的变态反应性损害。常为一种局限性水肿反应，可呈风团样。

01.0081 肝功能 liver function
广义上是指肝的生理功能，包括代谢、分泌、合成、解毒和免疫功能等。狭义上是指肝生化功能指标，如丙氨酸氨基转移酶等。

01.0082 黄疸 jaundice
血清内胆红素浓度增高，致使巩膜、皮肤、黏膜、体液和其他组织发生黄染的现象。

01.0083 凝血酶原时间 prothrombin time, PT
在缺乏血小板的血浆中加入过量的组织因子（兔脑渗出液）后，凝血酶原转化为凝血酶，导致血浆凝固所需的时间。是反映肝脏合成功能、储备功能、病变严重程度及预后的一个重要指标。

01.0084 腹水 ascites
又称"腹腔积液"。体液积聚于腹腔内的一种表现。

01.0085 感觉异常 paresthesia
在无外界刺激的情况下，自觉身体某部位有不舒适或难以忍受的异样感觉，如蚁走感、电击感、麻胀感、热感、凉感、针刺感、电击感等。常由感觉径路受到刺激而致。

01.0086 共济失调 ataxia
肌力正常的情况下出现的运动协调障碍。肢体随意运动的幅度及协调发生紊乱，以至于不能维持躯体正常姿势和平衡。

01.0087 乏力 acratia
自觉疲惫、肌肉无力的感觉。

01.0088 自限性 self-limitation
自身免疫系统经过一段时间可完全清除病毒，从而使疾病在发生发展到一定程度后能自动停止，并逐渐痊愈而不会造成慢性损伤的一种特性。

01.0089 隐源性 cryptogenic
又称"特发性"。发病原因不清的状态。

01.0090 血流感染 blood stream infection, BSI
一种严重的全身感染性疾病。病原微生物在循环血液中呈一过性、间歇性或持续性存在，对机体所有器官，如心脏瓣膜、关节等造成损害，严重者可导致休克、多器官衰竭、弥散性血管内凝血甚至死亡。包括菌血症、脓毒症、导管相关性血流感染。

01.0091 菌血症 bacteremia
病原菌在感染部位生长繁殖，不断入血做短暂停留，并不出现明显临床症状的现象。即血液中存在活菌。可能为暂时性、自限性，也可能引起毒血症。

01.0092 毒血症 toxemia
血循环中存在大量毒素和炎症介质并引起全身中毒反应。表现为寒战、高热，严重时可发生心、肝、肾等实质器官损害，甚至休克。

01.0093 败血症 septicemia
细菌或真菌侵入血循环，持续存在和繁殖，其组分、毒素及代谢产物等在体内诱生大量炎症介质，引起寒战、高热、呼吸急促、心动过速、皮疹、出血、淋巴结及肝脾大、白细胞计数和分类增高等全身中毒的表现。

01.0094 脓毒败血症 septicopyemia
化脓菌感染或伴有局部化脓性病灶的败血症。即化脓菌先在局部感染引起化脓性炎，而后在血液内大量繁殖、播散到全身各器官组织，形成多发性的转移性化脓病灶。

01.0095 脓毒血症 pyemia
有局部化脓性病灶伴毒血症，病原菌尚未进入血液时的病症。通常是短暂的过渡过程，很快演变为典型的脓毒败血症。

01.0096 脓毒症 sepsis
各种感染因子(细菌、真菌、病毒、寄生虫等)引起的全身炎症反应综合征。

01.0097 严重脓毒症 severe sepsis
出现如低血压、少尿、乳酸酸中毒、意识障碍及肝、肺功能异常等脏器功能障碍的脓毒症。

01.0098 全身炎症反应综合征 systemic inflammatory response syndrome, SIRS
严重的组织损伤、腹腔内感染等通过补体系统激活各种炎症介质释放，涌入体循环，进而产生持续性全身炎症瀑布效应，表现出失控的全身炎症、高动力循环状态和持续高代谢等症状。感染或非感染性损害因子引起的全身过度炎症反应及其临床表现。

01.0099 单核巨噬细胞系统反应 reaction of mononuclear phagocyte system
在病原体及其代谢产物的作用下，单核巨噬细胞系统可出现充血、增生等反应，临床上表现为肝、脾和淋巴结增大的现象。

01.0100 相对缓脉 relative infrequent pulse
又称"法盖征(Faget sign)"。体温升高但脉搏未相应增加的征象。同时测量发热患者的体温和脉搏，正常时体温每升高1℃，脉搏每分钟相应增加10~15次。若低于上述比例即为相对缓脉。是伤寒有诊断意义的体征之一。

01.0101 坏疽性深脓疱 ecthyma gangrenosum
铜绿假单胞菌败血症可出现的特征性"牛眼样"皮损。周围环以红斑，皮疹出现后48~72 h，中心呈灰黑色坏疽或有溃疡。皮疹可发生于躯体任何部位，但多发于会阴、臀部或腋下，偶见于口腔黏膜。

01.0102 脓毒性血栓性静脉炎 septic throm-bophlebitis
脓毒血症时细菌在静脉或静脉窦内不断繁殖，炎症不时向邻近血管播散，血黏度改变使得血栓形成而导致的血栓性静脉炎。

01.0103 附红细胞体病 eperythrozoonosis
附红细胞体感染机体后，寄生于人或动物红细胞表面、血浆及骨髓等处所致的人兽共患病。以发热、贫血和黄疸等为主要临床表现。

01.0104 附红细胞体 eperythrozoon
寄生于人及动物的红细胞表面、血浆及骨髓的一种多形态单细胞原核生物。是人兽共患传染病附红细胞体病的病原。

01.0105 红细胞外渗 erythrocyte extravasation
红细胞由小的动静脉、毛细血管漏出到皮下聚集的现象。可造成瘀斑、紫癜等出血表现。

01.0106 紫癜 purpura
以皮肤、黏膜出现暗紫色斑块为主要表现的出血性疾病。斑块一般直径3～5 mm，通常不高出皮面，按压不褪色。与血小板减少、血小板功能异常和血管壁异常相关。

01.0107 低血糖症 hypoglycemia
一组由多种病因引起的以血浆葡萄糖(简称血糖)浓度过低(血糖<2.8 mmol/L)，临床上以交感神经兴奋和脑细胞缺糖为主要特点的综合征。

01.0108 低丙种球蛋白血症 hypogammag-lobulinemia
一种血液中丙种球蛋白水平明显低于正常的临床状态。可为先天性和获得性。

01.0109 无丙种球蛋白血症 agammaglobu-linemia
又称"严重低丙种球蛋白血症"。免疫球蛋白水平极度低下，或IgG、IgM、IgA三类免疫球蛋白总量低于2 mg/ml的状态。

01.0110 冷球蛋白血症 cryoglobulinemia
寒冷条件下发生沉淀或凝胶化的异常球蛋白所致的疾病。以皮肤血管损害为主。多发生于中年女性。

01.0111 白细胞减少[症] leucopenia, leuco-cytopenia
外周血白细胞总数持续低于正常值(成人4×10⁹/L)的状态。

01.0112 中性粒细胞减少[症] neutropenia
外周血中性粒细胞绝对计数减少(成人低于2.0×10⁹/L、≥10岁儿童低于1.8×10⁹/L、<10岁儿童低于1.5×10⁹/L)的状态。

01.0113 中性粒细胞核左移 neutrophil count with a left shift
中性粒细胞中核未分叶的细胞百分比上升，即幼稚阶段的中性粒细胞增加，分布曲线向左移动的现象。常见于严重感染时的白细胞分类表现。

01.0114 乳酸杆菌化合物 lactobacillus-containing compound
使糖类发酵产生乳酸的一类物质。广泛存在于人体的口腔、泌尿生殖道、胃肠道内，可维护人体健康和调节免疫功能。

01.0115 乳酸酸中毒 lactic acidosis
一种代谢性酸中毒。特征是血液中乳酸浓度>5 mmol/L，pH<7.3或碳酸氢根浓度<20 mmol/L。一般为糖尿病等代谢性疾病的并发症，也可以为药物(如抗病毒药物)的不良反应。病死率极高，一旦发生需及时处理。

01.0116 并发症 complication
(1)一种疾病在发展过程中引起另一种疾病或症状。(2)在诊疗护理过程中，患者由患一种疾病合并发生了与这种疾病有关的另一种或几种疾病。

01.0117 浸润 infiltration
人体组织内浸入了异常细胞或出现了正常

情况下不应出现的机体细胞，以及某些病变组织向周围扩展的现象。

01.03 病原体毒力因子

01.0118 病原体 pathogen
可造成人或动物感染疾病的微生物(包括细菌、病毒、立克次体、寄生虫、真菌)或微生物重组体(包括杂交体或突变体)。

01.0119 能量寄生物 energy parasite
一类只能从宿主细胞获取所需营养物质，在细胞外不能生长繁殖的微生物。

01.0120 原核细胞型微生物 prokaryotic microorganism
核呈环状裸DNA团块结构，无核膜、核仁，细胞器很不完善，只有核糖体的一类微生物。DNA和RNA同时存在。可分为古核生物和原核生物(包括细菌、支原体、衣原体、螺旋体、放线菌和立克次体)。

01.0121 传染性 infectivity
病原体通过某种途径在动物或人群间传播而引起感染或致病的特性。是传染病与其他感染病的主要区别。

01.0122 致病力 pathogenicity
病原体感染人体引发疾病的能力。包括病原体的毒力、侵袭力和毒素。

01.0123 毒力 virulence
病原体致病能力的强弱。是菌体对宿主体表的吸附，向体内侵入，在体内定居、生长和繁殖，向周围组织的扩展蔓延，对宿主防御功能的抵抗，以及产生损害宿主的毒素等一系列能力的总和。

01.0124 定植 colonization

病原体在宿主的某一特定部位寄生、繁殖或致病的过程。定植的部位与微生物的入侵门户、黏附性及其他特性相关。

01.0125 毒力因子 virulence factor
病原体能使其本身在特定的宿主体内定植，并能增强其致病潜力的基因产物。

01.0126 侵袭力 invasiveness
病原体突破宿主的生理防御屏障，在机体内定植、繁殖和扩散的能力。

01.0127 毒素 toxin
生物在生长代谢过程中产生的有毒化学物质。可分为蛋白毒素和非蛋白毒素。

01.0128 细菌毒素 bacteriotoxin
细菌在代谢过程中产生的有毒化学物质。分为外毒素和内毒素。

01.0129 外毒素 exotoxin
由细菌分泌、能在局部及全身产生毒性效应的蛋白质成分。如霍乱毒素、百日咳毒素和白喉毒素。

01.0130 内毒素 endotoxin
由革兰氏阴性菌合成的一种存在于细菌细胞壁外层、只有在细菌死亡和裂解后才释出的有毒物质。主要成分是脂多糖，在固有免疫及B细胞的多克隆激活中发挥作用。

01.0131 内毒素样物质 endotoxin-like substance
具有与内毒素相似效应的一类物质的统称。

主要为革兰氏阴性菌的细胞壁成分，各种细菌内毒素的毒性作用较弱，大致相同，可引起发热、微循环障碍、内毒素性休克及弥散性血管内凝血。

01.0132　肠毒素　enterotoxin
外毒素的一种。多种细菌均有，根据抗原性分为A～E、G～I 8个血清型。为蛋白质，溶于水，相对分子质量约为30 000，耐热（目前有一种大肠埃希菌不耐热肠毒素新型突变体）。

01.0133　神经毒素　neurotoxin
对神经组织具有毒性或破坏作用的毒素。尤其是肉毒梭菌、破伤风梭菌、白喉棒状杆菌和痢疾志贺菌等的外毒素。

01.0134　表皮溶解毒素　epidermolytic toxin
又称"表皮剥脱毒素（exfoliative toxin）"。由噬菌体群金黄色葡萄球菌及溶血性链球菌产生，引起烫伤样皮肤综合征的毒素。作用表现为皮肤表皮坏死溶解，呈现弥漫性红斑和水疱，继而出现大片脱落。

01.0135　致水肿毒素　edema promoting toxin
又称"水肿因子（edema factor，EF）"。炭疽杆菌的毒性蛋白。为炭疽毒素亚单位之一，须与保护性抗原、致死因子结合组成复合物（炭疽毒素）而致病。是一种腺体循环酶，携带ATP并断开其中两个磷酸键，剩余的部分重新连接到小环中原有的磷酸基团后形成cAMP。cAMP是细胞重要的信使，常用于传递由激素发出的信息。

01.0136　脂多糖　lipopolysaccharide，LPS
内毒素的主要成分，一种水溶性的糖基化脂质复合物。位于革兰氏阴性细菌的外膜，为一种内源性热原，可激活和产生多种因子。

01.0137　黏附　adherence

致病微生物与宿主细胞受体的结合作用，是感染致病菌黏附于宿主细胞受体的过程。

01.0138　黏附素　adhesin
介导黏附作用或微生物向宿主结合的微分子物质。可使微生物与宿主细胞受体发生特异性结合。

01.0139　纤毛　cilium，fibrilla
从真核细胞表面延伸出来的膜包围的运动结构。具有微管束组成的核心，能够进行重复的拍击运动。许多细胞的表面具有大量的纤毛，单细胞生物借其游动。

01.0140　鞭毛　flagella
某些细菌菌体上具有的细长而弯曲的丝状物。长度常超过菌体若干倍。在某些菌体上附有细长并呈波状弯曲的丝状物，少则1～2根，多则可达数百根。是细菌的运动器官。

01.0141　脂磷壁酸　lipoteichoic acid，LTA
磷壁酸与脂类分子连接而成的产物。是一种阴离子多聚物。结合在细胞膜的磷壁酸，能经过细胞壁锚定于细胞膜内，具有整合、加强细胞壁的作用。能黏附在人体细胞表面，与细菌的致病力有关。

01.0142　变异性　variability
病原体因环境、药物或遗传等因素而发生变异，且变异后可使其致病性或逃避机体免疫力及药物作用等的能力增强或减弱。

01.0143　攻击素　aggressin
寄生物产生的一类物质。可使吞噬细胞的吞噬功能降低，并产生损伤，致使吞噬细胞不能对抗病原体。

01.0144　阻抗素　impedin

只阻碍吞噬细胞的吞噬作用，而不引起吞噬细胞损伤的物质。

01.04　宿主防御机制

01.0145　免疫　immunity
机体免疫系统对一切异物或抗原性物质进行非特异或特异性识别和排斥清除的一种生理学功能。机体抵抗病原微生物感染的免疫机制主要包括非特异性免疫和特异性免疫。

01.0146　免疫活性细胞　immunocompetent cell, ICC
所有参与免疫应答或与免疫应答相关的成熟细胞及其前体细胞。主要有淋巴细胞、单核巨噬细胞、抗原提呈细胞、粒细胞等。

01.0147　淋巴细胞　lymphocyte
在适应性免疫中起关键作用的白细胞。主要指B淋巴细胞和T淋巴细胞，二者表面抗原受体具有高度多样性，经抗原激发可分化为抗原特异性效应细胞，分别介导体液免疫和细胞免疫。

01.0148　淋巴组织　lymphatic tissue
以网状细胞和网状纤维为支架，网眼中充满大量淋巴细胞及一些浆细胞、巨噬细胞和肥大细胞的组织。一般分为弥散淋巴组织和淋巴小结。

01.0149　非典型淋巴细胞　atypical lymphocyte
又称"异型淋巴细胞(abnormal lymphocyte)"。受病毒感染或其他致病因素所致的形态和功能发生改变的淋巴细胞。其增多常是一种病理状态。

01.0150　细胞毒性 T[淋巴]细胞　cytotoxic T lymphocyte, cytotoxic T cell, Tc cell
能识别和直接杀伤靶细胞(感染性细胞或新生细胞)而发挥效应，且自身不受损伤的淋巴细胞。在抗感染中起主导作用。

01.0151　辅助性 T[淋巴]细胞　helper T lymphocyte, helper T cell, Th cell
具有分泌细胞因子、活化单核细胞、辅助抗体合成、增强免疫应答能力的T细胞亚群。对B细胞、细胞毒性T细胞及抑制性T细胞的活化有重要作用。

01.0152　抑制性 T[淋巴]细胞　suppressor T lymphocyte, suppressor T cell, Ts cell
具有抑制体液免疫和细胞免疫应答能力，但并非独立的 T 细胞亚群。对 B 细胞的分化及杀伤 T 细胞的功能起抑制作用，从而调节和控制免疫反应。

01.0153　初始 T[淋巴]细胞　naïve T lymphocyte
已经发育成熟，但尚未接触到特异性抗原，处在相对静止状态的T细胞。

01.0154　T 细胞受体　T-cell receptor
T 细胞表面分子，包括膜抗原分子和膜受体分子。膜受体分子可赋予不同细胞亚群以不同功能，作为鉴别细胞不同谱系、不同亚群及判断细胞成熟和活化的重要表面标志。

01.0155　CD4$^+$ T 细胞　CD4$^+$ T cell
表达CD4分子的T细胞。可识别由MHC Ⅱ类分子提呈的外源性抗原肽。

01.0156　CD4$^+$ 细胞枯竭　CD4$^+$ cell depletion
各种原因引起的严重CD4$^+$细胞减少现象。其中最常见的为人类免疫缺陷病毒感染，免疫功能严重受损，发生机会性感染的风险极高。

01.0157 CD8+ T 细胞 CD8+ T cell
细胞表面具有CD8分子的成熟T细胞。能识别13～17个氨基酸残基组成的抗原肽，并受自身 MHC I 类分子限制，主要为细胞毒性T细胞。

01.0158 浆细胞 plasmocyte
受抗原刺激后的B细胞增殖分化形成的细胞。呈卵圆形或圆形，核多偏于细胞一侧，胞质丰富，嗜碱性。具有合成和分泌免疫球蛋白和多种细胞因子的功能，参与体液免疫并调节炎症反应。

01.0159 自然杀伤细胞 natural killer cell, NK cell
一种存在于人和小鼠淋巴细胞中或在感染早期出现的非特异性免疫细胞。可直接杀伤某些感染的靶细胞和肿瘤细胞，具有抗肿瘤、抗感染、免疫调节等作用。在感染早期特异性抗体尚未出现前即能发挥重要作用。

01.0160 抗原提呈细胞 antigen-presenting cell, APC
能够摄取、加工、处理抗原，并将抗原信息提呈给淋巴细胞的一种免疫细胞。在机体免疫应答过程中发挥重要作用。是淋巴细胞活化、增殖和发挥效应的始动因素。

01.0161 树突状细胞 dentritic cell, DC
一种既具有分支或树突状形态及吞噬功能，又能提呈抗原的细胞。分为髓系和淋巴系两类。

01.0162 单核巨噬细胞系统 mononuclear phagocyte system, MPS
高等动物体内具有强烈吞噬能力的巨噬细胞及其前体细胞所组成的一个细胞系统。具有吞噬和杀伤、参与免疫应答的功能，是机体防御结构的重要组成部分。

01.0163 单核细胞 monocyte
血液中源自髓系干细胞的一种单个核的无颗粒细胞。可进入组织分化为巨噬细胞。

01.0164 巨噬细胞 macrophage
单核巨噬细胞系统中高度分化、成熟的长寿命的细胞类型。具有较强的吞噬功能。

01.0165 库普弗细胞 Kupffer cell
又称"肝巨噬细胞"。一类组织巨噬细胞。由血液单核细胞黏附于肝窦壁上分化而成，可通过吞噬作用清除血循环中异物颗粒或红细胞。

01.0166 破骨细胞 osteoclast
由分化的巨噬细胞形成的多核细胞。具有破骨功能。

01.0167 肥大细胞 mast cell
分布于微生物和其他抗原物质入侵的消化道、呼吸道和皮肤等部位的血管、淋巴管、神经末梢和腺导管周围，具有强嗜碱性颗粒的组织细胞。可在组织内引起 I 型变态反应。

01.0168 内皮细胞 endothelial cell
分布在脑、淋巴结、肺、肝、脾等器官组织中的一些有共同特点的吞噬细胞的总称。可吞噬异物、细菌、坏死和衰老的组织，还参与机体免疫活动。

01.0169 骨髓干细胞 bone marrow stem cell
存在于骨髓中的多能干细胞。具有自我复制能力。在一定的条件下可分化成机体内的多功能细胞。

01.0170 粒细胞 granulocyte

又称"有粒白细胞""多形核白细胞(polymorphonuclear leukocyte)"。细胞质中含有许多微小囊性颗粒的一类多形核白细胞。颗粒中贮有多种酶。根据其颗粒对染色剂的不同反应而分为中性粒细胞、嗜酸性粒细胞和嗜碱性粒细胞。

01.0171 中性粒细胞 neutrophil, neutrophilic granulocyte
细胞核呈杆状或分叶状、胞质内含有可被伊红染料染成粉红色的颗粒的粒细胞。为血液中含量最丰富(约90%以上)的细胞。具有吞噬功能，在机体抗感染中发挥重要作用。

01.0172 嗜酸性粒细胞 eosinophil, eosinophilic granulocyte
细胞核多为两叶、胞质内充满嗜酸性颗粒的粒细胞。细胞可做变形运动，具有趋化性。

01.0173 嗜碱性粒细胞 basophil, basophilic granulocyte
细胞核分叶或呈"S"形，胞质内含大小不等、分布不均的嗜碱性颗粒的粒细胞。参与变态反应。

01.0174 抗原 antigen
一类能刺激抗体免疫系统使之产生特异性免疫应答，并能与相应免疫应答产物(抗体或抗原受体)在体内发生特异性结合的物质。

01.0175 超抗原 superantigen
一类只需极低浓度即可产生超强免疫应答的抗原，具有刺激 T 细胞、B 细胞活化作用的多克隆激活剂。主要为某些细菌或病毒的产物。T 细胞超抗原可分别与抗原提呈细胞表面HLA Ⅱ类分子和 T 细胞受体 Vβ 结构域结合而发挥作用。

01.0176 保护性抗原 protective antigen, PA
少量进入机体，不产生严重的负性作用，可激发机体产生相应抗体的抗原。当机体再次受到相同的抗原侵害时，机体可大量产生相对应的此种抗体，对机体产生保护。

01.0177 隐蔽抗原 veiled antigen
由于特殊的解剖学屏障，与机体免疫系统隔绝的组织抗原。如精子、晶状体等。体内特异性淋巴细胞克隆由于未与该抗原接触而未被清除，一旦该抗原被释放，即可引发自身免疫病。

01.0178 中和抗原 neutralization antigen
病原体中能刺激宿主免疫系统产生中和抗体的特定抗原。往往是很多种病毒颗粒表面的糖蛋白成分。可阻止感染的发生。

01.0179 抗原决定簇 antigenic determinant
抗原分子中决定抗原特异性的特殊化学基团。其性质、数目和空间构型决定抗原的特异性。

01.0180 抗原转变 antigenic shift
编码抗原的基因组重排引起的变异幅度大时产生新亚型的过程。是质的改变。

01.0181 抗体 antibody
能与相应抗原特异性结合的具有免疫功能的球蛋白。

01.0182 免疫球蛋白 immunoglobulin, Ig
具有抗体活性或化学结构上与抗体相似的球蛋白。是一类重要的免疫效应分子。由高等动物免疫系统淋巴细胞产生的蛋白质，经抗原的诱导可以转化为抗体。因结构不同可分为IgG、IgA、IgM、IgD和IgE 5种，多数为丙种球蛋白。

01.0183　人血球蛋白　human serum globulin
一组具有抗体活性的蛋白质。是由淋巴细胞（B细胞）产生的一种糖蛋白。主要存在于血浆中，也见于其他体液、组织和一些分泌液中。

01.0184　冷[免疫]球蛋白　cryoglobulin
在低温时自然沉淀、加热后又能溶解的蛋白质或蛋白质复合物。

01.0185　抗体分子酶解片段　enzymatic fragment of antibody molecule
免疫球蛋白分子中在特定条件下易被蛋白酶水解的特定部位片段。常用的有木瓜蛋白酶和胃蛋白酶。

01.0186　嗜异性抗体　heterophil antibody
能与嗜异性抗原反应的抗体。

01.0187　促进性抗体　enhancing antibody
机体被病原体感染产生的特异性抗体。具有弱的中和作用和强的促进作用，可促进病原体与单核吞噬细胞表面Fc受体结合。

01.0188　抗独特型抗体　anti-idiotype antibody
独特型表位（独特位）在异种、同种异体甚至同一个体内均可刺激产生相应的抗体。

01.0189　中和抗体　neutralization antibody
可与细菌毒素、病原体（如病毒）及其产物特异性结合并发挥中和作用的抗体。能中和毒素的毒性作用或阻断病毒感染靶细胞。

01.0190　单域抗体　single domain antibody, sdAb
一种含有大约110个氨基酸的肽链。包含了抗体中的一个重链可变域（V_H）。和完整的抗体一样，可以选择性地和特定抗原结合，但分子量更低，更容易渗透到组织中，也更容易通过肾脏清除。

01.0191　单链抗体　single chain antibody, scAb
用基因工程技术将抗体重链可变域（V_H）[或轻链可变域（V_L）]的C端与V_L（或V_H）的N端由连接肽连接在一起而构成单一肽链的小分子抗体。保留原抗体的特异性和亲和力，但分子量却只有完整抗体的1/6，且无Fc段，免疫原性低。

01.0192　单克隆抗体　monoclonal antibody
由一个杂交瘤细胞产生，只能识别一种抗原表位的特异性抗体。

01.0193　人源单克隆抗体　humanized monoclonal antibody
利用基因工程等技术从人的免疫细胞扩增出抗体轻、重链可变区，或将抗体的V_H和V_L序列人工合成或定点突变，然后与表达载体中的人免疫球蛋白恒定区拼接后制备的单克隆抗体。

01.0194　血凝抑制抗体　hemagglutinin-inhibiting antibody
能够抑制血凝现象的相应抗体。可用作流行性感冒的回顾性诊断及流行病学调查。

01.0195　补体结合抗体　complement-fixation antibody
与抗原结合后能激活补体，通过补体结合试验检测出的抗体。可用作病毒感染的回顾性诊断及流行病学调查。

01.0196　免疫荧光抗体　immunofluorescent antibody
以荧光物质标记的抗体。可用来建立诊断方法，与特异性抗原相结合，定位检测组织或细胞内的抗原物质。

01.0197 补体 complement, C
存在于正常人和动物血清、组织液和细胞膜表面的一组不耐热、经活化后具有酶活性的蛋白质。因可帮助抗体消灭细菌而得名。可分为补体固有成分、补体调控成分和补体受体。

01.0198 补体系统 complement system
由血浆补体成分、可溶性和膜型补体调节蛋白、补体受体等30余种糖蛋白组成的一个具有精密调控机制的蛋白质反应系统。可通过3条既相对独立又相互联系的途径被激活，从而发挥调节吞噬、裂解细胞、介导炎症、调节免疫和清除免疫复合物等多种生物学效应。基本成分按照发现时的顺序命名为C1、C2、C3、C4、C5、C6、C7、C8和C9。

01.0199 补体结合 complement fixation
在抗原与抗体的相互作用过程中活化补体系统的过程。经典补体活化顺序伴随着免疫溶血，此时补体因子C1～C9以连锁反应的方式依次被活化，最终结果是表面承担抗原抗体系统相互作用的红细胞被溶解。

01.0200 C3转化酶 C3 convertase
补体激活过程中形成的关键转化酶。可将C3裂解为C3a和C3b片段。经典(传统)激活途径中的C3转化酶为C4b2a，旁路(替代)激活途径中的C3转化酶为C3bBb。

01.0201 备解素 properdin
补体系统成分之一。相对分子质量约为220 000的糖蛋白，由4个相同亚基组成。是旁路途径中除C3以外最先被发现的一种血浆蛋白，以聚合体形式存在。能稳定旁路途径C3转化酶，延缓其衰变，从而增强C3转化酶裂解C3的作用，对旁路途径起正调节作用。

01.0202 备解素转换酶 properdin convertase
具有裂解备解素作用的转换酶。血清中的备解素与C3bBb结合后发生构象改变，可使C3bBb半衰期延长10倍，从而加强C3转化酶裂解C3的作用，因此对补体旁路途径具有正调节作用。

01.0203 C1抑制物 C1 inhibitor
参与导致C1丝氨酸蛋白酶失活的作用成分。血清中高度糖基化的一种蛋白质，含糖量高达35%～49%，与活化的C1r或C1s结合形成稳定的复合物，从而导致C1丝氨酸蛋白酶失活。

01.0204 免疫复合物 immune complex, IC
又称"抗原抗体复合物(antigen-antibody complex)"。在免疫应答过程中，抗体与可溶性抗原结合而形成的复合物。大多数可被机体的免疫系统清除。抗体含量足以交联抗原时形成大的免疫复合物，被单核吞噬系统中表达Fc受体和补体受体的细胞所清除；抗原过量时则形成小的可溶性免疫复合物，沉积于小血管可造成小血管损伤，引起组织器官病变。

01.0205 免疫复合物样综合征 immune complex-like syndrome
免疫复合物和补体、其他免疫活性物质结合，沉积在血管壁导致组织损伤及血管炎而引起的一系列疾病。如系统性红斑狼疮、类风湿关节炎、膜增生性肾炎等。

01.0206 细胞因子 cytokine
由淋巴细胞、单核吞噬细胞等产生的调节细胞功能的高活性多功能蛋白质多肽分子。可协同各类免疫细胞和抗体之间的相互作用，增强或抑制免疫反应。

01.0207 体液因子 humoral factor
生物体液中的活性因子。包括激素、神经递

质和神经肽、细胞因子及局部化学介质等，是生物体内最主要的化学信号。

01.0208 淋巴因子 lymphokine
由活化的淋巴细胞产生的一类可溶性多肽物质。能直接发挥免疫效应。不同的淋巴因子能表现多种生物学活性，可作用于相应的靶细胞，在体内促进免疫活性细胞繁殖及增强免疫活性，在体外可作为测定细胞免疫的指标。

01.0209 诱发因子 initiating factor
能诱发补体各成分依次被激活的物质或其他因子。

01.0210 巨噬细胞趋化因子 macrophage chemotactic factor, MCF
由活化的淋巴细胞产生，能吸引巨噬细胞通过毛细血管壁到达炎症组织部位，促进巨噬细胞的吞噬过程及组织炎症反应的因子。

01.0211 转化生长因子 transforming growth factor, TGF
由T细胞、B细胞和肿瘤细胞等分泌产生的一种物质。对细胞的增殖、分化和免疫功能具有显著的调节作用。

01.0212 肾上腺皮质激素 adrenal cortical hormone
简称"皮质素(cortin)"。由肾上腺皮质分泌的甾体激素。作用于免疫反应的各期，对免疫反应多个环节有抑制作用。具有广泛的生理作用，能增强机体应激能力，调节免疫及抗炎功能等。

01.0213 白[细胞]介素 interleukin, IL
一组由免疫活性细胞分泌的淋巴因子或细胞因子。直接参与多种免疫活性细胞的分化、增殖和功能表达，积极参与机体的免疫

调节过程。

01.0214 白介素-1 interleukin-1, IL-1
一种单核因子。由单核吞噬细胞产生，其他多种细胞亦可合成和分泌。具有广泛的生物学活性，是主要的促炎细胞因子。

01.0215 白介素-2 interleukin-2, IL-2
由活化的CD4$^+$细胞及自然杀伤细胞产生的细胞因子。有明显的免疫增强作用，可激活巨噬细胞，达到免疫增强作用。可用于治疗免疫功能低下的各种继发感染和肿瘤。

01.0216 白介素-4 interleukin-4, IL-4
由CD4$^+$的Th2细胞产生的细胞因子。可促进细胞增殖分化，激活单核吞噬细胞的杀伤功能，对IgE的产生具有选择性的促进作用，故与变态反应发生有关。

01.0217 白介素-6 interleukin-6, IL-6
由多种淋巴细胞和非淋巴细胞产生的细胞因子。能作用于多种靶细胞，生物学活性具有多样性，除重要的生理作用外，还可增强免疫功能、参与炎症反应等。

01.0218 白介素-8 interleukin-8, IL-8
由多种细胞产生，可趋化并激活中性粒细胞的吞噬作用，与炎症反应密切相关的细胞因子。是主要促炎因子之一。

01.0219 白介素-10 interleukin-10, IL-10
主要由Th2细胞产生的细胞因子。可抑制其他淋巴因子的产生，为主要的抗炎因子。对移植排斥、炎症等有一定的治疗作用。

01.0220 白介素-12 interleukin-12, IL-12
由单核吞噬细胞、树突状细胞等产生的细胞因子。对T细胞和自然杀伤细胞具有显著的生物学作用，能增强自然杀伤细胞的杀伤活

性，也可通过诱导产生IFN-γ而发挥抗病毒作用。

01.0221　白介素-18　interleukin-18, IL-18
又称"γ干扰素诱生因子(IFN-γ inducing factor)"。属白介素-1家族。可由多种组织细胞产生。能诱导Th1细胞产生细胞因子，增强自然杀伤细胞的细胞毒活性，促进T细胞增殖，与白介素-12产生协同作用。

01.0222　肿瘤坏死因子　tumor necrosis factor, TNF
一类由巨噬细胞分泌的小分子蛋白。能杀伤和抑制肿瘤细胞。包括肿瘤坏死因子α和肿瘤坏死因子β。

01.0223　肿瘤坏死因子 α　tumor necrosis factor-α, TNF-α
由脂多糖激活单核吞噬细胞产生，可引起肿瘤出血坏死的活性因子。

01.0224　肿瘤坏死因子 β　tumor necrosis factor-β, TNF-β
活化的细胞毒性T细胞释放的一种糖蛋白。临床上可用于病毒感染及肿瘤的治疗。

01.0225　干扰素　interferon, IFN
机体对病毒感染的应答过程中，在细胞内合成的一种小分子糖蛋白。具有广谱的非特异性抗病毒活性，可干扰病毒复制，也具有抗肿瘤细胞和免疫调节作用。

01.0226　α 干扰素　interferon-α, IFN-α
属Ⅰ型干扰素。由单核巨噬细胞等多种细胞受病毒、核酸等诱导后产生。可抑制病毒复制，抑制多种细胞增殖，参与免疫调节和抗肿瘤效应。

01.0227　β 干扰素　interferon-β, IFN-β
属Ⅰ型干扰素。由成纤维细胞等多种细胞在病毒、核酸等诱导后产生，与α干扰素结合相同的受体，具有相似的生物学作用。

01.0228　γ 干扰素　interferon-γ, IFN-γ
属Ⅱ型干扰素。主要由活化T细胞、自然杀伤细胞产生。可抗病毒，抗细胞增殖，激活巨噬细胞，促进HLAⅠ和Ⅱ类分子表达，促进Th0细胞分化为Th1细胞，抑制Th2细胞增殖；促进细胞毒性T细胞成熟及杀伤活性，促进B细胞分化、产生抗体及免疫球蛋白类别转换，激活中性粒细胞，促进自然杀伤细胞杀伤活性，激活血管内皮细胞等。

01.0229　聚乙二醇干扰素　polyethylene glycol interferon, PEG-IFN
将聚乙二醇通过生物制药技术连接到具有活性的干扰素分子上制备而成的一种长效干扰素。半衰期长。延长用药周期可减少用药次数，形成对病毒的持久抑制作用。

01.0230　白三烯　leukotriene, LT
活化脂多糖释放的一种糖蛋白。可由花生四烯酸经脂加氧酶催化而制得。临床上可用于病毒感染及肿瘤的治疗。

01.0231　集落刺激因子　colony stimulating factor, CSF
可使造血前体细胞形成细胞集落，以检测其生物学特性的因子。根据刺激对象不同，可分为粒细胞、巨噬细胞、粒细胞–巨噬细胞及多能干细胞的集落刺激因子。分别刺激血细胞各系统的分化、增殖和成熟。

01.0232　粒细胞–巨噬细胞集落刺激因子　granulocyte-macrophage colony stimu-lating factor, GM-CSF
可刺激粒细胞和巨噬细胞形成集落，促进骨髓中的粒细胞分化、增殖和成熟，并释放至血液以提高其数量与功能的因子。用以治疗粒细胞减少症。

01.0233 层粘连蛋白 laminin
基底膜中特有的非胶原性结构蛋白。与肝纤维化活动程度及门静脉压力呈正相关。是肝纤维化的血清学指标之一。

01.0234 促吞噬肽 tuftsin
来源于脾脏的一种能够增强机体细胞免疫功能的四肽物质。主要通过激活多核白细胞、单核细胞、巨噬细胞等，提高机体细胞吞噬、游离及产生细胞毒的能力。

01.0235 糖蛋白 glycoprotein
蛋白质与若干寡糖链以共价键相连接形成的复合物。是生物膜的主要成分。

01.0236 主要组织相容性复合体 major histocompatibility complex, MHC
与抗原提呈密切相关的、细胞表面的穿膜糖蛋白。可分为MHC Ⅰ和MHC Ⅱ。膜外部分的肽链折叠为免疫球蛋白结构域样的立体结构，能与抗原衍生的肽段结合，为适当的T细胞所识别。

01.0237 人类白细胞抗原 human leukocyte antigen, HLA
集中在人类白细胞膜上的主要组织相容性抗原。

01.0238 调理素 opsonin
一种非特异性糖蛋白。不仅能增强特异性抗体对病原体的杀灭作用，而且对各类吞噬细胞的吞噬功能也有增强作用。

01.0239 黏附分子 adhesion molecule
又称"黏着因子（adhesion factor）"。一种介导细胞与细胞间、细胞与细胞外基质间黏附作用的膜表面蛋白。在胚胎发育、炎症与免疫应答等过程中发挥重要作用。

01.0240 受体 receptor
生物体内一类能与细胞外专一信号分子（配体）结合引起细胞反应的蛋白质。

01.0241 细胞受体 cellular receptor
存在于细胞表面的一类分子。能识别、结合专一的配体，生成的复合物能激活和启动细胞一系列物理化学变化，最终表达出该分子的生物效能。分为细胞表面受体和细胞内受体。

01.0242 辅助受体 co-receptor
表达在细胞膜表面的一种蛋白质。通过同抗体的特异性识别，提供辅助活化信号，协助受体共同完成作用。

01.0243 溶菌酶 lysozyme
一种能水解致病菌中黏多糖的碱性酶。主要通过破坏细胞壁中的 N-乙酰胞壁酸和 N-乙酰氨基葡糖之间的 β-1,4-糖苷键，使细胞壁不溶性黏多糖分解成可溶性糖肽，导致细胞壁破裂、内容物逸出而使细菌溶解。还可与带负电荷的病毒蛋白直接结合，与DNA、RNA、脱辅基蛋白形成复盐，使病毒失活。

01.0244 双糖酶 disaccharidase
将蔗糖、麦芽糖、乳糖等双糖分解成单糖结构的酶。

01.0245 海藻糖酶 trehalase
一种胞外酶。位于哺乳动物肾和小肠上皮细胞膜的刷状缘。属于水解酶类，能催化水解一分子海藻糖生成两分子葡萄糖，且底物作用是高度专一的。

01.0246 腺苷酸环化酶 adenylate cyclase
催化腺苷三磷酸（ATP）形成环腺苷酸

(cAMP)的膜结合酶。是信号传递途径的重要组分。Ⅰ、Ⅲ型腺苷酸环化酶受钙离子与钙调蛋白的调控，而Ⅱ、Ⅳ、Ⅴ和Ⅵ型酶则否。

01.0247　氨基转移酶　aminotransferase
简称"转氨酶(transaminase)"。催化α-氨基酸上的氨基转移给α-酮酸的酶的总称。

01.0248　纤维连接蛋白　fibronectin
又称"纤连蛋白"。存在于正常组织细胞外间隙中的一种糖蛋白。参与多种组织的细胞外纤维基质的构成，属于调理素的一种成分。可溶性纤维连接蛋白可促进吞噬细胞功能。

01.0249　免疫应答　immune response
抗原进入机体后，刺激免疫系统所发生的一系列复杂反应的过程。即免疫细胞识别、摄取并处理抗原，继而活化、增殖、分化、产生免疫效应的过程。可分为有利于机体抵抗病原体的保护性免疫应答和促进病理改变的变态反应两大类。

01.0250　非特异性免疫　non-specific immunity
又称"固有免疫(innate immunity)"。机体对侵入病原体的一种清除机制。非针对某一特殊病原体，亦不牵涉对抗原的识别和二次免疫应答的增强。

01.0251　特异性免疫　specific immunity
又称"获得性免疫(acquired immunity)""适应性免疫(adaptive immunity)"。经后天感染(病愈或无症状的感染)或人工预防接种(菌苗、疫苗、类毒素、免疫球蛋白等)而使机体获得抵抗感染的免疫力。一般是在微生物等抗原物质刺激后才形成的(免疫球蛋白、免疫淋巴细胞)，并能与该抗原起特异性反应。包括体液免疫和细胞免疫。

01.0252　体液免疫　humoral immunity
B细胞接受某种抗原刺激后，经活化、增殖、分化为浆细胞，并由此合成和分泌能与相应抗原结合的特异性抗体，即免疫球蛋白，继而由这种抗体清除和破坏特定抗原的过程。

01.0253　细胞免疫　cell immunity
T细胞接受某种抗原刺激后，经活化、增殖与分化，最终产生效应T细胞而破坏、清除相应抗原的过程。

01.0254　特异性免疫功能　specific immunization
淋巴细胞针对某一种特异性抗原，产生与之相对应的抗体或进行局部性细胞反应，以清除特异性抗原的作用。

01.0255　特异性免疫应答　specific immune response
免疫活性细胞受抗原刺激后发生活化、增殖并分化为效应细胞，最终通过细胞或抗体将抗原消灭的全过程。可分为T细胞免疫应答和B细胞免疫应答。

01.0256　主动免疫　active immunity
机体对抗原刺激而产生的特异性应答。

01.0257　被动免疫　passive immunity
机体通过获得外源性免疫效应分子(如抗体等)或免疫效应细胞而获得的相应免疫。

01.0258　免疫记忆　immunological memory
同样的抗原再次刺激时，可增强或加速特异性免疫反应的现象。

01.0259　先天性免疫系统　innate immune system
机体先天具有的生物体防御系统的总称。包括天然屏障、吞噬作用、体液因子等。

01.0260 天然屏障 natural barrier
人体本身具有的外部和内部屏障。如皮肤、黏膜及其分泌物、病原体相关模式识别受体、溶菌酶、血–脑脊液屏障及胎盘屏障等。可对病原体的入侵起一定防御作用。

01.0261 吞噬作用 phagocytosis
大单核细胞、巨噬细胞和各种粒细胞等具有非特异性吞噬功能，可杀灭和吞噬病原体，清除体内衰老或变性的细胞和其他杂物等的作用。

01.0262 吞噬红细胞作用 erythrophagocytosis
吞噬细胞吞噬红细胞的一种现象。可见于某些特定的病原体感染引起的疾病。

01.0263 吞噬体 phagosome
吞噬细胞将摄取的颗粒物质包围在细胞膜内，在胞质内形成由膜围绕的泡囊。

01.0264 胞饮作用 cellular drinking
一种非选择性地连续摄取细胞外基质中大分子物质或液体的内吞过程。根据细胞外物质是否吸附在细胞表面，可分为液相内吞和吸附内吞。

01.0265 细胞免疫应答 cellular immune response
又称"细胞介导的免疫 (cell-mediated immunity, CMI)"。T细胞受到抗原刺激后，增殖、分化、转化为致敏T细胞，当相同抗原再次进入机体细胞时，可出现致敏T细胞对抗原的直接杀伤作用及致敏T细胞所释放的细胞因子的协同杀伤作用。

01.0266 细胞毒性 T 细胞介导的反应 cytotoxic T-lymphocyte-mediated response
激活的细胞毒性T细胞对带有特异性抗原的细胞或相应靶细胞的直接杀伤作用。在抗病毒感染、同种异体移植排斥反应和抗肿瘤免疫中起重要作用。

01.0267 依赖抗体的细胞毒性 antibody-dependent cellular cytotoxicity, ADCC
又称"抗体依赖细胞介导的细胞毒作用"。抗体与靶细胞表面的特异性抗原结合，通过募集和激活炎症细胞及补体系统而引起靶细胞损伤。

01.0268 针对病毒抗原的细胞毒性 T 细胞反应 cytotoxic T-cell response to viral antigen
在病毒抗原诱导下，活化的T细胞特异性杀伤携带相应病毒抗原的靶细胞的免疫反应。

01.0269 施瓦茨曼反应 Schwartzman reaction
一种非特异性的细胞免疫应答。1928年由施瓦茨曼 (Schwartzman) 所发现。他以革兰氏阴性菌苗为家兔皮内注射，24 h后再用同种或异种菌苗为同一动物静脉注射，数小时后即可在原皮内菌苗注射处出现红肿、溃疡等炎症反应。

01.0270 免疫耐受 immunological tolerance
抗原刺激机体后对该抗原无免疫应答的现象。

01.0271 免疫损伤 immunological injury
内源性或外源性抗原所致的细胞免疫或体液免疫介导的组织损伤。

01.0272 免疫逃逸 immune escape
病原体或肿瘤细胞通过不同机制逃避机体的免疫识别和攻击的现象。

01.0273 免疫调节 immune regulation
机体对免疫应答进行的调控。通过这种调控，可使免疫反应在其类型、强度、持续时间等方面保持于适宜水平，在遗传基因的控制下实现免疫系统对抗原的识别和应答。结果是激活或抑制免疫反应。

01.0274 自身免疫 autoimmunity
由于某些原因对自身构成成分发生免疫反应的现象。

01.0275 抗再感染的部分免疫力 partial immunity to reinfection
既往感染过某种病原体的机体能在一定程度上抵抗该种病原体的再感染，但不足以杀死该病原体的现象。

01.0276 交叉保护作用 cross protection
一种抗体的免疫力能保护机体免受不同病原体感染的能力。

01.0277 变态反应 allergic reaction
又称"超敏反应（hypersensitivity）"。机体对某些抗原初次应答致敏后，再次接受相同抗原刺激时所出现的异常过度免疫应答。可表现为组织损伤和（或）功能障碍。常有Ⅰ、Ⅱ、Ⅲ、Ⅳ四型。

01.05 感染病流行病学

01.0278 流行病学 epidemiology
研究特定人群中疾病、健康状况的分布及其决定因素，并研究防治疾病及促进健康的策略和措施的学科。

01.0279 遗传流行病学 genetic epidemiology
研究基因及其变异和环境因子相互作用与疾病发生、流行和控制之间关系的学科。

01.0280 流行病学特征 epidemiologic feature
传染病在自然和社会因素的影响下，在流行过程中所表现出的特征。依据传染源有外来性和地方性之分；根据发病率有散发、流行、大流行和暴发流行之分；另外，传染病在时间上、空间上和不同人群中的分布特征，也属于流行病学特征。

01.0281 病原微生物 pathogenic microorganism
能够使人或者动物致病的微生物。我国根据病原微生物的传染性、感染后对个体或者群体的危害程度，将病原微生物分为四类。第一类是指能够引起人类或动物非常严重疾病的微生物，以及中国尚未发现或已经宣布消灭的微生物；第二类是指能够引起人类或动物严重疾病，比较容易直接或间接在人与人、动物与人、动物与动物间传播的微生物；第三类是指能够引起人类或动物疾病，但一般情况下对人、动物或环境不构成严重危害，传播风险有限，实验室感染后很少引起严重疾病，并且具备有效治疗和预防措施的微生物；第四类是指在通常情况下不会引起人类或动物疾病的微生物。

01.0282 高致病性病原微生物 high pathogenicity microorganism
第一类病原微生物和第二类病原微生物的总称。

01.0283 病媒生物 vector
能够将病原体从人或其他动物传播给人的生物。如蚊、蝇、蚤类等。

01.0284 自然疫源地 natural focus , natural epidemic focus
某种疾病的病原体在自然界某些野生动物体内长期保存的地区。由病原体、易感动物和媒介构成。其中病原体可以不依赖人而延续其后代，并在一定条件下传染给人，在人与人之间流行。

01.0285　自然疫源性　characteristics of natural focus
病原体不需要人类参与也可以在动物间循环，人与带有病原体动物直接或间接接触可被感染，人的感染和疾病的流行对病原体长期在自然界中保存并不是必需的特性。

01.0286　自然疫源性疾病　natural focal disease
具有自然疫源性的疾病。如鼠疫、血吸虫病、布鲁氏菌病、蜱传性脑炎、肾综合征出血热等。

01.0287　自然宿主　natural host
为病原体提供长期稳定寄生环境的生物。包括营养和生物上的保护，但自身不会因病原体的感染而致病。

01.0288　传染源　source of infection
病原体已在体内生长繁殖并能将其排出体外的人和动物。包括患者、隐性感染者、病原携带者和受感染的动物。

01.0289　患者　patient
又称"病人"。感染病原微生物表现出临床症状的人。是大多数传染病重要的传染源。

01.0290　疑似患者　suspected patient
根据患者的临床表现高度怀疑某一疾病，但不能确诊者。

01.0291　疑似传染病患者　suspected patient of infectious disease
根据国务院卫生行政部门发布的《<中华人民共和国传染病防治法>规定管理的传染病诊断标准》，符合相应传染病、疑似传染病患者诊断标准的人。

01.0292　携带者　carrier
感染病原体无临床症状但能排出病原体的人。

01.0293　无症状携带者　asymptomatic carrier
体内能够不断排出病原体但不表现出临床症状的病原体携带者。

01.0294　健康病原携带者　healthy pathogen carrier
无任何临床症状与体征，却能排出病原体的感染者。通常只能靠实验室检测手段才能检出。脊髓灰质炎、流行性脑脊髓膜炎、白喉、乙型肝炎等都有病原体携带者。

01.0295　传播　transmission
病原体从已感染者排出，经过一定的途径，传入易感者而形成新的传染的过程。

01.0296　传播媒介　transmitting vector
参与病原体传播的媒介。包括空气、水、食物、动物及日常生活用品等。

01.0297　传播途径　route of transmission
病原体离开传染源后，传播到达另一个易感者的途径。

01.0298　粪–口途径传播　fecal-oral transmission
病原体经肠道排出，污染食物和饮水而经口传播的方式。

01.0299　呼吸道传播　respiratory tract transmission
病原体由患者的口、鼻处排出，以空气作为媒介，再经其他人的呼吸道吸入引起传播的方式。

01.0300　消化道传播　digestive tract transmission

病原体通过污染食物和饮水而经消化道传播的方式。

01.0301 胃肠道外传播 parenteral transmission

胃肠以外的感染病传播途径。如呼吸道、体液–血液及接触等途径。

01.0302 全身性传播 systemic transmission

病原体进入人体后向全身各系统器官播散的过程。

01.0303 接触传播 contact transmission

病原体通过直接接触传播或间接接触传播的方式。

01.0304 直接接触传播 direct contact transmission

在没有任何外界因素参与下，传染源与易感者直接接触而引起疾病传播的方式。

01.0305 间接接触传播 indirect contact transmission

易感者因接触被传染源排泄物或分泌物所污染的某些无生命的物体而引起感染造成疾病传播的方式。

01.0306 虫媒传播 insect-borne transmission

携带病原体的节肢动物通过叮咬吸血或机械携带而传播传染病的方式。包括生物性虫媒传播和机械性虫媒传播。

01.0307 蜱媒传播 tick-borne transmission

由蜱叮咬人，将病原体传给人，引起人类疾病的传播方式。是虫媒传播的方式之一。

01.0308 跨龄传递 transstadial transmission

病毒在节肢动物特别是螨中从一个发育期到下一个发育期的传播。

01.0309 体液传播 body fluid transmission

经接触带有病原体的体液而感染的方式。

01.0310 血液传播 blood fluid transmission

经接触带有病原体的血液而感染的方式。主要是通过输血和血液制品或注射针头引起传播。

01.0311 性传播 sexual transmission

以性行为为主要传播方式的传播途径。

01.0312 飞沫传播 droplet transmission

感染者在呼吸、咳嗽、打喷嚏时将带有病原体的口鼻腔飞沫喷射出来被易感者吸入，从而引起疾病传播的方式。是呼吸道传染病的主要传播途径。

01.0313 实验室传播 lab-transmission

病原微生物或含病原微生物的人或动、植物标本在实验室的保存、传输及操作过程中直接或间接地感染实验室工作人员或周围人群的传播方式。

01.0314 垂直传播 vertical transmission

又称"母婴传播(maternal transmission)"。病原体经母体卵巢、子宫或胎盘、初乳、卵黄等传给子代的过程。

01.0315 水平传播 horizontal transmission

病原体在人群中不同个体之间的传播。也指在同一代动物之间的横向传播。

01.0316 人与人之间传播 human-to-human transmission

传染病的病原体以感染的人作为传染源，通过适当的传播途径传给易感者，并导致易感人群被感染的传播方式。

01.0317　易感性　susceptibility
在相同环境下，不同个体对某种传染病缺乏免疫而容易感染的程度。

01.0318　人群易感性　susceptibility of the crowd, herd susceptibility
人群作为一个整体对感染病的易感程度。判断这个程度的高低需依据该人群每个个体的易感状态，取决于整个群体中易感个体所占比例和机体的免疫程度。

01.0319　易感者　susceptible person
对某一传染病缺乏特异性免疫力而容易被感染的人。

01.0320　易感人群　susceptible population
对某种传染病缺乏特异性免疫力而容易被感染的人群。

01.0321　高危人群　high-risk population
具有患某种传染病的高危险性特征的人群组合。

01.0322　超级传播者　super spreader
短时间内传染10人以上的传染病患者。如严重急性呼吸综合征（SARS）等，受感染的多为患者的家属、医务工作者或其他密切接触者。

01.0323　暴发性疾病　fulminant disease
起病很急、病情发展迅猛，在短时间内发病人数骤然上升的疾病。

01.0324　散发　sporadic
病例之间无相关性，表现为分散状态。

01.0325　暴发　outbreak
传染病病例的发病时间高度集中于一个短时间之内的现象。

01.0326　流行　epidemic
某传染病在某地近年来发病率显著超过该病散发性发病水平的现象。

01.0327　流行率　prevalence rate
又称"现患率""患病率"。单位时间内某特定地区群体中某种传染病新、老感染（新、老病例）的出现频率。

01.0328　发病率　morbidity
在一定时间内，一定人群出现特定疾病新病例的数量。

01.0329　显性感染率　apparent infection rate
在某个时间内能接受检查的整个人群样本中，具有明显临床表现的某病感染者人数所占的比例。

01.0330　流行过程　epidemic process
传染病在人群中发生、蔓延和转归的过程。

01.0331　大流行　pandemic
某传染病的发病率不但超过流行水平，而且蔓延范围超出国界或洲界时的状态。

01.0332　全球大流行　global pandemic
短时期内在全球范围至少有两大洲的不同国家和地区群发同一病原体所致相同临床表现的状态。

01.0333　暴发流行　epidemic outbreak
传染病病例发病时间高度集中于短时间之内的状态。

01.0334　源于动物的暴发流行　epizootic outbreak
人兽共患病的病原体先在动物之间广泛传播，再在人群中暴发流行的现象。如人禽流感在感染人类之前，先在鸡、鸭等家禽和许多野生候鸟中暴发流行。

01.0335　周期性　periodicity
疾病依规律性的时间间隔发生流行的现象。

01.0336　季节性　seasonal
某些疾病每年在某季节内出现发病率升高的现象。

01.0337　地区性　endemic
由于受自然环境和社会因素的影响，有些疾病常在某一地区或特定人群中发生，不需要从外地输入的现象。

01.0338　伴随免疫　concomitant immunity
感染源持续存在时对再感染产生的抵抗力。主要指抗寄生虫免疫。

01.0339　感染后免疫　postinfection immunity
人体感染病原体后产生的针对病原体及其产物的特异性免疫。

01.0340　持久免疫力　duration immunity
某些传染病感染后免疫力持续时间长，甚至保持终身的现象。见于麻疹、脊髓灰质炎和流行性乙型脑炎等。

01.0341　流行病学调查　epidemiologic study
对人群中疾病或者健康状况的分布及其决定因素进行调查研究，提出疾病预防控制措施及保健对策。

01.0342　疫区　affected area
传染病在人群中暴发、流行，其病原体向周围播散时所能波及的地区。

01.0343　疫点　epidemic focus
病原体从传染源向周围播散的范围较小或者单个疫源地。

01.0344　疫情报告　report of infectious disease
依据《中华人民共和国传染病防治法》和《国家突发公共卫生事件应急预案》的规定，任何单位或个人发现传染病患者或疑似传染病患者时，应及时向附近的医疗卫生机构或疾病预防控制机构报告，再由防疫保健人员按规定时限向上级疾病预防控制机构及卫生行政部门报告。建立疫情报告制度有助于掌握各地法定传染病疫情发生情况。

01.0345　疾病预防控制机构　disease prevention and control agency
从事疾病预防控制活动的疾病预防控制中心及与上述机构业务活动相同的单位。

01.0346　医疗机构　medical institution
按照《医疗机构管理条例》取得医疗机构执业许可证，从事疾病诊断、治疗活动的机构。

01.0347　传染病预警　warning of infectious disease
根据传染病发生、流行趋势的预测，及时发出的传染病预测和警报。

01.0348　甲类传染病　category A infectious disease
又称"强制管理传染病"。《中华人民共和国传染病防治法》规定管理的甲类、乙类、丙类三类传染病之一。包括鼠疫、霍乱。

01.0349　乙类传染病　category B infectious disease
又称"严格管理传染病"。《中华人民共和国传染病防治法》规定管理的甲类、乙类、丙类三类传染病之一。有26种，包括甲型H1N1流感、严重急性呼吸综合征、人感染高致病性禽流感、炭疽、艾滋病、病毒性肝炎、脊髓灰质炎、麻疹、流行性出血热、狂犬病、流行性乙型脑炎、登革热、细菌性和阿米巴性痢疾、肺结核、伤寒和副伤寒、流行性脑脊髓膜炎、百日咳、白喉、新生儿破伤风、猩红热、布鲁氏菌病、淋病、梅毒、钩端螺旋体病、血吸虫病、疟疾。其中甲型H1N1流感、严重急性呼吸综合征、人感染高致病性禽流感、炭疽中的肺炭疽采取甲类传染病的预防、控制措施。

01.0350　丙类传染病　category C infectious disease
又称"监测管理传染病"。《中华人民共和国传染病防治法》规定管理的甲类、乙类、丙类三类传染病之一。对此类传染病要按国务院卫生行政部门规定的监测管理方法进行管理。有10种，包括流行性感冒、流行性腮腺炎、风疹、急性出血性结膜炎、麻风病、流行性和地方性斑疹伤寒、黑热病、包虫病、丝虫病，除霍乱、细菌性和阿米巴性痢疾、伤寒和副伤寒以外的感染性腹泻病。2008年5月2日，卫生部将手足口病列入传染病防治法规定的丙类传染病进行管理。

01.0351　人感染高致病性禽流感　human infection with the highly pathogenic avian influenza
由禽甲型流感病毒某些亚型中的一些毒株如H5N1、H7N7等引起的人类急性呼吸道传染病。《中华人民共和国传染病防治法》将其列为乙类传染病，但实行甲类管理，即一旦发生疫情，采取甲类传染病的预防控制措施。

01.0352　毒种　viral species

可能引起法定传染病发生的病毒毒种。

01.0353　菌种　bacterial species
可能引起法定传染病发生的细菌菌种。

01.0354　一级生物实验室　first class laboratory
生物安全防护实验室中微生物及其毒素的危害程度最低的生物实验室。一般适用于对健康成年人无致病作用的微生物。

01.0355　二级生物实验室　second class laboratory
生物安全防护实验室中微生物及其毒素的危害程度（分为4级，1级最低，4级最高）位于第二等级的生物实验室。适用于对人和环境有中等潜在危害的微生物。

01.0356　三级生物实验室　third class laboratory
生物安全防护实验室中微生物及其毒素的危害程度（分为4级，1级最低，4级最高）位于第三等级的生物实验室。适用于主要通过呼吸途径使人感染严重的甚至致死性疾病的致病微生物或其毒素。

01.0357　四级生物实验室　fourth class laboratory
生物安全防护实验室中微生物及其毒素的危害程度最高的生物实验室。适用于对人体具有高度的危险性，通过气溶胶途径传播或传播途径不明、尚无有效疫苗或治疗方法的致病微生物或其毒素。

01.06　感染病预防

01.0358　抗感染免疫　anti-infectious immunity
传染病痊愈、隐性感染或疫苗接种后获得对同一种病原体的免疫力。在消灭病原体及破坏和排出病原体所产生的毒性产物方面具有重要作用。

01.0359 交叉免疫 cross immunity
接种某种疫苗、患某种传染病痊愈或隐性感染后，除获得对同一种病原体的免疫外，对另一种传染病也具有免疫力。

01.0360 人工获得性免疫 artificially acquired immunity
以人工方法将疫苗等免疫原性物质或免疫物质(特异性抗体)接种至人体所产生的特异性免疫。包括人工自动免疫和人工被动免疫等。

01.0361 人工自动免疫 artificial active immunity
以人工免疫的方法将疫苗、类毒素和菌苗等免疫原物质接种至人体，使宿主自身的免疫系统产生对相关传染病的特异性免疫力。

01.0362 人工被动免疫 artificial passive immunity
采用人工方法将他人成功产生的免疫效应物，如血清、淋巴因子等输入人体，使机体立即获得的免疫力。产生作用快，输入后立即发生作用。

01.0363 扫荡免疫 clean up immunization
为防止某地野病毒的扩散和传播，在该地及其邻近地区开展的疫苗免疫预防的一种策略。

01.0364 佐剂 adjuvant
非特异性免疫增强剂。当与抗原一起注射或预先注入机体时，可增强机体对抗原的免疫应答或改变免疫应答类型。种类包括生物性佐剂如卡介苗(BCG)、无机化合物佐剂如氢氧化铝[$Al(OH)_3$]、人工合成佐剂如多聚肌胞苷酸和矿物油等。

01.0365 免疫预防 immunoprophylaxis
一种通过主动免疫或被动免疫而增强机体特异性免疫功能的预防疾病的策略。

01.0366 免疫治疗 immunotherapy
利用免疫系统来治疗疾病的一种概念。如发展抗病毒疫苗及人乳头状瘤病毒、单纯疱疹病毒抗体培养等。

01.0367 计划免疫 planed immunization
根据传染病疫情监测结果和人群免疫水平分析，按照国家规定的免疫程序，有计划地利用疫苗进行的免疫接种。以提高人群免疫水平，达到控制乃至最终消灭传染病的目的。随着中国预防接种工作发展到免疫规划时期，计划免疫的概念逐步淡化，取而代之的是免疫规划。

01.0368 儿童计划免疫 planned immunity for children
根据儿童某些传染病流行情况和免疫状态，按照科学的免疫程序有计划地使用疫苗对儿童进行的预防接种。如儿童脊髓灰质炎疫苗、乙型肝炎疫苗计划免疫等。

01.0369 基础免疫 basic immunization, fundamental immunity
机体首次完成某种疫苗的接种。一般根据传染病种类及其疫苗制剂的特点，在一定范围内对易感者进行的基本免疫。如对8个月以上未患麻疹的儿童常规进行麻疹预防免疫接种，7岁以下儿童接种百日咳、白喉及破伤风混合疫苗等。

01.0370 加强免疫 booster immunity
在完成基础免疫后，经过一定的时间，体内的保护性抗体会逐渐减弱或消失，为使机体继续维持必要的免疫力，需要根据不同疫苗的免疫特性在一定时间内进行疫苗的再次接种。

01.0371 社区免疫 community immunity
又称"群体免疫(herd immunity)"。根据某种传染病流行区域与人群发病等流行病学特点，在人群中进行大规模的疫苗或菌苗接种以预防和控制其传播流行。如初冬季节人群普遍接种流行性感冒疫苗以预防流行性感冒等。

01.0372 持久免疫 long-term immunity
某一病原微生物感染或疫苗接种后，机体所产生的长期对特定病原体感染不再敏感的生物学表现。即对特异的病原体有持久免疫力的状态。

01.0373 接种 inoculation
为了使机体产生对传染病的特异性免疫力，而注射疫苗(或菌苗)或口服疫苗等免疫预防制剂的过程。

01.0374 免疫接种 immune inoculation
用人工方法将免疫原或免疫效应物质输入机体内，使机体通过人工自动免疫或人工被动免疫的方法获得防治某种传染病的能力。可以使机体获得预防某种传染病的能力，是保护易感人群的特异性措施之一。免疫预防接种对传染病的控制或消灭起着关键作用。

01.0375 接种对象 inoculation object
根据传染病的地区分布、年龄特征、免疫状况等流行病学特点确定的预防接种人群。如乙型肝炎疫苗主要接种对象是新生儿及乙型肝炎病毒高危接触者。

01.0376 接种剂量 inoculation dosage
机体针对病原微生物刺激免疫力形成所需要的足够的抗原量，或保护机体免受病原体感染所需要的特异性抗体量。剂量过大或不够均影响免疫效果，因此每种制剂都有一定的接种量，必须按规定量接种。

01.0377 接种次数 inoculation time
为使机体形成有效的保护，疫苗必须接种足够的次数。

01.0378 免疫接种率 rate of inoculation
已经进行免疫预防接种的人数占应该接种人群总数的比例。如婴儿出生后脊髓灰质炎口服疫苗接种率应达100%等。

01.0379 再接种 secondary inoculation
根据免疫效果持续存在的时间而定期进行的第二次免疫接种。不同的免疫制剂，再次接种时间差异较大。疫苗再接种时间多为第一次接种后1~2年，但基因工程乙型肝炎疫苗可于首次接种后5~7年再次接种。一般再次注射1次即可。

01.0380 连续接种 continuous inoculation
以间隔一定时间连续追加疫苗的方式进行免疫接种。可使机体免疫系统在多次相同的刺激模式下，产生高水平的保护物质，如活性生理物质、特殊抗体等。

01.0381 应急接种 emergent inoculation
在某种传染病暴发流行的地区或单位，对有可能暴露的对象(即密切接触者)进行的免疫接种。应根据计划免疫资料、流行病学和血清学监测数据及发病情况等确定应急接种的人群范围。

01.0382 赞成接种疫苗者 vaccinationist
赞成通过接种疫苗或菌苗诱导机体产生特异性自动免疫力，以抵御某种传染病病原体入侵的人。

01.0383 种痘员 vaccinator
经过专门的知识培养与技能训练，掌握接种技术并能观察、判断和处理不良反应，负责卡介苗等预防接种的卫生防疫人员。

01.0384 接种针 inoculating needle, vaccine point
将疫苗、菌苗及特异性免疫蛋白等免疫预防制剂接种到人体的针具。通常用金属制成。如注射针、皮肤划痕针等。

01.0385 疫苗接种 vaccine inoculation
机体(人或动物)接受某种灭活或减毒病原微生物,或其脂多糖、多肽等所制备疫苗的接种。以预防病毒性传染病等。

01.0386 菌苗接种 bacterial vaccine inoculation
机体(人或动物)接受某种灭活或减毒的细菌,或其成分制备疫苗的接种。以预防细菌性疾病。

01.0387 接种禁忌证 contraindication to vaccination
机体存在禁止接种疫苗或菌苗等生物免疫制剂的某些状况。有禁忌证者接种后有可能导致疾病甚至生命危险。

01.0388 接种有效率 efficacy rate of inoculation
疫苗或菌苗及免疫血清等生物免疫制剂接种后,机体能产生有效预防疾病发生的免疫应答的比例。

01.0389 疫苗接种反应 vaccinal inoculation response
免疫接种后少数人出现的局部或全身反应。局部反应一般出现在接种后24 h内,表现为注射部位红肿、疼痛,严重时附近淋巴结可有增大、压痛。全身反应表现为发热、倦怠、食欲缺乏、呕吐等,1~2天可以消失。

01.0390 疫苗不良反应报告系统 vaccine adverse event reporting system, VAERS
疫苗预防接种后安全状况的报告系统。常由疾病预防控制中心(CDC)负责。用于疫苗接种不良反应的报告并及时传递信息。

01.0391 疫苗安全数据传输计划 vaccine safety datalink project, VSD
由疾病预防控制中心(CDC)联合卫生管理机构所建立的疫苗安全监测系统。用于监测疫苗接种后的不良反应并支持相关研究等。

01.0392 灭活提纯亚单位 inactivate purification subunit
从细菌或病毒培养物中,用生物化学和物理方法灭活病原体,使其丧失感染性,提取纯化制备成含特异性抗原的亚单位疫苗。如流行性脑脊髓膜炎多糖菌苗、流行性感冒疫苗等。

01.0393 疫苗 vaccine
所有用减毒或杀死的病原生物(细菌、病毒、立克次体等)或者其抗原性物质所制成,用于预防接种的生物制品。

01.0394 疫苗原 vaccinogen
用于制备疫苗(或菌苗)的微生物及其细胞或细胞抗原成分。如病毒、细菌、钩端螺旋体、真菌或病毒抗原、多糖、脂质、核酸等。

01.0395 动物疫苗 animal vaccine
仅适用于动物(主要是禽类、牲畜等)接种后产生特异性自动免疫力的疫苗。如犬狂犬病疫苗等。

01.0396 人用疫苗 vaccine for human
用于人体接种后可产生特异性自动免疫力而预防传染病的疫苗。如流行性感冒疫苗、乙型肝炎疫苗、流行性乙型脑炎疫苗等。

01.0397 单价疫苗 univalent vaccine

仅对某一种或某一型病原体感染有预防作用的疫苗。如乙型肝炎表面抗原疫苗、甲型肝炎疫苗、流行性脑脊髓膜炎A群多糖疫苗等。

01.0398　双价疫苗　bivalent vaccine
对某种病原微生物的两种亚型感染均有免疫预防作用的疫苗。如流行性脑脊髓膜炎A、C群多糖疫苗等。

01.0399　联合疫苗　combined vaccine
将两种或两种以上安全有效的疫苗按一定搭配比例制备的疫苗。接种1剂可以预防多种传染病，因此可以减少接种次数、降低疫苗成本，利于推广应用。如百日咳、白喉和破伤风混合疫苗等。

01.0400　基因工程疫苗　gene engineering vaccine
用基因工程方法或分子克隆技术将病原微生物特异性抗原基因插入易于增殖的载体（细菌、细胞）表达的特异性抗原经纯化后制备的疫苗；或将病原毒力相关基因删除，使其成为不带毒力相关基因而制备的基因缺失疫苗。如基因重组乙型肝炎表面抗原疫苗等。

01.0401　重组载体疫苗　recombinant vector vaccine
将编码具有免疫原性的蛋白质或多肽基因插入真核细胞表达载体中，构建成能在真核细胞表达的重组载体（质粒载体）而制备的疫苗。免疫力强，副作用小，成本较低。

01.0402　多糖疫苗　polysaccharide vaccine
只由构成某些细菌表膜的长链糖分子组成的灭活亚单位疫苗。不能使2岁以下儿童产生良好的免疫应答，因其免疫系统未发育成熟。

01.0403　活疫苗　live vaccine
又称"减毒[活]疫苗（attenuated vaccine）"。应用保留有免疫原性的减毒或无毒的病原生物所制成的一种疫苗。如卡介苗、麻疹活疫苗等。

01.0404　活病毒疫苗　live virus vaccine
将病毒在人工条件下促使其变异，使其失去致病性但保留免疫原性和繁衍能力，以低致病性的活病毒制备的疫苗。

01.0405　活菌苗　live bacterial vaccine
又称"减毒活菌苗"。由通过物理或化学等科学方法减毒的活细菌制成的菌苗。接种后免疫效果持续时间较长，但是保存比较困难。

01.0406　灭活疫苗　inactivated vaccine
选择抗原性强的病原微生物，经人工培养，用物理（加热）或化学的方法将其杀死，去除致病性后制备的疫苗。

01.0407　亚单位菌苗　subunit bacterial vaccine
从细菌培养物中以生物化学和物理方法提取纯化的特异性抗原制备的菌苗。较以细菌全颗粒为原料制备的灭活菌苗免疫效果增强，不良反应减少，如流行性脑脊髓膜炎多糖菌苗等。

01.0408　联合灭活疫苗　combined inactivated vaccine
将两种或两种以上的灭活疫苗按比例组合制备在一起同时预防接种的疫苗。如伤寒、副伤寒甲、副伤寒乙与霍乱四联灭活疫苗等。

01.0409　联合活疫苗　combined live vaccine
将两种或两种以上的活疫苗按一定比例组

合制备的疫苗。如麻疹、腮腺炎、风疹联合活疫苗，脊髓灰质炎Ⅰ、Ⅱ、Ⅲ型联合活疫苗等。

01.0410 灭活疫苗与基因重组联合疫苗 gene-recombinant vaccine combined with inactivated agent
一种灭活疫苗与一种基因重组疫苗组成的联合疫苗。如含甲型肝炎灭活疫苗和重组乙型肝炎疫苗的联合疫苗，已被批准在一些国家1岁以上儿童中预防接种，接种方法为全程3针，采用0个月、1个月、6个月间隔程序免疫。

01.0411 口服疫苗 oral vaccine
用减毒病原微生物制成糖丸或液体等便于口服的疫苗，如脊髓灰质炎疫苗。制备成本低，接种方便，容易推广，但需要低温保存，有效期短。免疫缺陷及免疫低下者忌用。可受其他肠病病毒等干扰而影响免疫效果等。

01.0412 亚单位疫苗 subunit vaccine
从病毒等培养物中以生物化学和物理方法提取的特异性抗原制成的疫苗。较以病毒全颗粒为原料制备的灭活疫苗免疫效果更好，不良反应更少。如乙型肝炎表面抗原疫苗等。

01.0413 亚单位纯化抗原疫苗 subunit-purified antigen vaccine
采用提纯技术从微生物中提取有效保护性抗原(去除潜在危险成分)制备的疫苗。如从慢性乙型肝炎病毒携带者血浆内提纯的乙型肝炎表面抗原(HBsAg)成分制备的基因疫苗等。

01.0414 重组亚单位疫苗 recombinant subunit vaccine
将特异性抗原的基因插入易于增殖的病毒或细胞，以表达有效特异性抗原，经纯化后

制备的疫苗。如乙型肝炎基因工程疫苗等。

01.0415 基因重组疫苗 gene-recombinant vaccine
用基因重组技术在活载体上插入目的基因所表达的病原微生物特异性抗原制备的疫苗。克服了传统制备方法筛选弱毒菌株或弱毒病毒株困难的缺点。

01.0416 无细胞疫苗 acellular vaccine
将细菌等微生物经甲醛和戊二醛液解毒(去除解毒剂)后制成的纯化成分疫苗。较全菌体或全病毒疫苗的不良反应明显减少，接种发热率仅为后者的十分之一。

01.0417 疫苗效价 titer of vaccine
通过实验室检测所获得的疫苗或菌苗等生物免疫制剂有效成分的滴度。一般情况下，滴度高的疫苗，预防效果较好。

01.0418 精制类毒素 refined toxoid
加入磷酸铝等吸附剂制备的类毒素。注射后吸收快，刺激机体产生抗毒素的时间长，可减少注射次数和剂量，免疫效果好。如精制白喉类毒素、精制破伤风类毒素等。

01.0419 类毒素疫苗 toxoid vaccine
类毒素与疫苗混合制备成联合疫苗，或可以起疫苗预防病原体感染作用的类毒素。如破伤风类毒素与白喉类毒素、百日咳疫苗混合成为联合疫苗等。

01.0420 糖丸 rotula
将免疫预防用的疫苗制备成便于口服的药丸。如脊髓灰质炎糖丸是一种儿童口服疫苗制剂，为白色颗粒状糖丸，可有效预防脊髓灰质炎。

01.0421 菌苗 bacterial vaccine

由细菌、螺旋体制成的人工自动免疫制剂。易感人群注射后可预防细菌或螺旋体感染。有伤寒菌苗、鼠疫菌苗等。

01.0422　浓缩菌苗　concentrated bacterial vaccine

将单位体积所含的免疫有效成分的浓度增加而制备的菌苗。如钩端螺旋体浓缩菌苗每毫升含菌约6亿，而普通菌苗每毫升含菌约2亿。浓缩菌苗接种后血清抗体阳转率较普通菌苗高，但两种菌苗接种后的发病率在统计学上不一定有明显差异。

01.0423　菌苗疗法　vaccinotherapy

将菌苗接种于人体产生免疫力以治疗某些疾病的方法。如以痰内最常见的草绿色链球菌、瑟氏卡他球菌和白色葡萄球菌三种细菌制成的哮喘菌苗可用于治疗哮喘、慢性支气管炎等。

01.0424　卡介苗　bacillus Calmette-Guérin vaccine, BCG vaccine

以减毒的结核分枝杆菌为菌株生产的疫苗。可用于预防结核菌感染。1907年法国医学家卡尔梅特(Calmette)和兽医学家介朗(Guérin)根据改变培养条件可减弱致病菌毒性而不影响其免疫力的理论，将从牛乳中分离的一株毒性很强的牛型结核分枝杆菌，历时13年经移植培养至230余代，成为对豚鼠、马、猴、牛、黑猩猩等都不具有毒力但又能产生特异性细胞免疫的活结核分枝杆菌。

01.0425　严重急性呼吸综合征疫苗　severe acute respiratory syndrome vaccine

又称"SARS疫苗(SARS vaccine)"。针对严重急性呼吸综合征(SARS)相关冠状病毒(即变异的新型冠状病毒)制备的灭活疫苗。

01.0426　呼吸道合胞病毒高效价免疫球蛋白

high potency respiratory syncytial virus immunoglobulin

含有高效价呼吸道合胞病毒(RSV)中和抗体的人体免疫球蛋白。能中和高效价呼吸道合胞病毒的感染性，对高效价呼吸道合胞病毒高危婴儿(如早产儿、支气管肺发育不良婴儿)具有保护作用。

01.0427　流行性感冒灭活疫苗　influenza inactivated vaccine

流行性感冒病毒株制备的全病毒三价灭活疫苗。注射后免疫力可达80%，不良反应轻。接种对象主要是婴幼儿、孕妇、慢性心肺疾病患者、肿瘤和免疫缺陷者、使用免疫抑制剂者。秋季皮下注射2次，间隔6~8周，以后每年加强免疫1次。

01.0428　流行性感冒活疫苗　influenza live vaccine

选育流行性感冒病毒减毒株制备的单价活疫苗。接种对象主要是健康成人、少年儿童，禁用于流行性感冒灭活疫苗接种对象。经双侧鼻腔喷雾接种引起上呼吸道轻度感染而产生免疫力。

01.0429　流行性感冒 DNA 疫苗　influenza DNA vaccine

用编码流行性感冒病毒血凝素(HA)或甲型流行性感冒病毒中序列保守的核蛋白(NP)等基因制备的DNA疫苗。接种后产生的核蛋白经处理并与MHC I 类分子形成复合物，被细胞毒性T细胞识别而发挥杀伤作用。

01.0430　甲型 H1N1 流行性感冒病毒裂解疫苗

H1N1 influenza split virion vaccine

甲型H1N1流行性感冒病毒株(疫苗生产株)接种鸡胚经培养、灭活、浓缩纯化、裂解等工艺制成的疫苗。主要成分为H1N1流行性感冒病毒血凝素抗原等。3~60岁人群接种后，80%以上可产生特异性抗体。接种后的不良反应少而轻。

01.0431 禽流感疫苗 bird flu vaccine
以甲型流行性感冒病毒H5N1、H9N2等毒株经处理后制备的灭活疫苗。用于预防人感染高致病性禽流感病毒感染，控制禽流感的流行。

01.0432 牛痘 cowpox, vaccinia
一种安全、可靠，用以预防天花病毒引起的烈性传染病天花的疫苗。被认为是预防天花最有效的方法。

01.0433 麻疹灭活疫苗 measles inactivated vaccine
用物理或化学等方法处理麻疹病毒后制备的灭活疫苗。在欧洲曾经使用较多，由于部分接种者接种后可发生异型麻疹，多数国家已经停止使用。

01.0434 麻疹活疫苗 measles live vaccine
由麻疹病毒在组织细胞（如鸡胚细胞）中连续传代后获得的高度减毒株（如长47、沪191等）制成的减毒活疫苗。90%以上的接种者可产生对麻疹的自动免疫力。接种对象为8个月以上未患麻疹的儿童和成人易感者。

01.0435 麻疹–流行性腮腺炎–风疹活疫苗 measles-mumps-rubella combined live vaccine
以麻疹、流行性腮腺炎、风疹的减毒活疫苗按一定比例制备的混合活疫苗。注射后可以预防麻疹、流行性腮腺炎、风疹病毒感染。

01.0436 百白破混合疫苗 pertussis diphtheria tetanus mixed vaccine
将百日咳菌苗与精制白喉类毒素、精制破伤风类毒素按比例混合制成的疫苗。用于7岁以下儿童对百日咳、白喉及破伤风的基础免疫接种。有吸附百白破（吸附百日咳疫苗、白喉和破伤风类毒素）混合疫苗和吸附无细胞百白破混合疫苗两种制剂。

01.0437 轮状病毒疫苗 rotavirus vaccine
采用物理或化学等方法特殊处理轮状病毒后制成的多价减毒活疫苗。用于儿童预防轮状病毒感染可取得良好效果。

01.0438 肾综合征出血热灭活疫苗 hemorrhagic fever with renal syndrome inactivated vaccine
汉坦病毒Ⅰ型（汉滩型）和Ⅱ型（汉城型）毒株以单层细胞培养等技术处理后制成的单型灭活疫苗或双型灭活疫苗。接种对象为疫区各年龄组人员。若为Ⅰ型流行区，应重点对野外接触野鼠的高危人群接种Ⅰ型或双型联合疫苗。

01.0439 基因重组肾综合征出血热疫苗 hemorrhagic fever with renal syndrome gene-recombination vaccine
用普拉马病毒核壳蛋白或汉坦病毒M基因的G1糖蛋白和G2糖蛋白DNA制备的疫苗，或汉坦病毒M基因和S基因片段克隆制备的重组疫苗。安全性好，2次接种后可产生较多的中和抗体。

01.0440 流行性腮腺炎活疫苗 mumps live vaccine, parotitis live vaccine
以流行性腮腺炎病毒减毒株经鸡胚细胞培养制备的疫苗。可诱发机体产生中和抗体长达9年以上。预防流行性腮腺炎有效率可达95%左右。腮腺炎活疫苗与麻疹、风疹疫苗联合使用，三者之间互不干扰。

01.0441 甲型肝炎疫苗 hepatitis A vaccine
预防甲型肝炎的疫苗。包括活疫苗、灭活疫苗和基因工程疫苗三种。

01.0442　甲型肝炎活疫苗　hepatitis A live vaccine

将具有良好免疫原性的甲型肝炎病毒（如H2、LA等）减毒株接种于人二倍体细胞，培养后经抽提和纯化制备的活疫苗。1岁以上的易感者均可接种，预防甲型肝炎有效率85%～100%。

01.0443　甲型肝炎灭活疫苗　hepatitis A inactivated vaccine

将甲型肝炎病毒经科学方法灭活后制备的疫苗。已经在人群中广泛应用，基本无明显不良反应，保护效果很好，并且保存时间长，但成本较高。甲型肝炎病毒经过化学或物理方法灭活后失去了感染性但保持抗原性，能刺激机体产生保护性免疫的生物制剂。

01.0444　甲型肝炎基因工程疫苗　hepatitis A gene engineering vaccine

经动物、鸡胚和细胞长期培养增殖传代与复杂选育后获得的痘苗病毒，作为甲型肝炎病毒全序列cDNA重组载体制备的疫苗。接种后可产生中和抗体。目前仍在研究中。

01.0445　乙型肝炎免疫球蛋白　hepatitis B immunoglobulin, HBIG

一种浓缩的预防乙型肝炎病毒入侵复制的乙型肝炎表面抗体。让人体被动地接受这种高效价的外源性抗体，可使机体迅速获得被动保护免疫力，能短期内迅速起效，中和并清除血清中游离的乙型肝炎病毒，避免乙型肝炎病毒感染。

01.0446　乙型肝炎疫苗　hepatitis B vaccine

一种预防乙型肝炎的疫苗。有乙型肝炎血源性疫苗和乙型肝炎基因工程疫苗两类。疫苗接种后，可刺激免疫系统产生保护性抗体，这种抗体存在于人的体液中，乙型肝炎病毒一旦出现，抗体会立即作用，将其清除，阻止感染，且不会伤害肝脏，从而使人体具有预防乙型肝炎的免疫力，达到预防乙型肝炎病毒感染的目的。接种乙型肝炎疫苗是预防乙型肝炎病毒感染的最有效方法。

01.0447　重组乙型肝炎疫苗　hepatitis B vaccine made by recombinant DNA technique

由重组酵母或重组中国仓鼠卵巢（CHO）细胞表达的乙型肝炎表面抗原所制成的一种预防乙型肝炎的疫苗。

01.0448　重组酵母乙型肝炎疫苗　hepatitis B vaccine made by recombined DNA technique in yeast

借助基因工程技术，使酵母细胞表达重组的乙型肝炎表面抗原，经纯化并加佐剂吸附而制成的预防乙型肝炎的疫苗。

01.0449　重组中国仓鼠卵巢细胞乙型肝炎疫苗　hepatitis B vaccine made by recombinant DNA technique in CHO cell

简称"重组CHO细胞乙肝疫苗"。借助基因工程技术，使中国仓鼠卵巢（CHO）细胞表达重组的乙型肝炎表面抗原，经纯化并加佐剂吸附而制成的预防乙型肝炎的疫苗。

01.0450　乙型肝炎血源疫苗　hepatitis B vaccine from human plasma

由无症状乙型肝炎病毒携带者血浆提取的乙型肝炎表面抗原（HBsAg），经纯化、灭活及加佐剂氢氧化铝后所制备的疫苗。采用3次（0个月、1个月、6个月）注射法，预防有效率为86%左右，现已不使用这种疫苗。

01.0451　乙型肝炎基因工程疫苗　hepatitis B gene engineering vaccine

主要由重组酵母或中国仓鼠卵巢细胞表达的乙型肝炎表面抗原（HBsAg），经纯化加佐剂吸附后制成的疫苗。接种后可刺激机体产生特异性免疫力，有效预防乙型肝炎发生。

01.0452　人乳头状瘤病毒疫苗　human papillomavirus vaccine

人乳头状瘤病毒(HPV)经物理或化学方法处理制备的疫苗。尚在研制中，有希望的疫苗有多价结构蛋白疫苗，非结构蛋白疫苗，E6、E7蛋白疫苗及多肽疫苗等。

01.0453　口服脊髓灰质炎疫苗　oral poliovirus vaccine, OPV

采用脊髓灰质炎Ⅰ型、Ⅱ型、Ⅲ型减毒株分别接种于人二倍体细胞培养制成的三价疫苗糖丸。用于预防脊髓灰质炎。

01.0454　口服脊髓灰质炎活疫苗　oral poliovirus live vaccine

由脊髓灰质炎病毒三个血清型(Ⅰ型、Ⅱ型、Ⅲ型)制成的减毒糖丸疫苗。免疫程序：婴儿出生满2个月、3个月、4个月各服1次。服疫苗2周后即可产生特异性中和抗体，服完2剂抗体产生率为90%，服完3剂所产生的免疫力可持续5年，加强免疫(4周岁时)后免疫力可保持终身。

01.0455　脊髓灰质炎灭活疫苗　poliovirus inactivated vaccine

经甲醛处理脊髓灰质炎病毒使其失去传染性但保持免疫原性而制备的灭活疫苗。含全部血清型(三价)，用于肌内注射，3～6个月注射3次。首次注射后1个月血中特异性抗体达高峰，2～3年后加强注射1次。

01.0456　柯萨奇病毒活疫苗　Coxsackie virus live vaccine

柯萨奇病毒B组经物理或化学方法处理后制备的活疫苗。可用于婴幼儿等高危人群预防柯萨奇病毒感染。

01.0457　流行性乙型脑炎灭活疫苗　epidemic encephalitis B inactivated vaccine

用流行性乙型脑炎病毒(中山株或北京-Ⅰ株)制备的鼠脑灭活疫苗，或流行性乙型脑炎病毒北京P-3株经地鼠肾细胞培养制备的细胞培养灭活疫苗。两种疫苗的接种对象为10岁以下儿童和进入流行区人员，免疫保护率为60%～95%。

01.0458　流行性乙型脑炎活疫苗　epidemic encephalitis B live vaccine

用原代地鼠肾细胞接种培养乙型脑炎病毒减毒株(SA14-14-2株)制成的减毒活疫苗。通过对人体应用观察，证明其安全有效，中和抗体阳转率高，但是费用较高。

01.0459　水痘灭活疫苗　varicella inactivated vaccine

用物理或化学方法灭活的水痘-带状疱疹病毒(VZV)株制成的灭活疫苗。预防水痘有一定的免疫效果，且较为安全。可常规免疫接种1岁以上未曾患过水痘的儿童和成人，免疫保护可持续10年以上。

01.0460　水痘活疫苗　varicella live vaccine

用水痘-带状疱疹病毒(VZV)减毒株制成的减毒活疫苗。可以安全、有效预防小儿及成人易感者发生水痘。免疫接种对象为1岁以上的儿童和成人，免疫持续10年左右。

01.0461　EB 病毒活疫苗　Epstein-Barr virus live vaccinum

用生物或物理等方法对EB病毒进行处理后制备的减毒活疫苗。

01.0462　EB 病毒化学疫苗　Epstein-Barr virus chemical vaccine

用化学方法对EB病毒进行技术处理后制备的化学疫苗。

01.0463 狂犬病疫苗 rabies vaccine
狂犬病毒体外培养后制备的灭活疫苗。

01.0464 狂犬病毒糖蛋白 DNA 疫苗 rabies glycoprotein DNA vaccine
用编码狂犬病毒糖蛋白的cDNA插入质粒等制备的DNA疫苗。

01.0465 抗狂犬病血清 rabies antiserum
用狂犬病毒固定毒株免疫马，采其血浆经胃酶消化后，以硫酸铵盐析法制成液体或冻干免疫球蛋白制剂。被疯动物咬伤后48 h内注射可以减少发病。受伤部位外科处理的同时，伤口浸润注射1/2剂量，另1/2剂量肌内注射。剂量按体重40 IU/kg计算，重伤者可酌情增量至80～100 IU/kg，在1～2天分次注射。注射后或同时开始全程接种狂犬病疫苗。

01.0466 人二倍体细胞狂犬病疫苗 human diploid cell rabies vaccine
将狂犬病毒接种于人二倍体细胞，培养后收获病毒液，经灭活而制成的灭活疫苗，或将疫苗减毒株接种于人二倍体细胞，制备的一种预防狂犬病的活疫苗。安全性好，免疫原性高。不含任何神经毒因子及外源动物杂质，重复注射后耐受性高。

01.0467 原代地鼠肾细胞狂犬病疫苗 primary hamster renal cell rabies vaccine
将狂犬病毒固定毒株接种于原代地鼠肾细胞，经培养、收获病毒液、灭活病毒、浓缩、纯化后，加入适宜的稳定剂，可加入氢氧化铝佐剂制成的疫苗。用于预防狂犬病。

01.0468 风疹活疫苗 rubella live vaccine
风疹病毒经物理或化学方法减毒后制备的活疫苗。接种对象为1～14岁少女和育龄期妇女，育龄期妇女接种3个月内避免妊娠；接种后抗体阳转率达95%左右。

01.0469 麻疹-风疹二价疫苗 measles-rubella bivalence vaccine
同时制备的麻疹病毒和风疹病毒二联疫苗。可同时预防麻疹和风疹。

01.0470 黄热病冻干疫苗 yellow fever freeze drying vaccine
黄热病毒处理后制备的冻干疫苗。接种对象主要是进入流行区或从事黄热病研究的人员，接种有效率达95%。保护性抗体于接种后7～10天出现，免疫期可达10年。

01.0471 黄热病活疫苗 yellow fever live vaccine
黄热病毒17 kDa减毒株在三级鸡胚卵黄囊中培养、全胚研磨等制成的活疫苗。接种对象为进入或途经黄热病流行区人员。接种后几乎100%产生中和抗体，并持续较长时间。

01.0472 森林脑炎灭活疫苗 forest encephalitis inactivated vaccine
森林脑炎病毒"森张株"以地鼠肾细胞培养并经甲醛灭活制成的疫苗。注射疫苗后预防效果好，不良反应轻。

01.0473 艾滋病疫苗 acquired immune deficiency syndrome vaccine , AIDS vaccine
预防人类免疫缺陷病毒（HIV）感染的疫苗。包括灭活疫苗、活疫苗、亚单位疫苗、核酸疫苗等。

01.0474 单纯疱疹病毒 DNA 疫苗 herpes simplex virus DNA vaccine
将编码单纯疱疹病毒（HSV）2型 gD2 和

pRSVmt免疫Balb/c小鼠制备的DNA疫苗。初步动物试验获得满意免疫结果，提示该疫苗对动物有保护作用。

01.0475　精制抗腺病毒血清　refined adenoviral antiserum
加入吸附剂制备的腺病毒(adenovirus)抗体血清。含有对抗人类感染常见血清型腺病毒的抗体，可以预防呼吸道、肠道等部位腺病毒感染。

01.0476　霍乱 B 亚单位联合菌苗　cholera subunit B combined bacterial vaccine
纯化的霍乱毒素B亚单位(BS)与灭活的霍乱弧菌全菌体细胞(WC)混合制备的口服重组菌苗。其中WC细胞壁成分可诱导机体产生抗菌抗体，BS能产生中和抗体。此菌苗保护率达80%左右，对古典生物型霍乱的预防优于埃尔托型霍乱弧菌。

01.0477　口服霍乱活菌苗　oral cholera live vaccine
用DNA重组技术将去除94%的*CTXA*基因，重组于古典生物型霍乱弧菌569B株，获得减毒株后导入一个抗汞的编码基因制成的菌苗。能对抗古典生物型和埃尔托型霍乱弧菌感染，保护作用至少可持续6个月。

01.0478　霍乱 O139 疫苗　cholera serotype O139 vaccine
以血清蛋白为载体制作O139型霍乱弧菌荚膜脂多糖疫苗，或O139型霍乱弧菌荚膜脂多糖与白喉毒素共价结合制备成的疫苗。这两种疫苗均在研制中。

01.0479　百日咳菌苗　pertussis vaccine
百日咳鲍特菌与白喉棒状杆菌、破伤风梭菌制备的全细胞菌苗。有明显的免疫保护作用。接种对象主要是儿童。

01.0480　百日咳无细胞菌苗　pertussis acellular bacterial vaccine
百日咳鲍特菌经处理后制备的无细胞菌苗。含淋巴细胞增多促进因子和丝状血凝素中单一种抗原成分或全部。接种后安全有效，免疫效果与破伤风梭菌制剂菌苗相当。

01.0481　DNA 重组百日咳菌苗　DNA recombinant pertussis vaccine
采用DNA重组技术制备的百日咳鲍特菌菌苗。可有效预防儿童百日咳。

01.0482　钩端螺旋体灭活菌苗　leptospiral inactivated bacterial vaccine
钩端螺旋体流行菌型经培育、苯酚灭活后制备的菌苗。按型别配成单价或多价菌苗，如三价(黄疸出血型、秋季型、其他地方株型)、五价(黄疸出血型、犬型、感冒伤寒型、波摩那型、秋季型或澳洲型)菌苗，接种对象主要是下水田或潮湿地的人员。

01.0483　钩端螺旋体外膜菌苗　leptospiral adventitial bacterial vaccine
钩端螺旋体外膜经提纯制备的菌苗。目前尚处于试用阶段，效果尚未完全肯定。无毒性反应，一次足够剂量接种可以预防仓鼠、豚鼠感染，控制动物发病。在人类应用需进一步探讨。

01.0484　钩端螺旋体活疫苗　leptospiral live vaccine
用无毒波摩那钩端螺旋体N株及L18株等无毒株制备的活疫苗。兽用可以控制出现症状并阻止肾脏感染，从而消灭传染源，可以减少人类钩端螺旋体病发生。

01.0485　莱姆[疏螺旋体]病疫苗　Lyme borreliosis vaccine
用伯氏疏螺旋体免疫原性外膜蛋白A(OspA)

研制的疫苗。使用后可产生抗OspA抗体，保护率可达95%以上。用伯氏疏螺旋体免疫原性外膜蛋白C（OspC）、核心蛋白聚糖结合蛋白A作为保护性疫苗也在研究中。

01.0486 流行性斑疹伤寒疫苗 epidemic typhus vaccine

普氏立克次体经鸡胚细胞或鼠肺细胞培养灭活后制备的疫苗。接种对象主要是流行区人群。第1年皮下注射3次，相隔5～10天。每年加强1次，经过6次注射即可获得持久免疫力。

01.0487 流行性斑疹伤寒活疫苗 epidemic typhus live vaccine

用普氏立克次体经物理或化学等方法处理后制备的减毒活疫苗。接受注射1次即可获得特异性免疫力，预防免疫效果可持续5年。

01.0488 肉毒梭菌血清 *Clostridium botulinum antiserum*

肉毒梭菌经生物或物理学等方法处理后制备的多价免疫血清。使用对象为与肉毒毒素中毒者同餐而不发病者。多价血清注射可以预防发病。

01.0489 精制肉毒抗毒素 refined botulism antitoxin

肉毒毒素经处理制备的精制抗毒素。使用对象为肉毒毒素中毒者及同餐者。用于治疗者首次肌内注射或静脉滴注；用于预防者皮下或肌内注射，有效免疫期为3周。

01.0490 精制气性坏疽抗毒素 refined gas-gangrene antitoxin

产气荚膜梭菌等厌氧梭状芽孢杆菌处理后制备的多价精制抗毒素。用于受伤后有发生气性坏疽可能者，皮下或肌内注射，免疫期3周。治疗者静脉注射，可同时适量注射于伤口周围组织。

01.0491 口服志贺菌活菌苗 oral Shigella live bacterial vaccine

志贺菌自然无毒株，或无毒志贺菌/大肠埃希菌杂交株，或志贺菌变异株制备的减毒活菌苗。中国用只能在含链霉素的培养基上生长繁殖的变异无毒素株（即依链株）制备的单价或双价菌苗。活菌苗刺激肠道产生分泌型IgA及细胞免疫而使口服接种者获得免疫力。

01.0492 霍乱、伤寒、副伤寒甲乙菌苗及破伤风类毒素混合制剂 cholera and typhoid-paratyphoid A and B vaccine and tetanus toxoid complex

用霍乱、伤寒、副伤寒甲乙菌苗与破伤风类毒素制备的混合疫苗。可简化接种程序，接种1次即可预防霍乱、伤寒、副伤寒甲、副伤寒乙和破伤风。

01.0493 伤寒菌苗 typhoid bacterial vaccine

用灭活伤寒沙门菌及甲、乙型副伤寒沙门菌制成的三联死菌苗。接种后可刺激机体产生特异性体液免疫反应。可预防伤寒沙门菌和甲、乙型副伤寒沙门菌感染，但仅有部分免疫保护作用。

01.0494 伤寒 Vi 多糖疫苗 typhoid Vi poly-saccharide vaccine

伤寒沙门菌Ty2菌株在发酵罐半综合培养基中培养后加甲醛灭活，并将其所含丰富的微荚膜Vi抗原收获再提取制成的多糖疫苗。接种后保护率为70%左右，免疫力持续不少于2年。

01.0495 口服沙门菌活菌苗 oral Salmonella live vaccine

用猪霍乱沙门菌、鼠伤寒沙门菌、肠炎沙门

菌等非伤寒沙门菌经减毒制备的口服活菌苗。动物实验初步认为安全有效，能否用于预防人类沙门菌感染尚待进一步研究。

01.0496 流脑 A 群多糖菌苗 epidemic meningitis A polysaccharide vaccine
又称"A群脑膜炎球菌多糖菌苗"。A群脑膜炎球菌荚膜多糖制成的菌苗。接种对象为6个月至15周岁的儿童和少年。接种后2周即可出现杀菌抗体，保护率达90%左右。

01.0497 流脑 A、C 群多糖菌苗 epidemic meningitis A, C polysaccharide vaccine
A、C群脑膜炎球菌荚膜多糖制成的多糖菌苗。用于预防A、C群脑膜炎球菌感染。对4岁以上儿童具有90%左右的免疫效果，免疫保护时间约3年。

01.0498 流感嗜血杆菌 b 结合疫苗 Haemophilus influenzae type b conjugate vaccine
流感嗜血杆菌b型(Hib)荚膜聚核糖磷酸盐(PRP)与白喉类毒素或破伤风类毒素、百日咳类毒素等制备的结合疫苗。较单纯荚膜聚核糖磷酸盐制备的疫苗免疫效果明显增强，保护率可提高到80%～90%。

01.0499 肺炎球菌多糖疫苗 pneumococcal polysaccharide vaccine, PPV
引起感染较多类型(常有23个血清型)的肺炎链球菌荚膜多糖制备的疫苗。对23种荚膜型的每一种都可产生抗体，在成年人尤其是青年人免疫效果好，可维持3～5年。

01.0500 肺炎球菌结合疫苗 pneumococcal conjugate vaccine, PCV
肺炎链球菌荚膜多糖与破伤风类毒素或白喉类毒素等蛋白共价结合制成的疫苗。用于18个月以下的婴儿，免疫效果明显优于肺炎

球菌疫苗，可保护婴儿，降低成年人发病率，减少耐药菌株感染。

01.0501 铜绿假单胞菌菌苗 *Pseudomonas aeruginosa* bacterial vaccine
铜绿假单胞菌经物理或化学方法处理制备的减毒活菌苗。有单价菌苗和多价菌苗，两者对铜绿假单胞菌感染的防治均具有一定效果，与多价高效抗血清联合应用可以提高菌苗的免疫原性。

01.0502 铜绿假单胞菌化学疫苗 *Pseudomonas aeruginosa* chemical vaccine
内毒素菌苗、内毒素蛋白菌苗等以铜绿假单胞菌组分制备的化学疫苗。接种者获得免疫力，对同型铜绿假单胞菌菌株的攻击有一定的保护作用。

01.0503 幽门螺杆菌菌苗 *Helicobacter pylori* bacterial vaccine
幽门螺杆菌经物理或化学等方法处理后制备的减毒菌苗。

01.0504 鼠疫菌苗 plague bacterial vaccine
弱毒鼠疫耶尔森菌EV菌株经培育后冷冻干燥制成的无毒活菌苗(每毫升含活菌10亿以上)。用于疫区和周围人群及在疫区工作的医疗防护人员。在流行2周前接种可以预防鼠疫。

01.0505 炭疽菌苗 anthrax bacterial vaccine
炭疽杆菌经处理后的减毒株制备的活菌苗。因一般采用皮肤划痕法接种，故常称为人用皮上划痕炭疽活菌苗。接种对象为流行区人群、牧民、屠宰人员、皮毛加工人员、制革人员及兽医等。预防有效率超过80%。不能注射，免疫期1年，每年复种。

01.0506 炭疽气雾菌苗 anthrax aerosol bacterial vaccine

炭疽杆菌减毒株(如A16R株等)制备的气雾活菌苗。气雾吸入量为1亿个菌/人次。气雾吸入后血清特异性抗体阳转率为80%以上,使用方便安全。

01.0507 布鲁氏菌菌苗 Brucella bacterial vaccine

布鲁氏菌19-BA、14M菌株等经减毒处理后制备的活菌苗。接种对象为疫区牧民、屠宰人员、皮毛加工人员、兽医、防疫及实验室人员等。采用皮上划痕法接种,严禁注射。接种后免疫时间较短,需要每年复种1次。

01.0508 结核病 DNA 疫苗 bacillary phthisis DNA vaccine, tuberculosis DNA vaccine

用含麻风分枝杆菌中相对分子质量为65 000的热休克蛋白(与结核分枝杆菌的抗原非常相似)基因的质粒制备的DNA疫苗。肌内注射免疫小鼠结果显示,与常规卡介苗有相似的保护作用。

01.0509 球孢子菌 DNA 疫苗 coccidioides DNA vaccine

球孢子菌PRA基因的cDNA构建的质粒pCVP 20.17等制备的DNA疫苗。免疫小鼠后,使球孢子菌感染小鼠模型肺内球孢子菌的集落形成单位(CFU)显著减少,提示DNA疫苗引起了应答反应,有待进一步研究。

01.0510 副球孢子菌 DNA 疫苗 paracocci-

dioides DNA vaccine

副球孢子菌gp43 cDNA等研制的DNA疫苗。能诱导特异性、持久的体液免疫和细胞免疫应答,可以有效诱导抗副球孢子菌病的保护作用。

01.0511 新型隐球菌 DNA 疫苗 Cryptococcus neoformans DNA vaccine

用新型隐球菌的CD4$^+$T细胞杂交瘤免疫C57BL/6小鼠,获得的一种刺激CD4$^+$细胞杂交瘤的隐球菌基因(MP98)等研制的DNA疫苗。可以刺激T细胞应答反应,有希望预防新型隐球菌感染。

01.0512 卡氏肺孢菌疫苗 Pneumocystis carinii vaccine

卡氏肺孢菌经物理或化学等方法处理减毒后制备的疫苗。尚在研究中,可用于艾滋病患者等卡氏肺孢菌感染高危人群的预防。

01.0513 疟疾 DNA 疫苗 malaria DNA vaccine
用含编码尤氏疟原虫环子孢子蛋白(PyCSP)基因等质粒制成的DNA疫苗。能诱导高水平的抗-PyCSP抗体和细胞毒性T细胞,可使实验动物获得对疟原虫感染的防御能力。

01.0514 疟原虫子孢子、裂殖子、配子体疫苗 plasmodium sporozoite, merozoite, gametophyte vaccine

疟疾循环子孢子抗原-1(MSP-1)、红细胞结合抗原(EBA)175、配子体抗原(pfs25和pfs230)等制备的疟疾疫苗。

01.07 感染病诊断技术

01.0515 诊断 diagnosis
医生将所获得的各种临床资料经过分析、整理、评价后,对患者所患疾病提出的一种符合临床思维逻辑的判断。

01.0516 病毒分离 viral isolation
将患者标本除菌后接种到病毒易感的细胞、动物或鸡胚,培养鉴定致病病毒的方法。

01.0517 非特异性反应 non-specific reaction
抗原和抗体反应过程中由于非特异性因子所形成的反应。如凝集反应中的盐凝集及酸凝集等现象。

01.0518 基因分型 genotyping
根据病原体的核酸序列同源性进行分型的过程和方法。以核酸的异源性将同一病原体进行分类。

01.0519 血清分型 serotyping
根据病原体的抗原差异性进行分型的过程和方法。依抗原的异源性将同一病原体进行分类。

01.0520 血清学反应 serologic response
抗原与相应的抗体在体外一定条件下互相作用，出现肉眼可见的沉淀、凝集等现象。特异性IgM型抗体的检出有助于现有感染或近期感染的诊断，特异性IgG型抗体的检出还可以评价个人及群体的免疫状态。

01.0521 血清学诊断 serologic diagnosis
根据抗原、抗体具有高度特异性的原理来进行实验的诊断方法。即用已知的一方来检测另一方的存在，主要包括凝集、沉淀、补体结合和中和实验等基本类型。

01.0522 间接血凝试验 indirect hemagglutination assay, IHA
将抗原（或抗体）包被于红细胞表面，成为致敏的载体，然后与相应的抗体（或抗原）结合，从而使红细胞聚集在一起，出现可见凝集反应的一种免疫学检测方法。

01.0523 库姆斯试验 Coombs test
一种主要用于检测不完全抗体的试验。在不完全抗体与抗原复合物中加入抗人球蛋白抗体，则形成肉眼可见的凝集现象。

01.0524 凝集反应 agglutination reaction
细菌、红细胞等颗粒性抗原，或表面覆盖抗原（或抗体）的颗粒状物质（如红细胞、聚苯乙烯胶乳等），与相应抗体（或抗原）结合，在一定条件下，形成肉眼可见的凝集团块现象。

01.0525 乳胶凝集试验 latex agglutination test
以乳胶颗粒作为载体的一种间接凝集试验。乳胶颗粒吸附可溶性抗原于其表面，特异性抗体与之结合后，可产生凝集反应。

01.0526 间接凝集抑制试验 indirect agglutination inhibition test
可溶性抗原（或抗体）吸附于免疫学反应无关的颗粒（载体）表面形成致敏颗粒，与相应的抗体（或抗原）特异性结合发生凝集的现象。

01.0527 协同凝集试验 coagglutination test
IgG的Fc段与金黄色葡萄球菌菌体表面葡萄球菌A蛋白结合后形成致敏颗粒，与特异性抗原相遇时，能出现特异的凝集现象。

01.0528 嗜异性凝集试验 heterophil agglutination test, Paul-Bunnell test
用来检测患者血清中是否含有一种能凝集绵羊红细胞的嗜异性抗体的试验。用于诊断EB病毒感染。发病后1周患者血清中即可出现IgM型嗜异性抗体，2～3周达高峰，以后逐渐下降，大多在3个月后完全消失。

01.0529 血凝抑制试验 hemagglutination inhibition test
特异性抗体可抑制某些病毒颗粒上的血凝素与脊椎动物红细胞表面受体相结合的试验方法。可用于鉴定病毒型和株及测定特异性抗体。

01.0530　红细胞凝集抑制抗体　hemagglutination-inhibition antibody
某些情况下，可抑制红细胞凝集的特异性免疫抗体。正常情况下，红细胞在体外会发生凝集现象，某些情况下，红细胞凝集能够被某些特异性免疫抗体所抑制。

01.0531　沉淀反应　precipitation
可溶性抗原与相应抗体在适当条件下发生结合，出现肉眼可见的沉淀物的现象。

01.0532　环状沉淀反应　ring precipitation
当抗原与相应抗体不混合，形成一个接触面时，如二者比例适当，接触面上可形成一个乳白色环状物的反应。

01.0533　絮状沉淀反应　flocculation precipitation
将抗原与血清在试管内混合，在电解质存在的情况下，抗原抗体复合物可形成混浊沉淀或絮状沉淀凝聚物的现象。通常用于毒素与抗毒素的滴定。

01.0534　二进制血清学分型系统　binary serotyping system
用二进制模型模拟抗原抗体反应的方法。抗原和抗体简化为二进制字符串，抗体由2种氨基酸分子构成，用0和1表示。每一个抗原简化为只用一个抗原决定簇表示，而实际有许多不同的抗原决定簇。常用来研究免疫系统的功能。

01.0535　火箭电泳　rocket electrophoresis
将抗原在单相抗体混合的电泳支持介质上进行电泳，在直流电场中加速定向扩散，形成火箭形沉淀线的现象。用于抗原定量检测。

01.0536　双相免疫扩散　double immunodiffusion
将可溶性抗原和抗体分别加于琼脂(或其他凝胶)板相应的小孔中，两者各自向四周扩散，如抗原与抗体相对应，两者相遇即发生特异性结合，并在比例适合处形成白色沉淀线的现象。

01.0537　免疫电泳　immunoelectrophoresis
一种蛋白质区带电泳和双向免疫扩散相结合，用以分析免疫血清或抗原组分的免疫化学分析技术。

01.0538　对流免疫电泳　counter immunoelectrophoresis
利用电泳和电渗原理，抗原由阴极向阳极移动，抗体由阳极向阴极移动，使抗原抗体相遇而结合发生沉淀反应的技术。

01.0539　补体结合试验　complement fixation test, CFT
利用抗原抗体复合物同补体结合，把含有已知浓度的补体反应液中的补体消耗掉，使其浓度降低，以检出抗原或抗体的试验。是高灵敏度检出方法之一。

01.0540　酶联免疫吸附测定　enzyme-linked immunosorbent assay, ELISA
固相吸附的抗原或抗体，通过抗体抗原反应和酶标二抗显色，检测微量的特定蛋白质或其他抗原物质的技术。

01.0541　酶联免疫斑点试验　enzyme-linked immunospot assay, ELISPOT assay
酶联免疫吸附测定的延伸发展。通过酶联免疫显色反应，在细胞分泌可溶性蛋白的相应位置上显现清晰可辨的有色斑点，对斑点进行计数，从而计算出分泌该蛋白的细胞比例的试验。

01.0542　抗原捕获酶联免疫吸附测定　anti-

gen-capture enzyme-linked immuno-sorbent assay, AC-ELISA

用特异性抗体包被固相，以捕获待测标本中相应的病原体抗原，使之与固相抗体结合，再用酶标记针对抗原的特异性抗体与之反应，随后通过底物酶催化反应显色，从而检出标本中特异性抗原的检测方法。常用于病毒性感染的早期诊断。

01.0543 酶免疫测定 enzyme immunoassay, EIA

以酶标记的抗体(抗原)作为主要试剂，将抗原抗体反应的特异性和酶催化底物反应的高效性及专一性结合起来的一种免疫检测技术。

01.0544 化学发光酶免疫测定 chemilumi-nescent enzyme immunoassay, CLEIA

酶免疫测定的一种。测定抗原抗体反应步骤均与酶免疫测定相同，仅最后一步酶反应所用底物为发光剂，在特定的仪器上对化学发光反应发出的光进行测定。

01.0545 斑点免疫测定 dot immunoassay

在硝酸纤维素膜上进行的固相免疫技术。将抗原(或抗体)包被于硝酸纤维素膜等固相载体上，带显色材料标记的抗原(或抗体)可以在包被处与标本中抗体(或抗原)反应，而在固相留下肉眼可见的斑点。用于检测传染病患者血清中特异性抗体，诊断恙虫病、狂犬病等疾病。

01.0546 免疫荧光技术 immunofluorescence technique

用于组织或细胞内抗原(或抗体)检测的一种免疫检测技术。首先将荧光物质标记在抗原(或抗体)上，通过免疫反应检测抗体(或抗原)，如果两者对应，形成带有荧光物质的免疫复合物，在荧光显微镜下可见荧光。

如果两者不对应，不形成免疫复合物，在显微镜下不显荧光。

01.0547 直接免疫荧光技术 direct immuno-fluorescence technique

将标记的特异性荧光抗体直接加在抗原标本上，经一定的温度和时间，洗去未参加反应的多余荧光抗体，室温下干燥后封片、镜检，利用抗原抗体反应进行组织或细胞内抗原物质的定位方法。

01.0548 间接免疫荧光技术 indirect immu-nofluorescence technique

先用对应某一种抗原的抗体与细胞孵育结合，再采用对应一抗的抗体与细胞孵育结合后在荧光显微镜下观察，检测未知抗原或抗体的方法。

01.0549 放射免疫测定 radioimmunoassay, RIA

应用放射性同位素标记抗原(或抗体)，与相应抗体(或抗原)结合，通过测定抗原抗体结合物的放射活性判断结果的技术。将放射性同位素具有的高灵敏度和抗原–抗体反应的特异性相结合，使检测的灵敏度达皮克(pg)水平。

01.0550 流式细胞术 flow cytometry, FCM

以高能量激光照射高速流动状态下被荧光色素染色的单细胞或颗粒，测量其产生的散射光和发射荧光的强度，从而对细胞(或微粒)进行定性或定量检测的一种细胞分析技术。

01.0551 DNA 印迹法 Southern blotting

英国学者萨瑟恩(Southern)提出的通过琼脂糖凝胶电泳分离DNA片段，原位变性后转移到固相支持体，用放射性(或非放射性)标记的核酸探针与固相上的DNA杂交，经显影确定目的DNA电泳条带位置的分析方法。

01.0552　RNA 印迹法　Northern blotting
用于检测标本中特异RNA片段的技术。原理
是RNA经甲醛或乙二醛–二甲基亚砜变性
后，在琼脂糖凝胶中进行电泳，然后将RNA
从凝胶转移到硝酸纤维素膜，加热将RNA固
定于硝酸纤维素上，并与所需的放射性探针
杂交，杂交后充分洗膜，除去未杂交的放射
性探针，然后进行放射自显影，只有与探针
具有互补序列的RNA片段才能显示出来，从
而确定特异的RNA片段。

**01.0553　聚合酶链反应　polymerase chain
　　　　　reaction, PCR**
一种利用人工合成的寡聚核苷酸作为引物
介导的特异DNA序列酶促扩增技术。在试管
内数小时可合成上百万拷贝特异的靶DNA
序列。

**01.0554　反转录聚合酶链反应　reverse trans-
　　　　　criptase-polymerase chain reaction,
　　　　　RT-PCR**
以mRNA为模板，利用反转录酶反转录成
cDNA，再以cDNA为模板进行PCR扩增而获
得目的基因或检测基因表达情况的PCR
方法。

**01.0555　实时反转录聚合酶链反应　real-time
　　　　　reverse transcription PCR**
利用荧光检测热循环仪扩增特异核苷酸序
列，并且同时检测其浓度的一种实时定量
PCR方法。

01.0556　原位聚合酶链反应　*in situ* PCR
简称"原位PCR"。将原位杂交细胞定位和
PCR高灵敏度相结合的技术。在细胞(爬片、
甩片或涂片)或组织(石蜡、冰冻切片)上直
接对靶基因片段进行扩增，通过掺入标记基
团直接显色或结合原位杂交进行检测的
方法。

01.0557　巢式聚合酶链反应　nested-PCR
简称"巢式PCR"。一种由两次相继进行的
聚合酶链反应组成的技术。使用两对PCR引
物扩增完整的片段。第一对PCR引物扩增片
段和普通PCR相似。第二对引物称为巢式引
物，结合在第一次PCR产物内部。优点在于
如果第一次扩增产生了错误片段，则第二次
在错误片段上进行引物配对并扩增的概率
极低。扩增特异性强。

01.0558　多重聚合酶链反应　multiplex PCR
简称"多重PCR"。在一个单一反应体系中
加入一对以上的特异引物对，从而同时扩增
多个序列的反应过程。

**01.0559　实时荧光聚合酶链反应　real-time
　　　　　fluorescence PCR**
简称"实时荧光PCR"。在PCR反应体系中
加入荧光基团，利用荧光信号积累实时检测
整个PCR进程，最后通过标准曲线对未知模
板进行定量的方法。

01.0560　序列分析　sequence analysis
用测序的实验方法，测定DNA分子中核苷酸
的种类及其排列次序，或测定蛋白质分子中
氨基酸的种类及其排列次序。

01.0561　生物芯片　biochip
高密度固定在固相支持介质上的生物信息
分子(如寡核苷酸、基因片段、cDNA片段或
多肽、蛋白质)的微阵列。阵列中每个分子
的序列及位置都是已知的，并且是预先设定
好的序列点阵。可对标本中的DNA、RNA、
多肽、蛋白质及其他生物成分进行高通量快
速检测的一种技术方法。

01.0562　探针　probe
能与特定的靶分子发生特异性相互作用的
分子，并可以被特殊的方法所检测。抗原–

抗体、生物素–亲和素、配体–受体的相互作用都可以看作是探针与靶分子的相互作用。核酸探针是指特定的已知核酸片段，能与互补核酸序列退火杂交，用于核酸样品中特定基因序列的探测。

01.0563 基因芯片技术 gene chip technique
通过将巨大数量的寡核苷酸、基因组DNA或cDNA等固定在一块面积很小的硅片、玻片或尼龙膜上而构成基因芯片的技术。可以一次性对大量序列进行检测和基因分析。

01.0564 蛋白质印迹法 Western blot, WB
用于半定量测定标本中目的蛋白质的技术。聚丙烯酰胺凝胶电泳分离蛋白质样品后转移到固相载体，与对应的抗体起免疫反应，再与酶或同位素标记的第二抗体起反应，经过底物显色或放射自显影以检测电泳分离的特异性目的蛋白质成分的方法。

01.0565 核酸杂交 nucleic acid hybridization
两条核酸单链通过序列互补形成双链化合物的过程。有DNA-DNA、DNA-RNA、RNA-RNA等类型。是一种重要的、被广泛应用的技术，如设计反义核酸、合成探针等。

01.0566 固相杂交 solid-phase hybridization
将探针或靶DNA先固定于固相物表面，然后进行杂交的分析方法。

01.0567 液相杂交 solution hybridization
使变性的待测核酸单链与放射性标记探针在溶液中杂交后，用羟磷灰石法或酶解法将未被杂交的单链和杂交双链分开，通过检测杂交分子中的探针量，可推算出被测核酸量的方法。

01.0568 原位杂交 *in situ* hybridization
核酸保持在细胞或组织切片中，经适当方法处理细胞或组织后，将标记的核酸探针与细胞或组织中的核酸进行杂交的分析方法。

01.0569 斑点杂交 dot blot
将RNA或DNA变性后直接点样于硝酸纤维素膜或尼龙膜上，烘烤固定进行核酸杂交的半定量分析方法。

01.0570 质粒指纹图 plasmid fingerprinting, PFP
根据每个菌株所携带的质粒数量、特征及这些质粒分子量的大小，利用一系列限制性内切酶，对提纯的质粒进行酶切，分别得到不同的DNA片段，从而对细菌进行鉴定和分型的技术。用于细菌性疾病流行病学调查及病原体追踪。

01.0571 细胞培养 cell culture
在体外条件下，用培养液维持细胞生长与增殖的技术。

01.0572 基因组 genome
一种生物体具有的所有遗传信息的总和。大小常常采用碱基对的数目来表示。

01.0573 染色体 chromosome
细胞核中由核酸和蛋白质（主要是组蛋白）组成，载有遗传信息（基因）的物质。

01.0574 原型 prototype
具有最初始的自身遗传性和生物学特征的生物体。

01.0575 基因型 genotype
生物体的遗传信息，包括染色体和染色体外的遗传信息。具有同样基因型的生物体的基因结构一致。

01.0576 质粒 plasmid

真核细胞细胞核外或原核生物拟核区外能够进行自主复制的遗传单位。包括真核生物的细胞器(主要指线粒体和叶绿体)中和细菌细胞拟核区DNA以外的共价闭合环状双链DNA分子。

01.0577 转座因子 transposable element
能在一个DNA分子内部或两个DNA分子之间移动的基因片段。在细菌中可指在质粒和染色体之间或在质粒和质粒之间移动的DNA片段。

01.0578 噬菌体 bacteriophage
侵袭细菌、真菌、放线菌或螺旋体等微生物的病毒的总称。部分能引起宿主菌的裂解,具有病毒的个体微小特性,且一旦离开了宿主细胞,即不能生长和复制。

01.0579 诱变噬菌体 mutator phage
又称"Mu噬菌体"。能插入大肠埃希菌DNA上任何位置的一类温和噬菌体。游离的转座噬菌体与插入的转座噬菌体在结构上相同,两端无黏性末端,插入基因引起基因突变,整合方式与噬菌体不同,因此划入转座因子。

01.0580 转座子 transposon, Tn
一类通过DNA或RNA介导的可移动的中度重复序列的转座成分。至少带有一个与转座作用无关并决定宿主菌遗传性状的基因。

01.0581 变异体 variant
具有某一突变基因,从而表现某一表型的细胞或生物个体。在组织细胞培养中,未施加选择压力下筛选出来的原有变异细胞或个体。

01.0582 突变体 mutant
又称"突变型"。携带某一突变基因,从而表现某一表型的细胞或生物个体。

01.0583 点突变 point mutation
由单个碱基改变引起的突变。

01.0584 染色体畸变 chromosome aberration
染色体发生数目或结构上的改变。分别为数目畸变和结构畸变。

01.0585 生物合成 biosynthesis
生物体各种物质合成过程的统称。

01.0586 多克隆位点 multiple cloning site, MCS
DNA载体序列上人工合成的一段序列,含有多个限制性内切酶识别位点。能为外源DNA提供多种可插入的位置。

01.0587 细胞质空泡化 cytoplasmic vacuolization
又称"气球样变"。变性细胞的胞质、胞核内出现大小不一的空泡(水泡),细胞呈蜂窝状或网状的现象。变性严重者,小水泡相互融合成大水泡,细胞核悬于中央,或被挤于一侧,细胞形体显著肿大,胞质空白,外形如气球状。

01.0588 遗传易感性 genetic susceptibility
在相同环境下,遗传基础所决定不同个体的患病风险。即易感性完全由基因决定。

01.0589 单核苷酸多态性 single nucleotide polymorphism, SNP
基因组DNA序列中由于单个核苷酸替换包括置换、颠换、缺失和插入等而引起的DNA序列多态性。

01.0590 分离分析 segregation analysis
遗传学中按照孟德尔分离定律研究家系资

料来确定基因传递模式的研究方法。

01.0591 连锁分析 linkage analysis
利用连锁原理研究致病基因与参考位点的关系。

01.0592 基因敲除 gene knock out
一种遗传工程基因修饰技术。针对某个感兴趣的遗传基因，通过一定的基因改造工程，令特定的基因功能不表达，并研究可能进一步对相关生命现象造成的影响，进而推测该基因的生物学功能。

01.0593 可读框 open reading frame, ORF
基因序列的一部分。包含一段可以编码蛋白的碱基序列。拥有特定的起始密码子和终止密码子。

01.0594 依赖于 RNA 的 DNA 聚合酶 RNA-dependent DNA polymerase
反转录病毒具有的一种特殊的反转录酶。在反转录酶的作用下，反转录病毒可以将本身的单链RNA（基因组）作为模板，来转录互补的DNA链，得到一种DNA和RNA的杂交链，其中的DNA链能利用DNA聚合酶来合成互补的DNA，就得到了双链DNA分子，称之为前病毒。它能与宿主细胞基因组（DNA）整合，引起宿主细胞发生转化进而恶性变。

01.0595 DNA 聚合酶 DNA polymerase
以DNA为复制模板，将DNA由5′端开始复制到3′端的酶。

01.0596 RNA 聚合酶 RNA polymerase
催化RNA合成的酶。主要指DNA指导的RNA聚合酶，即以DNA为模板，以4种核苷三磷酸（ATP、GTP、CTP和UTP）为底物，从5′端到3′端合成RNA的酶。催化方式与DNA聚合酶相似，但不具备有校正作用的外切核酸酶活性。

01.0597 反转录酶 reverse transcriptase
又称"逆转录酶"。以RNA为模板指导三磷酸脱氧核苷酸合成互补DNA（cDNA）的酶。

01.0598 膜蛋白 membrane protein
生物膜所含的蛋白。是膜的基本结构。生物膜的特定功能主要是由蛋白质决定的，功能越复杂的膜，其上的蛋白质种类越多。根据膜蛋白与膜脂的关系，分为整合蛋白、外周蛋白、脂锚定蛋白等。

01.0599 核蛋白 nuclear protein
在细胞质内合成，然后运输到核内起作用的一类蛋白质。如各种组蛋白，DNA合成酶类，RNA转录、加工的酶类和各种起调控作用的蛋白因子等。一般都含有特殊的氨基酸信号序列，起蛋白质定向、定位作用。

01.0600 跨膜蛋白 transmembrane protein
一类双亲性的蛋白质。具有亲水区段和疏水区段。疏水区段穿膜与脂分子双层内部的疏水尾部相互作用，而亲水区段则暴露于膜两侧。

01.0601 基因同源性 genomic homology
两个相比较的序列之间的匹配程度。是基因与基因之间的相似关系。

01.0602 有义链 sense strand
又称"编码链（coding strand）"。核酸分子中作为转录产物模板的链，或能直接翻译成蛋白质的核酸链。

01.0603 反义链 antisense strand
又称"模板链（template strand）"。DNA复制或转录时作为模板指导新核苷酸链合成的

DNA链。

01.0604 蛋白酶 protease
催化蛋白质类化合物中肽键水解，分解蛋白质生成胨、腺、多肽、氨基酸的一类酶的总称。

01.0605 热激蛋白 heat shock protein, HSP
又称"热休克蛋白"。在从细菌到哺乳动物中广泛存在的一类热应激蛋白。当有机体暴露于高温环境的时候，就会由热激发合成此

种蛋白，来保护有机体自身。

01.0606 滤泡 follicle
动物组织特别是内分泌腺，由多数细胞构成的完全封闭的胞状结构。

01.0607 致死因子 lethal factor, LF
由于严重的突变而产生致死等后果的等位基因。存在致死性基因时，机体的蛋白质不能发挥正常的功能。

01.08 抗感染治疗

01.0608 一般治疗 general treatment
传染病和其他各种疾病所需的基础治疗。包括隔离、消毒、护理和心理等治疗。

01.0609 支持治疗 supportive treatment
根据各种传染病的不同阶段而采取的合理饮食，补充营养，维持水、电解质和酸碱平衡，增强患者体质和免疫功能的各项措施。

01.0610 病原治疗 etiologic treatment
又称"对因治疗""特异性治疗(specific treatment)"。针对病原体的治疗措施。采用抗生素、化学药物或血清制剂等抑制或杀灭病原体，达到根治和控制传染源的目的。针对某一种病原体应用特异的抗病原体药物以抑制或杀灭病原体的治疗。

01.0611 免疫抑制治疗 immunosuppressive therapy
使用能抑制机体免疫功能的化学药物治疗免疫功能紊乱所致疾病的治疗方法。

01.0612 抗生素 antibiotic
微生物(细菌、真菌和放线菌属)的代谢产物，相对分子质量较低(<5000)，具有杀灭

或抑制其他病原体或活性物质作用的一类药物。

01.0613 抗毒素 antitoxin
一种能中和相应外毒素的抗体。通常以细菌的类毒素或毒素作为抗原。免疫动物所获得的特异性免疫球蛋白，因系人体的异体蛋白，具有抗原性，可有变态反应。

01.0614 过敏性休克 anaphylactic shock
因机体对某种物质产生变态反应而引起的休克。属于 I 型变态反应。以休克为主要表现，严重者1 h内可致死亡。

01.0615 血清病 serum disease
因注入异体抗血清后，大量抗体与体内抗原结合，形成免疫复合物，沉积于毛细血管壁和组织间隙造成的损伤。表现为荨麻疹、发热、关节肿痛、淋巴结增大及蛋白尿等。属 III 型变态反应。

01.0616 对症治疗 symptomatic treatment
根据病情采取的解除症状和病痛的治疗。包括降温、止痛、镇静、吸氧、止咳、防治出血等，可达到减少机体消耗和保护重要器官的目的。

01.0617 康复治疗 rehabilitation therapy
患者进入恢复期或遗留某些后遗症时，欲使其康复和彻底痊愈所采取的治疗措施。

01.0618 综合治疗 combined modality therapy
治疗疾病时，一般均采用多手段、多方面的综合性治疗措施。包括一般基础治疗、对症支持治疗、特效抗病原体治疗、康复治疗等中西医结合治疗。但因不同疾病的病情、病期不同，治疗上有所侧重。

01.0619 联合治疗 combination therapy
应用具有类似作用但不同种类药物的合理组合对某种疾病进行的治疗。

01.0620 物理治疗 physical therapy, physio-
therapy
又称"物理疗法"。应用力、电、光、声、磁、冷、热、水等方法对疾病进行预防、治疗和康复的方法。是物理医学与康复的一个重要组成部分。通常分运动疗法和物理因子疗法。

01.0621 高压氧治疗 hyperbaric oxygen
therapy
在超过1个大气压(1.013 25 × 10^5 Pa)的高压环境下进行氧气吸入的一种氧疗法。以增加氧在血液中的溶解量和在组织中的扩散与储备。

01.0622 针灸 acupuncture and moxibustion
针法、灸法和后世发展的各种腧穴特种疗法的统称。针法是利用各种不同的针具作用于经络、腧穴或其他部位以治疗疾病的方法，用于各种痛证、感觉障碍、运动障碍、功能失调的病症。灸法是用艾绒或其他药物放置在体表的腧穴上烧灼、温熨等以治疗疾病和预防保健的方法。临床上主要用于脑源性疾病，如失语、多尿、肢体运动功能障碍、感

觉障碍等的康复治疗；以及疼痛和感觉异常等病症、皮质内脏功能失调所致疾病、精神疾病的治疗。

01.0623 中国传统康复治疗 Chinese tradi-
tional therapy for rehabilitation
在长期的医疗实践中，形成的独特的中医理论体系和多种治疗方法。如中草药、针灸、推拿、气功、武术等。对促进疾病的康复具有重要作用。在现代康复医学中，中国传统疗法已成为康复治疗中常用手段之一。

01.0624 抗菌疗法 antimicrobial therapy
使用抗菌药物，包括抗生素和化学合成的抗菌药物，以杀灭或抑制致病菌，达到治疗相关微生物感染所致疾病的治疗措施。

01.0625 基因治疗 gene therapy
应用基因工程技术改良生物，以治疗疾病。主要采用反义核酸策略、反基因寡脱氧核苷酸策略、核酶策略及脱氧核酶策略等。

01.0626 核酶 ribozyme
具有酶活性的RNA分子。具有多种形式，能调节基因的表达，并具高效性和特异性，在基因治疗中有一定作用。

01.0627 反义寡核苷酸技术 antisense oligo-
nucleotide technology
基因治疗的一种。针对病毒的转录(如乙型肝炎病毒)和反转录(如HIV)水平，选择性地干扰或封闭基因表达而达到治疗的目的。

01.0628 反义寡脱氧核苷酸技术 antisense
oligodeoxynucleotide technology
基因治疗的一种。能与含同聚嘌呤嘧啶序列的双螺旋DNA形成三螺旋结构，而直接抑制基因转录，实现有效治疗。

01.0629　RNA 干扰　RNA interference, RNAi
特定目的基因被与其互补的小分子干扰RNA片段特异抑制，引起mRNA降解，诱使细胞表现出特定基因缺失的表型。

01.0630　干扰小 RNA　small interfering RNA, siRNA
RNA干扰的引发物。可以在多水平，包括染色质结构、转录、RNA编辑、RNA稳定性，以及翻译水平上调控基因的活性非编码小RNA。

01.0631　靶细胞　target cell
成为其他细胞、抗体、病毒、药物或其他生理物质等攻击目标的细胞。

01.0632　检疫　quarantine
依据传染病的病种，对有密切接触或可能为隐性感染的人或动物，实行一定时间留验或医学观察，以早日发现正处在潜伏期的患者和病原携带者。

01.0633　药代动力学　pharmacokinetics
研究药物吸收、分布、代谢、排泄及对机体或病原体的效应等，并运用数学原理和方法阐述药物在机体内量变规律和代谢过程的学科。

01.0634　耐受性　tolerance
机体对药物反应性降低的一种状态。在长期用药过程中，药物效应会逐渐减弱，需加大剂量才能取得原来强度的效应。也可反映对药物不良反应的耐受性，即从不耐受到耐受的过程。

01.0635　耐药性　drug resistance
又称"抗药性"。在药物治疗过程中，病原体对长时间或反复应用的药物(主要是抗菌药)的敏感性降低的一种状态。

01.0636　多重耐药　multidrug resistant, MDR
对一种药物耐药的同时，对其他两种结构和机制不同的药物也产生耐药性的现象。是抗感染治疗失败的主要原因之一。可以原发性和继发性两种形式出现。原发性耐药是细胞固有的对药物不敏感，首次使用药物就产生耐药；继发性耐药则是初始对药物敏感，但经过几个疗程后，对药物产生耐药性。

01.0637　泛耐药　polydrug resistant, PDR
对目前推荐用于相应细菌感染的经验用药(除多黏菌素、替加环素外)都耐药的现象。

01.0638　药物依赖性　drug dependence
药物长期与机体相互作用，使机体在生理功能、生化过程和(或)形态学方面发生特异性、代偿性和适应性改变的特性。停止用药可导致机体的不适和(或)心理上的渴求的症状。可分为躯体依赖性和精神依赖性。

01.0639　药效学　pharmacodynamics
研究药物对机体及病原体作用的学科。药物效应的影响因素有药物、机体和外界环境三个方面。

01.0640　血药浓度监测　therapeutic drug monitoring, TDM
用药后在一定时间内对血液中药物浓度的跟踪、检测。可反映药代动力学特点，有利于了解药物性能和疗效，为临床用药提供参考。

01.0641　半衰期　half-life time
药物或其他可衰减的物质，在体内经代谢、排泄等过程，血浆浓度从最高值下降一半所需的时间。

01.0642　药物过敏试验　drug susceptibility test
测定某些药物对人体致敏性的试验。常取试

验量药物经皮内注射等途径注入皮内，15~30 min后观察，若局部有红肿、硬节、丘疹或出现全身反应等为阳性，表示机体对该药过敏。

01.0643　最低抑菌浓度　minimal inhibitory concentration, MIC
在体外培养细菌18~24 h后能抑制培养基内病原菌生长的最低药物浓度。是测量抗菌药物抗菌活性高低的一个指标。

01.0644　恢复期血清　convalescent serum
传染病恢复期患者的血清。采用恢复期血清进行特异性抗体滴度检测，并与急性期血清的抗体滴度进行比较。是诊断急性传染病的有力依据之一。

01.0645　协同作用　synergism
两种药物相互作用，可使效应加强的现象。

01.0646　累加作用　additive effect
两药合用的总效应等于单药效应相加之和的现象。

01.0647　拮抗作用　antagonism
两药合用使原有效应减弱的现象。

01.0648　配伍禁忌　incompatibility
两种或两种以上药物混合在一起时，可发生物理或化学作用，使药物失去效应或出现毒副作用的现象。

01.0649　抗生素后效应　post-antibiotic effect
细菌在接触抗生素后虽然抗生素血清浓度降至最低抑菌浓度以下或已消失，但对微生物的抑制作用依然维持一段时间的效应。反映抗生素作用后细菌再生长延迟相的长短和抗菌药作用于细菌后的持续抑制作用。

01.0650　病毒学应答　virologic response
机体对抗病毒药物的反应。可表现在生化应答、病毒应答和组织学应答等方面。

01.0651　快速病毒学应答　rapid virologic response, RVR
又称"4周病毒学应答"。经抗病毒药物治疗4周的病毒学应答（如HCV RNA）下降或转阴的现象。

01.0652　持续病毒学应答　sustained virologic response, SVR
抗病毒治疗结束后，随访6个月或12个月以上，疗效维持不变，病毒仍保持阴性，无复发的状态。

01.0653　无效应答　null response
经抗病毒药物治疗后无效的现象。

01.0654　无应答者　nonresponder
治疗后血清学、组织学、病原学及生化无任何变化的传染病患者。提示治疗失败或无效。

01.0655　耐多药结核病　multidrug-resistant tuberculosis, MDR-TB
对包括利福平和异烟肼两种或两种以上抗结核药物发生耐药时的结核分枝杆菌所致的结核病。

01.0656　非甾体抗炎药　nonsteroidal anti-inflammatory agent
一类不含甾体的抗炎药。主要通过抑制炎症介质的释放和由此引起的炎症反应过程而发挥作用。

01.0657　解热镇痛药　antipyretic analgesic
一类具有退热、镇痛、抗炎、抗风湿作用的药物。包括阿司匹林、布洛芬、对乙酰氨基酚、吲哚美辛和双氯芬酸等。

01.0658 抗病毒药 antiviral drug
一类用于预防和治疗病毒感染的药物。通过抑制RNA或DNA病毒的复制而发挥抗病毒作用。

01.0659 镇痛药 analgesic
通过作用于中枢神经系统特定部位的阿片受体以减轻或解除疼痛，同时缓解疼痛引起的不愉快情绪的药物。

01.0660 青霉素 penicillin
又称"苄青霉素"。一类重要的β-内酰胺类抗生素，由发酵液提取或半合成制造而得。是第一个发现的抗生素。高效、低毒，临床应用广泛。

01.0661 氨苄西林 ampicillin
又称"氨苄青霉素"。一种青霉素苄基上的氢被氨取代的广谱抗生素。对革兰氏阳性及阴性菌均有杀菌作用，但对耐β-内酰胺酶细菌无效。

01.0662 阿莫西林 amoxicillin
又称"羟氨苄青霉素"。一种对位羟基氨苄西林。药理作用与氨苄西林相似。对酸十分稳定，专用于口服。

01.0663 羧苄西林 carbenicillin
又称"羧苄青霉素"。一种羧基类广谱青霉素。不耐酸，仅能注射给药。抗菌谱与氨苄西林相似，对革兰氏阴性菌的抗菌谱较氨苄西林广。

01.0664 阿洛西林 azlocillin
又称"阿洛青霉素"。一种半合成酰脲类广谱青霉素。主要用于抗假单胞菌、克雷伯菌及其他革兰氏阴性菌。

01.0665 美洛西林 mezlocillin
一种苯咪唑青霉素类抗生素。抗菌谱同阿洛西林，抗铜绿假单胞菌作用强于羧苄西林。

01.0666 哌拉西林 piperacillin
酰脲类广谱青霉素。作用优于氨苄西林、羧苄西林、呋布西林等，采用肌内注射和静脉给药。主要用于铜绿假单胞菌及大肠埃希菌性败血症，胆道、泌尿道感染等。

01.0667 舒巴坦 sulbactam
半合成的β-内酰胺酶抑制药。最初从链霉素培养液中提取，现可合成。可抑制β-内酰胺酶，使青霉素、头孢菌素免遭破坏，联合应用可产生良好抗菌效果。

01.0668 头孢唑啉 cefazolin
第一代头孢菌素。抗菌谱与临床应用类似头孢噻吩。

01.0669 头孢氨苄 cefalexin
又称"先锋霉素"。第一代头孢菌素。对青霉素酶虽稳定，但可被β-内酰胺酶破坏。抗菌谱较窄，对肾脏有一定毒性。

01.0670 头孢呋辛 cefuroxime
第二代头孢菌素。抗革兰氏阳性菌活性低于第一代头孢菌素，而对革兰氏阴性菌较强。临床常用于泌尿道、呼吸道及其他感染。

01.0671 头孢克洛 cefaclor
第二代头孢菌素。抗菌谱与头孢氨苄相似，但对沙雷菌及铜绿假单胞菌无效。

01.0672 头孢孟多 cefamandole
第二代头孢菌素。对革兰氏阴性菌作用强，适用于各种敏感菌引起的呼吸道、泌尿道、胆道等感染。

01.0673　头孢噻肟　cefotaxime
第三代头孢菌素。对革兰氏阴性菌作用强，对β-内酰胺酶的稳定性较高，从而进一步扩大了抗菌谱。

01.0674　头孢曲松　ceftriaxone
抗菌谱与头孢噻肟相似，但作用维持时间较长的药物。对革兰氏阴性菌作用强，对β-内酰胺酶高度稳定。

01.0675　头孢他啶　ceftazidime
第三代头孢菌素。对革兰氏阴性菌作用强，尤其是铜绿假单胞菌。对酶高度稳定，适应证广。

01.0676　头孢哌酮　cefoperazone
第三代头孢菌素。抗菌活性类似于头孢噻肟，对铜绿假单胞菌及肠杆菌属作用强。

01.0677　头孢匹罗　cefpirome
第四代头孢菌素。易透过革兰氏阴性菌外膜，对β-内酰胺酶稳定。主要用于对其他头孢菌素耐药的细菌引起的感染。

01.0678　头孢吡肟　cefepime
第四代头孢菌素。抗菌谱及抗菌活性超过头孢噻肟，对β-内酰胺酶非常稳定。主要用于对其他头孢菌素包括第三代头孢菌素耐药的细菌所致感染。

01.0679　头霉素　cephamycin
由链霉菌培养液中分离获取的抗生素。化学结构与头孢菌素相似，属非典型β-内酰胺类抗生素。种类较多。因其药理特性与头孢菌素类似，故常以头孢命名。稳定性较头孢菌素强。

01.0680　头孢西丁　cefoxitin
头霉素的半合成制剂。对革兰氏阴性菌作用

强，对厌氧菌亦有良好抗菌效果。可用于呼吸道、泌尿道、胆道及其他部位感染。

01.0681　头孢美唑　cefmetazole
半合成头霉素。对革兰氏阳性、阴性菌及厌氧菌均有抗菌作用。

01.0682　头孢替坦　cefotetan
抗菌谱和抗菌活性与头孢西丁相仿，对革兰氏阴性肠杆菌作用较强的药物。

01.0683　甲砜霉素　thiamphenicol
又称"硫霉素""甲砜氯霉素"。抗菌谱与氯霉素相似的药物。具有抗菌谱广、抗菌活性强和毒性低的优点。主要用于呼吸道、肝胆及泌尿系统感染。

01.0684　亚胺培南　imipenem
半合成的碳青霉烯类抗生素。化学性质稳定，抗菌活性极高，对革兰氏阴性菌、阳性菌及厌氧菌都有抗菌作用。

01.0685　美洛培南　meropenem
人工合成的碳青霉烯类抗生素。性质稳定，不被脱氢肽酶-1灭活。抗菌谱、抗菌活性与亚胺培南相似。对铜绿假单胞菌作用强。不需要配伍脱氢酶抑制药。

01.0686　亚胺培南-西司他丁　imipenem-cilas-tatin
亚胺培南与西司他丁的混合制剂。亚胺培南抗菌活性强，但在体内易被肾脏中的脱氢肽酶-1水解而失效；而西司他丁为脱氢肽酶-1的抑制药，可保护亚胺培南免受水解而发挥抗菌作用。

01.0687　氨曲南　aztreonam
仅有的单环β-内酰胺类抗生素。最初从紫色杆菌培养液中发现，已用人工合成。对革兰氏阴性杆菌具有高效抗菌作用，适用于各种敏感菌所致感染。由于对β-内酰胺酶有较好耐受性，故当微生物对头孢菌素类、青霉素类及庆大霉素不敏感时，常用本药。

01.0688 链霉素 streptomycin
由灰色链霉菌产生，对结核分枝杆菌、鼠疫耶尔森菌、布鲁氏菌等有良好抗菌作用的抗生素。但由于耐药菌的存在和耳、肾等毒性，一定程度限制了其使用。

01.0689 庆大霉素 gentamicin
从小单孢菌的培养液中分离获得的氨基糖苷类抗生素。主要用于革兰氏阴性菌所致感染。

01.0690 阿米卡星 amikacin
又称"丁胺卡那霉素"。半合成氨基糖苷类抗生素。抗菌谱与庆大霉素类似。耳、肾毒性与卡那霉素近似。

01.0691 妥布霉素 tobramycin
从链霉素培养液中分离获得的一种单一的氨基糖苷类抗生素。抗菌谱与庆大霉素相似。毒性类似阿米卡星。

01.0692 大观霉素 spectinomycin
又称"奇霉素""淋必治"。链霉菌所产生的一种氨基环醇类抗生素。对淋病奈瑟菌有良好的抗菌作用。

01.0693 卡那霉素 kanamycin
由链霉菌所产生的氨基糖苷类抗生素。对多种革兰氏阴性菌及金黄色葡萄球菌等敏感。有耳、肾毒性。

01.0694 巴龙霉素 paromomycin
一种氨基糖苷类抗生素。抗菌作用与卡那霉素相似。用于治疗细菌性痢疾、阿米巴痢疾

和肠炎等肠道感染。

01.0695 红霉素 erythromycin
由链霉菌所产生的一种大环内酯类抗生素。是快效抑菌药物。抗菌谱与青霉素近似，主要用于革兰氏阳性菌引起的各种感染。

01.0696 麦迪霉素 midecamycin
由链霉菌产生的一种多组分的大环内酯类抗生素。抗菌性能与红霉素相似，可作为红霉素的替代品。

01.0697 罗红霉素 roxithromycin
半合成大环内酯类抗生素。抗菌谱与红霉素相近，但其口服吸收良好，血药浓度明显高于红霉素。

01.0698 阿奇霉素 azithromycin
半合成大环内酯类抗生素。抗菌谱与红霉素相近，增加了对革兰氏阴性菌的抗菌作用，对红霉素敏感菌的抗菌活性与其相当。临床上用于呼吸道、皮肤和软组织感染，作用较强。

01.0699 克拉霉素 clarithromycin
半合成大环内酯类抗生素。抗菌谱与红霉素类似，适用于化脓性链球菌等所致的各种感染。

01.0700 氯霉素 chloramphenicol
酰胺醇类抗生素。由委内瑞拉链霉菌产生，现可合成制造。抗菌谱广，主要用于伤寒、副伤寒及沙门菌感染。不良反应有粒细胞及血小板减少、再生障碍性贫血等。

01.0701 四环素 tetracyclin
由链霉菌制备的广谱抗生素。对革兰氏阳性菌、革兰氏阴性菌及立克次体等病原体均有抑制作用。但对革兰氏阳性菌的作用不如青

霉素类和头孢类,对革兰氏阴性菌的作用不如氨基糖苷类及氯霉素类。极高浓度时具有杀菌作用。不良反应较大,如四环素牙、便秘、肝损伤等。

01.0702 土霉素 oxytetracycline
由土壤链霉菌制备的抗生素。抗菌谱和应用同四环素,对肠道感染如阿米巴痢疾的疗效略强于四环素。

01.0703 多西环素 doxycycline
又称"强力霉素"。半合成四环素类抗生素。抗菌谱同四环素,但抗菌活力较四环素和土霉素强。

01.0704 米诺环素 minocycline
半合成的四环素类抗生素。抗菌谱与四环素相近,具有高效和长效特点。主要用于立克次体病、支原体肺炎、淋巴肉芽肿等疾病。

01.0705 喹诺酮类 quinolone
以4-喹诺酮为基本母核,由人工合成的一类药物。按其发明先后及抗菌性能的不同,分为第一、二、三代。抗菌谱广、抗菌作用强,不良反应少。口服方便。

01.0706 诺氟沙星 norfloxacin
又称"氟哌酸"。第三代喹诺酮类药物,为第一个用于临床的氟喹诺酮类药。具有抗菌谱广、作用强等特点,尤其对革兰氏阴性菌有强的杀菌作用,但其口服生物利用度明显偏低。

01.0707 氧氟沙星 ofloxacin
又称"氟嗪酸"。具有第三代喹诺酮类抗菌活性的抗生素。抗菌谱广,对结核分枝杆菌、沙眼衣原体和部分厌氧菌等均有效。口服吸收好。

01.0708 左旋氧氟沙星 levofloxacin

氧氟沙星的L型旋光异构体,属氟喹诺酮类抗菌药物。体外的抗菌活性大约为氧氟沙星的2倍,对革兰氏阴性需氧菌及革兰氏阳性需氧菌有很好的抗菌作用,但对厌氧菌只有中等活性。

01.0709 环丙沙星 ciprofloxacin
又称"环丙氟哌酸"。抗菌谱与诺氟沙星相似,但最低抑菌浓度更低,显著优于其他同类药物及头孢菌素等抗生素。对耐β-内酰胺类细菌亦常有效。

01.0710 磺胺嘧啶 sulfadiazine
较常用的磺胺类药。抗菌谱广,能抑制细菌生长繁殖。口服易吸收,且易透过血-脑脊液屏障。为流行性脑脊髓膜炎的首选药。

01.0711 氟胞嘧啶 flucytosine
又称"5-氟胞嘧啶(5-fluorocytosine, 5-FC)"。一种常用抗真菌药物。为嘧啶类似物,抗深部真菌药。用于体内真菌的治疗,对隐球菌、念珠菌等具有较高的抗菌活性,单用效果差,常与两性霉素B合用,有协同作用。用于治疗白念珠菌和新型隐球菌等感染。

01.0712 磺胺甲噁唑–甲氧苄啶 sulfameth-oxazole-trimethoprim, SMZ-TMP
磺胺甲噁唑(SMZ)与甲氧苄啶(TMP)的复方制剂。抗菌谱广、抗菌作用强,对大多数革兰氏阳性菌和阴性菌均有抑菌作用。甲氧苄啶、磺胺甲噁唑分别作用于二氢叶酸还原酶和合成酶。

01.0713 磺胺甲噁唑 sulfamethoxazole
抗菌谱与磺胺嘧啶相似的广谱抗生素。可用于流行性脑脊髓膜炎的预防,以及大肠埃希菌等敏感菌诱发的泌尿道感染。

01.0714 复方磺胺甲噁唑 sulfamethoxazole

complex, SMZco

磺胺甲噁唑与甲氧苄啶按5∶1比例合成的复合制剂。抗菌活性是两药单独等量应用时的数倍，甚至出现杀菌作用。抗菌谱扩大，并可减少细菌耐药性的产生。

01.0715　甲氧苄啶　trimethoprim, TMP
又称"甲氧苄氨嘧啶"。抗菌谱与磺胺相近的合成广谱抗生素。有抑制二氢叶酸还原酶的作用，可阻碍四氢叶酸合成，从而大幅提高磺胺的功效。

01.0716　利福平　rifampin
利福霉素的人工半合成品。为常用抗结核药，对结核分枝杆菌和其他分枝杆菌有明显杀菌作用。可用于各型结核病，与其他抗结核药物联用可增强疗效和克服耐药性。

01.0717　多黏菌素　polymixin
由多黏芽孢杆菌产生的一组多肽类抗生素。供药用的有多黏菌素B和E。主要用于铜绿假单胞菌及其他假单胞菌引起的感染。

01.0718　林可霉素　lincomycin
又称"洁霉素"。林可胺类抗生素。由链丝菌产生。对大多数革兰氏阳性菌和某些厌氧的革兰氏阴性菌有抗菌作用，能抑制细菌细胞的蛋白合成。

01.0719　两性霉素 B　amphotericin B, AmB
多烯类抗真菌抗生素。通过影响细胞膜通透性发挥抑制真菌生长的作用。临床上用于治疗严重的深部真菌引起的内脏或全身感染。毒性较大。

01.0720　两性霉素 B 脂质体　amphotericin B liposomal
内含有两性霉素B的双层脂质体的抗生素。有效成分为多烯抗生素两性霉素B。既具有两性霉素B的抗真菌活性，又可减少两性霉素B的毒性。

01.0721　制霉菌素　nystatin, mycostatin
多烯类抗真菌抗生素。具广谱抗真菌作用，对白念珠菌、隐球菌、球孢子菌和滴虫有抑制作用。用于治疗口腔、消化道、阴道和体表的真菌或滴虫感染。

01.0722　灰黄霉素　griseofulvin
非多烯类抗真菌抗生素。通过干扰真菌核酸的合成而抑制其生长。主要对毛发癣菌、小孢子菌、表皮癣菌等浅部真菌有良好的抗菌作用，对念珠菌属、隐球菌属、组织胞浆菌属等无抗菌作用。

01.0723　美帕曲星　mepartricin
链霉菌所产生的四烯大环内酯。为抗深部真菌药。对白念珠菌有较强的抑制作用，对滴虫也有抑制作用，其作用类似于两性霉素B。

01.0724　阿莫罗芬　terbinafine
吗啉衍生物类广谱抗真菌药。抑制真菌细胞膜脂类生物合成，具有抑制和杀灭真菌的双重活性。适用于阴道念珠菌病、甲癣及各种皮肤真菌病。

01.0725　咪康唑　miconazole
咪唑类广谱抗真菌药。主要用于治疗深部真菌病，对皮肤、五官及阴道等部位的真菌感染也有效。

01.0726　氟康唑　fluconazole
氟代三唑类抗真菌药。对白念珠菌、大小孢子菌、新型隐球菌、表皮癣菌及荚膜组织胞浆菌等均有强力抗菌活性。

01.0727　酮康唑　ketoconazole
化学合成吡咯类抗真菌药。具广谱抗真菌作

用。抑制真菌细胞膜麦角甾醇的生物合成，影响细胞膜的通透性，抑制其生长。对念珠菌、着色真菌、球孢子菌、隐球菌、组织胞浆菌、皮炎芽生菌、孢子丝菌等均具抗菌活性。

01.0728 伊曲康唑 itraconazole
一种广谱的三唑类合成抗真菌药。可抑制真菌细胞膜的主要成分之一麦角甾醇的合成。对皮肤癣菌、隐球菌、糠秕孢子菌属、念珠菌属等感染均有效。

01.0729 联苯苄唑 bifonazole
咪唑类抗真菌药。具有广谱抗真菌作用，对皮肤真菌、酵母菌、曲霉及其他真菌，如秕糠状鳞斑霉菌、微小棒状杆菌有效。

01.0730 卡泊芬净 caspofungin
一种多肽类抗真菌药。是1,3-β-D-葡聚糖合成酶抑制剂，具有广谱抗真菌活性。对耐氟康唑的念珠菌、曲霉、孢子菌等真菌均有较好的抗菌活性。

01.0731 伏立康唑 voriconazole
一种三唑类广谱抗真菌药。能抑制麦角甾醇的生物合成，对念珠菌属具有抗菌作用，对所有检测的曲霉属真菌有杀菌作用。主要适用于治疗免疫缺陷患者中进行性的、可能威胁生命的感染。

01.0732 克霉唑 clotrimazole
吡咯类广谱抗真菌药。对多种真菌尤其是白念珠菌具有较好的抗菌作用，能抑制真菌细胞膜的合成，影响其代谢过程。

01.0733 利巴韦林 ribavirin
又称"病毒唑""三氮唑核苷"。鸟苷类衍生物，为广谱抗病毒核苷类似物药物。能抑制病毒合成核酸，对多种RNA、DNA病毒有抑制作用。

01.0734 核苷类药物 nucleoside drug
化学结构为核苷或核苷酸类似物的药物。具有抗病毒活性或抗细胞代谢、抑制细胞增殖的活性。如拉米夫定。

01.0735 核苷类似物 nucleotide analogue, NA
核苷类抗病毒药物。是核苷类衍生物，结构与核苷酸相似，但不具有核苷酸的功能。包括抗反转录酶病毒药物、抗肝炎病毒药物、抗疱疹类病毒药物、抗巨细胞病毒药物等。

01.0736 拉米夫定 lamivudine, LAM, LDV
二脱氧胞嘧啶核苷类似物。在细胞内代谢生成拉米夫定三磷酸盐，阻断病毒DNA链的合成，从而抑制HIV和HBV的复制。

01.0737 阿德福韦 adefovir, ADV
腺嘌呤核苷类似物。可与腺苷酸竞争性掺入病毒DNA链，终止DNA链的合成，抑制病毒复制，还可诱导内生性α-干扰素产生。有较强的抗乙型肝炎病毒（HBV）及疱疹病毒的作用。

01.0738 阿德福韦酯 adefovir dipivoxil
阿德福韦的前体。在体内水解为阿德福韦发挥抗病毒作用。

01.0739 恩替卡韦 entecavir, ETV
环戊基鸟嘌呤核苷类似物。对HBV的复制和表达有显著的抑制作用，且耐药率较低。

01.0740 恩曲他滨 emtricitabine, FTC
一种核苷类反转录酶抑制剂。能抑制HIV-1反转录酶及HBV DNA聚合酶活性，对HIV-1、HIV-2及HBV均有抗病毒活性。主要用于治疗艾滋病或慢性乙型肝炎。

01.0741 替比夫定 telbivudine, LdT, TBV
天然胸腺嘧啶脱氧核苷的自然L型对应体。

是人工合成的胸腺嘧啶脱氧核苷类抗HBV DNA聚合酶药物。能抑制HBV DNA聚合酶活性，从而抑制HBV复制。

01.0742 克拉夫定 clevudine
一种具有抗EB病毒、抗HBV活性的新型嘧啶类似物。

01.0743 抗病毒治疗 antiviral therapy
用抗病毒药物抑制病毒在体内的复制以防止组织受损的一种治疗方法。

01.0744 高效抗反转录病毒治疗 highly active anti-retroviral therapy, HAART
又称"鸡尾酒疗法（cocktail therapy）"。由美籍华裔科学家何大一于1996年提出的联用3种或3种以上的抗病毒药物来治疗艾滋病的方法。可以显著降低各种相关机会性感染的发生率和艾滋病患者的死亡率，促进艾滋病患者免疫功能的重建。

01.0745 西多福韦 cidofovir
单磷酸核苷类似物抗病毒药物。具有广谱抗病毒活性，不需病毒胸腺嘧啶核苷激酶活化即可发挥抗病毒作用，对耐其他核苷类似物抗病毒药物的病毒株感染尤为有效。

01.0746 双脱氧胞苷 dideoxycytidine, ddC
人工合成的2′,3′-双脱氧核苷类。能通过抑制HIV反转录酶而产生抗病毒作用。

01.0747 替诺福韦 tenofovir，TFV
一种核苷酸类反转录酶抑制剂。通过与核苷类反转录酶抑制剂类似的方法抑制反转录酶，具有潜在的抗HIV-1活性。可用于艾滋病和慢性乙型肝炎的治疗。

01.0748 扎那米韦 zanamivir
一种抗流行性感冒病毒的神经氨酸酶抑制剂。可选择性地抑制甲型、乙型流行性感冒病毒神经氨酸酶的活性。

01.0749 利托那韦 ritonavir
一种病毒蛋白酶抑制剂类抗病毒药物。主要用于晚期HIV感染者，或与其他核苷类似物或蛋白酶抑制剂联合应用。

01.0750 沙奎那韦 saquinavir, invirase
一种病毒蛋白酶抑制剂类抗病毒药物。不需经过代谢而直接起作用。

01.0751 奥司他韦 oseltamivir
神经氨酸酶抑制剂。一种抗流行性感冒病毒药物，能抑制流行性感冒病毒在机体内的扩散，对人禽流感的治疗和预防均有一定作用。

01.0752 阿昔洛韦 aciclovir
又称"无环鸟苷"。一种广谱嘌呤核苷类似物抗病毒药物。抗病毒作用具有高度选择性，主要对单纯疱疹病毒1型和2型具有强烈抑制作用。

01.0753 更昔洛韦 ganciclovir
又称"丙氧鸟苷"。去氧鸟苷类化合物。能抑制DNA的合成，对抗所有的疱疹病毒，对巨细胞病毒抑制作用较强。

01.0754 泛昔洛韦 famciclovir
喷昔洛韦的6-脱氧衍生物的二乙基酰酯。口服吸收好，生物利用度高。进入人体内后迅速转变成喷昔洛韦，作用于DNA合成的起始和延伸步骤，抑制DNA的合成。对水痘-带状疱疹病毒、单纯疱疹病毒1型和2型及HBV均有较强的抑制作用。

01.0755 伐昔洛韦 valaciclovir
又称"盐酸万乃洛韦"。阿昔洛韦的前体药。

能抑制病毒DNA合成, 抗病毒活性优于阿昔洛韦。

01.0756 金刚烷胺 amantadine
人工合成的三环癸烷衍生物。是三环胺类抗病毒药物, 能抑制病毒复制和增殖, 在低浓度(≤1.0 mg/L)时能特异性地抑制甲型流行性感冒病毒。

01.0757 金刚乙胺 rimantadine
金刚烷胺的衍生物。作用与金刚烷胺类似, 但抗甲型流行性感冒病毒的作用更强, 且抗病毒谱广, 毒性低。

01.0758 氯喹 chloroquine
又称"氯喹啉"。4-氨基喹啉类衍生物。可干扰疟原虫红细胞内期裂殖体的复制和转录, 抑制疟原虫的分裂、繁殖, 抗疟效果好。对阿米巴原虫亦有杀灭作用。

01.0759 奎宁 quinine
金鸡纳树皮含的生物碱。治疗疟疾历史悠久, 主要作用于疟原虫红细胞内期。抗疟作用弱而不良反应较多, 现已少用。

01.0760 青蒿素 artemisinin
中国首次从植物黄花蒿中提取的药物。对各型疟原虫均有杀灭作用, 特别对脑型疟有良效。同类型产品有双氢青蒿素(dihydroarteannuin), 在体内吸收快、分布广、排泄和代谢迅速。

01.0761 蒿甲醚 artemether
一种青蒿素衍生物。中国创制的抗疟药。可控制各型疟疾的急性发作, 用于抗氯喹恶性疟及凶险型疟疾的治疗, 显效迅速, 近期疗效好, 但根治率低。

01.0762 青蒿琥酯 artesunate

青蒿素的衍生物。对疟原虫无性体有较强的杀灭作用, 适用于脑型疟疾及各种危重疟疾的抢救。由于对血吸虫的童虫亦有作用, 故在血吸虫病流行区的感染季节可作为预防用药。

01.0763 伯氨喹 primaquine
属8-氨基喹啉类衍生物。对红细胞外期与配子体有较强的杀灭作用, 为防止复发、中断传播的有效药物, 主要用于根治间日疟和控制疟疾传播, 常与氯喹或乙胺嘧啶合用。但对少数特异质者可发生急性溶血性贫血(血红蛋白尿)。

01.0764 乙胺嘧啶 pyrimethamine
二氢叶酸还原酶抑制剂。通过抑制细胞核的分裂使疟原虫的繁殖受到抑制。是用于预防疟疾和休止期抗复发治疗的较好药物。

01.0765 葡萄糖酸锑钠 stibogluconate sodium
五价锑剂。在体内还原为三价锑, 对利什曼原虫产生抑制作用, 再由单核吞噬细胞系统将其消灭。是治疗黑热病的首选药物, 一个疗程的治愈率可达80%~95%。

01.0766 喷他脒 pentamidine
抗利什曼原虫药物。疗效不如葡萄糖酸锑钠, 仅用于黑热病或对锑剂耐药或禁用者。

01.0767 羟脒替 hydroxystilbamidine isethionate
抗利什曼原虫的药物。适用于皮肤利什曼病或耐锑剂者。

01.0768 甲硝唑 metronidazole
杀灭滴虫的药物。对肠道及组织内阿米巴原虫也有杀灭作用。作用强、毒性小、疗效高、口服方便、适用范围广泛。治疗贾第虫病及厌氧菌感染效果亦好。

01.0769　依米丁　emetine
又称"吐根碱"。干扰溶组织阿米巴滋养体的分裂与繁殖以将其杀灭的药物。适用于肠道阿米巴病。但由于易蓄积中毒，现已少用。

01.0770　替硝唑　tinidazole
硝基咪唑类药物。广泛用于厌氧菌系统(如专性厌氧菌的脆弱拟杆菌、梭状芽孢杆菌等)的感染及滴虫、阿米巴原虫感染等。

01.0771　二氯尼特　diloxanide furoate
又称"糠酯酰胺(furamide)"。有效的杀包囊药。能直接杀灭肠腔中阿米巴包囊，故为无症状带包囊者的首选药。

01.0772　吡喹酮　praziquantel, pyquiton
广谱抗寄生虫药物。对血吸虫病、绦虫病、华支睾吸虫病、肺吸虫病等均有效。口服方便、不良反应小，对急性、慢性及晚期血吸虫病，采用不同剂量均有良好疗效。

01.0773　硫氯酚　bithionol sulfoxide
又称"硫双二氯酚""别丁(bitin)"。对肺吸虫病、姜片虫病、绦虫病、肝片形吸虫病及华支睾吸虫病等的治疗均有较好疗效。

01.0774　三氯苯达唑　triclabendazole
苯并咪唑类药物。1997年世界卫生组织(WHO)推荐使用的抗吸虫病药物。对姜片虫及肺吸虫有明显的杀虫作用，可同时杀死成虫和童虫。

01.0775　乙胺嗪　diethylcarbamazine
又称"海群生(hetrazan)"。治疗丝虫病的首选药。对丝虫的微丝蚴及成虫均有良好的杀灭作用，服药后可使血中微丝蚴集中于肝脏微血管内，经一定时间后，被肝脏库普弗细胞消灭。

01.0776　呋喃嘧酮　furapyrimidone
一种抗丝虫的化学合成药物。对丝虫成虫和微丝蚴均有直接杀灭作用。适用于治疗斑氏丝虫和马来丝虫，尤其对马来丝虫的疗效可优于乙胺嗪。

01.0777　依维菌素　ivermectin
阿维菌素的衍生物。具有广谱抗肠道寄生虫作用，对各种生命周期的大多数线虫均有作用，且不良作用较轻。治疗丝虫病时，与乙胺嗪和阿苯达唑合用，可提高疗效。

01.0778　阿苯达唑　albendazole
又称"丙硫咪唑"。高效、广谱驱虫药。苯咪唑类药物中驱虫谱较广、杀虫作用最强的一种。对线虫、血吸虫、绦虫等均有高度活性，且对虫卵发育亦有显著抑制作用。适用于驱除蛔虫、蛲虫、钩虫和鞭虫，也可用于家畜的驱虫。

01.0779　甲苯咪唑　mebendazole
又称"甲苯达唑"。广谱驱肠虫药。可用于防治钩虫、蛔虫、蛲虫、鞭虫和粪类圆线虫等肠道寄生虫病。

01.0780　噻嘧啶　pyrantel
广谱、高效的驱肠虫药。主要通过抑制胆碱酯酶，对寄生虫的神经肌肉产生阻滞作用，能麻痹虫体而排出体外。对蛔虫、蛲虫、钩虫和鞭虫等均有较好疗效。

01.0781　噻苯达唑　thiabendazole
多种胃肠道线虫虫体延胡索酸还原酶的一种抑制剂。使虫体代谢发生障碍，对多种胃肠道线虫均有驱除效果，对成虫效果好，对未成熟虫体也有一定的作用。为广谱驱虫药，常用于驱蛲虫、蛔虫。

01.0782　左旋咪唑　levamisole

四咪唑（驱虫净）的左旋体。系广谱驱肠虫药。主要用于驱蛔虫和钩虫，对丝虫成虫及微丝蚴也有一定的抗虫作用。

01.0783 哌嗪 piperazine
具有麻痹蛔虫肌肉作用的药物。可使蛔虫不能附着在宿主肠壁，随粪便排出体外。常用枸橼酸哌嗪或磷酸哌嗪，为驱蛔虫良药。

01.0784 免疫调节剂 immunomodulator
能调节免疫功能的药物。包括增强或抑制免疫功能者。通过药物使免疫功能低下或有免疫缺陷者免疫功能增强，而对过强者予以抑制，保持正常免疫水平，起到双向调节作用。

01.0785 免疫增强剂 immunoenhancer
一类对机体免疫功能具有增强作用的药物。主要用于免疫缺陷病、慢性感染病，也常作为肿瘤的辅助治疗药物。代表药有卡介苗、短小棒状杆菌、左旋咪唑、胸腺素α1等。

01.0786 免疫抑制剂 immunosuppresant
一类对机体免疫功能具有非特异性抑制作用的药物。如环磷酰胺、甲氨蝶呤、糖皮质激素等。

01.0787 前炎症细胞因子 proinflammatory cytokine
应用某些微生物或其产物促进机体的非特异性抵抗力，作用于机体，诱导促炎细胞因子（如TNF-α、IL-1、IL-6、IL-12、IFN-γ和IFN-α等）产生，以促进机体的细胞免疫应答，同时可能促进炎症反应的因子。

01.0788 抗炎细胞因子 anti-inflammatory cytokine
具有抑制炎症反应的生物学效应的某些细胞因子。如IL-1Ra、IL-10，在控制炎症反应和免疫应答程度中发挥重要作用。

01.0789 多肌胞苷酸 polyinosinic acid-poly-cytidylic acid, poly（I）：poly（C）
合成的多聚肌苷酸和多聚胞苷酸的共聚物。是一种高效干扰素诱导剂。能阻止病毒增殖，产生抗病毒作用，同时具有抗肿瘤和增强免疫力的功能。

01.0790 胸腺素 thymosin
又称"胸腺肽"。以健康小牛胸腺为原料，经提纯、超滤、冻干而制成的细胞免疫调节剂。主要作用于T细胞分化、发育及成熟的各个阶段，从而调节细胞免疫功能，增强机体的防病和抗病能力。

01.0791 胸腺五肽 thymopentin, TP-5
胸腺素的第5组分。活性强，主要成分有精氨酸、赖氨酸、天冬氨酸、缬氨酸和酪氨酸等。对机体的免疫调节作用较未提纯者优。

01.0792 胸腺素 α1 thymosin α1, Tα1
胸腺提取物第5组分中的主要活性成分。由28个氨基酸组成的多肽。可提高细胞免疫功能，调节多种免疫功能。为强有力的免疫调节剂。

01.0793 免疫核糖核酸 immunogenic RNA, iRNA
健康动物经抗原免疫后，从其脾脏、淋巴结的免疫活性细胞提取的核糖核酸。有一定的特异性，可传递细胞免疫和体液免疫。

01.0794 转移因子 transfer factor, TF
可将细胞免疫活性转移给受体淋巴细胞，使其转化、增殖、分化成致敏淋巴细胞，从而获得供体样免疫力，使受体细胞免疫功能增强的因子。

01.0795 硫唑嘌呤 azathioprine
嘌呤类拮抗药。能抑制淋巴细胞增殖，阻止

抗原敏感淋巴细胞转化为免疫母细胞，产生免疫抑制作用。常与糖皮质激素联合应用。

01.0796 环磷酰胺 cyclophosphamide
烷化剂中作用最强和常用的免疫抑制药物之一。对体液免疫和细胞免疫均有抑制作用，在抗原刺激后给予最为有效。常用于自身免疫病的治疗。

01.0797 环孢素 A cyclosporine A
从真菌代谢物中提取的含11个氨基酸的多肽。有较强的特异性免疫抑制作用，能提高

移植物的存活率，同时也能抑制T细胞和自然杀伤细胞的杀伤力。可用于多种器官移植后的抗排斥，以及自身免疫病的治疗。

01.0798 预后 prognosis
医学上根据病情发展过程和后果，预计其发展变化和最终结果。一般取决于患者的年龄、营养状况、疾病类型、病情轻重及免疫功能等。

01.0799 痊愈 healing
病情好转，恢复健康，或伤口、疮口愈合。

01.09 感染与微生态

01.0800 微生态学 microecology
主要研究与人体生存相关的正常微生物群与宿主共生及其相互关系的学科。

01.0801 微生态系统 microecosystem
由微生物及其栖居的微环境和整体环境（宿主）构成的彼此相互联系、相互依赖、相互作用的有机统一体。

01.0802 悉生生物学 gnotobiology
研究独立生活的生物和别种生物共同生活而又无任何他种生物参与生活的学科。

01.0803 微菌落 microcommunity
微生态系特定生境中长期进化过程中形成的具有特定的定性、定量结构，以及特定功能的微生物群体。

01.0804 生态区 biotic area
宿主体内许多区域环境相近，但又含许多性质相异亚结构的系统或器官。如皮肤、黏膜、消化系统、呼吸系统等。

01.0805 生境 habitat

又称"栖境"。微生物种群栖息所需要的特异性生态环境。属生态区的次级层次，如口腔的颊、舌、齿、龈等部位。内容包括物理、化学和生物各方面。

01.0806 微种群 micropopulation
一定数量的同种微生物个体与其所占空间的生态位所构成的统一体。

01.0807 野生株 wild type
在自然环境中被发现的未经诱导突变的表型。

01.0808 定植抗力 colonization resistance
微生态系统的原籍菌对外来微生物的拮抗作用或阻抗力。

01.0809 正常菌群 normal endogenous flora
经常寄居在人体体表和腔道的微生物。对人体有益而又无害。不同宿主、不同部位分布的菌种和数量各有不同。

01.0810 肠道菌群失调 intestinal flora dysregulation
正常肠道菌群之间及菌群与宿主之间的生

态平衡关系被突破，发生菌群定性、定量和定位改变的状态。

01.0811 菌群紊乱 flora derangement
微生态系统的菌群之间、菌群与宿主间的生态平衡关系被明显扰乱，发生了优势菌群演替的状态。造成菌群紊乱的因素主要来自微生物、宿主和外环境三个方面。

01.0812 微环境 microenviroment
病原体与宿主所共有的包括物理性的、化学性的及生物性的环境。营养物质也属于环境因素。

01.0813 微生态制剂 microecologics
又称"微生态调节剂"。利用对人体有利的益生菌及其代谢产物制成的活菌制剂。如双歧杆菌、乳酸杆菌等。可用于补充、扶持和调节人体正常菌群，抵御、拮抗病原菌的定植和入侵，恢复体内正常菌群平衡。

01.0814 益生元 prebiotic
又称"益生原""益生素"。一种不被宿主消化的食物成分或制剂。能选择性地刺激一种或几种结肠内常驻菌的活性或生长繁殖，起到增进宿主健康的作用。

01.0815 合生元 symbiotic, synbiotic
又称"合生原""合生素"。益生菌和益生素合并应用的制剂。可明显刺激益生菌的生长和活性，使益生作用更显著、持久。

02. 系 统 感 染

02.01 呼吸系统感染

02.0001 急性咽炎 acute pharyngitis
咽部黏膜、黏膜下组织的急性感染。主要由溶血链球菌、肺炎链球菌、葡萄球菌、流感嗜血杆菌或病毒引起。

02.0002 慢性咽炎 chronic pharyngitis
咽部黏膜、黏膜下及淋巴组织的弥漫性炎症。常为上呼吸道慢性炎症的一部分，可能与鼻咽部的长期刺激及某些全身性疾病有关。

02.0003 慢性单纯性咽炎 chronic simple pharyngitis
由上呼吸道感染或长期理化刺激造成的咽部黏膜慢性卡他性炎症。病理特征为黏膜充血，小血管扩张，黏膜下结缔组织增生，黏液腺肿大，黏液性分泌物增多，血管周围淋巴细胞浸润。

02.0004 慢性肥厚性咽炎 chronic hypertrophic pharyngitis
咽黏膜的慢性炎症。病理表现为咽黏膜充血增厚，黏膜下有广泛的结缔组织及淋巴组织增生，黏液腺周围淋巴组织增生，咽后壁形成多个颗粒状隆起。

02.0005 萎缩性咽炎 atrophic pharyngitis
以咽部黏膜发干、萎缩为特点的非特异性慢性炎症。

02.0006 干燥性咽炎 sicca pharyngitis
黏液腺黏液分泌减少，导致咽部黏膜干燥的

慢性炎症。临床表现为咽部不适、异物感等。

02.0007 疱疹性咽炎 herpetic pharyngitis
由病毒引起的咽部和口腔黏膜的急性感染。病原体以疱疹病毒多见。

02.0008 化脓性腮腺炎 suppurative parotitis
细菌感染引起的腮腺化脓性炎症。临床表现为单侧腮腺肿大，腺体表面皮肤有明显的红肿，触诊有波动感，挤压腺体时可见腮腺开口处有脓性分泌物。常见病原菌有链球菌、金黄色葡萄球菌、细球菌等，偶可见厌氧菌。

02.0009 急性卡他性扁桃体炎 acute catarrhal tonsillitis
多由病毒引起，病变较轻，局限于黏膜表面，表现为扁桃体表面充血，无明显渗出物，隐窝内及扁桃体实质无明显炎症改变的急性扁桃体炎。

02.0010 急性滤泡性扁桃体炎 acute follicular tonsillitis
侵及扁桃体实质内的淋巴滤泡，引起充血、肿胀甚至化脓的急性扁桃体炎。

02.0011 急性化脓性扁桃体炎 acute suppu-rative tonsillitis
由细菌感染所致的扁桃体急性化脓性炎症。临床表现为急起畏寒、发热、全身不适、咽喉痛及扁桃体充血、肿大、脓性分泌物，外周血白细胞增高等。

02.0012 急性隐窝性扁桃体炎 acute lacunar tonsillitis
表现为扁桃体充血、肿胀，隐窝内有由脱落上皮、纤维蛋白、脓细胞、细菌等组成的分泌物从隐窝口排出的急性扁桃体炎。

02.0013 慢性扁桃体炎 chronic tonsillitis
扁桃体的持续性感染性炎症。多由急性扁桃体炎反复发作或腭扁桃体隐窝引流不畅，隐窝内细菌、病毒滋生感染演变而成。

02.0014 急性腺样体炎 acute adenoiditis
腺样体受细菌或病毒感染引起的急性炎症。常和上呼吸道感染、咽炎、扁桃体炎同时发生。多发生于儿童。

02.0015 腺样体肥大 adenoid hypertrophy
腺样体因炎症反复刺激而发生病理性增生，并引起相应症状的疾病。多见于儿童，常与慢性扁桃体炎合并存在。

02.0016 扁桃体周脓肿 peritonsillar abscess
发生在扁桃体周围间隙内的化脓性炎症。早期发生蜂窝织炎，继之形成脓肿。

02.0017 咽旁脓肿 parapharyngeal abscess
咽旁间隙的化脓性炎症所形成的脓肿。常由邻近组织或器官的化脓性炎症扩散而来。

02.0018 咽后脓肿 retropharyngeal abscess
咽后隙的化脓性炎症。按发病机制可分急性和慢性两型。

02.0019 急性单纯性喉炎 acute simple laryngitis
以声门区为主的喉黏膜的急性弥漫性卡他性炎症。

02.0020 小儿急性喉炎 acute laryngitis in children
小儿以声门区为主的喉黏膜的急性炎症。常累及声门下区黏膜和黏膜下组织。多在春秋季发病，婴幼儿多见，易发生呼吸困难。大多数由病毒感染引起。

02.0021 喉软骨膜炎 larynx perichondritis

喉软骨膜及其间隙的炎性病变。急性及原发性较少，慢性及继发性居多，常使软骨坏死形成脓肿。

02.0022　麻疹性喉炎　measles laryngitis
麻疹的急性并发症之一。多见于幼儿，因其喉腔狭小，并发细菌感染时喉部组织水肿，分泌物增多，极易造成喉梗阻。表现为犬吠样咳嗽、声音嘶哑、缺氧、吸气性呼吸困难，如不及时抢救可因窒息致死。

02.0023　疱疹性喉炎　herpetic laryngitis
一种急性传染性、发热性疾病。常与疱疹性咽炎同时发生，可能与柯萨奇病毒感染有关。

02.0024　喉脓肿　laryngeal abscess
喉部化脓性炎症后继发的脓肿。较咽脓肿少见，常为混合感染。

02.0025　急性喉气管支气管炎　acute laryngotracheobronchitis
累及喉、气管及支气管黏膜的急性弥漫性炎症。多见于3岁以下的男童，常在病毒感染的基础上继发细菌感染。起病急，病情严重，若不及时治疗，会造成严重后果。

02.0026　急性阻塞性喉气管支气管炎　acute obstructive laryngotracheobronchitis
又称"哮吼"。急性喉气管支气管炎的一种。由细菌感染继发病毒感染引起的咽喉、气管、支气管黏膜的急性化脓性炎症。

02.0027　急性纤维蛋白性喉气管支气管炎　acute fibrinous laryngotracheobronchitis
急性喉气管支气管炎的一种。由细菌感染继发病毒感染引起的咽喉、气管、支气管黏膜的严重急性化脓性炎症，比急性阻塞性喉气管支气管炎的病情更为险恶。可原发或在急性阻塞性喉气管支气管炎的基础上进一步发展。

02.0028　胃食管反流性咽喉病　gastroesophageal reflux pharyngo-laryngeal disease
一组以胃食管反流为病因的咽喉部病变及其相应的疾病。胃食管反流有效治疗后，立即得到缓解。

02.0029　急性会厌炎　acute epiglottitis
以声门上区会厌为主的急性炎症。多由病毒和细菌感染引起，或由变态反应、物理或化学刺激引起。起病急、发展快，易引起上呼吸道阻塞。

02.0030　急性感染性会厌炎　acute infectious epiglottitis
急性会厌炎的一种。由病毒或细菌感染引起。表现为会厌黏膜的急性非特异性炎性病变。治疗不及时常致脓肿形成。

02.0031　急性变态反应性会厌炎　acute allergic epiglottitis
急性会厌炎的一种。由全身性变态反应引起，表现为会厌及杓状会厌襞等处的黏膜和黏膜下组织的高度水肿。

02.0032　会厌囊肿　epiglottic cyst
常由会厌黏膜黏液腺管阻塞或喉先天性畸形等疾病造成的囊肿。分为先天性会厌囊肿和后天性会厌囊肿。多发生于会厌谷、会厌舌面和会厌游离缘，喉的其他部位很少见。

02.0033　鼻窦炎　sinusitis
鼻窦黏膜的炎症。最常见的是鼻腔感染后继发鼻窦化脓性炎症。变态反应、机械性阻塞及气压改变等均易诱发鼻窦炎，牙齿炎症可引起牙源性上颌窦炎。

02.0034　筛窦炎　ethmoid sinusitis

筛窦黏膜的炎症。常由细菌、病毒或吸入性抗原（变应原）等引起，表现为局部黏膜肿胀、纤毛运动停止及通气和引流受阻。

02.0035　额窦炎　frontal sinusitis
额窦黏膜的炎症。由感染、变态反应或损伤等引起。表现为黏膜增厚和水肿、纤毛消失、窦腔蓄脓、息肉性变等。慢性者易发生骨炎及骨髓炎。

02.0036　上颌窦炎　maxillary sinusitis
上颌窦黏膜的炎症。常继发于感冒、上呼吸道感染、牙源性感染等，主要症状是鼻塞、流脓性鼻涕。急性上颌窦炎治疗不及时或治疗不当，可以转为慢性上颌窦炎。

02.0037　蝶窦炎　sphenoid sinusitis
蝶窦黏膜的炎症。较罕见。临床主要表现为头痛、反射性神经痛、嗅觉障碍、头晕等。

02.0038　急性化脓性鼻窦炎　acute suppurative sinusitis
鼻窦黏膜的急性化脓性炎症。由细菌感染引起。重者可累及骨质，并可引起周围组织和邻近器官的并发症。

02.0039　慢性化脓性鼻窦炎　chronic suppurative sinusitis
鼻窦黏膜的慢性化脓性炎症。常因急性鼻窦炎未彻底治愈或反复发作而形成。可单侧发病或单窦发病，但双侧发病或双窦发病极其常见。

02.0040　鼻炎　rhinitis
鼻腔黏膜和黏膜下组织的炎症。表现为充血或水肿，患者经常出现鼻塞、流清水涕、鼻痒、咽喉不适、咳嗽等症状。

02.0041　急性鼻炎　acute rhinitis
由病毒感染引起的鼻腔黏膜的急性炎症。常继发细菌感染，可延及鼻窦或咽喉部。

02.0042　鼻前庭炎　nasal vestibulitis
鼻前庭皮肤的弥漫性炎症。分急性、慢性两种。多因急性或慢性鼻炎、鼻窦炎、变应性鼻炎的鼻分泌物刺激，或长期接触有害粉尘，或用手指挖鼻孔继发细菌感染。

02.0043　鼻疖　furuncle of nose
鼻前庭毛囊、皮脂腺或汗腺的局限性化脓性炎症。有时也可发生于鼻尖或鼻翼。

02.0044　海绵窦血栓　cavernous sinus thrombosis
一种由化脓菌引起的极为严重的海绵窦炎性血栓。多由头面部的化脓性感染引起，也可为全身败血症的一部分表现。

02.0045　鼻腔及鼻窦曲霉菌病　aspergillosis of the nasal and paranasal sinus
由曲霉菌在鼻腔和鼻窦感染所导致的疾病。

02.0046　急性暴发性鼻真菌病　acute fulminant rhinomycosis
急性侵袭性的鼻真菌病。由真菌侵入鼻腔和鼻窦黏膜，甚至血管和淋巴管所致的急性严重感染性疾病，多见于免疫缺陷患者。

02.0047　变应性真菌性鼻窦炎　allergic fungal sinusitis
真菌性鼻窦炎的一种特殊类型。是患者对鼻腔及鼻窦内的真菌发生变态反应而引起的炎症。多发生于年轻人。

02.0048　眶下间隙感染　infraorbital space infection
眶下间隙的化脓性炎症。

02.0049 嚼肌间隙感染 masseteric space infection
嚼肌间隙的化脓性炎症。

02.0050 翼下颌间隙感染 pterygomandibular space infection
翼下颌间隙的化脓性炎症。

02.0051 腺源性感染 glandgenic infection
细菌经由淋巴道，引起局部淋巴结的化脓性炎症，继而感染穿破腺被膜后向周围扩散引起的口底多间隙感染。包括扁桃体炎、唾液腺炎或颌面部淋巴结炎等炎症扩散所致的感染。

02.0052 颌骨骨髓炎 osteomyelitis of jaw
由细菌、物理及化学因素导致的颌骨骨髓、骨松质、骨皮质及骨膜的弥散性炎症。临床上常见的有化脓性颌骨骨髓炎、婴幼儿骨髓炎及放射性骨髓炎。

02.0053 急性颌骨骨髓炎 acute osteomyelitis of jaw
颌骨骨髓的急性炎症。累及范围常包括骨膜、骨皮质及骨髓组织。根据病因可分为化脓性、特异性、放射性等。临床上以化脓性颌骨骨髓炎最为多见。

02.0054 慢性颌骨骨髓炎 chronic osteomyelitis of jaw
因急性颌骨骨髓炎治疗不彻底引起的颌骨骨髓的慢性炎症。此时全身症状已不明显，疼痛显著减轻。但局部纤维组织增生、肿胀、发硬，瘘管经常溢脓，甚至排出小块死骨。

02.0055 头皮感染 scalp infection
多为外伤后初期处理不当所致的头部皮肤感染。常在皮下组织层。若处理不善，患者头皮可发生坏死或向深部侵蚀引起颅骨骨髓炎、硬膜外积脓，甚至导致硬膜下积液和脑脓肿。

02.0056 颈深部感染 deep neck infection
由颈周围深部的感染源，如牙、咽、扁桃体、唾液腺、食管、呼吸道感染等引起的炎症。感染累及颈深筋膜浅层以下的组织，如筋膜、淋巴结等，引起脓肿形成或较广泛的蜂窝织炎。

02.0057 面颈部化脓性淋巴结炎 faciocervical purulent lymphadenitis
由各种化脓性细菌感染引起的面颈部淋巴结的化脓性炎症。

02.0058 扁桃体周围间隙感染 peritonsillar space infection
发生在扁桃体周围间隙的化脓性炎症。

02.0059 咽旁间隙感染 pharyngeal space infection
发生在咽旁间隙的化脓性炎症。

02.0060 咽后间隙感染 retropharyngeal space infection
发生在咽、食管后壁和椎前筋膜之间的化脓性炎症。多由鼻、耳部感染或颈椎结核等蔓延而来。

02.0061 下颌下间隙感染 submandibular space infection
发生在下颌下间隙的化脓性炎症。

02.0062 急性支气管炎 acute bronchitis
发生于无慢性肺部疾病患者支气管黏膜，由生物性或非生物性因素引起的急性炎症。主要表现为咳嗽，并常伴有咳痰。

02.0063 急性细菌性支气管炎 acute bacterial bronchitis

细菌感染引起的急性支气管黏膜炎症。

02.0064　急性病毒性支气管炎　acute viral bronchitis
病毒感染引起的急性支气管黏膜炎症。

02.0065　支气管扩张症　bronchiectasis
感染、理化、免疫或遗传等原因导致支气管壁肌肉和弹力支撑组织破坏而引起的直径大于2 mm的中等大小的支气管异常、持久、不可逆的扩张。临床表现主要为慢性咳嗽、咳大量脓痰和(或)反复咯血。

02.0066　气道高反应性　airway hyperrespon- siveness
气道对正常时不引起或仅引起轻度应答反应的刺激因子出现过强或过早的收缩反应。引起气道狭窄和气道阻力增加，从而引发咳嗽、胸闷、呼吸困难和喘息等症状。

02.0067　支气管痉挛　bronchospasm
由各种原因引起的支气管平滑肌痉挛性收缩。表现为气道变窄，通气阻力骤然增加，呼气性呼吸困难。

02.0068　支气管哮喘　bronchial asthma
由多种细胞(如嗜酸性粒细胞、肥大细胞、T细胞、中性粒细胞、气道上皮细胞等)和细胞组分参与的气道慢性炎症性疾病。通常表现为气道高反应性产生，出现广泛多变的可逆性气流受限，引起反复发作的喘息、气急、胸闷或咳嗽等症状。

02.0069　慢性支气管炎　chronic bronchitis
感染或非感染因素引起气管、支气管黏膜及其周围组织的慢性非特异性炎症。以咳嗽、咳痰为主要症状，或伴有喘息。每年发病持续3个月，连续2年或2年以上。

02.0070　慢性阻塞性肺[疾]病　chronic ob- structive pulmonary disease, COPD
一组以气流受限为特征的肺部疾病。气流受限不完全可逆，呈进行性发展。与肺部对有害气体或有害颗粒的异常炎症反应有关。

02.0071　肺气肿　pulmonary emphysema
终末细支气管远端(包括呼吸性细支气管、肺泡管、肺泡囊和肺泡)的气道弹性减退，过度膨胀、充气和肺容积增大或同时伴有气道壁破坏的病理状态。

02.0072　慢性阻塞性肺[疾]病急性加重　acute exacerbation of chronic obstruc- tive pulmonary disease
在慢性阻塞性肺疾病发展过程中，短期内咳嗽、咳痰、气短和(或)喘息加重，痰量增多，呈脓性或黏液脓性，可伴发热等症状的现象。

02.0073　呼吸困难　dyspnea
呼吸功能不全的一种重要症状。患者主观上感到空气不足，客观上表现为呼吸费力，严重时出现鼻翼扇动、发绀、端坐呼吸，辅助呼吸肌参与呼吸活动，并可有呼吸频率、深度和节律的改变。根据呼吸困难的表现可分为吸气性呼吸困难、呼气性呼吸困难和混合性呼吸困难。

02.0074　心动过速　tachycardia
安静状态下成人心率超过100次/分或婴儿心率超过150次/分的现象。分为生理性和病理性两种。

02.0075　呼吸衰竭　respiratory failure
由肺内外各种原因引起的肺通气和(或)换气功能严重障碍，以致不能进行有效的气体交换，在呼吸空气(海平面大气压、静息状态下)时，产生低氧血症伴(或不伴)高碳酸血症，进而引起一系列病理生理改变和代谢紊乱的临床综合征。

02.0076 细支气管炎 bronchiolitis
以细支气管及其周围的炎症细胞浸润和(或)伴有基质增厚为病理特征的一组疾病。突出的临床表现是咳嗽、咳痰和活动后气促,严重者可致呼吸功能障碍。

02.0077 病毒性细支气管炎 viral bronchio-litis
由病毒感染引起的细支气管的炎症。

02.0078 肺结核 pulmonary tuberculosis
由结核分枝杆菌引起的肺部慢性感染性疾病。病理特点是结核结节和干酪样坏死,易形成空洞。临床上多呈慢性过程,少数可急起发病。常有低热、乏力等全身症状和咳嗽、咯血等呼吸系统表现。

02.0079 肺炎 pneumonia
由病原微生物、理化因素、免疫损伤、过敏及药物等所致的终末气道、肺泡和肺间质的炎症。

02.0080 急性肺炎 acute pneumonia
包括肺泡腔和间质组织在内的急性肺实质感染性病变。按病变范围可分为大叶性肺炎、肺段或小叶性肺炎、支气管肺炎和间质性肺炎。按病因可分为细菌性肺炎、支原体肺炎、立克次体肺炎、病毒性肺炎、真菌性肺炎等。

02.0081 支气管肺炎 bronchopneumonia
病原体通过支气管侵入,引起细支气管、终末支气管、终末细支气管和肺泡的炎症。

02.0082 细菌性肺炎 bacterial pneumonia
细菌感染引起的肺实质的炎症。

02.0083 肺炎球菌性肺炎 pneumococcal pneumonia
又称"大叶性肺炎"。由肺炎链球菌(或称肺炎球菌)引起的肺炎。肺段或肺叶呈急性炎性实变。通常急骤起病,以高热、寒战、咳嗽、血痰及胸痛为特征。

02.0084 金黄色葡萄球菌性肺炎 staphylo-coccal pneumonia
金黄色葡萄球菌引起的急性化脓性肺部感染。多急骤起病,表现为高热、寒战、胸痛、脓性痰,可早期出现循环衰竭。X线表现为坏死性肺炎。

02.0085 支原体肺炎 mycoplasmal pneumonia
由肺炎支原体引起的呼吸道和肺部急性炎症改变。常伴有咽炎、气管-支气管炎、细支气管炎和肺炎。为常见的呼吸道感染性疾病。临床主要表现为发热、咽痛、咳嗽及肺部浸润。肺部X线征象可较明显,而体征相对较少。

02.0086 立克次体肺炎 rickettsial pneumonia
立克次体感染引起的肺炎。临床症状和X线表现与一般病毒性或支原体肺炎相似。胸部很少有异常体征,重者可有实变体征。

02.0087 病毒性肺炎 viral pneumonia
由病毒侵犯肺实质而造成的肺部炎症。常由上呼吸道病毒向下蔓延发展而引起,亦可由体内潜伏病毒或各种原因引起的病毒血症而导致肺部感染。临床表现主要为发热、头痛、全身酸痛、干咳及肺部浸润等,重者胸闷、气促、呼吸困难甚至死亡。

02.0088 马麻疹病毒性肺炎 equine morbilli-virus pneumonia, EMP
由亨德拉病毒(马麻疹病毒)引起马的一种急性呼吸道疾病。特征是马出现高温、共济失调、极度沉郁、口及鼻腔出血。尸检发现严重的肺水肿。马麻疹病毒也可致人感染死亡，故成为又一种新的人兽共患传染病。

02.0089 人偏肺病毒感染 human metapenu-
movirus induced infection, hMPV
induced infection
由人偏肺病毒感染所引起的一种急性呼吸
道疾病。

02.0090 呼吸机相关[性]肺炎 ventilator-as-
sociated pneumonia, VAP
机械通气（MV）48 h后至拔管后48 h内所发
生的肺炎。是医院获得性肺炎的重要类型，
其中MV≤4天内发生的肺炎为早发性呼吸
机相关肺炎，MV≥5天为晚发性呼吸机相关
肺炎。病原体以大肠埃希菌、铜绿假单胞菌、
不动杆菌等革兰氏阴性杆菌为主，革兰氏阳
性球菌约占30%。病情危重，预后不良。

02.0091 肺孢子虫病 pneumocystosis
又称"卡氏肺孢菌肺炎(*Pneumocystis carinii
pneumonia*)"。由肺孢子菌引起的肺炎。是
免疫功能低下患者最常见、最严重的机会感
染性疾病。常见于人HIV感染者。临床特点
为发热、干咳、呼吸困难和发绀等，呈进行
性加重，最终导致呼吸衰竭。

02.0092 军团菌肺炎 legionella pneumonia
军团杆菌引起的细菌性肺部炎症。临床起病
急骤，以肺炎为主要表现，常伴有多系统损
害。胸部X线表现在早期为单叶斑片状阴影，
继而肺实变，病变迅速发展至多肺叶段，可
形成肺脓肿或少量胸腔积液征。

02.0093 肺脓肿 lung abscess
由于一种或多种病原体所引起的肺组织化
脓性病变。早期为化脓性肺炎，继而坏死、
液化，脓肿形成。临床上以急起高热、畏寒、
咳嗽、咳大量脓臭痰，X线显示一个或数个
含气液平的空洞为特征。根据感染途径，可

分为原发性肺脓肿、继发性肺脓肿、血源性
肺脓肿。

02.0094 原发性肺脓肿 primary lung abscess
又称"吸入性肺脓肿(inhalation lung abscess)"。
吸入酸性物质、动物脂肪如食物、胃内容物
及其他刺激性液体或挥发性碳氢化合物后
引起的化学性肺炎。

02.0095 继发性肺脓肿 secondary lung
abscess
肺部疾病如支气管扩张、支气管肺癌、空洞
型肺结核、支气管囊肿等继发感染或肺部邻
近器官化脓性病变如肝脓肿或外伤感染、膈
下脓肿、肾周围脓肿、脊柱旁脓肿、食管穿
孔等，穿破至肺形成的脓肿。

02.0096 血源性肺脓肿 hematogenous lung
abscess
皮肤创伤感染、疖痈、骨髓炎、腹腔感染等所
致的菌血症，病原菌脓毒栓子等经循环至肺，
引起小血管栓塞，进而肺组织出现炎症、坏死，
形成的脓肿。常发生于两肺的边缘部，中小脓
肿为多。病原菌多为金黄色葡萄球菌等。

02.0097 肺梗死 pulmonary infarction, PI
由于肺外的栓子引起肺动脉栓塞，使其支配
区的肺组织因血流受阻或中断而发生坏死
的现象。

02.0098 胸膜炎 pleurisy
致病因素刺激胸膜所致的胸膜炎症。胸腔内
可有液体积聚(渗出性胸膜炎)或无液体积
聚(干性胸膜炎)。病因包括感染、恶性肿瘤、
结缔组织病和肺栓塞等。

02.0099 胸腔积液 pleural effusion
任何因素使胸膜腔内液体形成过快或吸收
过缓，从而引起胸膜腔内的液体积聚。分漏

出液和渗出液两种。

02.0100 脓胸 empyema
致病菌进入胸膜腔引起感染、炎性渗出，造成胸膜腔脓性积液的现象。根据起病的缓急分为急性脓胸和慢性脓胸，按病变累及的范围分为局限性脓胸和全脓胸，根据感染的病原体分为化脓菌脓胸、结核菌脓胸、真菌脓胸及阿米巴脓胸。

02.0101 急性脓胸 acute empyema
胸膜感染的急性阶段。此时排出脓液，肺仍能扩张。大多为继发感染，致病菌可来自胸腔内脏器或身体其他部位的病灶。

02.0102 慢性脓胸 chronic empyema
急性脓胸经过4～6周治疗后脓腔未见消失，脓液稠厚，有大量沉积物，表明已进入机化期，脓胸即转为慢性。以胸膜纤维性增厚、壁层胸膜上的纤维板使胸壁收缩下陷为特征。此时排出脓液不能使肺扩张。

02.0103 局限性脓胸 localized empyema
病变累及局部胸腔的脓胸。

02.0104 全脓胸 diffused empyema
病变累及整个胸腔的脓胸。

02.0105 脓气胸 pyopneumothorax
脓胸合并胸膜腔积气。

02.0106 囊性纤维化 cystic fibrosis
一种全身性外分泌腺功能失调的常染色体隐性遗传性疾病。多累及胰腺、肺脏及汗腺，通常具有慢性梗阻性肺部病变、胰腺外分泌功能不足和汗液电解质异常升高的特征。

02.02 消化系统感染

02.0107 口腔单纯性疱疹 oral herpes simplex
单纯疱疹病毒1型感染引起的一种口腔黏膜病变。

02.0108 口腔带状疱疹 oral herpes zoster
带状疱疹病毒引起的口腔黏膜病变。

02.0109 口腔念珠菌病 oral candidiasis
念珠菌感染引起的口腔黏膜病变。

02.0110 口腔结核 oral tuberculosis
结核菌感染引起的口腔黏膜病变。原发者极少，大多数继发于身体其他部位的结核病灶。

02.0111 球菌性口炎 coccigenic stomatitis
口腔黏膜的急性细菌性炎症。病原体以各种球菌为主。临床特征为假膜形成。

02.0112 坏疽性口炎 gangrenous stomatitis, noma
口腔黏膜及软组织迅速扩展的坏疽性炎症。主要见于儿童，常由麻疹、猩红热等传染病引起，严重时可发生昏迷。

02.0113 脓性颌下炎 Ludwig angina
又称"路德维希咽峡炎"。舌下间隙内弥漫性的蜂窝织炎。病情发展迅速，可短期内延及颌下间隙及颈上部。多由口腔或牙根感染引起，以拔牙后多见。

02.0114 口腔颌面部间隙感染 fascial space infection of oral and maxillofacial region
口腔、颜面及颌骨周围组织化脓性炎症的总

称。间隙感染的弥散期称为蜂窝织炎，化脓局限期称为脓肿。

02.0115 牙源性感染 odontogenic infection
由牙冠周炎、根尖周炎或颌骨骨髓炎等炎症扩散所致感染。是颌面部间隙感染的最常见病因。

02.0116 智齿冠周炎 pericoronitis of wisdom tooth
智齿(第三磨牙)萌出不全或阻生时，牙冠周围软组织发生的炎症。

02.0117 肠炎 enteritis
由各种病因引起的小肠和结肠的炎症。临床主要表现为腹部绞痛、腹泻、腹部胀气、肠鸣音改变等。根据病程可分为急性肠炎和慢性肠炎，根据病因可分为感染性肠炎和非感染性肠炎。

02.0118 急性肠炎 acute enteritis
急性发作的肠炎。表现为恶心、呕吐、腹泻等症状。

02.0119 慢性肠炎 chronic enteritis
表现为长期慢性或反复发作的腹痛、腹泻及消化不良等症状的肠炎。重者可有黏液便或水样便等症状。

02.0120 感染性肠炎 infectious enteritis
因细菌、病毒、真菌、寄生虫等各种病原微生物及其产物侵犯肠道引起的急性或慢性肠炎。

02.0121 真菌性肠炎 fungal enteritis
由于人体免疫功能异常、肠道菌群紊乱等，真菌在体内获得适宜环境而过度生长繁殖，引起肠道黏膜炎性改变的一种深部真菌病。常有长期黏液样腹泻、便秘交替出现的病

史，并经抗生素等久治不愈。病原菌主要包括念珠菌、放线菌、毛霉菌、隐球菌等。

02.0122 寄生虫性肠炎 parasitic enteritis
由寄生虫侵犯肠道引起的感染性疾病。临床表现为急性和慢性腹泻。病原体主要为溶组织内阿米巴、日本血吸虫、贾第鞭毛虫、隐孢子虫、弓形体、蛔虫、钩虫等。

02.0123 非感染性肠炎 non-infectious enteritis
由饮食不当或不良刺激、过敏性腹泻、非特异性溃疡等引起的肠炎。

02.0124 出血性坏死性肠炎 hemorrhagic necrotizing enteritis
又称"出血性肠炎(hemorrhagic enteritis)"。一种主要累及小肠，以小肠广泛出血及坏死为特征的急性炎性病变。早期即有腹痛、腹泻及血便，继而出现肠管坏死、穿孔、腹膜炎、中毒性休克等综合征。

02.0125 急性出血性坏死性肠炎 acute hemorrhagic necrotizing enteritis
以小肠广泛出血、坏死为特征的肠道急性蜂窝织炎。临床以腹痛、腹泻、便血、发热、呕吐、腹胀等为主要表现。病变主要累及空肠和回肠，偶尔也可侵犯十二指肠和结肠，甚至累及全消化道。严重者可有休克、肠麻痹及肠穿孔等并发症。病因尚未完全阐明，多认为和细菌感染有关，且以C型产气荚膜芽孢杆菌为主。

02.0126 急性胃肠炎 acute gastroenteritis
由多种不同原因(如细菌、病毒、毒素、化学品等)引起胃肠道急性、弥漫性的炎症。常由食入含有细菌或毒素的变质、腐败、受污染的主副食品等引起。

02.0127 出血性胃肠炎 hemorrhagic gastroen-

teritis
一种以胃肠道黏膜发生出血性黏膜炎症改变为主的胃肠道感染。

02.0128 病毒性胃肠炎 viral gastroenteritis
又称"病毒性腹泻""流行性病毒性胃肠炎（epidemic viral gastroenteritis）"。一组由多种病毒引起的，以恶心、呕吐、腹痛、腹泻、水样便为主要表现的急性胃肠道感染性疾病。也可有发热、周身不适等全身症状。起病急，病程短，病死率低。病原体主要包括轮状病毒、肠腺病毒、诺沃克病毒、星状病毒、柯萨奇病毒等。

02.0129 非细菌性胃肠炎 non-bacterial gastroenteritis
一种常见的消化系统疾病。由食用被细菌之外的病原体（病毒、原虫等）及其毒素污染的食物所致。主要表现为腹痛、腹泻、呕吐、发热。

02.0130 胃炎 gastritis
各种病因引起的胃黏膜的炎症。病因尚未完全阐明，化学、物理、微生物感染或细菌毒素、精神神经功能障碍、应急状态等因素均可引起，而幽门螺杆菌感染被认为是慢性胃炎的主要病因。临床主要表现为上腹痛、恶心、呕吐、反酸、嗳气、呕血、黑便等。

02.0131 急性化脓性胃炎 acute purulent gastritis
又称"急性蜂窝织炎性胃炎（acute phlegmonous gastritis）"。严重血源性细菌感染播散至胃壁引起的胃壁全层化脓性病变。是败血症的并发症之一。病情严重，临床十分少见。常有上腹剧痛、寒战、高热、上腹部肌紧张和明显压痛等表现。病原菌多为溶血性链球菌、金黄色葡萄球菌、肺炎链球菌、大肠埃希菌等。

02.0132 胃结核 gastric tuberculosis
结核分枝杆菌侵犯胃壁引起的慢性特异性感染性疾病。在人体各器官结核病中较为罕见。多发生于幽门和幽门前区小弯侧部位，少数发生于胃体或大弯侧。临床表现很不一致，有些无症状或很轻微，有些类似慢性胃炎、胃癌、胃溃疡，患者有上腹部不适或疼痛，常伴有反酸嗳气，腹痛与进食无关。

02.0133 胃梅毒 gastric syphilis
梅毒螺旋体直接侵犯胃壁所致的以胃肉芽肿性病变为特征的感染性疾病。是一种罕见的胃疾病，为二、三期梅毒，症状发展较缓慢，但进行性加重，随着胃容积缩小和并发溃疡而明显。开始多表现为餐后上腹部疼痛或不适，伴有上腹胀、恶心、呕吐和消瘦、乏力等。因胃瘢痕形成及幽门通过受阻，腹痛和呕吐加重。有些患者症状类似消化性溃疡。

02.0134 食物中毒 food poisoning
因食入污染了病毒、细菌、细菌毒素或有毒物质（动物、植物及化学物质）的食品而引起的中毒性疾病。特点是潜伏期短、突然和集体暴发。多数表现为肠胃炎的症状，并和食用某种食物有明显关系。

02.0135 细菌性食物中毒 bacterial food poisoning
因食入被细菌及其毒素污染的食物，细菌在食物中大量繁殖并产生毒素而引起的急性感染中毒性疾病。根据临床表现的不同，分为胃肠型食物中毒和神经型食物中毒。最常见的致病菌有副溶血性弧菌、变形杆菌、葡萄球菌、肉毒梭菌等。

02.0136 胃肠型食物中毒 gastrointestinal type food poisoning
因食入被细菌及其毒素污染的食物而引起

的，以恶心、呕吐、腹痛、腹泻等急性胃肠炎症状为主要特征的中毒性疾病。是食物中毒的一个临床类型，夏秋季多见。临床常见的致病菌为沙门菌、副溶血性弧菌、葡萄球菌、大肠埃希菌等。潜伏期短，发病突然，易群体发病，病死率较低，恢复快，预后良好，但年长、体弱者如抢救不及时可造成死亡。

02.0137 神经型食物中毒 neural type food poisoning
又称"肉毒中毒(botulism)"。因食入含有肉毒梭菌外毒素的食物而引起的急性中毒性疾病。临床上以神经系统症状如眼肌、咽肌、全身骨骼肌瘫痪为主要表现，病死率高。起病急骤，早期有恶心、呕吐等症状，继之出现头昏、头痛、全身乏力、视物模糊、复视等。临床表现轻重不一，轻者仅轻微不适，无须治疗，重者可于24 h内致死。

02.0138 沙门菌食物中毒 Salmonella food poisoning
因食入沙门菌污染的食物而引起的以急性胃肠炎为主要表现的急性感染中毒性疾病。

02.0139 副溶血性弧菌食物中毒 *Vibrio parahaemolyticus* food poisoning
又称"嗜盐杆菌食物中毒"。因食入副溶血性弧菌污染的食物而引起的以急性胃肠炎为主要表现的急性感染中毒性疾病。

02.0140 变形杆菌食物中毒 *Bacillus proteus* food poisoning
因食入变形杆菌污染的食物而引起的急性感染中毒性疾病。变形杆菌属条件致病菌，引起食物中毒是由于摄入大量变形杆菌。临床表现主要为胃肠型和过敏型，以前者多见。

02.0141 大肠埃希菌食物中毒 *Escherichia coli* food poisoning
因食入大肠埃希菌污染的食物而引起的急性感染中毒性疾病。

02.0142 产气荚膜梭菌食物中毒 *Clostridium perfringens* food poisoning
因食入产气荚膜梭菌污染的食物而引起的急性感染中毒性疾病。

02.0143 蜡样芽孢杆菌食物中毒 *Bacillus cereus* food poisoning
因食入蜡样芽孢杆菌产生的肠毒素污染的食物而引起的急性感染中毒性疾病。污染的食物主要为含淀粉较多的各类食物，以存放过久的剩米饭最多见，其次是蔬菜、牛奶、鱼、肉等。主要在夏季发病，如污染菌量小，则不足以致病。临床以呕吐、腹泻为主要特征，病情较轻，病程短。

02.0144 葡萄球菌食物中毒 staphylococcal food poisoning
因食入被葡萄球菌产生的肠毒素污染的食物而引起的急性感染中毒性疾病。临床特征为急骤起病，剧烈呕吐、腹痛、腹泻等胃肠道症状，重者可导致失水、虚脱，多数患者恢复较快。

02.0145 真菌性食物中毒 fungal food poisoning
又称"真菌中毒症(mycotoxicosis)"。因食入受真菌污染的食物或误食毒蕈而引起的急性中毒性疾病。包括真菌毒素中毒和毒蕈中毒，病死率高。引起真菌毒素中毒的常见食料有发霉的花生、玉米、大米、小麦、大豆、小米、植物秸秆和黑斑白薯等，常见的真菌有曲霉菌、青霉菌、镰刀霉菌、黑斑病菌等。

02.0146　口服补液疗法　oral rehydration therapy, ORT

世界卫生组织推荐的一种通过口服补液治疗急性腹泻的方法。纠正急性腹泻引起的脱水疗效显著，常作为轻中度脱水的补液方法，以及重度脱水静脉补液后的维持治疗。

02.0147　口服补液盐　oral rehydration salt

世界卫生组织（WHO）推荐用于治疗急性腹泻合并脱水的一种口服药物。1967年WHO制定的配方是氯化钠3.5 g、碳酸氢钠2.5 g、氯化钾1.5 g和葡萄糖20 g，加水至1000 ml后饮用。1984年WHO将配方更改为氯化钠1.75 g、氯化钾0.75 g、枸橼酸钠1.45 g、无水葡萄糖10 g。2006年WHO公布配方是氯化钠2.6 g、氯化钾1.5 g、枸橼酸钠2.9 g、无水葡萄糖13.5 g。一般适用于轻度或中度脱水、无严重呕吐者。

02.0148　小肠菌群过度生长综合征　enteric bacterial over-growth syndrome

由于小肠内细菌过度生长而继发的消化吸收障碍。正常人小肠内细菌较少，如因小肠淤滞或胃酸缺乏，小肠下段及结肠细菌上移，小肠细菌过度生长，结果使结合胆酸分解为游离胆酸，影响脂肪吸收。细菌还竞争性摄取营养物质，影响糖类、蛋白质、维生素等的消化吸收。临床表现以腹泻、吸收不良和低蛋白血症为特征。

02.0149　阑尾炎　appendicitis

由多种因素引起的阑尾炎症性病变。根据病程分为急性和慢性两种。临床常见表现为右下腹部疼痛、发热、呕吐和外周血中性粒细胞增多等。

02.0150　急性阑尾炎　acute appendicitis

由阑尾管腔梗阻、细菌入侵等多种原因引起的阑尾急性炎症性疾病。典型临床表现是逐渐发生的上腹部或脐周隐痛，数小时后腹痛转移至右下腹部。以右下腹疼痛、发热和外周血中性粒细胞增多等为主要临床表现，常伴有食欲缺乏、恶心或呕吐。是一种常见的急腹症。

02.0151　慢性阑尾炎　chronic appendicitis

由多种原因引起的阑尾慢性炎症性疾病。多由急性阑尾炎转变而来，少数也可开始即呈慢性过程。临床主要表现为由运动或饮食不节等诱发的反复右下腹疼痛或不适感，以及腹胀、食欲缺乏、消化不良、便秘或恶臭稀烂便交替等消化系统功能紊乱症状，也有类似消化性溃疡症状者。主要病理改变为阑尾壁不同程度的纤维化及慢性炎性细胞浸润。

02.0152　食管炎　esophagitis

由各种病因刺激食管黏膜导致食管黏膜发生水肿和充血而引发的食管壁的炎症。分为原发性食管炎和继发性食管炎。病因包括胃酸、胆汁、刺激性饮食、药物、病原微生物感染、放化疗及长期放置鼻胃管等。临床主要表现为胸骨后烧灼感或疼痛、反酸、吞咽困难等。

02.0153　细菌性食管炎　bacterial esophagitis

由致病菌侵犯感染食管壁所引起的食管炎症性疾病。病原菌以革兰氏阳性菌为主，包括草绿色链球菌、金黄色葡萄球菌、表皮葡萄球菌等。

02.0154　食管结核　tuberculosis of esophagus

结核分枝杆菌侵犯感染食管壁引起的食管慢性特异性炎性肉芽肿性病变。临床较罕见，好发于食管中上段，且多在气管分叉水平以上。临床表现轻重不一，病情较轻者可无症状，多以吞咽困难、吞咽痛或胸骨后疼痛为主要表现，缺乏典型的结核中毒症状，病情严重者则有发热、疲乏、无力、消瘦及盗汗等全身症状。有的患者以呕血为首发症状。

02.0155　病毒性食管炎　viral esophagitis
由病毒侵犯感染食管壁引起的食管炎症性疾病，病原体主要见于单纯疱疹病毒、水痘–带状疱疹病毒和巨细胞病毒等。临床主要表现为胸骨后异物感或胸骨后痛、吞咽痛和吞咽困难，偶有食管出血，轻微感染多无症状。

02.0156　真菌性食管炎　fungal esophagitis
由真菌侵犯感染食管壁引起的食管炎症性疾病，病原体主要为白念珠菌。真菌侵入食管上皮产生烂皮样坏死假膜，假膜脱落，黏膜面充血、溃疡。溃疡和假膜是真菌性食管炎的特征性表现。临床主要表现为咽痛、吞咽痛和吞咽困难。婴儿常伴发鹅口疮。

02.0157　腹泻　diarrhea
排便次数增加，超出原有的习惯频率，粪质稀薄，水分增加，容量或重量增多，或排带有黏液、脓血的粪便等多种类似症状的统称。常伴有排便急迫感及腹部不适或失禁等症状。临床上常以每日粪便重量超过200 g作为腹泻的客观指标。

02.0158　分泌性腹泻　secretory diarrhea
由各种不同的理化、生物因素引起肠黏膜过度分泌和(或)吸收抑制而导致的腹泻。刺激肠道分泌的物质包括细菌毒素(如霍乱)、致肠病的病毒、胆汁酸(如回肠切除后)、未被吸收的食物脂肪(如脂肪泻)、某些药物(如蓖麻油)和肽类激素(如来自胰腺肿瘤的肠血管活性肽)。临床主要特点为排出大量水样粪便，粪便中含大量电解质，且其渗透压与血浆渗透压基本相同，粪便中不含脓血，禁食后腹泻仍不停止，一般无腹痛，肠黏膜组织学检查基本正常。

02.0159　渗透性腹泻　osmotic diarrhea
肠腔内有不吸收性溶质的贮积，导致肠腔内渗透压增加，影响水的吸收而引起大量液体存留于肠道，刺激肠道运动所致的腹泻。引发原因包括高渗性药物(如硫酸镁)，以及存在先天性酶缺乏(如先天性乳糖不耐受症)、胰液分泌不足及胆汁分泌减少或排出受阻时对食物的消化和分解不完全等。临床主要特点为禁食后腹泻停止，肠腔内的渗透压超过血浆渗透压，粪便中含有大量未完全消化或分解的食物成分、电解质含量不高。

02.0160　渗出性腹泻　exudative diarrhea
因炎症、溃疡、肿瘤浸润等，使肠道病变部位的血管、淋巴、黏膜受到损害，局部血管通透性增加，蛋白质、血液渗出及黏液分泌增加而引起的腹泻。临床主要特点为粪便含有渗出液和血液，结肠尤其是左半结肠的病变常可引起肉眼脓性便，如存在糜烂或溃疡则往往伴有血液，小肠病变则一般肉眼看不到脓血便，须借助显微镜检查才可发现。

02.0161　流行性腹泻　epidemic diarrhea
一种病因未明、具有流行病学特点的急性肠道传染病。临床表现为呕吐、腹痛、水样便，可在短期内出现脱水及腓肠肌痉挛。

02.0162　感染性腹泻　infectious diarrhea
广义上是指由细菌、病毒、真菌、寄生虫等各种病原微生物及其产物所引起的以腹泻为主要表现的一组肠道感染性疾病的统称。狭义上是指除霍乱、细菌性痢疾和阿米巴痢疾、伤寒和副伤寒以外的感染性腹泻。为《中华人民共和国传染病防治法》中规定的丙类传染病。

02.0163　热带口炎性腹泻　tropical sprue
空肠中细菌过度繁殖引起黏膜结构和功能改变所致的一类疾病。后期可发生肠道吸收不良。临床上表现为腹泻及多种营养缺乏。主要在热带流行，在南美洲、非洲、东南亚各国及印度最为常见。

02.0164　旅行者腹泻　traveler's diarrhea
旅行期间或旅行后发生的腹泻。通常指每天有3次或3次以上未成形便，或未成形便次数不定但伴有发热、腹痛或呕吐，甚至包括更多较轻微的，但足以影响商务日程或旅游计划的肠道紊乱。多数为感染所致，可由细菌、病毒、寄生虫、真菌等多种病原体引起。

02.0165　坏死性小肠结肠炎　necrotizing enterocolitis
一种病因不明，以胃肠道缺血坏死及并发肠穿孔为特征的疾病。多见于新生儿特别是早产儿。发病可能与肠道发育不成熟、围生期缺氧、缺血、感染、高渗饮食等因素有关。是新生儿死亡的主要原因之一。

02.0166　肠易激综合征　irritable bowel syndrome
一组以腹痛、腹胀、腹部不适、排便习惯改变为主要特征，并伴粪便性状异常，而又缺乏形态学和生物化学异常改变等可用器质性疾病解释的临床症状。是临床上最常见的一种胃肠道功能紊乱性疾病，可持续存在或间歇发作，被列为功能性肠病的一类。根据粪便的性状细分为腹泻型、便秘型、混合型和未定型。发病原因尚不明确，可能是多种发病机制共同作用的结果，与胃肠动力紊乱、内脏感觉异常、炎症、免疫、激素、脑肠调控异常、精神、情绪、饮食等因素有关。

02.0167　胰性霍乱综合征　pancreatic cholera syndrome
又称"弗纳-莫里森综合征(Verner-Morrison syndrome)"。非胰岛B细胞瘤患者，因大量分泌血管活性肠肽，强烈刺激胰腺及小肠分泌大量液体，引起临床以水泻、低血钾和低胃酸为特征的综合征。

02.0168　抗生素相关性肠炎　antibiotic-associated colitis
应用抗生素引起的程度不等的、以腹泻为主要表现的胃肠道疾病的总称。其中最严重的是假膜性结肠炎。腹泻伴随着抗生素的使用而发生，且无法用其他原因解释。多在老年人中发病，水样腹泻是主要症状。抗生素的长时间使用，可严重破坏肠道原籍菌群，使某些耐药菌和致病菌大量繁殖，发生菌群失调。临床常见的有葡萄球菌性肠炎、白念珠菌性肠炎和艰难梭菌引起的假膜性结肠炎。

02.0169　假膜性结肠炎　pseudomembranous colitis
因在结肠的坏死黏膜表面覆有一层假膜而得名的一种急性肠道炎症。实质是肠道内菌群生态平衡失调，易发生在大手术和应用广谱抗生素后，也可见于休克、心力衰竭、尿毒症、结肠梗阻、糖尿病、白血病、再生障碍性贫血、心肺慢性疾病等患者。致病菌几乎均为艰难梭菌，病理特征为肠黏膜上出现渗出斑或形成假膜，常累及结肠。临床以腹泻、腹痛、外周血白细胞增多为主要表现。腹泻便次不定，腹泻物呈水样，可见漂浮的假膜，腹痛较重且呈痉挛性，可伴发热、里急后重。

02.0170　艰难梭菌相关性腹泻　*Clostridium difficile* associated diarrhea
艰难梭菌在肠道内大量繁殖引起的腹泻。是毒素介导的一种肠道疾病。绝大多数病例为抗生素应用者、肿瘤放化疗者或免疫抑制剂应用者，随着年龄的增长发生率增加。几乎所有抗菌药物均可成为致病因素，最常见者为广谱头孢菌素类、氨苄西林、克林霉素和其他抗菌药物的联合应用。临床表现轻重相差悬殊，轻者仅表现为轻度自限性腹泻，腹泻物呈绿色，伴黏液，重者可因发生假膜性结肠炎危及生命。

02.0171　感染叠　intussusception
部分肠管及其肠系膜套入邻近肠腔所致的一种绞窄性肠梗阻。是婴幼儿常见的急腹症之一。

02.0172　肠外感染　extraintestinal infection
主要引起肠道感染的病原体导致的肠道以外器官的感染。主要见于中枢神经系统、呼吸系统、其他消化器官、循环及血液系统等部位的感染。如轮状病毒不仅引起腹泻，也可引起病毒性脑膜炎。

02.0173　腔内感染　intra-abdominal infection
腹腔内脏器的炎症性疾病或空腔脏器穿孔后所致的腹膜炎和腹腔脓肿。也可继发于腹部手术或外伤后手术感染，多为需氧菌和厌氧菌的混合感染。

02.0174　急性腹膜炎　acute peritonitis
由感染、化学性物质(如胃液、肠液、胆汁、胰液等)或损伤引起的腹膜急性炎症病变。

02.0175　板状腹　tabulate venter
因急性胃肠穿孔或脏器破裂所致急性弥漫性腹膜炎。腹膜受刺激而引起腹肌痉挛，腹壁常有明显紧张甚至强直、硬如木板的体征。

02.0176　膈下脓肿　subphrenic abscess
脓液积聚在一侧或两侧的膈肌下、横结肠及其系膜间隙内的现象。

02.0177　原发性腹膜炎　primary peritonitis
又称"自发性腹膜炎"。腹腔内无原发感染灶的腹膜炎症。多为溶血性链球菌、肺炎链球菌或大肠埃希菌引起。

02.0178　继发性腹膜炎　secondary peritonitis
由腹腔内脏器的炎症、穿孔、外伤、血运障碍及医源性创伤等所引起的腹膜炎症。病原菌以大肠埃希菌最为常见，其次为厌氧拟杆菌、链球菌、变形杆菌。一般为混合感染，毒性剧烈。

02.0179　腹膜刺激征　peritoneal irritation sign
腹部触诊时出现的腹肌紧张、压痛、反跳痛体征。反跳痛是腹膜壁层已受炎症累及的征象。

02.03　泌尿系统感染

02.0180　尿路感染　urinary tract infection
由各种病原体引起的肾盂、输尿管、膀胱及尿道等部位的感染。以革兰氏阴性杆菌、淋球菌及衣原体等感染最为常见。

02.0181　上尿路感染　upper urinary tract infection
病原微生物侵入上尿路即输尿管、肾盂、肾盏和肾实质内繁殖而引起的一组炎症性疾病。感染途径包括上行感染、血行感染、淋巴道感染和直接感染。常见致病菌是大肠埃希菌等。临床表现为发热、腰痛、肾区压痛及叩击痛，以及尿频、尿急、尿痛等尿路刺激症状。

02.0182　下尿路感染　lower urinary tract infection
膀胱及尿道的细菌、真菌等病原体感染。典型表现为尿急、尿痛、尿频、下腹部不适等刺激症状。尿常规检查可见脓尿，尿细菌培养阳性。

02.0183 逆行感染 retrograde infection
又称"上行感染"。与管腔内分泌或排泄物流向相反的感染。如泌尿系逆行感染。

02.0184 泌尿系逆行感染 retrograde urinary tract infection
病原体由尿道经膀胱、输尿管上行至肾脏引起的感染。正常情况下，前尿道和尿道口周围有少量细菌寄生，但由于机体的正常防御功能并不发病。可能导致的因素有性生活、尿道插管和器械检查、尿流不畅（如膀胱输尿管反流、结石、创伤、肿瘤、前列腺肥大、先天性尿路畸形和神经性膀胱）等。

02.0185 无症状菌尿症 asymptomatic bacteriuria
有真性菌尿症，连续2次清洁中段尿培养（间隔24 h）革兰氏阴性菌≥100 000 CFU/ml（革兰氏阳性菌≥10 000 CFU/ml），为同一种细菌，或硝酸盐还原试验阳性，而无任何刺激症状的尿路感染。长期的无症状菌尿亦会损害肾功能，故治疗应与有症状的尿路感染相同。

02.0186 L型细菌尿路感染 urinary tract infection of L-type colony
细胞壁丢失而容易在肾盂、肾间质等高渗环境生长的葡萄球菌或链球菌等引起的特殊类型尿路感染。确定依据为尿普通细菌培养阴性，而高渗培养阳性，且2次以上培养为同一种细菌。多见于长期用抗菌药物的慢性尿路感染或无症状菌尿症。

02.0187 尿痛 dysuria
患者排尿时膀胱区及尿道疼痛的症状。多因感染刺激膀胱及尿道黏膜或深层组织，引起膀胱、尿道痉挛及神经反射所致。常伴有尿频、尿急、血尿、脓尿。多见于尿道炎、膀

胱炎、前列腺炎、膀胱结核、膀胱结石或异物、膀胱癌等。

02.0188 急性膀胱炎 acute cystitis
病原菌侵犯膀胱黏膜引起的急性感染。感染的途径以上行性最常见，发病率女性高于男性。起病急骤，表现为尿频、尿痛、耻骨区疼痛，常伴有血尿，但多无发热及白细胞增多。

02.0189 血尿 hematuria
离心沉淀后的尿液，每个高倍镜视野有3个以上红细胞的现象。轻症者尿色正常，须经显微镜检查方能确定，称"镜下血尿（microscopic hematuria）"。重症者尿呈洗肉水色或血色，称"肉眼血尿（gross hematuria）"。

02.0190 氮质血症 azotemia
广义上是指血中尿素氮、非蛋白氮或肌酐超出正常范围。狭义上是指肾病患者慢性肾功能不全阶段，血中尿素氮、肌酐均超过正常范围。

02.0191 菌尿 bacteriuria
清洁外阴后在无菌技术下采集的中段尿标本涂片每个高倍镜视野均可见到细菌，或者培养菌落计数超过100 000CFU/ml的现象。

02.0192 脓尿 pyuria
尿中含有大量变性白细胞（脓细胞）的现象。根据尿中含脓细胞数量的多少，分为镜下脓尿（含脓细胞相对较少）和肉眼脓尿（含脓细胞相对较多），前者眼睛不能直接辨识，需借助于显微镜或其他试验，后者则可用肉眼直接辨识。多见于泌尿生殖道或其邻近器官组织的化脓性炎症。

02.0193 前列腺炎 prostatitis

前列腺发生的各种感染性或非感染性炎症。

02.0194 急性细菌性前列腺炎 acute bacterial prostatitis

致病菌侵犯前列腺管和组织引起的急性感染。疲劳、感冒、过度饮酒、性欲过度、会阴损伤及痔内注射药物均能诱发。起病突然，有寒战高热、排尿痛、会阴部疼痛、尿潴留等症状。直肠指诊可发现前列腺肿胀、压痛、局部温度高，称"热"前列腺。

02.0195 无症状炎症性前列腺炎 asympto-matic inflammatory prostatitis

患者没有主观症状，只有进行前列腺活检或精液、前列腺液的检查才被发现的前列腺感染。可发展为急慢性前列腺炎或出现其他并发症。

02.0196 慢性细菌性前列腺炎 chronic bacterial prostatitis

由一种或数种病原菌引起的前列腺的慢性细菌感染。患者常有尿路感染史，无尿路感染时，大多无临床症状。前列腺液内有细菌存在，镜检可见白细胞增多（每个高倍镜视野10～15个或以上），可以出现含脂质的巨噬细胞、卵磷脂小体减少甚至缺如。

02.0197 慢性前列腺炎/慢性骨盆疼痛综合征 chronic prostatitis/chronic pelvic pain syndrome

没有尿路感染病史，前列腺液培养阴性，排除肿瘤和神经系统疾病，主要症状为慢性骨盆疼痛的疾病。尤其是会阴、下腹部、睾丸、阴茎和射精疼痛，其他泌尿生殖道的症状包括性功能障碍和排尿困难。

02.0198 附睾炎 epididymitis

附睾发生的各种感染性或非感染性炎症。多为细菌感染。

02.0199 急性附睾炎 acute epididymitis

致病菌经输精管逆行进入附睾所致的炎症。多继发于后尿道炎、前列腺炎及精囊炎，可因尿道器械操作或长期留置导尿管发病。发病较急，常于剧烈运动或性交后发生。附睾疼痛剧烈、迅速肿大，有压痛，体温升高。有时尿道有分泌物，有膀胱激惹症状。

02.0200 慢性附睾炎 chronic epididymitis

常由急性附睾炎治疗不彻底演变而成的附睾炎症。附睾呈不同程度的增厚及肿大，与睾丸分界清楚，精索及输精管增粗。

02.0201 结核性附睾炎 tuberculous epididy-mitis

结核分枝杆菌侵犯附睾所致的附睾炎症。是全身结核的一部分，常与泌尿系统结核同时存在。

02.0202 睾丸炎 orchitis

多种致病因素引起的睾丸炎症。可分为特异性睾丸炎和非特异性睾丸炎两类。

02.0203 肾盂肾炎 pyelonephritis

肾脏及肾盂的炎症。大多由细菌感染引起，常伴有下尿路感染。

02.0204 急性肾盂肾炎 acute pyelonephritis

病原菌侵入肾实质和肾盂引起的急性感染。多见于女性，致病菌主要为大肠埃希菌，病变可累及一侧或双侧肾。病理表现为肾盂、肾盏充血水肿，表面覆有脓液，肾实质内有白细胞浸润的弥漫性或点状炎症、水肿和小出血区域。肾小球一般较少受损。

02.0205 慢性肾盂肾炎 chronic pyelonephritis

急性肾盂肾炎治疗不当或者不彻底而引起的慢性炎症。特征是有肾实质瘢痕形成。临床表现根据肾实质损坏和肾功能减弱的程度有所不同，而肾脏变化是进行性的。肾脏的浓缩功能减退为本病的特点之一。

02.0206 静脉肾盂造影 intravenous pyelogram
将造影剂注入静脉中，利用造影剂自肾脏和尿路的生理排泄而使肾、肾盂、输尿管以至膀胱显影的一种X线技术。

02.0207 肾脓肿 renal abscess
肾实质感染引起广泛化脓性破坏，或尿路梗阻后肾盂、肾盏感染化脓成为一个含脓液的囊腔。主要临床表现为全身感染症状，如高热、消瘦、贫血、白细胞增加、腰部出现肿块和疼痛。

02.0208 肾周[围]脓肿 perirenal abscess
肾实质的感染穿破肾包膜，或肾盂的感染通过肾盏穹隆部及肾窦，细菌侵入肾周围的脂肪组织，引起的肾周围炎。多为单侧性。病原菌常为金黄色葡萄球菌。临床症状轻重不一，重者起病即有高热、寒战、恶心、呕吐等，多有腰痛、腹痛及脊肋角压痛等。

02.04 生殖系统感染

02.0209 性传播疾病 sexually transmitted disease, STD
由病原体引起的，通过性行为方式可以在人与人、动物与动物或人与动物之间相互传播的一组疾病的总称。病原体可以包括细菌、真菌、病毒和寄生虫。

02.0210 扁平湿疣 condyloma lata
二期梅毒表现出来的特殊的皮肤和黏膜损害。常发生于外生殖器和肛门等处，包括单纯型、肥大型和溃疡型三种类型。表现为浸润性斑块，起初为集簇性柔软、扁平的红色丘疹，呈扁平、匍行性扩展（单纯型）。经反复摩擦等刺激后，可增殖融合成肥厚性斑块，触之坚实（肥厚型）。可因局部潮湿、摩擦等使表面有分泌物、糜烂，形成溃疡（溃疡型）。其内含有大量梅毒螺旋体，传染性很强。

02.0211 生殖器单纯疱疹 herpes progenitalis
又称"阴部疱疹"。主要由单纯疱疹病毒2型，少数由单纯疱疹病毒1型感染引起的性传播疾病。表现为生殖器及肛门等部位皮肤的疱疹和溃疡。患处首先有瘙痒，然后出现集簇分布的小水疱，呈针头到绿豆大小，有灼痛感。3～4天后水疱破裂、溃烂，流出透明液体，变成有红色边缘的溃疡，如未受其他感染，溃疡通常可在10天内收干、结痂、愈合。易复发。

02.0212 性病淋巴肉芽肿 lymphogranuloma venereum, LGV
又称"第四性病(forth venereal disease)""腹股沟淋巴肉芽肿"。通过性接触感染沙眼衣原体而产生的性传播疾病。主要侵犯外生殖器、腹股沟淋巴结、肛门、直肠。

02.0213 腹股沟肉芽肿 granuloma inguinale, GI
由肉芽肿荚膜杆菌引起的一种慢性接触性传染病。主要侵犯肛门、生殖器、腹股沟的皮肤、黏膜及皮下组织。首先局部出现丘疹或皮下结节，后成溃疡或呈肉芽肿性，无痛，边缘清楚，红色肉芽组织易出血，常有脓臭分泌物，可通过自身接种使溃疡不断扩大及出现卫星状结节。病变组织切片后用吉姆萨染色可在巨噬细胞内见到圆形或卵圆形杜氏小体。

02.0214　传染性软疣　molluscum contagiosum
一种由传染性软疣病毒引起的皮肤传染性疾病。一般通过直接接触传染，包括性传播。皮疹可发生在身体的任何部位，性传播引起者分布于生殖器部位。初为半球形丘疹，由米粒大小逐渐增大如豌豆样，丘疹中央凹陷如脐窝，表面光滑、质地饱满，一般无痛痒，呈皮肤色、灰白色或乳白色，可挤出白色乳酪样物质。

02.0215　前庭大腺炎　bartholinitis
前庭大腺在性交、分娩及其他情况污染外阴时，被病原体入侵而引起的感染。多为葡萄球菌、大肠埃希菌、链球菌、肠球菌等混合感染，淋球菌也是重要致病菌。感染多为单侧性，急性期表现为大阴唇部位出现红肿、痛性硬块，可发展至脓肿、破溃，常伴腹股沟淋巴结大。急性期后往往由于腺管阻塞、腺体分泌物潴留而在前庭大腺形成囊肿。

02.0216　阴虱病　pediculosis pubis
由寄生在人体阴毛和肛门周围体毛上的阴虱叮咬外阴部皮肤，而引起瘙痒的一种接触传染性寄生虫病。以性接触传播为主，与其他性传播疾病相比，更具有接触传染性，夫妻双方往往同时患有阴虱病。可无症状，也可有剧烈瘙痒或刺激症状。

02.0217　龟头炎　balanitis
一种由不同原因引起的龟头急性或慢性炎症反应。致病因素较多，如包皮过长、包皮垢刺激、避孕工具、洗涤剂、细菌、真菌及其他微生物感染，尚有一些病因不清。

02.0218　念珠菌性龟头炎　candidal balanitis
以白念珠菌为主，也可由其他念珠菌引起的龟头黏膜的炎症。以红斑为主，表面光滑，边缘轻度脱屑，红斑周围有丘疹或小脓疱，

缓慢向四周扩大，境界尚清。部分患者急性发作，龟头、包皮内侧黏膜呈水肿性红斑，有时糜烂、渗液，包皮内侧及冠状沟处伴有白色奶酪样斑，自觉轻度刺痒。慢性发作者可发生包皮干裂、纤维化和龟头组织硬化等。

02.0219　尖锐湿疣　condylomata acuminatum, CA
又称"性病疣""生殖器疣(genital warts)"。由人乳头状瘤病毒引起的生殖器、会阴和肛门部位的丘疹样外阴病变。主要经性接触传播，儿童可在母亲妊娠期间或分娩过程中感染或在出生后与母亲密切接触而感染。男性好发于龟头、冠状沟、包皮内侧、包皮系带、尿道口及阴茎部。女性好发于大小阴唇、阴道、会阴、宫颈、肛周及直肠部。为肉色至灰色疣状赘生物，附着在皮肤的宽的蒂上。可自行消退，但不进行治疗可迁延反复，少数可恶变。

02.0220　人乳头状瘤病毒　human papilloma virus, HPV
属于乳多空病毒科的乳头状瘤病毒属，是球形DNA病毒。能引起人体皮肤黏膜的鳞状上皮增殖。抵抗力强，能耐受干燥并长期保存，高温消毒和2%戊二醛消毒可灭活。主要通过直接或间接接触污染物品、性接触或母婴传播感染人类。可以引起寻常疣、跖疣、扁平疣、尖锐湿疣及恶性病变。目前已分离出130多种，分为皮肤低危型：HPV-1、HPV-2、HPV-3、HPV-4、HPV-7、HPV-10、HPV-12、HPV-15等；皮肤高危型：HPV-5、HPV-8、HPV-14、HPV-17、HPV-20、HPV-36、HPV-38等；黏膜低危型：HPV-6、HPV-11、HPV-13、HPV-32、HPV-34、HPV-40、HPV-42、HPV-43、HPV-44、HPV-53、HPV-54等；黏膜高危型：HPV-16、HPV-18、HPV-30、HPV-31、HPV-33、HPV-35、HPV-39等。

02.0221 醋酸白现象 acetowhitening phenomenon
用3%～5%醋酸外涂3～5 min可使人乳头状瘤病毒感染区域变白的现象。检测人乳头状瘤病毒的敏感性很高，但可有假阳性结果，与阴道镜检查和病理组织检查一同应用可提高阳性预告值。

02.0222 梅毒 syphilis
由梅毒螺旋体引起的慢性、系统性性传播疾病。绝大多数通过性传播，临床上可表现为一期梅毒、二期梅毒、三期梅毒和潜伏梅毒。

02.0223 获得梅毒 acquired syphilis
梅毒螺旋体由性接触、血液、母乳等途径传染给成年人或儿童的后天性梅毒。

02.0224 硬下疳 chancre
梅毒螺旋体在侵入部位引起的无痛性炎症反应。好发于外生殖器(90%)，且常为单发。初起为小片红斑，迅速发展为无痛性炎性丘疹，数天内丘疹扩大形成硬结，表面发生坏死形成单个直径为1～2 cm的圆形或椭圆形无痛性溃疡，境界清楚，周边水肿并隆起，基底呈肉红色，触之具有软骨样硬度，表面有浆液性分泌物，内含大量梅毒螺旋体，传染性极强。未经治疗的硬下疳可持续3～4周后自行消退，治疗者在1～2周后消退，消退后遗留暗红色表浅性瘢痕或色素沉着。

02.0225 一期梅毒 primary syphilis
梅毒螺旋体进入人体后2～4周发生的早期梅毒。主要表现为硬下疳，即皮肤、黏膜部位出现米粒样浸润，逐渐增大为高出皮面的圆形或椭圆形皮损，边缘清楚，触之有软骨样硬度。同侧淋巴结可增大，甚硬、不痛。此期大部分患者梅毒血清反应阴性。1～2个月自愈。

02.0226 二期梅毒 secondary syphilis
梅毒螺旋体进入血循环，引发多处病灶。在皮肤、黏膜发生皮疹，各脏器如骨骼、肝、脾、眼及神经系统内形成梅毒性病灶而出现各种相应症状。出现皮疹时梅毒血清反应通常为阳性。属于早期梅毒，开始于硬下疳出现4～12周后，多在感染2年以内发生。

02.0227 二期复发梅毒 recurrent secondary syphilis
在6个月至2年内复发的二期早发梅毒疹。多由治疗不彻底或免疫力下降所致，以血清复发最多，皮肤黏膜、眼、骨骼、内脏损害亦可复发。相较于二期早发梅毒疹，二期复发梅毒疹数目较少，皮疹较大，形状奇异，常呈环形、半月形、蛇行形、花朵形，分布不对称，好发于前额、口角、颈部、外阴、掌跖等处。

02.0228 二期眼梅毒 secondary ocular syphilis
梅毒螺旋体所致的眼部感染。可以引起虹膜炎、虹膜睫状体炎、视网膜炎、脉络膜炎、视神经炎等多种眼疾病，常为双侧。

02.0229 二期神经梅毒 secondary neurosyphilis
梅毒螺旋体的神经感染。主要有无症状神经梅毒、梅毒性脑膜炎和脑血管梅毒。无症状神经梅毒仅有脑脊液异常，主要是白细胞数及蛋白含量升高，性病研究实验室试验(VDRL)阳性；梅毒性脑膜炎可引起颅内压升高、脑神经麻痹等；脑血管梅毒主要侵犯脑动脉引起动脉管壁增厚、管腔狭窄，导致脑供血不足。

02.0230 三期梅毒 tertiary syphilis
又称"晚期梅毒(late syphilis)"。早期梅毒未经治疗或治疗不充分，中间可有潜伏期，通常为3～4年(最早2年，最晚20年)，40%

的患者可发生三期梅毒。共同特点为皮肤、黏膜损害数目少，分布不对称，破坏性大，愈后遗留萎缩性瘢痕，自觉症状轻微。体内及皮损中螺旋体少，传染性小或无，梅毒血清反应阳性率低。除皮肤、黏膜、骨出现梅毒损害外，尚可侵犯内脏，特别是心血管和中枢神经系统等重要器官，危及生命。

02.0231　结节性梅毒　nodular syphilis
三期皮肤梅毒疹表现之一。好发于头面部、肩部、背部及四肢伸侧，结节直径为0.2～1 cm，呈簇集排列，隆起于皮面，为铜红色，质坚硬有浸润，表面光滑，也可被覆黏着性鳞屑或顶端坏死形成溃疡。皮损多发于感染后的3～4年，常无自觉症状。

02.0232　梅毒性树胶[样]肿　syphilitic gumma
又称"梅毒瘤（syphiloma）"。三期梅毒的标志，也是破坏性最强的一种皮损。好发于小腿，少数发生于骨骼、口腔、上呼吸道黏膜及内脏。一般单发，为皮下结节，增大后中心坏死，形成边缘锐利的溃疡，基底为紫红色肉芽组织，分泌带血性树胶样脓液，1～2年吸收后留有瘢痕。黏膜损害也表现为坏死、溃疡，并在不同部位出现相应临床表现。

02.0233　心血管梅毒　cardiovascular syphilis
梅毒螺旋体感染心血管系统引起心肌、主动脉或动脉瓣损害的临床综合征。是三期梅毒全身性损害表现之一。发生率为10%，多在感染10～30年后发生。表现为单纯性主动脉炎、主动脉瓣关闭不全、冠状动脉狭窄或阻塞、主动脉瘤及心肌树胶肿等。

02.0234　神经梅毒　neurosyphilis
梅毒螺旋体感染神经系统引起大脑、脑膜或脊髓损害的临床综合征。是三期梅毒全身性损害表现之一。发生率为10%，多在感染3～20年后发生。表现为无症状神经梅毒、脊髓痨、麻痹性痴呆、脑膜血管型神经梅毒等。

02.0235　潜伏梅毒　latent syphilis
有梅毒感染史，临床表现已消退，梅毒血清学阳性，但脑脊液检查正常的状态。一旦机体抵抗力减弱，可发生早期或晚期梅毒症状，亦可长期甚至终身潜伏而不发病。

02.0236　晚期潜伏梅毒　late latent syphilis
无临床表现或临床表现已消失，除梅毒血清学阳性外无任何阳性体征的梅毒感染2年以上者。

02.0237　先天性梅毒　congenital syphilis
又称"胎传梅毒"。梅毒螺旋体通过胎盘所致的胎儿先天感染，常为全身受累。包括早期先天性梅毒（小于2岁）、晚期先天性梅毒（大于2岁）及先天性潜伏梅毒（未经治疗，无临床症状，梅毒血清反应阳性）。特点是不发生硬下疳，早期病变较后天性梅毒重，骨骼及感觉器官受累多，而心血管受累少。

02.0238　早期先天性梅毒　early congenital syphilis
症状发生在2岁以内的胎传梅毒患者。患儿常早产，皮肤、黏膜损害常在生后1～2个月出现，可有水疱和大疱，口角和肛周可见放射状皲裂或瘢痕，黏膜损害以梅毒性鼻炎最常见，可引起呼吸及吸乳困难。严重者鼻黏膜溃烂，破坏鼻中隔，鼻梁下陷形成鞍鼻。

02.0239　晚期先天性梅毒　late congenital syphilis
症状发生在2岁以上的胎传梅毒患者。通常以角膜炎、骨损害、神经系统损害为主，心血管受累少，具有特征性的永久性标记和活动性损害。

02.0240 先天性潜伏梅毒 congenital latent syphilis

出生后梅毒血清反应阳性而无临床症状的胎传梅毒患者。

02.0241 地方性梅毒 endemic syphilis

由梅毒螺旋体引起的地方流行性疾病。人与人之间主要通过黏膜接触被病原体污染的餐具、饮料杯或毡制品等而被传染。最常见的是二期口腔黏膜斑，不经治疗的二期地方性梅毒可在6～9个月自愈。三期损害为皮肤、鼻咽和骨的胶性溃疡。

02.0242 性病研究实验室试验 Venereal Disease Research Laboratory test, VDRL test

非特异性梅毒螺旋体抗原血清试验的一种。以心磷脂、卵磷脂及胆固醇为抗原，检测血清中抗心磷脂抗体。常作为梅毒血清学筛选试验。

02.0243 快速血浆反应素环状卡片试验 rapid plasma reagin circle card test

非特异性梅毒螺旋体抗原血清试验的一种。检测体液中反应素。所用抗原为心磷脂、卵磷脂和胆固醇的乙醇溶液。敏感性高而特异性低，定量试验是观察疗效、判断复发及再感染的手段。优点为不用显微镜观察结果，且可用血浆做检测。

02.0244 荧光密螺旋体抗体吸收试验 fluorescent treponemal antibody absorption test, FTA-ABS

特异性梅毒螺旋体抗原血清试验的一种。用活的或死的梅毒螺旋体作为抗原，通过间接免疫荧光技术检测血清中抗梅毒螺旋体IgG抗体。敏感性及特异性均高。

02.0245 梅毒螺旋体血凝试验 *Treponema*

pallidum hemagglutination assay, TPHA

特异性梅毒螺旋体抗原血清试验的一种。用被动血凝法检测体液中抗梅毒螺旋体抗体，敏感性与特异性均高。

02.0246 非梅毒螺旋体抗原血清试验 non-*Treponema pallidum* antigen serologic test

又称"类脂质血清反应"。用于梅毒的常规筛查、疗效观察、复发判断的一种试验方法。以正常牛心肌的心磷脂为抗原，与梅毒患者血清中抗心磷脂抗体结合，如出现凝集、生成絮状物，则为阳性反应。

02.0247 梅毒螺旋体抗原血清试验 *Treponema pallidum* antigen serologic test

用于非梅毒螺旋体血清试验阳性后的证实试验。以梅毒螺旋体或其成分作为抗原检测抗梅毒螺旋体抗体，敏感性及特异性均高。尤其适用于晚期梅毒血和脑脊液中快速血浆反应均为阴性者。因治疗后改变不大，故不能用于观察疗效和判断再感染。

02.0248 淋病 gonorrhoea

由淋病奈瑟球菌（淋球菌）引起的急性或慢性接触性传染病。引起泌尿生殖器黏膜的感染。大多通过性交传染。

02.0249 急性淋球菌性尿道炎 acute gonococcal urethritis

由淋球菌感染引起的尿道炎。主要由性接触传播。男性最初为尿道口红肿、轻度刺痒、排尿疼痛伴尿频，继而尿道流出黄色脓性分泌物，未及时有效治疗可蔓延至后尿道，出现尿频、排尿少、后尿道疼痛。尿道口可挤出大量脓液，查菌阳性。女性表现为尿痛、排尿困难，尿频显著，血尿较多，尿道内有多量脓性分泌物。

02.0250 非淋菌性尿道炎 non-gonococcal urethritis, NGU
曾称"非特异性尿道炎(non-specific urethritis)"。临床表现为尿频、尿急、尿痛等尿路刺激症状，但涂片或培养不能诊断为淋球菌感染的尿道炎症。主要由沙眼衣原体、解脲支原体和其他病原体包括阴道毛滴虫、白念珠菌、单纯疱疹病毒、大肠埃希菌等引起。

02.0251 复发性非淋球菌性尿道炎 recurrent persistent nongonococcal urethritis
非淋菌性尿道炎治疗后，症状减轻或渐消失，但隔一段时间重新出现的尿道炎症。

02.0252 生殖器念珠菌感染 genital candidiasis
主要由白念珠菌感染、部分由其他念珠菌及球拟酵母属感染引起的一种生殖器真菌病。常因性接触而传染，主要累及女性的外阴、阴道和男性的龟头。

02.0253 念珠菌性阴道炎 candidal vaginitis
主要由白念珠菌引起的阴道及外阴的感染。主要症状是外阴奇痒，可伴有局部灼痛感，排尿时尤为明显，还可有尿频、尿痛及性交痛，典型白带为白色黏稠、豆渣样或凝乳状。

02.0254 细菌性阴道病 bacterial vaginosis, BV
阴道微生态环境内菌群与分泌物生化性质变化引起的常见阴道疾病。表现为正常阴道乳酸杆菌数量减少而代之以阴道加德纳菌等厌氧、兼性厌氧菌数量增加并伴随分泌物pH升高等生化成分变化的临床综合征。主要临床表现为阴道分泌物增多，发出难闻的腥味、腐臭或鱼腥味，少数患者可有分泌物刺激外阴时的轻度外阴瘙痒及烧灼感。

02.0255 滴虫性阴道炎 trichomonas vaginitis
由阴道毛滴虫引起的最常见的阴道炎。可通过性接触直接传播，也可通过洗浴、浴巾、坐厕及医疗器械等媒介间接传播。主要临床表现为白带增多，呈灰黄、乳白或黄白色，稀薄带有泡沫状，严重者混有血液。可取少量分泌物混于盐水中，在显微镜下寻找到滴虫波动或变形虫样运动。

02.0256 黏液脓性宫颈炎 mucopurulent cervicitis, MPC
临床表现为肉眼可见的宫颈内管黄色黏液性分泌物，或宫颈内管分泌物镜检多形核白细胞≥10个/1000倍视野的宫颈内膜炎症。目前已知的病原体主要有淋球菌和沙眼衣原体，其他相关的病原体包括生殖道支原体、单纯疱疹病毒、巨细胞病毒、腺病毒等。

02.0257 淋球菌宫颈炎 gonococcal cervicitis
由淋球菌感染引起的宫颈炎。表现为阴道分泌物增多或异常，可伴下腹痛及腰痛。

02.0258 滴虫病 trichomoniasis
由毛滴虫寄生在人体泌尿生殖系统，消耗尿道、阴道上皮细胞内的糖原，导致乳酸形成减少，生理抑菌机制遭到破坏，从而更有利于滴虫的生长繁殖，而引起的炎症性病变。可通过性接触直接传播，也可通过洗浴、浴巾、坐厕及医疗器械等媒介间接传播。主要累及女性的阴道和尿道。

02.0259 盆腔炎症 pelvic inflammatory disease, PID
女性内生殖器及其周围结缔组织、盆腔腹膜发生的炎症。包括子宫内膜炎、子宫肌炎、输卵管炎、输卵管卵巢炎、输卵管-卵巢脓肿、盆腔结缔组织炎及盆腔腹膜炎。几乎所有的盆腔炎都由病原体从阴道经宫颈上行到子宫体及附件而引起。主要病原体为链球菌、金黄色葡萄球菌、大肠埃希菌、厌氧菌及性传播的病原体如淋球菌、沙眼衣原体、支原体等。临床表现各异，主要为下腹痛，严重者可伴有寒战、发热等，大多数有宫颈黏液脓性分泌物或阴道分泌物镜检有白细胞增多。

02.0260 输卵管炎 salpingitis
病原体感染引起的输卵管炎症。很少独立存在，大多数为盆腔炎症的一个组成部分或发展阶段。往往与子宫颈、子宫内膜、子宫肌层或子宫周围的炎症同时存在并互相影响。常见病原体为葡萄球菌、链球菌、大肠埃希菌、淋球菌、衣原体等。常见表现为带有异味的阴道分泌物、下腹痛、坠胀感、发热等。

02.05 心血管系统感染

02.0261 血管周围单核细胞浸润 perivascular mononuclear cell infiltration
由于单核细胞受抗原刺激而以游走、趋化的方式大量聚集于血管周围的组织中，并直接杀伤或释放炎性介质等造成组织损伤或炎症的病理变化。

02.0262 血管周围出血 perivascular hemorrhage
由于某种原因导致血液细胞穿过血管壁进入血管周围组织间隙的一种组织病理变化形式。

02.0263 血管性紫癜 vascular purpura
血管壁或血管周围组织有缺陷引起皮肤和黏膜出血的一类疾病。一般无血小板缺陷及凝血功能障碍。病因包括遗传性和获得性，前者常见于遗传性毛细血管扩张症、埃勒斯-当洛综合征。后者常见于感染性紫癜和药物性紫癜等。

02.0264 淋巴细胞性浸润 lymphocytic infiltrate
由于淋巴细胞受抗原刺激而激活，以游走、趋化的方式大量聚集于病变组织，直接杀伤或通过释放炎性介质等造成组织损伤或炎症的一种病理变化。

02.0265 非特异性血管周围浸润 non-specificity perivascular infiltration
血管周围炎症反应时可见到的围管性单核细胞、淋巴组织和浆细胞浸润现象。

02.0266 血管周水肿 perivascular edema
炎症时血液外渗引起血管周围水肿的一种病理改变。

02.0267 感染性心内膜炎 infectious endocarditis
病原微生物循血行途径引起的心内膜、心瓣膜或邻近大动脉内膜的感染并伴赘生物形成的症状。

02.0268 赘生物 vegetation
心瓣膜表面附着的血小板和纤维素团块。内含大量微生物和少量炎症细胞。

02.0269 自体瓣膜心内膜炎 native valve endocarditis
发生于自身瓣膜的心内膜炎。急性者主要由金黄色葡萄球菌引起，亚急性者主要由草绿色链球菌引起。

02.0270 人工瓣膜心内膜炎 prosthetic valve endocarditis
发生于人工瓣膜的心内膜炎。60天以内为早期人工瓣膜心内膜炎，60天以后为晚期人工瓣膜心内膜炎。

02.0271 培养阴性的心内膜炎 culture-nega-

tive endocarditis

应用传统血培养分析仪，至少3次独立的血培养均未能鉴定出致病微生物的心内膜炎。其中最常见的原因为血培养前接受抗生素治疗，其次为来源于动物传染病的致病微生物感染。

02.0272　细菌性动脉瘤　bacterial aneurysm
脓毒性栓子栓塞动脉血管壁的滋养血管引起动脉管壁坏死或栓塞动脉管腔，细菌直接破坏动脉壁形成的动脉瘤。

02.0273　罗特斑　Roth spot
中心呈白色的视网膜卵圆形出血斑。为许多全身性疾病的视网膜出血特征，多见于亚急性感染性心内膜炎。

02.0274　奥斯勒结节　Osler node
指（趾）尖端掌面出现的豌豆大的红色或紫色痛性结节。较常见于亚急性感染性心内膜炎。

02.0275　詹韦损害　Janeway lesion
又称"詹韦皮损"。手掌和足底处直径1～4 mm无痛性小结节或斑点状出血病变。主要见于急性感染性心内膜炎。

02.0276　心肌炎　myocarditis
病原微生物感染或物理化学因素引起的以心肌细胞坏死和间质炎性细胞浸润为主要表现的心肌炎症性疾病。

02.0277　特发性心肌炎　idiopathic myocarditis
原因不明的心肌炎。多认为是病毒感染所致。

02.0278　病毒性心肌炎　viral myocarditis
病毒感染引起的心肌本身的炎症病变。主要由柯萨奇病毒A组、柯萨奇病毒B组、埃可病

毒B组、脊髓灰质炎病毒B组、流行性感冒病毒和人类免疫缺陷病毒等引起。

02.0279　心脏压塞　cardiac tamponade
又称"心包填塞"。心包渗液不断增加，使心包腔内压力上升，心搏量下降达临界水平时，代偿机制衰竭，导致心排血量显著下降、循环衰竭而产生休克的现象。

02.0280　心包摩擦音　pericardial friction rub
脏层和壁层心包由于生物性或理化性因素致纤维蛋白沉积而粗糙，以致在心脏搏动时产生摩擦而出现的声音。

02.0281　尤尔特征　Ewart sign
又称"左肺受压迫征"。心包大量积液时，在左肩胛骨下出现的浊音及支气管呼吸音。大量心包积液时，心脏向左后移位，压迫左肺，引起左肺下叶不张，在左肩胛下角区出现肺实变。表现为背部左肩胛角下呈浊音、语颤增强和支气管呼吸音，是渗出性心包炎的体征。

02.0282　缩窄性心包炎　constrictive pericarditis
心脏被致密厚实的纤维化心包所包围，使其在舒张时不能充分扩展，致使心室舒张期充盈受限而产生一系列循环障碍的临床征象。

02.0283　奇脉　paradoxical pulse
又称"吸停脉"。当有心脏压塞或心包缩窄时，吸气时由于右心舒张受限，回心血量减少继而影响右心排血量，致使肺静脉回流入左心房血量减少，因而左心室排血也减少，形成脉搏减弱甚至不能扪及的现象。

02.0284　库斯莫尔征　Kussmaul sign
吸气时周围静脉回流增多，而已缩窄的心包使心室失去适应性扩张的能力，因而静脉压

反而增高，形成吸气时颈静脉更明显扩张的现象。

02.0285　心包叩击音　pericardial knock
在第2心音后约0.1 s出现的中频、较响的额外心音。见于缩窄性心包炎。为舒张早期心室急速充盈时，由于心包增厚，阻碍心室舒张以致心室在舒张过程中被迫骤然停止导致室壁振动而产生的声音。

02.0286　毛细血管炎　capillaritis
以毛细血管的炎症和损伤为特征的临床病理过程。

02.0287　黏膜皮肤血管炎　mucocutaneous vasculitis
一组与黏膜皮肤血管坏死及炎症有关的疾病。多数病因不明，相对明确的病因有血清病、药物变态反应和感染。

02.0288　增生性血管炎　proliferative vasculitis
累及血管的一种病理变化。病理特征为血管炎症与血管内膜增生、管腔变小或阻塞。

02.0289　坏死性血管炎　necrotizing vasculitis
累及血管的一种病理变化，病理特征为血管炎症与坏死。

02.06　神经系统感染

02.0290　血管套　perivascular cuffing
中枢神经系统病毒性疾病的基本病理变化之一。以淋巴细胞、巨噬细胞和浆细胞为主的炎症细胞常环绕血管形成的套状结构。

02.0291　颅内压　intracranial pressure
颅腔内容物(脑组织、脑脊液和血液)对颅腔壁产生的压力。临床上通常以侧卧位腰椎穿刺测得的脑脊液压力表示，正常值：成人 0.68～1.96 kPa(70～200 mmH$_2$O)，儿童 0.49～0.98 kPa(50～100 mmH$_2$O)。

02.0292　中枢神经系统感染　central nervous system infection
发生在中枢神经系统的感染。包括脑膜感染(脑膜炎)、脑实质感染(脑炎)和脊髓感染(脊髓炎)。

02.0293　脑膜炎　meningitis
由多种病原微生物(包括细菌、病毒、螺旋体、真菌、寄生虫等)感染引起的脑膜炎症。主要临床表现有发热、头痛、呕吐、意识障碍及颈项强直等脑膜刺激征。

02.0294　脑膜刺激征　meningeal irritation sign
脑膜受激惹的体征。见于脑膜炎、蛛网膜下腔出血和颅内压增高等情况。表现为颈项强直，凯尔尼格征和（或）布鲁津斯基征阳性。

02.0295　克尼格征　Kernig sign
简称"克氏征"。患者去枕仰卧，一腿伸直，医师将另一下肢先屈髋、屈膝成直角，然后抬小腿伸直其膝部，正常人膝关节可伸达135°以上。如果小于135°时就出现抵抗，并且伴有疼痛及屈肌痉挛为阳性。以同样方法再检查另一侧。属于脑膜刺激征。

02.0296　布鲁津斯基征　Brudzinski sign
被检者仰卧，下肢伸直，一手托起被检者枕部，另一手按下其胸部，当头部前屈时，双髋与膝关节同时屈曲则为阳性。属于脑膜刺激征。

02.0297 巴宾斯基征 Babinski sign
又称"划足试验"。用钝物划其足，蹞趾背屈，四趾向外似扇形展开为巴宾斯基征阳性。临床上用于判断锥体系统或锥体外系的功能。在婴儿锥体束未发育完善以前，以及成人深睡或麻醉状态下亦可阳性。用于锥体束损害的检查。

02.0298 意识损害 impaired consciousness
高级神经中枢处于抑制状态而产生的各种临床表现，包括意识模糊、谵妄、昏睡、昏迷等。

02.0299 神经精神症状 neuropsychiatric symptom
机体神经系统因病变或功能紊乱出现的包括意识障碍、抽搐、精神行为异常等所有的异常表现。

02.0300 锥体束征 pyramidal sign
锥体束损害时，失去了对脑干和脊髓的抑制功能而出现踝和蹞趾背伸的现象。正常婴儿也可出现。包括巴宾斯基征、奥本海姆征、戈登征和查多克征等。

02.0301 提睾反射 cremaster reflex
一种浅反射。用竹签轻划大腿内侧上方的皮肤，同侧的提睾肌即收缩，使睾丸上提的反射。反射中枢在腰髓1～2节。

02.0302 脑脊液细胞增多 pleocytosis
脑脊液中多形核细胞增多的现象。常见于各种原因所致的中枢神经系统感染。

02.0303 急性脑膜炎 acute meningitis
急性起病的脑膜炎，症状发作持续数小时至4周以内。临床表现为发热、头痛、呕吐等。

02.0304 慢性脑膜炎 chronic meningitis

脑膜炎的症状、体征及脑脊液异常持续或加重4周以上者。可由感染性、非感染性疾病引起。

02.0305 细菌性脑膜炎 bacterial meningitis
由各种不同细菌(如流感嗜血杆菌b型、脑膜炎球菌、肺炎链球菌等)引起的脑膜炎。脑膜炎中的一大类。包括化脓性与非化脓性两类。

02.0306 化脓性脑膜炎 purulent meningitis
简称"化脑"。由化脓性细菌所致的软脑膜、蛛网膜、脑脊液及脑室的炎症反应。脑及脊髓表面可轻度受累，常与化脓性脑炎或脑脓肿同时存在。

02.0307 脑膜炎球菌 meningococcus
又称"脑膜炎奈瑟菌(*Neisseria intracellularis*)"。流行性脑脊髓膜炎的病原体。属奈瑟菌属的革兰氏阴性球菌。仅存在于人体，可于带菌者和患者鼻咽部检出，通过飞沫传播。

02.0308 暴发型流行性脑脊髓膜炎 fulminant epidemic cerebrospinal meningitis
流行性脑脊髓膜炎的临床类型之一。多见于儿童，起病急骤、发展迅猛，在短时间内即出现败血症或脑膜炎表现，很快进入重症期，危及生命。主要分为三种类型：①败血症休克型；②脑膜脑炎型，以严重颅内高压为特征；③混合型，兼有上述两型的表现，是病情最重的一型，病死率极高。

02.0309 急性弥漫性脑脊髓膜炎 acute diffuse cerebrospinal meningitis
广泛累及脑和脊髓白质的急性炎症性脱髓鞘疾病。

02.0310 流行性脑脊髓膜炎 epidemic cere-

brospinal meningitis

简称"流脑"。由脑膜炎球菌引起的化脓性脑膜炎。临床特征为起病急，突起发热、头痛，皮肤、黏膜瘀点和脑膜刺激征。

02.0311　流感杆菌脑膜炎　*Hemophilus influenzae* meningitis

由流感嗜血杆菌侵犯神经系统引起的化脓性脑膜炎。主要通过上呼吸道传播，通过血循环进入脑膜。临床表现以头痛为突出症状，伴呕吐、颈项强直、项背痛及畏光等，精神症状常见，以后发展为意识障碍。多见于3岁以下的婴幼儿。

02.0312　肺炎球菌脑膜炎　pneumococcal meningitis

由肺炎链球菌引起的脑膜炎。呈散发，多见于冬春季，在幼儿和老年人中常见，其中幼儿的脑膜感染多来自中耳炎，老人则常为大叶性肺炎的一种并发症。

02.0313　新生儿脑膜炎　new born meningitis, NBM

常由大肠埃希菌侵入新生儿的脑膜引起的炎症。感染多来自产道，由于体内缺乏能中和大肠埃希菌的IgM而致病。

02.0314　结核性脑膜炎　tuberculous meningitis

由结核分枝杆菌引起的脑膜非化脓性炎症。可继发于粟粒型肺结核及其他器官的结核病灶。

02.0315　结核结节　tubercle

在细胞免疫的基础上形成的，由上皮样细胞、朗格汉斯细胞加上外周局部集聚的淋巴细胞和少量反应性增生的成纤维细胞构成的结节样组织。典型的结核结节中央常有干酪样坏死。

02.0316　朗格汉斯细胞　Langerhans cell

来源于骨髓的免疫活性细胞。属于树突状细胞群体，是免疫反应中重要的抗原提呈细胞和单核吞噬细胞。能捕获和处理侵入皮肤的抗原，并传递给T细胞，可使特异性T细胞增殖和激活。

02.0317　病毒性脑膜炎　viral meningitis

由各种病毒感染引起的软脑膜(软膜和蛛网膜)弥漫性炎症。是临床最常见的无菌性脑膜炎。由多种病毒引起的中枢神经系统感染性疾病。临床表现雷同，主要侵袭脑膜而出现脑膜刺激征，脑脊液中白细胞增多，以淋巴细胞为主。病程有自限性，多在2周以内，一般不超过3周，多无并发症，预后较好。病毒若在侵犯脑膜的同时侵犯脑实质，则形成脑膜脑炎。多散在发病，亦可呈不同规模的流行。

02.0318　淋巴细胞脉络丛脑膜炎　lympho-cytic choriomeningitis, LCM

由淋巴细胞脉络丛脑膜炎病毒所致的急性传染病。临床上可有流行性感冒样症状及脑膜炎、脑炎等不同程度的表现。病程具有自限性。

02.0319　新型隐球菌性脑膜炎　cryptococcal neoformans meningitis

新型隐球菌感染脑膜和（或）脑实质所引起的亚急性或慢性脑膜炎。是隐球菌侵犯中枢神经系统最常见的类型。有严重基础疾病或免疫功能异常者易发病。主要症状有头痛、发热、恶心、呕吐等，严重者伴意识障碍、抽搐或昏迷等。脑脊液标本行墨汁染色可见隐球菌，血和脑脊液的隐球菌抗原通常阳性。

02.0320　墨汁染色　India ink staining

用于检测脑脊液或分泌物中隐球菌的方法。疑为隐球菌脑膜炎时，在脑脊液涂片上加印度墨汁染色，阳性者可见未染色的荚膜。

02.0321 虚性脑膜炎 meningismus
又称"假性脑膜炎"。败血症、伤寒、大叶性肺炎等急性感染患者有严重毒血症时，可出现脑膜刺激征，但脑脊液除压力稍增高外，其余均正常。

02.0322 脑炎 encephalitis
各种病原微生物（如病毒、细菌、螺旋体、立克次体等）感染脑实质所引起的炎症反应。主要表现为发热、头痛、意识障碍、抽搐、瘫痪、精神症状等。广义的脑炎包括脑炎和脑病，有脑部感染的称脑炎，有脑炎样症状和病理变化而无感染的称为脑病。

02.0323 蜱媒脑炎 tick-borne encephalitis
又称"蜱传脑炎"。由蜱叮咬人，将病毒传给人而引起的脑炎。已知有远东型和中欧型2型，远东型通常由全沟硬蜱传播，中欧型由蓖麻硬蜱传播，亦可由受感染牛、羊的奶传播。人患此病通常以远东型的临床症状较重，病死率也比中欧型高。

02.0324 森林脑炎病毒 forest encephalitis virus
森林脑炎的病原体。属于虫媒病毒乙群，为RNA病毒。可在多种细胞中增殖，耐低温，而对高温及消毒剂敏感。

02.0325 森林脑炎 forest encephalitis
由黄病毒属中森林脑炎病毒经硬蜱媒介引起的一种急性神经系统传染病。为森林地区的自然疫源性疾病，流行于中国东北、俄罗斯的远东地区及朝鲜北部林区，多发生于春夏季。临床特征是突然高热、意识障碍，头痛、颈强、上肢与颈部及肩胛肌瘫痪，后遗症多见。野生啮齿动物及鸟类是主要传染源，林区的幼畜及幼兽也可成为传染源。传播途径主要是硬蜱叮咬。人群普遍易感，但多数为隐性感染，仅约1%出现症状，病后免疫力持久。

02.0326 虫媒病毒性脑炎 arboviral encephalitis
由一组虫媒病毒所引起的急性中枢神经系统传染病。临床以发热、头痛、呕吐、意识障碍等为特征。其中东方马脑炎病情最重，病死率高，其次为流行性乙型脑炎、墨累山谷脑炎和波瓦生脑炎等，西方马脑炎、委内瑞拉马脑炎、加利福尼亚脑炎等病情相对轻。

02.0327 流行性乙型脑炎 epidemic encephalitis B
简称"乙脑"，又称"日本脑炎（Japanese encephalitis）"。由嗜神经的乙型脑炎病毒引起，经蚊等吸血昆虫传播的一种急性传染病。流行于夏秋季，多见于儿童。临床上有急性发热，出现不同程度的中枢神经系统病变症状，病后常留有后遗症。

02.0328 嗜神经现象 neuronophagia
乙型脑炎病变严重者出现神经细胞变性、坏死，核浓缩、溶解、消失，受感染的神经细胞被神经胶质细胞吞噬的现象。也指神经系统的小胶质细胞发生增生性变化后，对坏死神经组织的吞噬作用。

02.0329 风疹性全脑炎 rubella panencephalitis
风疹极为罕见的并发症。发生率仅为1/（5000～7000），主要表现为突起头痛、嗜睡、颈强直、惊厥、昏迷、共济失调、肢体瘫痪等。预后差，病死率可达20%。存活者多无智力障碍。

02.0330 脑脓肿 brain abscess
化脓性细菌感染脑组织所引起的化脓性脑

炎、慢性肉芽肿及脓腔包膜形成。少部分也可是真菌及原虫侵入脑组织所致。在任何年龄均可发病，以青壮年最常见。

02.0331　耳源性脑脓肿　otogenic brain abscess
慢性化脓性中耳炎并发的脑组织内脓液积聚。病理过程为炎症经侵蚀鼓室盖、鼓室壁，通过硬脑膜血管、导血管扩延至脑内。脓肿常发生在脑颞叶，少数发生在顶叶或枕叶。

02.0332　损伤性脑脓肿　traumatic brain abscess
开放性颅脑外伤或头部手术后，特别是硬脑膜有破损的开放伤，细菌直接侵入脑内，形成的单个或多个脓肿。

02.0333　硬膜下脓肿　subdural abscess
鼻窦或骨髓的炎症累及硬脑膜下腔，后者形成坏死灶，进而局限化并膨隆形成的脓腔。

02.0334　硬膜外脓肿　epidural abscess
硬脑膜与颅骨或硬脊膜与脊椎之间的脓肿。

02.0335　脑膜脑炎　meningoencephalitis
由多种病原微生物（包括细菌、病毒、螺旋体、真菌、寄生虫等）感染引起的脑膜及相邻脑实质的炎症。主要临床表现有发热、头痛、呕吐、抽搐、瘫痪、精神症状、意识障碍及颈项强直等脑膜刺激征。

02.0336　谵妄　delirium
又称"急性脑综合征"。一种以兴奋性增高为主的高级神经中枢急性活动失调状态。临床主要表现为意识模糊、定向力丧失、感觉错乱、躁动不安、语言杂乱。急性起病，病程短暂，病情发展迅速。

02.0337　脊髓炎　myelitis
由病毒、细菌、螺旋体、立克次体、寄生虫、原虫、支原体等生物源性感染，或由感染所致的脊髓灰质和（或）白质的炎性病变。以病变水平以下肢体瘫痪、感觉障碍和自主神经功能障碍为临床特征。临床上虽有急性、亚急性和慢性等不同的表现形式，但在病理学上均有病变部位神经细胞变性、坏死、缺失，白质中髓鞘脱失、炎性细胞浸润、胶质细胞增生等改变。

02.0338　脑脊髓炎　encephalomyelitis
各种病原微生物（如病毒、细菌、螺旋体、立克次体等）感染脑实质及脊髓所引起的炎症反应。主要表现为发热、头痛、意识障碍、抽搐、瘫痪、精神症状、自主神经功能障碍等。

02.0339　急性播散性脑脊髓炎　acute disseminated encephalomyelitis
因病毒感染或疫苗接种（如狂犬病疫苗或牛痘）所致机体产生针对中枢神经系统碱性蛋白特异性序列的细胞免疫应答，导致血管周围神经免疫性应答，并引起脑和脊髓弥散性炎症。

02.0340　脊髓灰质炎　poliomyelitis
俗称"小儿麻痹症"。一种由脊髓灰质炎病毒经消化道感染，侵入血液循环系统（部分病毒可侵入神经系统）引起的急性病毒性传染病。好发于儿童，感染后绝大多数无症状，有症状者主要表现为发热、全身不适、上呼吸道炎、头痛等症状，严重时病毒损害脊髓前角运动神经细胞，引起肢体疼痛及弛缓性瘫痪。主要影响中枢神经系统，以脊髓前角灰质神经细胞受累为主，部分病例可发生分布不规则的弛缓性瘫痪。

02.0341　急性感染性多发性神经根炎　acute infectious polyradiculoneuritis
简称"多发性神经炎（polyneuritis）"，又称

"吉兰-巴雷综合征(Guillain-Barré syndrome, GBS)"。神经系统常见的一种严重疾病。主要病变在脊神经根和脊神经，可累及脑神经。与病毒感染或自身免疫反应有关。临床表现为急性、对称性、弛缓性肢体瘫痪。周围神经末梢广泛受损引起的肢体远端对称性神经功能障碍性疾病。病因可能与某些感染和自体免疫有关，好发于夏秋两季，儿童和青壮年多见。

02.0342　交通性脑积水　communicating hydrocephalus
由第四脑室出口以后的正常脑脊液通路受阻或吸收障碍所致的脑积水。病因主要有蛛网膜下腔出血、脑膜炎、颅脑损伤及静脉栓塞。主要表现为脑积水时，蛛网膜下腔、脑室与脊髓蛛网膜下腔仍通畅。

02.0343　阻塞性脑积水　obstructive hydro-cephalus
又称"非交通性脑积水"。第四脑室出口以上任何部位发生阻塞所造成的脑积水。是脑积水中最常见的一种。病因主要有先天性疾病、感染性疾病和肿瘤。

02.0344　血脑屏障　blood-brain barrier, BBB
脑毛细血管阻止某些物质进入脑循环血的结构。

02.0345　天幕裂孔疝　tentorial herniation
又称"颞叶钩回疝"。病灶侧的颞叶钩回部分的脑组织被挤入小脑幕裂孔内形成的膨出。

02.0346　枕骨大孔疝　cerebellar tonsillar hernia
又称"小脑扁桃体疝"。由于颅后窝病变或颅腔内高压时，小脑扁桃体被挤入枕骨大孔并嵌顿而产生的膨出。

02.0347　脑脊液鼻漏　cerebrospinal rhinorrhea
颅底的骨板和脑膜在鼻腔等处发生破裂或缺损，使颅、鼻之间有直接交通，致使脑脊液自鼻腔漏出的现象。

02.0348　鞘内注射　intrathecal injection
经腰椎穿刺，于蛛网膜下腔注射给药的方法。

02.0349　脑室内注射　intracerebral ventricle injection
脑室穿刺、经皮下储液囊注射给药的方法。

02.0350　结膜炎　conjunctivitis
结膜组织在外界或机体自身因素的作用下而发生的炎性反应的统称。分为感染性和非感染性两类，前者由病原微生物感染所致，后者以局部或全身变态反应引起的过敏性炎症最常见。外界的理化因素，如光、各种化学物质也可成为致病因素。结膜充血和分泌物增多是各种结膜炎的共同特点。

02.0351　细菌性结膜炎　bacterial conjunctivitis
致病细菌感染而引起的结膜炎。发病率较低，仅占结膜炎病例的5%。多表现为急性乳头性结膜炎伴有卡他性或黏脓性渗出。

02.0352　超急性细菌性结膜炎　hyperacute bacterial conjunctivitis
由淋球菌或脑膜炎球菌引起的细菌性结膜炎。特征为潜伏期短，病情进展迅速，结膜充血水肿伴大量脓性分泌物。可并发角膜炎引起角膜穿孔，或发展为眼内炎。是需要眼科急症处理的眼病。

02.0353　急性细菌性结膜炎　acute bacterial conjunctivitis
又称"急性卡他性结膜炎"，俗称"红眼病"。由细菌感染引起的常见的急性流行性眼病。传染性强，多见于春秋季节，可散发感染，也可流行于学校、工厂等集体生活场所。主要特征为结膜明显充血，有脓性或黏液脓性分泌物，通常为自限性疾病。最常见的致病菌是肺炎链球菌、金黄色葡萄球菌和流感嗜血杆菌。

02.0354 慢性细菌性结膜炎 chronic bacterial conjunctivitis
由急性结膜炎演变而来或由毒力较弱的病原菌感染所致的细菌性结膜炎。病程迁延，可单侧或双侧发病。症状多样，主要表现为眼痒、烧灼感、干涩感、眼刺痛及视觉疲劳。多见于鼻泪管阻塞或慢性泪囊炎患者、慢性睑缘炎或睑板腺功能异常者。最常见致病菌是金黄色葡萄球菌和莫拉菌。

02.0355 衣原体性结膜炎 chlamydial conjunctivitis
由衣原体感染引起的结膜炎。包括由沙眼衣原体引起的沙眼和包涵体性结膜炎，以及由鹦鹉热衣原体引起的性病肉芽肿性结膜炎等。

02.0356 沙眼 trachoma
由沙眼衣原体感染所致的慢性传染性结膜角膜炎。是致盲的主要疾病之一。因其在睑结膜表面形成粗糙不平的外观，形似沙粒，故名。一般起病缓慢，多为双眼发病。初期表现为滤泡性慢性结膜炎，以后逐渐进展到结膜瘢痕形成。

02.0357 成人包涵体性结膜炎 adult inclusion conjunctivitis
由D～K型沙眼衣原体引起的一种通过性接触传播的急性或亚急性滤泡性结膜炎。好发于性生活活跃的年轻人，多为双侧。表现为轻中度眼红、刺激感和黏脓性分泌物，部分患者可无症状。

02.0358 新生儿包涵体性结膜炎 neonatal inclusion conjunctivitis
由D～K型沙眼衣原体引起的一种经产道传播的急性或亚急性滤泡性结膜炎。新生儿经产道时感染，双眼急性或亚急性发病。衣原体还可引起新生儿其他部位的感染，威胁生命，如衣原体性中耳炎、呼吸道感染、肺炎等。

02.0359 病毒性结膜炎 viral conjunctivitis
由各种病毒引起结膜的急性炎症。常为自限性。表现为结膜充血、水样分泌物及眼部刺激症状。可累及双眼，但通常一眼先开始。常有结膜炎接触史和（或）最近呼吸道感染史。

02.0360 流行性角膜结膜炎 epidemic keratoconjunctivitis
由腺病毒8型、19型、29型和37型引起的具有强传染性的结膜炎，可散在或流行性发病。起病急、症状重、双眼发病。常同时侵犯角膜上皮及上皮下组织。主要症状有充血、疼痛、畏光，伴有水样分泌物。

02.0361 流行性出血性结膜炎 epidemic hemorrhagic conjunctivitis
由肠道病毒70型(偶由柯萨奇病毒A24型)引起的一种暴发流行的自限性眼部疾病。常见症状有眼痛、畏光、异物感、流泪、结膜下出血、眼睑水肿等。多数患者有滤泡形成，伴有上皮角膜炎和耳前淋巴结增大。

02.0362 急性出血性结膜炎 acute hemorrhagic conjunctivitis, AHC
主要由肠道病毒70型引起，也可由柯萨奇病毒A24型引起的结膜炎。发病快、传染性强，可合并有结膜下出血和角膜上皮损害等特点。

02.0363 单纯疱疹性结膜炎 herpes simplex

conjunctivitis

由单纯疱疹病毒感染所致的结膜炎。多见于6个月至5岁儿童。常呈典型急性滤泡性结膜炎，但通常不伴有颜面、眼睑、角膜损害。眼睑及结膜高度充血、水肿，可见卡他性、浆液性或血性分泌物，有时形成假膜，约2/3患儿合并角膜上皮性病变，呈颗粒状小疱或星状、树枝状角膜炎。

02.0364　麻疹性结膜炎　measles conjunctivitis
由麻疹病毒引起的结膜炎。在健康儿童，可引起乳头性结膜炎，伴点状角膜炎及明显的畏光。结膜可见麻疹黏膜斑。在体弱患儿，尤其是维生素A缺乏者，可出现严重的角膜炎及角膜软化症。

02.0365　感染性角膜炎　infectious keratitis
由细菌、真菌、病毒、衣原体等各种病原微生物引起的角膜炎。是中国常见的致盲眼病。不但发病率高，致盲率高，严重时可破坏眼球致残。

02.0366　病毒性角膜炎　viral keratitis
由多种病毒引起的角膜炎。临床表现轻重不等，对视力的损害程度视病变位置、炎症轻重、病程长短、复发次数和有无混合感染而不同。临床上常见的病毒性角膜炎有单纯疱疹性角膜炎、牛痘性角膜炎、带状疱疹性角膜炎等。

02.0367　单纯疱疹性角膜炎　herpes simplex keratitis, HSK
由单纯疱疹病毒引起的角膜感染。多由单纯疱疹病毒1型引起，偶为单纯疱疹病毒2型。为最常见的角膜溃疡，在角膜病中致盲率占第一位。临床特点为反复发作，多次发作后角膜混浊逐渐加重，最终常导致失明。

02.0368　带状疱疹性角膜炎　herpes zoster

keratitis, HZK
由水痘-带状疱疹病毒侵犯三叉神经眼支所致的角膜炎。角膜改变形态多样、轻重不一，可以是散在的细斑点状，或圆形上皮下浑浊，也可呈树枝状角膜炎等。发病急剧，在三叉神经眼支分布区的皮肤上出现疱疹为其特点，多为单侧性。

02.0369　树枝状和地图状角膜炎　dendritic and geographic keratitis
单纯疱疹病毒引起角膜上皮病变的一种。早期可表现为点状角膜炎、卫星灶角膜炎、丝状角膜炎，后多在1～2天发展为树枝状角膜溃疡。树枝状角膜溃疡是单纯疱疹病毒角膜炎最常见的形式，溃疡形态似树枝状，线性走行，边缘呈羽毛状，末端呈球样膨大。随病情进展，则形成地图状溃疡。

02.0370　角膜基质炎　interstitial keratitis
以细胞浸润和血管化为特点的角膜基质非化脓性炎症。通常不累及角膜上皮和内皮。发病与循环中抗原抗体在角膜基质内发生的剧烈免疫反应有关。先天性梅毒为最常见病因，结核、单纯疱疹、带状疱疹、麻风、腮腺炎等也可引起本病。

02.0371　非坏死性角膜基质炎　non-necrotizing stromal keratitis
复发单纯疱疹病毒感染角膜引起病变的一种。角膜中央基质盘状水肿，不伴炎症细胞浸润和新生血管。后弹力层可有褶皱。伴发前葡萄膜炎时，在水肿区域角膜内皮面出现沉积物。最常见类型是盘状角膜炎。

02.0372　盘状角膜炎　disciform keratitis
绝大多数由单纯疱疹病毒直接侵犯和局部免疫反应引起的角膜炎。也可见于带状疱疹、水痘、牛痘、流行性腮腺炎或化学损伤性角膜炎。病变是位于角膜中央或近中央处的圆形水肿，直径为5~8 mm，灰白色，略带半透明。角膜上皮一般正常，但在炎症严重的病例中，角膜上皮呈毛玻璃样水肿。除盘状混浊外，还可表现为多种形态如弥漫性、局限性、环形、马蹄形等。

02.0373　坏死性角膜基质炎　necrotizing stromal keratitis
复发单纯疱疹病毒感染角膜引起的一种病变。多见于先前多次复发的树枝状角膜炎或正在局部应用皮质类固醇治疗的盘状角膜炎。角膜表现为严重的基质炎症，伴有炎性细胞浸润、坏死、新生血管、瘢痕，偶尔变薄和穿孔。同时发生虹睫炎，偶有继发性青光眼。病情重，目前尚无有效治疗方案，预后极差。

02.0374　细菌性角膜炎　bacterial keratitis
又称"细菌性角膜溃疡"。由细菌感染引起的角膜上皮缺损及缺损区下角膜基质坏死的化脓性角膜炎。病情多较危重，若得不到有效治疗，可发生角膜溃疡穿孔，甚至眼内感染，最终眼球萎缩。即使药物能控制，也残留广泛的角膜瘢痕、角膜新生血管或角膜葡萄肿及角膜脂质变性等后遗症，严重影响视力甚至导致失明。致病菌种类繁多，最常见的有细球菌科、链球菌科、假单胞菌科及肠杆菌科。

02.0375　化脓性葡萄膜炎　suppurative uveitis
葡萄膜与视网膜的急性化脓性炎症。发病急剧，进展迅速，常导致失明、眼球萎缩。感染源主要是外因性如眼球穿通伤、角膜溃疡穿孔、眼内手术等。病原体以葡萄球菌、链球菌、霉菌最常见。

02.0376　急性视网膜坏死综合征　acute retinal necrosis syndrome
由水痘-带状疱疹病毒或单纯疱疹病毒感染引起的一种炎症性疾病。特征是起始于中周部并向后极部推进的视网膜坏死病灶、以视网膜动脉炎为主的视网膜血管炎、中度以上的玻璃体混浊和后期发生的视网膜脱离。

02.0377　眼眶感染　orbital infection
又称"眶周感染"。由病原生物（细菌、真菌、寄生虫）感染引起的炎症。感染途径最多见的是眼睑、结膜、鼻窦的感染侵犯眼眶，也可由病原生物直接感染眼眶组织，很少由远处病灶经血循环播散至眼眶。儿童多见。表现为眼睑红肿。

02.0378　[眼]眶蜂窝织炎　orbital cellulitis
眼眶软组织的急性化脓性炎症。发病急剧，可引起永久性视力丧失，并通过颅内蔓延或败血症危及生命，故常被视为危症。可发生于任何年龄，但儿童多见。可分为隔前蜂窝织炎和隔后蜂窝织炎。

02.0379　眼眶脓肿　orbital abscess
眶蜂窝织炎经治疗或机体的免疫功能反应，使炎症局限，坏死组织及化脓性细菌在眼眶脂肪内聚积，周围由纤维组织包绕而形成的脓肿。多位于肌肉圆锥内。临床上表现为严重的眼球突出、结膜水肿、眼肌麻痹和视力损害，全身中毒症状也较明显。感染途径与眶蜂窝织炎相似。

02.0380　海绵窦血栓形成　infectious cavernous sinus thrombosis
颅内常见的静脉血栓形成之一。通常起源于鼻窦、眼眶或上面部皮肤的化脓性感染。感染常先涉及一侧海绵窦，随后很快通过环窦扩展到对侧。其他静脉窦的感染也可扩散到海绵窦。非化脓性海绵窦血栓形成较少见。急性起病，病情严重，死亡率较高，为眼科和神经科急危重症之一。

02.0381 眼球筋膜炎 ocular tenonitis
巩膜周围潜在性空隙出现的炎症。可分为浆液性与化脓性两种。浆液性眼球筋膜炎原因不明，常伴发风湿病，可能是对某种细菌过敏所致。多为双眼，发病迅速。化脓性眼球筋膜炎多由全身感染迁延导致，或继发于全眼球炎、外伤或眼肌手术感染等。多为单侧。症状与眶蜂窝织炎相似，但较之为轻，一般不出现全身症状。

02.0382 眼眶结核 orbital tuberculosis
原发于眼眶本身或由眼眶邻近组织的结核病灶蔓延所致的眼眶结核性病变。非常罕见，分为原发性和继发性。后者是由泪囊、眼球、视神经、鼻窦等感染所致。主要表现为患部有疼痛感、流泪和眼球突出等症状。眼睑和球结膜水肿，睑外翻，眶骨壁上下缘隆起，晚期形成冷脓肿，并有瘘管和死骨形成。

02.0383 急性泪囊炎 acute dacryocystitis
由毒力强的致病菌如链球菌或金黄色葡萄球菌等感染引起的泪囊及其周围组织的急性化脓性炎症。多为慢性泪囊炎的急性发作，也可以无溢泪史而突然发生。表现为患眼充血、流泪、有脓性分泌物。检查见泪囊部（内眦韧带下方）红、肿、热、痛明显，常波及眼睑及颜面部。

02.0384 慢性泪囊炎 chronic dacryocystitis
在鼻泪管阻塞或狭窄的基础上由致病菌感染引起的泪囊炎。是一种较常见的眼病，常见致病菌为肺炎链球菌、链球菌、葡萄球菌等。女性较男性易受累。主要症状为溢泪，挤压泪囊区有黏液或黏脓性分泌物自泪点溢出。

02.0385 急性泪腺炎 acute dacryoadenitis
感染或特发性炎症引起泪腺急性红肿、增大的疾病。感染引起者少见，多为单侧发病。多见于小儿，常并发于麻疹、流行性腮腺炎

或流行性感冒。表现为泪腺部疼痛、流泪或有脓性分泌物，常伴有头痛不适和发热。

02.0386 慢性泪腺炎 chronic dacryoadenitis
病程进展缓慢的一种泪腺增殖性炎症。可由急性泪腺炎迁延而来，但多为原发性质，常见于良性的淋巴细胞浸润、淋巴瘤、白血病或结核等。多双侧发病，表现为泪腺慢性充血和单纯肥大，一般无疼痛，多不伴流泪。

02.0387 结核性慢性泪腺炎 chronic dacryoadenitis caused by tuberculosis
急性粟粒型结核或局限性孤立型结核瘤时结核分枝杆菌侵犯泪腺引起的炎症。多由血行播散而致，临床表现可分为硬化型和干酪化型。前者为慢性进行性肉芽肿性炎症，分叶状硬结节、可活动、不痛；后者表现为慢性进行性眼睑红肿，冷脓肿形成，穿破后在上睑形成瘘管。

02.0388 沙眼性泪腺炎 dacryoadenitis caused by trachoma
沙眼病变累及泪腺导管或沙眼衣原体感染所致的泪腺炎。多为慢性过程。

02.0389 泪腺肉样瘤病 sarcoidosis of the lacrimal gland
肉样瘤病侵犯泪腺时引起的泪腺疾病。表现为一种原因不明的眼眶非干酪样坏死性肉芽肿。临床表现为双侧泪腺肿大，肿物在眼睑皮下和眶缘下可以移动。泪腺受损后可引起干燥性角膜结膜炎表现，眼外肌受累可致限制性眼肌麻痹。

02.0390 干燥综合征 Sjögren syndrome, SS
主要累及外分泌腺的慢性炎症性自身免疫病。多见于45～55岁的女性。临床上常见侵犯唾液腺和泪腺，表现为口眼干燥。尚有其他外分泌腺及腺体外其他器官受累而出现

多系统损害的症状。可分为原发性和继发性。

02.0391 原发性干燥综合征 primary Sjögren syndrome, PSS
单纯的不伴其他结缔组织病的干燥综合征。

02.0392 继发性干燥综合征 secondary Sjögren syndrome, SSS
同时伴有系统性红斑狼疮、类风湿关节炎、混合结缔组织病、多发性肌炎和皮肌炎、硬皮病等其他结缔组织病的干燥综合征。

02.0393 米库利兹综合征 Mikulicz syndrome
泪腺和腮腺的慢性良性无痛性的炎症性肿胀，同时伴有全身性疾病如网状细胞增多症、肉样瘤病、流行性腮腺炎、恶性淋巴瘤等的一组综合征。

02.0394 耳聋 deafness
听觉系统的传音、感音功能异常所致听觉障碍或听力减退的现象。分为传导性耳聋和感音性耳聋。

02.07 骨关节系统感染

02.0395 关节炎 arthritis
各种理化、生物因素引起的关节腔及其组成部分的炎症病变。

02.0396 多关节痛 polyarthralgia
多个关节部位的疼痛感觉。可同时表现为关节肿胀、畸形、局部皮温增高和功能障碍等。

02.0397 多关节炎 polyarthritis
超过三个关节受累的关节炎。

02.0398 骨放线菌病 bone actinomycosis
由放线菌感染骨组织所致的一种慢性化脓性、肉芽肿性疾病。

02.0399 感染性关节炎 infectious arthritis
各种病原体，包括细菌、病毒、真菌等感染关节腔及其组成部分而引起的炎症病变。

02.0400 化脓性关节炎 suppurative arthritis
葡萄球菌、链球菌、肺炎链球菌等化脓性细菌感染关节腔及其组成部分而引起的急性或亚急性的炎症病变。多见于儿童，起病较急，有全身中毒症状。好发于髋、膝关节。

02.0401 淋球菌性关节炎 gonococcal arthritis
淋球菌经血行感染关节腔及其组成部分而引起的炎症病变。表现为大小关节疼痛、红肿，甚至关节腔出现脓液。

02.0402 骨关节结核 osteoarticular tuberculosis
由结核分枝杆菌侵犯骨或关节所致的慢性特异性感染。可出现全身乏力、午后低热、盗汗、体重减轻、食欲缺乏、贫血等，局部可表现为发病关节疼痛、肿胀，肌肉痉挛，功能障碍等。

02.0403 单纯骨结核 simple skeletal tuberculosis
由结核分枝杆菌侵犯骨松质、骨皮质或干骺端所致的感染。

02.0404 单纯滑膜结核 simple synovial tuberculosis
结核分枝杆菌侵犯部位局限在关节滑膜，未累及软骨面或软骨下骨板的感染。

02.0405 全关节结核 joint tuberculosis

关节软骨、骨端及滑膜均受到结核分枝杆菌侵犯的感染。多由单纯骨结核或单纯滑膜结核未能及时有效治疗发展而来。

02.0406 寒性脓肿 psychrapostema
又称"冷脓肿"。结核分枝杆菌侵犯骨及其周围软组织，引起干酪样坏死，坏死物液化后在骨旁形成结核性脓肿，局部可有疼痛、肿胀，但无红、热现象。

02.0407 骨梅毒 osseous syphilis
由梅毒螺旋体侵犯骨组织所引起的感染。为梅毒螺旋体慢性全身性感染的表现之一。

02.0408 梅毒性关节炎 syphilitic arthritis
梅毒螺旋体感染关节腔及其组成部分而引起的炎症病变。为梅毒螺旋体慢性全身性感染的表现之一。

02.0409 真菌性关节炎 fungal arthritis
侵袭性真菌感染关节腔及其组成部分而引起的炎症病变。

02.0410 病毒性关节炎 viral arthritis
病毒感染关节腔及其组成部分而引起的炎症病变。常见于乙型肝炎病毒、风疹病毒、水痘-带状疱疹病毒、单纯疱疹病毒、肠道病毒等感染。关节炎的类型和程度不定，可为对称、非对称、游走或固定、多发或单发、大或小关节。

02.0411 骨髓炎 osteomyelitis
各种微生物感染骨髓、骨皮质和骨膜而引起的炎症病变。

02.0412 化脓性骨髓炎 suppurative osteo-myelitis
化脓性细菌感染骨髓、骨皮质和骨膜而引起的炎症病变。病原菌主要为金黄色葡萄球

菌，其次为乙型溶血性链球菌和白色葡萄球菌，偶尔为大肠埃希菌、肺炎链球菌、铜绿假单胞菌和流感嗜血杆菌等。

02.0413 急性血源性骨髓炎 acute hemato-genic osteomyelitis
化脓性细菌从体内其他感染灶经血流侵入长管骨的干骺端，使骨髓、皮质骨和骨膜相继发炎，形成脓肿、包壳和死骨。常见病原菌为金黄色葡萄球菌、溶血性链球菌、表皮葡萄球菌等。

02.0414 慢性骨髓炎 chronic osteomyelitis
急性骨髓炎之后遗留死骨和慢性窦道，是急性骨髓炎未经治疗或治疗不当而发展的结果。病原菌与急性化脓性骨髓炎相同，有慢性窦道者可混杂多种细菌感染。常有反复发作，局部红、肿、痛、流脓或发热畏寒史，可有小死骨片自窦道排出史。

02.0415 硬化性骨髓炎 sclerosing osteomye-litis
又称"加雷骨髓炎(Garré osteomyelitis)"。一种慢性骨髓炎。骨组织的低毒性感染性疾病。骨感染发生后，骨膜增生强烈，皮质骨增厚，骨质硬化，骨增粗，但没有脓肿、死骨及窦道。

02.0416 化脓性脊柱炎 suppurative spondylitis
化脓性细菌感染椎骨而引起的炎症病变。病原菌以金黄色葡萄球菌为主，其他如溶血性链球菌、表皮葡萄球菌、铜绿假单胞菌等也可致病。

02.0417 伤寒杆菌性骨髓炎 typhoid bacillus osteomyelitis
伤寒沙门菌或副伤寒沙门菌感染骨髓、骨皮质和骨膜而引起的炎症病变。是伤寒或副伤寒严重而少见的并发症。

02.0418 布鲁氏菌骨髓炎 Brucella osteomyelitis

布鲁氏菌感染骨髓、骨皮质和骨膜引起的炎症病变。为全身性布鲁氏菌感染在骨与关节的并发症。

02.0419 厌氧菌性骨髓炎 anaerobiotic osteomyelitis

厌氧菌感染骨髓、骨皮质和骨膜而引起的炎症病变。

02.0420 局限性骨脓肿 localized bone abscess

又称"布罗迪脓肿(Brodie abscess)"。由化脓性细菌引起的一种局限性慢性骨髓炎。急性化脓性骨髓炎后，部分细菌残留在干骺端中心，由于身体抵抗力强，细菌毒性低，使之局限化而不向周围扩散，病灶周围形成圆形骨硬化带。病原菌多为低毒力的金黄色葡萄球菌。

02.0421 骨关节假体相关性感染 infection with prostheses in bone and joint

骨与关节假体置换术后发生的感染。感染常发生于毗邻假体的骨和关节组织中。病原菌包括需氧菌、厌氧菌、真菌和布鲁氏菌等，主要是革兰氏阳性菌。

02.08 皮肤和软组织感染

02.0422 游走性红斑 erythema migrans

由疏螺旋体引起的皮肤病变。开始为红色斑疹或丘疹，数日或数周内向周围扩大形成中心清楚的圆形或椭圆形皮损，直径一般在5 cm以上，数周至数月自行消退。常为莱姆病的首发症状。

02.0423 化脓性球菌 pyogenic coccus

又称"病原性球菌"。一类能够感染人体并引起化脓性炎症的球菌总称。主要包括革兰氏阳性的葡萄球菌、链球菌、肺炎链球菌及革兰氏阴性的脑膜炎球菌、淋球菌。

02.0424 脓疱病 impetigo

由化脓性球菌引起的一种感染性极强的皮肤病。病原菌主要为凝固酶阳性的金黄色葡萄球菌或乙型溶血性链球菌，也可二者混合感染。儿童最易受感染，可在拥挤的学校中传播。常见于面部、手部和膝盖，初发时出现红斑，然后长成水疱，渗液干燥后结黄痂。

02.0425 毛囊炎 folliculitis

发生于毛囊的急性、亚急性或慢性化脓性或非化脓性炎症。表现为局部红肿、疼痛和不适感，好发于头皮、面部、颈部、背部等处。金黄色葡萄球菌是其主要病原菌。

02.0426 毛囊性脓疱疮 follicular impetigo

又称"博克哈特脓疱疮(Bockhart impetigo)""浅表性脓疱性毛囊炎"。一种浅表性毛囊口炎，即毛皮脂腺开口处的小脓疱。病原菌多为金黄色葡萄球菌，有时为白色葡萄球菌。常因虫咬、搔抓或其他皮肤损伤而诱发，主要侵犯毛发较多的人，好发于头部及四肢，尤以股部及小腿最为常见。

02.0427 单纯性毛囊炎 simple folliculitis

整个毛囊发生的化脓性炎症。葡萄球菌是其主要病原菌。

02.0428 疖 furuncle

化脓菌侵入毛囊及其周围组织引起的急性化脓性炎症。病原菌主要为金黄色葡萄球菌，其次为表皮葡萄球菌。

02.0429 痈 carbuncle

多个相邻毛囊及毛囊周围炎症相互融合而形成的皮肤深层感染。临床表现为多毛囊性脓头及多房性脓肿，好发于皮下组织致密部位，常伴有全身中毒症状。金黄色葡萄球菌是其主要病原菌。

02.0430 湿疹 eczema
由多种复杂的内外因素引起的一种表皮及真皮浅层的皮肤炎症性反应。一般认为与变态反应有一定关系。临床表现具有对称性、渗出性、瘙痒性、多形性和复发性等特点。

02.0431 蜂窝织炎 cellulitis
一种广泛的累及皮肤和皮下组织的弥漫性急性化脓性炎症。常见病原菌为金黄色葡萄球菌和溶血性链球菌等。

02.0432 坏疽性蜂窝织炎 gangrenous cellulitis
一种进展迅速，造成皮下组织和其上皮肤广泛坏死的蜂窝织炎。由初起的硬性蜂窝织炎演变为波动性脓疡，且迅速向四周组织扩张，发生进行性坏疽。金黄色葡萄球菌是其主要病原菌。

02.0433 脓肿 abscess
急性炎症过程中在组织、器官或体腔内出现的局限性脓液积聚。四周具有完整的腔壁。

02.0434 脂溢性皮炎 seborrheic dermatitis
发生在头、面、胸背或会阴等皮脂溢出部位的一种炎症性皮肤病。可全身泛发，好发于青壮年，也可见于艾滋病患者。基本表现为黄红色斑片，伴有油腻性鳞屑和结痂，有不同程度的痒感。

02.0435 化脓性汗腺炎 hidradenitis suppurative
大汗腺的慢性化脓性炎症。主要发生于腋窝、腹股沟、外生殖器及肛周等处。常见病

原菌为金黄色葡萄球菌和链球菌等。

02.0436 坏死性筋膜炎 necrotizing fasciitis
一种以广泛而迅速的皮下组织和筋膜坏死为特征的急性软组织感染。常伴有全身中毒症状，多为混合性细菌感染，常见病原菌包括溶血性链球菌、金黄色葡萄球菌、大肠埃希菌、铜绿假单胞菌、粪肠球菌和厌氧菌。

02.0437 坏疽 gangrene
体内直接或间接与外界大气相通部位的较大范围坏死，并因继发腐败菌感染和其他因素的影响而呈现黑色、暗绿色等特殊形态改变。

02.0438 肌阵挛 myoclonus
一块肌肉或一组肌肉发生短暂的、闪电样的不自主收缩。发生原因可以是生理性的，也可以是病理性的，如进行性肌阵挛性癫痫等。

02.0439 化脓性肌炎 suppurative myositis
大横纹肌群内部肌肉的急性化脓性感染。常见于臀部、股四头肌、腓肠肌、肩部和上肢肌肉等。多由金黄色葡萄球菌感染所致，少数由化脓性链球菌或大肠埃希菌感染所致。

02.0440 急性淋巴结炎 acute lymphadenitis
由致病菌沿淋巴管侵入淋巴结所引起的感染。多继发于局部化脓性感染病灶。常见于颈部、腋窝和腹股沟区。主要病原菌为溶血性链球菌、金黄色葡萄球菌等。受累的淋巴结常因炎性渗出而出现肿大和压痛，严重者可出现脓肿。

02.0441 慢性淋巴结炎 chronic lymphadenitis
组织器官的慢性感染、组织破坏产物的吸收等波及引流淋巴结而导致所属淋巴结的慢

性炎症。

02.0442 结核性淋巴结炎 tuberculous lymphadenitis
结核分枝杆菌感染淋巴结所致的炎症。基本病理表现为上皮样肉芽肿或干酪样坏死灶，周围绕以朗汉斯巨细胞、上皮细胞和淋巴细胞。

02.0443 丹毒 erysipelas
由溶血性链球菌感染所致的皮肤、皮下组织内淋巴管及其周围组织的急性炎症。临床以境界清楚的局限性红、肿、热、痛为特点，好发于颜面和下肢，多伴头痛、发热等全身症状。

02.0444 急性淋巴管炎 acute lymphangitis
由溶血性链球菌从破损皮肤或其他感染病灶蔓延到邻近淋巴管所致的感染。好发于四肢，表现为一条或数条"红线"，向近侧延伸，有压痛，所属淋巴结肿大、压痛。可伴有发热、全身不适、白细胞计数增多等。主要病理变化为淋巴管壁和周围组织充血、水肿、增厚，淋巴管腔内充满细菌、凝固的淋巴液及脱落的内皮细胞。

03. 病原体感染

03.01 病毒感染

03.0001 病毒 virus
由RNA或DNA及蛋白质等组成的、专营细胞内感染和复制的结构简单的微生物。

03.0002 DNA 病毒 DNA virus
遗传物质为DNA的一类病毒的总称。

03.0003 单链 DNA 病毒 single-stranded DNA virus
遗传物质为单链DNA的一类病毒的总称。

03.0004 双链 DNA 病毒 double-stranded DNA virus
遗传物质为双链DNA的一类病毒的总称。

03.0005 RNA 病毒 RNA virus
遗传物质为RNA的一类病毒的总称。

03.0006 单链 RNA 病毒 single-stranded RNA virus
遗传物质为一条单链RNA的病毒。包括正链和负链单链RNA病毒。

03.0007 双链 RNA 病毒 double-stranded RNA virus
遗传物质为双链RNA的一类病毒的总称。

03.0008 负链单链 RNA 病毒 negative-stranded single-stranded RNA virus
遗传物质为负链单链RNA的一类病毒的总称。首先通过单链合成另一条互补的RNA链，产生双链的"复制型"，然后再以互补链为模板，复制病毒的遗传物质单链。

03.0009 正链单链 RNA 病毒 positive-stranded single-stranded RNA virus
遗传物质为正链单链RNA的一类病毒的总称。进入宿主细胞后可直接作为模板合成病毒蛋白质。

03.0010 反转录病毒 retrovirus
又称"逆转录病毒"。一类RNA病毒。含有反转录酶,可使病毒RNA基因组反转录成病毒DNA,随后此DNA被整合到宿主染色体并随之复制。临床呈现慢性感染过程。

03.0011 单链 RNA 反转录病毒 single-stranded RNA retrovirus
自身携带有RNA反转录酶的单链RNA病毒。能将RNA链反转录成DNA。通常引起人和动物的肿瘤,包括人类免疫缺陷病毒、白血病病毒、肉瘤病毒等。

03.0012 慢病毒 slow virus, lentivirus
一种反转录病毒。具有反转录病毒的基本结构,感染特征为病毒感染和出现临床症状之间往往有数月甚至数年的无症状期,引起这种长潜伏期的原因尚不清楚。

03.0013 亚病毒因子 subviral agent
不具备完整复制能力的类似病毒的感染性生物因子。包括类病毒、卫星病毒、卫星核酸和朊病毒。

03.0014 类病毒 viroid
一种不具有蛋白质外壳,仅由一个裸露的大约由350个核苷酸组成的单链环状RNA病原体。通常通过种子或花粉感染高等植物。最早是1971年发现的马铃薯纺锤块茎病类病毒。

03.0015 拟病毒 virusoid
一种缺乏蛋白质外壳的单独没有传染性,需要辅助病毒才能复制的环状单链RNA病原体。如丁型肝炎病毒。

03.0016 卫星病毒 satellite virus
一类基因组缺损、无蛋白质外壳、不具有完整病毒结构,需要依赖辅助病毒才能完成复制、表达和增殖的微小病原体。

03.0017 札幌病毒 Sapporo virus
属人类杯状病毒科沙波病毒属。是急性胃肠炎的主要病原体之一。

03.0018 杯状病毒科 Caliciviridae
巴尔的摩分类法第四纲病毒。无囊膜,核壳体为正二十面体,直径30~38 nm。核衣壳上整齐地排列着32个暗色中空的杯状结构(科名即由此而来),衣壳仅由1种结构蛋白组成,核壳体内含正链单链不分节RNA,含6个病毒属。

03.0019 诺沃克病毒 Norwalk virus
一种含RNA的微小病毒。为杯状病毒科诺如病毒属的代表株。是流行性胃肠炎的主要病原,常可引起急性腹泻。主要传播途径为生食海贝类及牡蛎等水生动物,也可经呼吸道传播。成人有诺沃克病毒抗体者为55%~90%,旅游者腹泻中约6%为诺沃克病毒所致。

03.0020 星状病毒 astrovirus
一类无衣壳的正链单链RNA病毒。病毒颗粒直径28 nm,部分病毒颗粒有特征性的5~6个角,外观呈星形。是婴幼儿、老年人及免疫缺陷者发生腹泻的重要病原之一。包括哺乳动物星状病毒和禽星状病毒。

03.0021 哺乳动物星状病毒 mamastrovirus
属星状病毒科的正链单链无壳RNA病毒。代表种人类星状病毒,是引起人类病毒性腹泻的主要病原体之一。

03.0022 禽星状病毒 avastrovirus
属星状病毒科的正链单链无壳RNA病毒。病毒颗粒直径为28~30 nm,能感染鸡、猪、犬和豹等动物,多引起腹泻。

03.0023　微小 RNA 病毒科　Picornaviridae
一大类形体微小、直径22～30 nm、无包膜、正链单链RNA病毒。主要经肠道传播对人类致病。

03.0024　肠道病毒　enterovirus
主要包括脊髓灰质炎病毒、柯萨奇病毒、埃可病毒及肠道病毒68～71型。在病毒学分类上归属于小RNA病毒。病毒颗粒小，呈二十面体。通常感染肠道，少数情况下可进入血流或神经组织，临床表现复杂多样。

03.0025　脊髓灰质炎病毒　poliovirus
属微小RNA病毒科肠道病毒属。能引起脊髓灰质炎。好发于儿童，通过粪便和咽部分泌物传播。

03.0026　疫苗相关脊髓灰质炎病毒　vaccine-associated poliovirus, VAPV
在服用脊髓灰质炎病毒疫苗的人群及其易感的接触者粪便中分离出的病毒。核苷酸序列与萨宾疫苗株差异小于1%。为疫苗毒株发生了微小变异所致，可引起短暂的急性松弛性麻痹。临床特征与脊髓灰质炎野病毒感染相似。

03.0027　疫苗衍生脊髓灰质炎病毒　vaccine-derived poliovirus, VDPV
从患者粪便中分离的脊髓灰质炎病毒。核苷酸序列与萨宾疫苗株差异大于1%但小于15%。主要发生在未免疫的人群中，与是否服用脊髓灰质炎病毒疫苗无关。可发生人与人之间的持续传播，并出现成群病例，常为永久性麻痹，与脊髓灰质炎野病毒引起的病例难以鉴别。

03.0028　柯萨奇病毒　Coxsackie virus
属微小RNA病毒科肠道病毒属。主要通过粪–口途径传播，亦可通过空气传播。感染者主要是儿童，多为隐性感染，约1%有临床症状，病毒侵犯心血管系统、神经系统、肌肉及呼吸系统等多种器官和组织，导致脑膜炎、心肌炎、心包炎、咽峡炎、气管炎、流行性肌痛或手足口病等多种疾病。

03.0029　埃可病毒　enterocytopathogenic human orphan virus, ECHO virus
属微小RNA病毒科肠道病毒属。只对人类有感染性，好发于夏、秋季，绝大多数是隐性感染。主要经粪–口途径传播，也可通过咽喉分泌物排出病毒再经呼吸道传播。感染后可损伤多种组织器官，常侵犯中枢神经系统。

03.0030　新型肠道病毒　neotype enterovirus
1969年以后鉴定的除脊髓灰质炎病毒、柯萨奇病毒、埃可病毒以外的几种小RNA病毒。因其符合肠道病毒的理化特性而命名，目前主要有肠道病毒68型、69型、70型、71型四种。

03.0031　呼吸道病毒　respiratory virus
以呼吸道为侵入门户，在呼吸道黏膜上皮细胞中增殖引起呼吸道局部感染或呼吸道以外组织器官病变的一类病毒。

03.0032　正黏病毒　orthomyxovirus
对人或某些动物细胞表面的黏蛋白有亲和性的、有包膜、具有分节段RNA基因组的一类病毒。

03.0033　流行性感冒病毒　influenza virus
简称"流感病毒"。病毒呈球形，新分离的毒株多呈丝状。直径在80～120 nm，丝状流感病毒的长度可达4000 nm。结构自外而内可分为包膜、基质蛋白及核心三部分。分为甲（A）、乙（B）、丙（C）三型，近年来才发现的牛流感病毒将归为丁（D）型。可引起人、禽、猪、马、蝙蝠等多种动物感染和发病，是人流感、禽流感、猪流感、马流感等人与动物疫病的病原。临床症状是急性高热、全身疼痛、显著乏力和呼吸道症状。人流感主要是甲型流感病毒和乙型流感病毒引起的。甲型流感病毒经常发生抗原变异，可以进一步分为H1N1、H3N2、H5N1、H7N9等亚型（其中的H和N分别代表流感病毒两种表面糖蛋白）。

03.0034 血细胞凝聚素 hemagglutinin
简称"血凝素"。流感病毒表面存在的两种蛋白质之一。是流感病毒包膜表面的一种刺突，为糖蛋白，呈柱状。由病毒核酸编码。病毒通过其表面的血凝素与宿主细胞结合引起凝血。在人类流感病毒的传播过程中起着关键作用。

03.0035 神经氨酸酶 neuramidinase
又称"唾液酸酶(sialidase)"。流感病毒表面存在的两种蛋白质之一。分布于流感病毒被膜上的一种糖蛋白，具有抗原性，可以催化唾液酸水解，协助成熟流感病毒脱离宿主细胞感染新的细胞，在流感病毒的生活周期中起着重要的作用。

03.0036 磷酸奥司他韦 oseltamivir phosphate
一种属于神经氨酸酶抑制剂家族的抗病毒药物。能阻止流感病毒在人体内繁殖。

03.0037 副黏病毒 paramyxovirus
一群核酸不分节的黏病毒。病毒粒内含螺旋对称的核壳，核酸是一条连续的单链RNA长分子，相对分子质量$(5\sim7)\times10^6$。主要包括副流感病毒、呼吸道合胞病毒、腮腺炎病毒、麻疹病毒等。病毒颗粒直径150 nm或更大，有包膜，包膜表面有由糖蛋白构成的嵴状突起。

03.0038 副流感病毒 parainfluenza virus
单链RNA病毒。表面突出的糖蛋白有融合蛋白和血凝素–神经氨酸酶蛋白。从血清学上人类副流感病毒可分为4型（Ⅰ～Ⅳ型），其中Ⅳ型又分a和b两个亚型。

03.0039 呼吸道合胞病毒 respiratory syncytial virus, RSV
又称"呼吸道融合病毒"。一种RNA病毒。属副黏病毒科。病毒颗粒呈圆形，大小不一，直径为100～300 nm。核心为单链RNA，外有核壳，最外层为带有刺状突起的包膜。因不含血凝素，故无凝血作用。病毒能在人体呼吸道细胞和人肾、猴肾等细胞培养中生长，并产生病变。只有一个血清型，可分4个亚型。

03.0040 鼻病毒 rhinovirus
一种微小RNA病毒科病毒。是普通感冒重要的病原体。生物学特性与肠道病毒基本相似，但也有不同，可在人胚肾、人胚肺及二倍体细胞系WI-26或人胚气管器官培养中增殖。病毒不耐酸，pH 3.0时可迅速被灭活。

03.0041 流行性腮腺炎病毒 mumps virus
副黏病毒的一种。直径为85～300 nm，平均140 nm。核衣壳蛋白具有可溶性抗原(S抗原)，外层表面含有神经氨酸酶和一种血凝素糖蛋白，有抗原性，对物理、化学因素均很敏感。

03.0042 麻疹病毒 measles virus
属副黏病毒科。呈球状，内核为单链RNA，螺旋对称，有包膜，其上含血凝素。只有一种血清型。

03.0043 亨德拉病毒 Hendra virus, HeV
又称"马麻疹病毒(equine morbillivirus)"。

一种人兽共患病毒性疾病病毒。于1994～1995年在澳大利亚昆士兰州布里斯班郊区的亨德拉(Hendra)首次被发现，能引起严重的呼吸道疾病。这种病毒造成的疾病典型特征是严重的呼吸困难和高死亡率，还表现为人接触性感染。

03.0044　尼帕病毒　Nipah virus
一种可引起人类中枢神经系统、呼吸系统病变的急性、高致死性病毒。于1995年在马来西亚猪场被发现，并逐渐演化为以人类为宿主的致死性病毒。1998年9月～1999年4月马来西亚和新加坡相继发生由其引起的发热性脑炎，造成100多人死亡，共116万余头猪被捕杀。

03.0045　风疹病毒　rubella virus
属披膜病毒科。是风疹的病原体。为不规则球形，直径50～70 nm，正链单链RNA病毒。不耐热，56℃ 30 min可大部分失活，对脂溶剂敏感，紫外线可灭活。

03.0046　腺病毒　adenovirus
一种无包膜的线状双链DNA病毒颗粒。衣壳呈二十面体，对人致病性低。可感染多数哺乳动物，在哺乳动物细胞和组织中表达蛋白抗原。

03.0047　罗斯河热病毒　Ross river fever virus
属披膜病毒科甲病毒属。是罗斯河热或流行性发热性多关节炎的病原体。

03.0048　冠状病毒　coronavirus
电子显微镜下状似皇冠的一类病毒。为具有外膜的正链单链RNA病毒，直径80～120 nm，RNA长27～31 kb。只感染人、鼠、猪、猫、犬、禽类脊椎动物。

03.0049　严重急性呼吸综合征冠状病毒　se- vere acute respiratory syndrome coronavirus
引起人类严重急性呼吸综合征(SARS)的病原体。是2003年发现的一种新的冠状病毒，属病毒目、冠状病毒科、冠状病毒属。根据其基因组结构分类，属正链单链RNA病毒。

03.0050　中东呼吸[系统]综合征冠状病毒　Middle East respiratory syndrome coronavirus, MERS-CoV
曾称"新型冠状病毒(novel coronavirus)"。于2012年在沙特首先被发现，与严重急性呼吸综合征病毒同属冠状病毒。感染者多会出现严重的呼吸系统综合征并伴有急性肾衰竭。

03.0051　传染性支气管炎病毒　infectious bronchitis virus
属冠状病毒属的正链单链RNA病毒。引起禽类呼吸道传染病，病死率高，易发生流行。

03.0052　猪传染性胃肠炎病毒　swine transmissible gastroenteritis virus
属冠状病毒科、冠状病毒属。是单链RNA病毒。呈球形、椭圆形和多边形，直径为80～120 nm。是引起仔猪病毒性腹泻的重要病原体。

03.0053　猪血凝性脑脊髓炎病毒　swine haemagglutinating encephalomyelitis virus
属冠状病毒科、冠状病毒属。是单链RNA病毒。呈球形，直径70～130 nm。有囊膜，囊膜表面有20～30 nm的花瓣状纤突。可引起仔猪发生急性、高度传染性病毒病，病死率高。临床上可出现呕吐、衰弱及中枢神经系统功能障碍表现。

03.0054　新生小牛腹泻冠状病毒　neonatal

calf diarrhea coronavirus

属冠状病毒科、牛肠炎冠状病毒。是单链RNA病毒。病毒颗粒为多形态，略呈球形，囊膜外周由末端呈球状或花瓣状的突起规则排列成皇冠状。是新生牛犊腹泻病原因之一。

03.0055　火鸡传染性肠炎冠状病毒　turkey bluecomb virus

属冠状病毒科、日冕冠状病毒属。是单链RNA病毒。可导致火鸡发生急性、高度传染性的疾病。

03.0056　猫传染性腹膜炎病毒　feline infectious peritonitis virus

属冠状病毒科、冠状病毒属。是单链RNA病毒。可引起猫发生慢性进行性致死性传染病。具有起病慢、病程长、高传染、低发病的特点。

03.0057　凸隆病毒　torovirus

属冠状病毒科、凸隆病毒亚科。包括4个病毒株，是单链RNA病毒。可引起马、牛、猪等感染，主要通过粪–口途径传播。

03.0058　淋巴细胞[性]脉络丛脑膜炎病毒　lymphocytic choriomeningitis virus, LCMV

可感染人致淋巴细胞脉络丛脑膜炎的病毒。属RNA型病毒。大小为50 mm左右。天然宿主为褐家鼠。感染者可有流行性感冒样症状至脑膜炎、脑炎等不同程度的表现。

03.0059　呼肠孤病毒科　Reoviridae

一类无包膜的双链RNA病毒。含10个双链RNA片段。直径70～80 nm。共有9个病毒属，与人类疾病有关的主要有正呼肠病毒属、轮状病毒属、环状病毒属和科罗拉多蜱传热病毒属。可引起人呼吸道和消化道感染。

03.0060　正呼肠病毒　orthoreovirus

属呼肠孤病毒科、呼肠病毒属。含双链RNA，对动物具有广泛致病性的病毒。多数人感染后并无症状，少数人感染后可引起胃肠道疾病、上呼吸道疾病和神经系统疾病，较少的患者出现严重的并发症。

03.0061　轮状病毒　rotavirus

一种致婴儿或新生畜胃肠炎的病毒。具有双层外壳，呈球形，直径70 nm。基因组含11个双链RNA分子，在电镜中观察到RNA分子呈轮状排列。结构稳定，耐热、耐酸碱，表面有血凝素，抑制病毒与宿主细胞的接触，培养较困难，可引起哺乳类和禽类动物感染。引起人类感染的轮状病毒称为人轮状病毒，是非细菌性腹泻的主要病原体之一。

03.0062　A组轮状病毒　group A rotavirus

轮状病毒属的一个种。共有7个组，编号为A、B、C、D、E、F与G。A组最为常见，常引起婴幼儿腹泻。

03.0063　环状病毒　orbivirus

一种二十面体对称球形无包膜的RNA病毒。是呼肠孤病毒科中的一种病毒属。病毒颗粒直径68～80 nm，核壳内含双链RNA，分10个不同大小的RNA片段。根据病毒的抗原性不同可分为19个血清型、150个以上的亚型。

03.0064　虫媒病毒　arbovirus

一类以节肢动物为媒介，能在哺乳动物与禽类中传播的病毒。其成员分别归类于披膜病毒科、黄病毒科、布尼亚病毒科和沙粒病毒科。多表现为中枢神经系统的隐性感染，严重者可致神经细胞坏死、胶质细胞增生及炎性细胞浸润，表现为不同程度的高热、意识障碍、抽搐。部分病毒株（如乙型脑炎病毒）

感染发病后的病死率高，且可留有严重后遗症。

03.0065　披膜病毒　togavirus
一类有囊膜的正链单链RNA病毒。病毒颗粒呈球形，直径40～70 nm，核心为直径25～35 nm的二十面体核壳，内含连续线状正链RNA。外层为脂蛋白包膜，包膜上有糖蛋白的突起。因病毒核心的外面披盖着一层保护其活性的脂蛋白包膜而得名。

03.0066　甲病毒　alphavirus
曾称"A组虫媒病毒"。披膜病毒科中一员。为二十面体，有脂膜，直径50～60 nm。脂膜上有两个向外突起的糖蛋白（E1和E2）。核心中含核心蛋白和基因组。基因组为单链RNA，分为结构基因和非结构基因。结构基因编码核心蛋白和E1、E2糖蛋白。该病毒属有28种病毒，包括东方马脑炎病毒、西方马脑炎病毒、委内瑞拉马脑炎病毒、基孔肯亚病毒和阿良良病毒等。

03.0067　辛德比斯病毒　Sindbis virus
属甲病毒属。是一种正链单链RNA病毒。通过蚊叮咬感染人体，引起双峰热、皮疹和关节炎，曾在北欧人群中暴发流行。

03.0068　东方马脑炎病毒　eastern equine encephalitis virus, EEE virus
属甲病毒属。由单链RNA组成核心，呈球形二十面体。对许多动物有致病力。在马脑、啮齿动物的脑和鸡胚等组织中生长良好。分北美株和南美株。引起的人类脑炎症状十分危急而凶险，临床表现与乙型脑炎相似，病死率在35%以上。

03.0069　西方马脑炎病毒　western equine encephalitis virus, WEE virus
属甲病毒属。是西方马脑炎的病原体。感染

主要发生于加拿大、美国西部和中部、墨西哥、圭亚那、巴西、阿根廷、秘鲁、智利和乌拉圭等国家和地区。

03.0070　委内瑞拉马脑炎病毒　Venezuelan equine encephalitis virus, VEE virus
属甲病毒属。是委内瑞拉马脑炎的病原体。因1938年在委内瑞拉马群中流行，并首次从病马死后组织中分离到而得名。

03.0071　乙型脑炎病毒　encephalitis B virus
又称"日本脑炎病毒（Japanese encephalitis virus）"。引起乙型脑炎的病毒。属虫媒病毒乙组的黄病毒科。呈球形，核心为正链单链RNA，外有脂蛋白包膜及含糖蛋白的表面突出物，该突起中有血凝素。

03.0072　基孔肯亚病毒　Chikungunya virus
属甲病毒属。是基孔肯亚热的病原体。主要通过伊蚊叮咬传播。

03.0073　阿良良病毒　O'nyong-nyong virus
属甲病毒属。是阿良良热的病原体。主要通过按蚊叮咬传播。

03.0074　马雅罗病毒　Mayaro virus
属甲病毒属中的一种病毒。于1954年发现，以猴为储存宿主，通过蚊的叮咬传给人。引起以发热、头痛、关节肿痛、皮疹、淋巴结肿大等为主要临床特征的马雅罗热。

03.0075　罗斯河病毒　Ross river virus
属甲病毒属中的一种病毒。主要通过雌蚊叮咬传播，夏季和秋季好发。感染该病毒后会出现感冒症状，伴关节痛。

03.0076　黑赛尾库蚊　Culex melanura
库蚊的一种。是东方马脑炎病毒的主要传播媒介。

03.0077 环跗库蚊 *Culex tarsalis*
库蚊的一种。是北美地区西方马脑炎病毒的主要传播媒介。

03.0078 伊蚊 *Aedes vigilax*
蚊科、库蚊亚科、伊蚊属的通称。全球分布，是蚊科中最大的一属，近1000种。

03.0079 白纹伊蚊 *Aedes albopictus*
又称"亚洲虎蚊""花斑蚊"。有白斑和银白斑的黑色或深褐色伊蚊。属于"清水容器型"伊蚊，是中国重要的媒介昆虫，对人有很强的攻击力，严重骚扰人类正常生活，同时还可以传播登革热等蚊媒传染病。

03.0080 寨卡病毒 *Zika virus*
一种通过蚊虫进行传播的虫媒病毒。正链单链RNA病毒，直径20 nm。

03.0081 沙粒病毒科 *Arenaviridae*
一类直径50~300 nm，圆形或多形性的、具包膜的单链双节段RNA病毒。可造成严重的人兽共患传染病。宿主为啮齿类动物。可引起的病征以出血和发热为主要表现的疾病，死亡率非常高。

03.0082 拉沙病毒 *Lassa virus*
一种有包膜的单链双节段RNA病毒。是拉沙热的病原体，属沙粒病毒科。

03.0083 沙粒病毒 *arenavirus*
一种RNA病毒。病毒颗粒在电镜超薄切片中有沙粒结构。

03.0084 黄病毒 *flavivirius*
一类直径40~60 nm，具有脂蛋白包膜的正链单链RNA病毒。

03.0085 黄热病毒 *yellow fever virus*

属于黄病毒科、黄热病毒属。为RNA病毒，具有嗜内脏性及嗜神经性，在室温下容易死亡。是黄热病的病原体。广泛流行于美洲和非洲。

03.0086 白蛉病毒 *phlebovirus*
属于布尼亚病毒科的一种负链单链RNA病毒。球形，有包膜。经白蛉叮咬感染人体，引起以发热、头痛、肌痛等为临床特征的急性传染病。

03.0087 白蛉热病毒 *sandfly fever virus*
属于白蛉病毒属。经白蛉（沙蝇）传播引起发热性疾病的病毒。

03.0088 裂谷热病毒 *Rift valley fever virus*
又称"立夫特山谷热病毒"。属布尼亚病毒科、白蛉病毒属一种负链单链RNA病毒。病毒颗粒呈球形，有包膜。是裂谷热的病原体。

03.0089 津加病毒 *Zinga virus*
裂谷热病毒中的一员。从中非共和国裂谷热患者中分离出的病毒。

03.0090 出血热病毒 *hemorrhagic fever virus*
引起出血热症状和体征的一大群病毒的总称。其中汉坦病毒是引起出血热的最重要的病毒。

03.0091 汉坦病毒属 *hantavirus, HTV*
属布尼亚病毒科。一种有包膜、分节段的负链单链RNA病毒。基因组包括L、M、S三个片段，分别编码L聚合酶蛋白、G1和G2糖蛋白、核蛋白。是肾综合征出血热的病原体。包括汉坦病毒、汉城病毒、普马拉病毒和多布拉伐病毒。

03.0092 多布拉伐病毒 *Dobrava virus*
欧洲的一种汉坦病毒。是肾综合征出血热的

病原体。

03.0093 辛诺柏病毒 Sin Nombre virus, SNV
引起汉坦病毒肺综合征的主要病原体。是与汉坦病毒属抗原性密切相关的20余个型别之一，与其中的普马拉病毒(引起流行性肾病)的进化关系较近。1993年分离于美国西南部的"四角地区"，存在多种亚型，与后来分离于美洲其他地区的20余株类似病毒均能引起类似于汉坦病毒肺综合征的临床表现。有多种啮齿动物作为传染源，经多种途径传播，以肺脏为主要靶器官，引起严重肺水肿和胸腔积液。

03.0094 黑港渠病毒 black creek canal virus
一种辛诺柏病毒样病毒。1993年发现的一种与辛诺柏病毒有关的汉坦病毒，由田鼠、鹿鼠携带。可引起与汉坦病毒肺综合征类似的临床表现。

03.0095 莫农加希拉病毒 Monongahela virus
一种辛诺柏病毒样病毒。在加拿大东部发现的与辛诺柏病毒有关的汉坦病毒，由田鼠、鹿鼠携带。可引起与汉坦病毒肺综合征类似的临床表现。

03.0096 纽约病毒 New York virus
一种辛诺柏病毒样病毒。在纽约发现的与辛诺柏病毒有关的汉坦病毒，由田鼠、鹿鼠携带。可引起与汉坦病毒肺综合征类似的临床表现。

03.0097 拉克罗斯病毒 La Crosse virus
见于美国东南部和中西部的一种布尼亚病毒科中的虫媒病毒。主要传播媒介为白天叮人的黑斑蚊。是一种能够经卵巢传播的病毒，即冬季在蚊卵(或卵巢)中贮存，下一代的伊蚊体内仍会有病毒。

03.0098 登革病毒 dengue virus

属黄病毒属，是登革热的病原体，广泛流行于热带及亚热带地区。病毒颗粒呈哑铃状[700 nm×(20～40) nm]、棒状或球形(直径为20～50 nm)，核心为单链线状RNA。病毒颗粒与乙型脑炎病毒相似，最外层为2种糖蛋白组成的包膜，包膜上含型和群特异性抗原。

03.0099 弹状病毒科 Rhabdoviridae
病毒颗粒形态似棒状或子弹状的一类病毒。大小为(130～380) nm×70 nm，核壳呈螺旋对称，内含单链线状RNA。

03.0100 丝状病毒 filovirus
属于单链反链病毒目、丝状病毒科的一类感染脊椎动物的病毒。目前已知的病毒有埃博拉病毒和马尔堡病毒。

03.0101 埃博拉病毒 Ebola virus
以刚果民主共和国(旧称扎伊尔)的埃博拉河命名的一类埃博拉病毒属下数种病毒的统称。可导致埃博拉出血热，表现为发热、恶心、呕吐、腹泻、肤色改变、全身酸痛、体内外出血等，病死率高达50%～90%。致死原因主要为脑卒中、心肌梗死、低血容量性休克或多发性器官衰竭。目前已确认埃博拉病毒有4个亚型，即扎伊尔型、苏丹型、莱斯顿型和科特迪瓦型。

03.0102 马尔堡病毒 Marberg virus
典型的丝状病毒。形似丝线，长度为800～14 000 nm，感染力最强时长度约为800 nm。是马尔堡出血热的病原体。

03.0103 口蹄疫病毒 foot-and-mouth disease virus
微小RNA病毒科、口疮病毒属的一种病毒。外形呈球形，直径25～34 nm。核心为一正链单链RNA，核心外没有脂质双分子层，但有直径30 nm的病毒壳体包绕。有7个血清型、65个亚型，各型无交叉免疫现象，病毒对外界环境抵抗力很强，易感动物和人均可感染该病毒，引起口蹄疫。

03.0104 狂犬病毒 rabies virus
一种弹状病毒。是引起狂犬病的病原体。形如子弹，一端圆凸，一端平凹。直径65～80 nm，长130～240 nm。核衣壳呈螺旋对称，表面具有包膜，内含有单链RNA。

03.0105 街毒株 street virus
在狂犬病患者和患病动物体内分离到的病毒株。毒力强，致病性强，自脑外接种易侵入脑组织及唾液腺。

03.0106 固定毒株 fixed virus
狂犬病毒自然强毒株(街毒株)通过家兔脑内接种传代，所获得的对人畜毒力减弱的病毒株。制备方法：将街毒株在家兔脑内连续传代后，病毒对家兔致病的潜伏期可随传代次数的增加而逐渐缩短；传至50代左右时，潜伏期可由原来的4周左右缩短为4～6天；继续进行传代潜伏期不再缩短。重要特点是对家兔的致病性增强，对人或犬的致病性明显减弱；并且从脑外途径对犬进行接种时，不能侵入脑神经组织引起狂犬病。

03.0107 人类嗜 T[淋巴]细胞病毒 human T-cell lymphotropic virus, HTLV
致瘤性RNA病毒。属慢病毒亚科，可分为HTLV-1型和HTLV-2型。可能与成人T细胞性白血病和HTLV-1相关脊髓病或热带痉挛性截瘫等疾病相关。

03.0108 人类嗜 T[淋巴]细胞病毒-1 human T-cell lymphotropic virus type-1, HTLV-1

一种反转录RNA病毒。主要侵入CD4$^+$、CD8$^+$细胞及B细胞、巨噬细胞，可能与成人T细胞性白血病(ATL)和HTLV-1相关脊髓病或热带痉挛性截瘫(HAM/TSP)相关。

03.0109 人类嗜 T[淋巴]细胞病毒-2 human T-cell lymphotropic virus type-2, HTLV-2
一种反转录RNA病毒。与白血病的发生相关。

03.0110 肝炎病毒 hepatitis virus, hepato-virus
微小RNA病毒科，无包膜的正链单链RNA病毒。直径约30 nm。是病毒性肝炎的病原体。人类肝炎病毒分为甲型、乙型、丙型、丁型、戊型和庚型。除乙型肝炎病毒遗传物质为双链DNA外，其他类型病毒均为单链RNA。除了甲型和戊型病毒通过肠道感染外，其他类型病毒均通过密切接触、血液和注射方式传播。主要代表株是甲型肝炎病毒，是急性甲型病毒性肝炎的病原体。

03.0111 甲型肝炎病毒 hepatitis A virus, HAV
引起甲型病毒性肝炎的病原体。属微小RNA病毒科、肠道病毒属。

03.0112 乙型肝炎病毒 hepatitis B virus, HBV
引起乙型病毒性肝炎的病原体。属嗜肝DNA病毒科。

03.0113 丙型肝炎病毒 hepatitis C virus, HCV
引起丙型病毒性肝炎的病原体。是有包膜的单链RNA病毒。属黄病毒科。

03.0114 丁型肝炎病毒 hepatitis D virus,

HDV

一种缺陷RNA病毒。其外壳、装配、传播均需嗜肝DNA病毒协助，由它们提供外壳才能装配成有传染性的完整病毒。

03.0115 戊型肝炎病毒 hepatitis E virus, HEV

引起戊型肝炎的病原体。为RNA病毒。呈圆球状颗粒，直径27～38 nm，平均33～34 nm，无包膜，表面有突起和缺刻。

03.0116 庚型肝炎病毒 hepatitis G virus, HGV

1995年在非甲非乙非丙非丁非戊型肝炎患者血浆中发现的一种新型病毒因子。为正链单链RNA病毒，与丙型肝炎病毒同属黄病毒科。感染者多无症状。

03.0117 嗜肝 RNA 病毒 heparnavirus

一组对肝脏具有特别亲嗜性的RNA病毒。该属仅有甲型肝炎病毒一个种。

03.0118 输血传播病毒 transfusion transmitted virus, Torque teno virus, TTV

一种无包膜的单链DNA病毒。病毒颗粒直径约40 nm，基因组长度约3.8 kb，首先发现于1997年。尽管肝炎患者中的检出率较高，但该病毒的感染多无症状，其是否能引起肝炎尚有争议。

03.0119 鼠肝炎病毒 murine virus hepatitis

一种日冕冠状病毒。是单链RNA病毒，直径约120 nm，具有嗜神经性。可引起啮齿动物肠炎、肝炎、胸腺退化、多发性硬化症、脱髓鞘性脑脊髓炎等疾病。

03.0120 疱疹病毒 herpes virus

一组具有包膜的DNA病毒。因代表种单纯疱疹病毒能引起匍行性疱疹而得名，分为α疱疹病毒、β疱疹病毒、γ疱疹病毒和未分类疱疹病毒等。

03.0121 单纯疱疹病毒 herpes simplex virus

通常引起皮肤的单纯疱疹或引起单纯疱疹性脑炎的疱疹病毒。

03.0122 人类疱疹病毒 human herpes virus, HHV

人类有关的疱疹病毒。球形，直径为120～150 nm，双链DNA，衣壳呈二十面体对称，外覆一层厚薄不匀的被膜，最外层为典型的脂质双层包膜，上有突起。

03.0123 水痘–带状疱疹病毒 varicella-zoster virus, VZV

又称"人类疱疹病毒3型（human herpes virus 3, HHV-3）"。属疱疹病毒亚科、人类疱疹病毒属。儿童初次感染引起水痘，恢复后病毒潜伏在体内，少数患者在成年后病毒再发而引起带状疱疹。

03.0124 EB病毒 Epstein-Barr virus, EBV

又称"人类疱疹病毒4型（human herpes virus 4, HHV-4）"。一种疱疹病毒。病毒长期潜伏在淋巴细胞内，以环状DNA形式游离在胞质中，并可整合入染色体内。人群中的流行率高。由其感染引起或与其感染有关的疾病有传染性单核细胞增多症、非洲儿童淋巴瘤、鼻咽癌等。

03.0125 人类疱疹病毒 6 型 human herpes virus 6, HHV-6

疱疹病毒β亚科的一种。人群普遍易感，易形成潜伏性感染或慢性感染。与婴幼儿急疹、免疫缺陷相关疾病、相关病毒性肝炎等发病有关。

03.0126 人类疱疹病毒 7 型 human herpes

virus 7, HHV-7

疱疹病毒β亚科的一种。在人群中普遍存在，主要感染CD4$^+$T淋巴细胞及少数CD8$^+$T淋巴细胞。与疾病之间的直接关系尚不明确。

03.0127 人类疱疹病毒 8 型 human herpes virus 8, HHV-8

疱疹病毒γ亚科的一种。病毒多感染卡波西肉瘤易感人群，在组织中处于潜伏状态，呈溶组织感染。与卡波西肉瘤、原发性渗出性淋巴瘤、多发性骨髓瘤等疾病相关。

03.0128 水疱性口炎病毒 vesicular stomatitis virus

水疱性病毒属中的一种。可引起马、牛、猪和人水疱性口炎。

03.0129 JC 病毒 JC virus

人乳头多瘤空泡病毒中的一种。以第一个被分离出该病毒的患者名字命名。在免疫力正常的人群中通常为无症状感染，感染后可潜伏在肾脏、淋巴结、骨髓等多年。但在免疫功能不全或接受免疫抑制治疗的患者中可引起进行性多灶性白质脑病等致死性中枢神经系统脱髓鞘疾病，表现为快速进展性痴呆、失语、发音困难、性格改变、智力下降、精神错乱、幻觉甚至昏迷等，一般数月内死亡。

03.0130 膦甲酸 foscarnet

无机焦磷酸盐的有机同系物。在体外可抑制许多病毒的DNA聚合酶和反转录酶。包括人类疱疹病毒6型、单纯疱疹病毒1型或2型、EB病毒和水痘–带状疱疹病毒等。用来治疗皮肤、黏膜疱疹病毒感染。

03.0131 巨细胞病毒 cytomegalovirus

属疱疹病毒科β疱疹病毒亚科的一类有包膜的DNA病毒。直径约200 nm，呈球形，内核为64 nm，含病毒DNA。病毒外壳直径约110 nm，由162个壳粒构成对称的二十面体。

03.0132 传染性软疣病毒 molluscum contagiosum virus

痘病毒科软疣病毒属的一种双链DNA病毒。电镜下呈砖状或菠萝状。在细胞内复制后可占据整个细胞。临床可引起传染性软疣。

03.0133 人类细小病毒 B19 human parvovirus B19

目前动物病毒中已知最小的DNA病毒。是一种单链线状DNA病毒，属细小病毒科细小病毒属。经呼吸道、血及血制品，以及宫内传播，儿童易感。临床表现多样，多呈良性过程。

03.0134 包涵体 inclusion body

病毒在宿主体内增殖过程中在宿主细胞内形成的一种蛋白质结构。一般内含一个完整的病毒颗粒或病毒亚基，也可为宿主细胞的反应产物。

03.0135 瓜尔涅里小体 Guarnieri body

又称"顾氏小体"。天花病毒和痘苗病毒在感染的皮肤或黏膜上皮细胞质或核内形成的圆形或卵圆形嗜酸性包涵体。

03.0136 内氏小体 Negri body

又称"内基小体"。狂犬病毒在易感动物或人的中枢神经细胞（主要是大脑海马回的锥体细胞）中增殖时，可在胞质内形成一个或多个圆形或椭圆形、直径为20～30 nm的嗜酸性包涵体。对狂犬病有诊断价值。

03.0137 嗜酸性包涵体 eosinophilic inclusion body

细胞被病毒感染后变圆、增大，胞质内出现嗜酸性并聚积于胞质一侧的小体。

03.0138 病毒颗粒 virion
又称"病毒粒子"。结构完整的单个病毒。包括衣壳与核酸，可以有附加的结构蛋白或被膜。有球形、丝形、弹形、砖形和蝌蚪形五种形态。

03.0139 D 颗粒 dense particle
致密颗粒，为完整的病毒颗粒。具有感染性，含全部病毒结构蛋白，包括病毒的中和抗原，可诱生特异性中和抗体。

03.0140 C 颗粒 coreless particle
无核心颗粒。为空心的病毒颗粒。不含病毒RNA，无感染性，不能诱生中和抗体。

03.0141 丹氏颗粒 Dane granule
完整的具有感染性的乙型肝炎病毒颗粒。直径为2 nm，由包膜和核心两部分组成。

03.0142 假病毒体 pseudovirion
一种反转录病毒整合另一种病毒的包膜蛋白所形成的具有外源性病毒包膜，但仍保持反转录病毒本身基因组特性的病毒。主要感染真菌和无脊椎动物。

03.0143 二十面体对称 icosahedral symmetry
包被在病毒核酸外面的蛋白核衣壳按特定排列方式形成的立体结构。有12个角、20个面和30条棱。

03.0144 螺旋对称 helical symmetry
包被在病毒核酸外面的蛋白核衣壳按特定排列方式而形成的立体结构。病毒核酸与衣壳蛋白交织形成螺旋状结构。

03.0145 [病毒]五邻体 pentomer, penton
病毒二十面体的核衣壳结构中，有些蛋白亚单位处在特殊结构位置，五面与其他蛋白亚单位相邻。

03.0146 复合对称 complex symmetry
包被在病毒核酸外面的蛋白核衣壳按特定排列方式形成的立体结构。既有二十面体结构，又有螺旋对称结构。

03.0147 包膜 envelope
病毒进入宿主细胞膜时带上的特殊结构。由糖蛋白和脂肪组成，包被在病毒颗粒外围。

03.0148 包膜突起 peplomer body
在病毒脂质包膜上有一种或几种糖蛋白，在形态上形成的突起。如流感病毒的血凝素和神经氨酸酶。

03.0149 脂质包膜 lipid envelope
以脂质成分构成的病毒包膜。

03.0150 包膜抗原 envelope antigen
病毒包膜的糖蛋白。可帮助病毒在宿主细胞内扩散与繁殖，具有抗原性。

03.0151 衣壳 capsid
包被在病毒核酸外的蛋白质外壳。由规律排列的许多蛋白亚单位聚集而成，是病毒颗粒的主要支架结构和抗原成分，对核酸有保护作用。

03.0152 衣壳蛋白 capsid protein
由大量相同的蛋白亚单位构建成的三维结构。对保护病毒的遗传信息及病毒遗传信息的复制有着极其重要的作用。

03.0153 核心 core
病毒内由包膜包被的结构。包含存储病毒信息的遗传物质（核酸）及复制这些信息必需的酶。

03.0154 核衣壳 nucleocapsid
病毒蛋白质衣壳和衣壳所包含的病毒核酸

的合称。

03.0155 核衣壳蛋白 nucleocapsid protein
病毒核衣壳的主要蛋白质。具有核蛋白性
质，能与核酸结合，对核酸起保护作用。

03.0156 病毒束 virus bundle
一个病毒包膜内包裹着多个核衣壳的形式。

03.0157 多角体 polyhedron
随着某种昆虫病毒的感染，细胞内形成的蛋
白质多面体结构。内含多数病毒颗粒。可保
护病毒颗粒免受外界不利环境的破坏。

03.0158 多角体蛋白 polyhedrin
一些杆状病毒包涵体中的蛋白质。晶状排
列，对各种蛋白分解酶有抗性，在碱性环境
中易溶解。

03.0159 病毒蛋白 viral protein
病毒复制和成熟形成完整病毒颗粒所需要
的蛋白质。包括病毒的结构蛋白和非结构
蛋白。

03.0160 结构蛋白 structural protein
构成病毒颗粒成分的蛋白质。

03.0161 非结构蛋白 nonstructural protein
由病毒基因组编码的，在病毒复制或基因表
达调控过程中具有一定功能，但不属于病毒
颗粒结构所必需的结构蛋白质。

03.0162 非结构多肽 nonstructural polypep-
tide
病毒核酸编码的非结构必需的多肽。

03.0163 突起蛋白 spike protein
呈棒棒糖状的膜蛋白。由两部分组成：靠近
N端的部分呈球状，靠近C端的部分形成一个

穿膜的棒状结构。与冠状病毒侵入细胞的过
程密切相关。

03.0164 融合蛋白 fusion protein
副黏病毒包膜表面的糖蛋白突起之一。活化
后具有融合病毒和细胞膜的作用，在病毒侵
入细胞的过程中起重要作用。

03.0165 基质蛋白 matrix protein
病毒包膜或核衣壳的主要结构蛋白。是病毒
分群的主要抗原成分。

03.0166 可溶性蛋白 soluble protein
病毒复制过程中所产生的与病毒复制和病
毒结构成分无关的蛋白质。非病毒的结构成
分，但能溶解于感染者的体液中。如HBV感
染所形成的乙型肝炎e抗原(HBeAg)。

03.0167 病毒吸附蛋白 viral attachment
protein, VAP
能够特异性识别细胞受体并与之结合的位
于病毒颗粒表面的结构蛋白。

03.0168 大多聚蛋白 large polyprotein
一种包含多种功能蛋白的多聚体。往往是病
毒成熟蛋白的前体。

03.0169 病毒互补 RNA viral complementary
RNA, vcRNA
病毒RNA复制时根据核苷酸配对的原则，在
RNA聚合酶的作用下形成的与模板RNA相
匹配或互补的另一条RNA链。

03.0170 病毒发生基质 virogenic stroma
病毒进入宿主细胞早期，在细胞质中形成的
一种胶状物质。病毒在其中繁殖。

03.0171 病毒复制 viral replication
病毒颗粒入侵宿主细胞直至细胞释放子代

病毒颗粒的全过程。包括吸附、穿入、脱壳、转录、翻译、核酸复制、装配和释放等步骤。

03.0172 [病毒]吸附 absorption
病毒附着于敏感细胞表面的现象。是感染的起始阶段。

03.0173 [病毒]穿入 penetration
又称"[病毒]侵入"。病毒通过宿主细胞表面受体，或通过细胞吞噬作用，或通过病毒包膜与细胞质膜融合等方式，核衣壳进入细胞的过程。

03.0174 [病毒]入胞现象 viropexis
病毒通过各种方式进入宿主细胞的现象。

03.0175 [病毒]脱壳 uncoating
病毒衣壳分子构型改变并重新构建，从而裸露出病毒核酸的过程。

03.0176 [病毒]装配 assembly
病毒核酸和病毒结构蛋白在感染细胞内组合成病毒颗粒的过程。

03.0177 蚀斑 plaque
又称"突斑"。当病毒感染一种敏感细胞时，增殖的病毒颗粒通过扩散感染邻近细胞，形成与噬菌斑相似的空斑。

03.0178 单链 RNA 病毒基因 single-stranded RNA virus genome
单链RNA病毒的遗传物质，携带着病毒的全部遗传信息。是病毒遗传和感染的物质基础。

03.0179 病毒携带者 virus carrier
病毒侵入人体后，可以停留在入侵部位或侵入较远的脏器，继续生长、繁殖，而人体不出现任何疾病状态的病毒感染者。能携带并排出病毒，成为传染源。

03.0180 病毒载量 viral load
感染者体内单位体积体液中的病毒含量。是一种衡量病毒感染严重程度的指标。

03.0181 血浆病毒载量 plasma viral load
单位体积血浆中所检测出的病毒拷贝数。常用来评价血液中病毒的含量。

03.0182 病毒变异 viral mutation
病毒基因组在病毒增殖过程中所发生的突变。病毒的自然变异是非常缓慢的，但这种变异过程可通过外界因素的强烈刺激而加快。许多化学和物理因素均可用来诱发突变，如亚硝酸、羟胺、高温及抗病毒药物等。

03.0183 重配 reassortment
基因分节段的RNA病毒，通过交换RNA节段而进行的基因重组。

03.0184 准种 quasispecies
存在于同一宿主，相互关联而基因系列存在某些差异的感染因子(通常指病毒)。

03.0185 准种异源性 quasispecies diversity
病毒基因微小变异所形成的准种群体的基因变异多态性。

03.0186 病毒特异性抗体 viral-specific antibody
针对病毒抗原特有的抗体。

03.0187 针对病毒抗原的抗体 antibody to viral antigen
与病毒某种抗原相对应的抗体。如乙型肝炎病毒表面抗原与表面抗体。

03.0188 窗口期 window phase

人体感染病毒到血清特异性抗体阳转的时间。

03.0189　类风湿因子　rheumatoid factor

由细菌、病毒等感染因子引起人体产生的针对变性IgG的一种自身抗体。首先发现于类风湿关节炎患者，并在类风湿关节炎患者血清中滴度较高且持续时间较长。

03.0190　血清阴性关节炎　seronegative arthritis

类风湿因子阴性的脊椎关节病变。其中最具代表性的是强直性脊柱炎，另外还有肠道感染病变有关的关节炎及无法区分的脊椎关节症状等。

03.0191　肠病毒性脑脊髓炎　enteroviral encephalomyelitis

由肠道病毒感染引起的松弛性瘫痪。临床表现类似于脊髓灰质炎，但症状较轻，恢复较快，后遗症少见。诊断依赖从粪便中分离出病毒，或血清抗体效价增长而无同时感染脊髓灰质炎病毒的证据。

03.0192　肠病毒性脑炎　enteroviral meningitis

由肠道病毒感染引起的中枢神经系统炎症。临床表现为高热、意识模糊、嗜睡、性格改变，甚至惊厥、瘫痪和昏迷。有些病例可表现为局灶性脑炎，特征为局部抽搐、偏侧舞蹈症和急性小脑性运动失调。

03.0193　肠病毒性发疹热　enteroviral exan-thematous fever

又称"波士顿皮疹热(Boston exanthem)"。由肠道病毒感染引起的发热及皮疹。埃可病毒是最常见的病原体。患者表现为发热、头痛、呕吐，同时出现皮疹。皮疹表现多种多样，以斑丘疹最常见。多先出现于面部，然后延及颈部、胸部和四肢。疹数不多，无瘙痒感，亦不脱皮，病程4～5天。

03.0194　急性流行性出血性结膜炎　acute epidemic haemorrhagic conjunctivitis

主要由肠道病毒70型引起的传染性很强、容易引起暴发性流行的急性结膜炎。通过手指和用具等日常生活接触传播，起病急，突然发生眼结膜红、肿、痛，流泪及脓性分泌物，可伴有结膜下出血。全身症状轻，部分患者可伴有发热、咽痛、头痛。

03.0195　脊髓灰质炎样综合征　polio-like syndrome

由肠道病毒感染引起的以急性弛缓性瘫痪为主要表现的一组疾病。

03.0196　疫苗相关性麻痹性脊髓灰质炎　vaccine-associated paralytic poliomye-litis, VAPP

由疫苗相关脊髓灰质炎病毒引起的急性弛缓性瘫痪。该病毒自服用脊髓灰质炎病毒疫苗的人群及其接触者的粪便中分离，其核苷酸序列与萨宾疫苗株差异小于1%。临床特征与脊髓灰质炎病毒野生毒株感染相似。

03.0197　急性麻痹性脊髓灰质炎　acute para-lytic poliomyelitis

(1)由输入性的脊髓灰质炎病毒的野生毒株感染所致的急性传染病。表现为发热、头痛、肢体疼痛、感觉过敏或异常、松弛性瘫痪等。患者发病后由原籍进入本地(即输入性)，可从其粪便中分离出脊髓灰质炎病毒的野生病毒株。(2)本地的或非输入性的脊髓灰质炎病毒野生毒株感染所致的急性传染病。表现为发热、头痛、肢体疼痛、感觉过敏或异常、松弛性瘫痪等，可自粪便中分离出脊髓灰质炎野病毒。

03.0198　急性非麻痹性脊髓灰质炎　acute

nonparalytic poliomyelitis

无运动神经和肌肉功能改变的急性脊髓灰质炎。患者有发热、疲乏、头痛、嗜睡、咽痛、呕吐等前驱期表现，数天后出现脑膜刺激征、凯尔尼格征和布鲁津斯基征阳性，三脚架征和霍伊内征亦可阳性，但病程中无神经和肌肉功能改变。脑脊液检查符合无菌性脑膜炎的改变。确诊需病毒学或血清学检查。

03.0199　疱疹性咽峡炎　herpetic angina

主要由柯萨奇病毒A组和新型肠道病毒71型引起的上呼吸道感染。1～7岁儿童好发，起病急骤，突起高热、咽痛、吞咽受累，可伴有食欲缺乏、乏力，少数有呕吐、腹痛、头痛等。检查可见咽部充血，咽门、软腭、腭垂等处散在灰白色疱疹，1～2 mm大小，周围有红晕。2天后疱疹增大到4～5 mm，并形成溃疡，其周围红晕也扩大，颜色加深。发热持续2～3天，疱疹持续4～6天后恢复正常。

03.0200　心包炎　pericarditis

心包膜脏层及壁层发生的炎症。分为急性和慢性。可使心脏受压而舒张受限制。患者表现为发热、盗汗、咳嗽、咽痛、呕吐或腹泻，心包大量积液时可发生心脏压塞症状，如胸痛、呼吸困难、发绀、面色苍白甚至休克。

03.0201　全心炎　pancarditis

病变累及心脏各层(心内膜、心肌和心外膜)的炎症。多发生于新生儿。起病急骤，表现为发热、呕吐、厌食、呼吸困难、心脏扩大、心率增快、心律失常，极易发生心力衰竭。

03.0202　流行性肌痛　epidemic myalgia

由柯萨奇病毒感染引起的肌肉疼痛。多在夏秋季发病，儿童和青少年多见。起病突然，主要表现为发热和阵发性肌痛，发热38～

40℃，通常持续3～4天，肌痛可累及全身各肌肉，多见于胸部，其次为腹部，肌痛呈压迫性、针刺样、刀割样或撕裂样痛，呈痉挛性发作，每次持续1～2 h。发作间歇期仍可有钝痛。同时可有咽痛、畏寒、咳嗽、恶心、呕吐等症状。

03.0203　手足口病　hand-feet-mouth disease

由柯萨奇病毒A组和肠道病毒71型引起的发疹性传染病。多累及婴幼儿。大多数患者症状轻微，以发热和手、足、口腔等部位的皮疹或疱疹为主要特征。少数患者可并发无菌性脑膜炎、脑炎、急性松弛性麻痹、呼吸道感染和心肌炎等，个别重症患儿病情进展快，可导致死亡。

03.0204　柯萨奇病毒性脑炎　Coxsackievirus meningitis

由柯萨奇病毒感染引起的中枢神经系统炎症。多发生于新生儿及婴幼儿的全身性柯萨奇病毒感染时。患儿有高热、呕吐、神志模糊，甚至昏迷、抽搐。脑膜刺激征轻度阳性，可引出病理反射。大多数于2周内恢复，少数病情严重者死亡。

03.0205　肠病毒性淋巴结节性咽炎　enteroviral lymphonodular pharyngitis

由柯萨奇病毒A组引起的上呼吸道感染。表现为发热、头痛、咽痛，腭垂和咽后壁有明显白色病灶，持续4～14天。

03.0206　埃可病毒性脑炎　Echovirus meningitis

由埃可病毒感染引起的发热、头痛、意识障碍等中枢神经系统炎症。脑膜刺激征轻度阳性，可引出病理反射。大多数预后良好。

03.0207　诺沃克病毒感染　Norwalk virus infection

诺沃克病毒侵入机体，在靶器官内繁殖、致病的全过程。常致急性胃肠炎，起病急，以腹泻、呕吐为主要症状。

03.0208　诺沃克病毒性胃肠炎　Norwalk viral gastroenteritis
由诺沃克病毒引起的急性肠道传染病。多为自限性，主要表现为轻重不等的呕吐或腹泻，稀水便，无脓血与黏液。可伴有低热、头痛、肌痛、乏力及食欲减退。

03.0209　流行性感冒　influenza
简称"流感"。由流感病毒引起的急性呼吸道传染病。一般通过飞沫或接触传播。

03.0210　普通感冒　common cold
由鼻病毒和其他病毒感染引起的急性上呼吸道感染。

03.0211　新城疫病毒结膜炎　Newcastle conjunctivitis
由新城疫病毒感染引起的结膜炎。主要危害家鸡、珠鸡和火鸡，在被侵袭的鸡群中迅速传播，强毒株可使鸡群全群毁灭。弱毒株仅引起鸡群呼吸道感染和产蛋量下降，但可迅速康复。人类可因接触病禽而感染。

03.0212　鼻漏　rhinorrhea
又称"鼻液溢"。由于病毒或其他病原体感染引起鼻黏膜的卡他性炎症，分泌增加，导致水样鼻涕的表现。

03.0213　鼻塞　nasal obstruction
由于鼻腔黏膜充血水肿造成鼻腔通气障碍而导致鼻阻塞的临床表现。

03.0214　咳嗽　cough
人体的一种保护性反射动作。通过咳嗽可将呼吸道内的病理性分泌物和外界进入呼吸道的异物排出。频繁的、刺激性的咳嗽则失去保护性意义，成为临床病征。

03.0215　气促　short breath
又称"呼吸急促"。一种节律较快的呼吸动作。

03.0216　气喘　asthma
因支气管痉挛、收缩所致的呼吸困难。

03.0217　胸闷　chest distress
胸中堵塞不畅、满闷不舒的症状。轻者可以耐受，重者则觉得难受，甚至发生呼吸困难。它可能是身体器官的功能性表现，也可能是人体发生疾病的最早症状之一。

03.0218　血气分析　blood gas analysis
医学上常用于判断机体是否存在酸碱平衡失调及缺氧和缺氧程度等的一种检验手段。

03.0219　血氧饱和度　saturation of blood oxygen
血液中被氧结合的氧合血红蛋白的容量占全部可结合的血红蛋白容量的百分比。即血液中氧的浓度。是呼吸循环的重要生理参数。

03.0220　腮腺　parotid gland
位于下颌角处人体最大的唾液腺。所分泌的唾液含大量的消化酶。

03.0221　腮腺炎　parotitis
一个或两个腮腺（人类面颊两旁的主要唾液腺）的炎症。主要表现为一侧或两侧耳垂下肿大。常由腮腺炎病毒或金黄色葡萄球菌引起，也可以由其他病原体或其他因素引发。

03.0222　流行性腮腺炎　epidemic parotitis
由腮腺炎病毒引起的急性、全身性感染。多见于儿童及青少年。以腮腺肿大、疼痛为主要临床特征(偶也可无腮腺肿大),有时累及其他唾液腺。常见合并症为脑膜脑炎、睾丸炎。

03.0223　流行性腮腺炎性脑膜炎　epidemic parotitis meningitis

由流行性腮腺炎病毒感染所致的脑膜炎。症状可出现于腮腺肿大前6天和腮腺肿大后2周内,预后良好。

03.0224　流行性腮腺炎性睾丸炎　epidemic parotitis orchitis

流行性腮腺炎的并发症之一。13～14岁后发病率明显增高,占男性患者的14%～35%。以突发高热、寒战、睾丸肿痛为主要临床特征。

03.0225　流行性腮腺炎性脑炎　epidemic parotitis encephalitis

由流行性腮腺炎病毒感染所致的脑炎。多见于儿童。临床症状、脑脊液改变与其他病毒性脑炎相似。

03.0226　流行性腮腺炎性胰腺炎　epidemic parotitis pancreatitis

流行性腮腺炎的并发症之一。儿童少见,约5%的成年患者可发生此并发症。主要临床症状有上腹部疼痛、压痛伴呕吐、发热、腹泻等。可发生于腮腺肿大后2～7天。

03.0227　伴其他并发症的流行性腮腺炎　epidemic parotitis with other complication

并发除脑膜炎、脑炎、睾丸炎、胰腺炎以外的其他并发症的流行性腮腺炎。这些并发症包括乳腺炎、卵巢炎、甲状腺炎、心肌炎、肾损害、血小板减少、荨麻疹等。

03.0228　无并发症的流行性腮腺炎　epidemic parotitis without complication

只有腮腺受累,无全身任何其他脏器受累表现的单纯性流行性腮腺炎。呈自限性病程,预后良好。

03.0229　血清淀粉酶　serum amylase

由唾液腺及胰腺分泌的一种分解淀粉的酶。其升高是诊断流行性腮腺炎和急性胰腺炎的依据之一。

03.0230　幼儿急疹　exanthema subitum

又称"婴儿玫瑰疹"。由病毒感染引起的婴幼儿急性良性玫瑰样发疹。特征为热退疹出。好发于2岁以下的幼儿,冬季多见。表现为突起发热,体温高达39～40℃,经3～5天后体温骤降,同时皮肤出现淡红色粟粒大小斑丘疹,散在分布,少数皮疹融合成斑片,经过24 h皮疹出齐,再经过1～2天皮疹消退,不留痕迹。患儿一般状态良好。

03.0231　癫痫　epilepsia

由多种原因引起脑部神经元群阵发性异常放电所致的发作性运动、感觉、意识、精神、自主神经功能异常的一种疾病。

03.0232　上行性瘫痪　ascending paralysis

连续性松弛麻痹症状。首先累及下肢,然后向上蔓延至躯干和上肢,最后累及呼吸肌。起因包括脊髓灰质炎、吉兰-巴雷综合征和暴露于化学制品(如肉毒毒素)。

03.0233　急性上行性脊髓麻痹　acute ascending spinal paralysis

一种急性的、通常呈快速进展形式的炎症性多发性神经病变。特征是对称性肢体无力及轻度的远端部位感觉缺失,10～14天从下肢上升到躯干、上肢或累及脑神经,常在未出现脑神经麻痹之前死亡。

03.0234　急性上行性弛缓性瘫痪　acute ascending flaccid paralysis

神经元受损，损害的平面逐步从腰段向胸、颈段发展，表现为肢体弛缓性瘫痪，当影响到支配呼吸肌的神经元时，可出现因呼吸肌弛缓性瘫痪所致的呼吸衰竭。

03.0235　急性松弛性瘫痪　acute flaccid paralysis, AFP

又称"急性弛缓性瘫痪"。各种病因引起的以肢体运动障碍为主并伴有肌肉松弛性麻痹（软瘫）的一组疾病。通常急性起病。

03.0236　三脚架征　tripod sign

瘫痪前期，由于肌肉疼痛以致运动受限和肌肉痉挛，患者坐起时需用两手后撑在床上（如三脚架）以保持体位的表现。

03.0237　霍伊内征　Hoyne sign

瘫痪或非瘫痪性脊髓灰质炎患者仰卧位时，将其肩部提高可见头向后倾的体征。

03.0238　拉塞格征　Lasègue sign

膝关节伸直时，屈曲髋关节可引起疼痛，但屈膝时无疼痛的体征。

03.0239　麻疹　measles

儿童最常见的急性呼吸道传染病之一。传染性很强。临床表现为发热、上呼吸道炎症、眼结膜炎等，以皮肤出现红色斑丘疹、颊黏膜上有麻疹黏膜斑及疹退后遗留色素沉着伴糠麸样脱屑为特征。

03.0240　科氏斑　Koplik spot , Koplik-Filatov spot

又称"麻疹黏膜斑"。发生在麻疹病毒感染后2～3天。出现在两侧近第一磨牙颊黏膜上，为0.5～1 mm针尖大小的白点，周围有红晕，逐渐增多，互相融合，最初只有数个，在1～2天迅速增多，有时融合扩大成片，似鹅口疮，2～3天消失。

03.0241　非典型麻疹　atypical measles

常见于以往接种过麻疹灭活疫苗的某些个体，当其抗体水平下降至失去保护力时，感染自然麻疹而引起的临床表现。临床特征是前驱期短（2～3天），无麻疹黏膜斑，皮疹始于四肢远端，逐渐波及全身，为多形性，可为红斑疹、斑丘疹、荨麻疹、紫癜和疱疹等。几乎所有患者的肺部均伴有结节状阴影，可持续数周、数月甚至数年之久。

03.0242　异型麻疹　allotype measles

麻疹的一种少见临床类型。表现为急起高热、头痛、肌痛、乏力等，多数无麻疹黏膜斑，2～3天后出现皮疹，但从四肢远端开始，逐渐波及躯干与面部。皮疹为多形性，有斑丘疹、疱疹、紫癜或荨麻疹，一般可同时见到2～3种皮疹形态。

03.0243　变异性麻疹　variability measles

主要发生在接种麻疹灭活疫苗后4～6年，再接触麻疹患者时出现的全身症状。包括突起高热、头痛、肌痛、腹痛，无麻疹黏膜斑，皮疹从四肢远端开始，逐渐扩散到躯干，呈多形性，上呼吸道卡他症状不明显。病情较重，无传染性。

03.0244　麻疹肺炎　postmeasles pneumonia

由麻疹病毒引起的肺部感染。为麻疹最常见的并发症。常见于出疹期1周内，多见于5岁以下小儿。发热持续不退，有咳嗽、气急、肺部啰音等肺部感染表现，是麻疹患儿死亡的主要原因。

03.0245　麻疹中耳炎　postmeasles otitis media

麻疹时的一种耳部并发症。常由合并的细菌感染所致。

03.0246　麻疹脑炎　measles encephalitis

麻疹病毒感染所致的脑实质炎症。多发生于

出疹后2～6天，与麻疹本身病情的轻重无关。临床表现与其他病毒性脑炎相似，发生率0.1%～0.2%，病死率约15%，多数经1～5周恢复。

03.0247　亚急性硬化性全脑炎　subacute sclerosing panencephalitis

麻疹病毒所致远期并发症。属亚急性进行性脑炎，少见。病理变化主要为脑组织退行性病变。潜伏期2～17年，临床表现为进行性智力减退、性格改变、肌痉挛和视听障碍等。脑脊液麻疹病毒抗体持续强阳性。

03.0248　风疹　rubella

由风疹病毒引起的一种急性呼吸道传染病。主要表现为发热、皮疹、耳后淋巴结肿大等。症状轻，病程短。

03.0249　进行性风疹全脑炎　progressive rubella panencephalitis

由风疹病毒引起的儿童和青少年的罕见疾病。多数发生在有先天性风疹综合征的患者，即先天性感染风疹，当免疫力低下时出现迟发型病变。少数因后天获得性感染而发病。

03.0250　先天性风疹综合征　congenital rubella syndrome, CRS

孕妇妊娠早期感染风疹病毒，病毒可通过胎盘感染胎儿，引起新生儿畸形。主要表现为先天性心脏病、白内障和耳聋等。

03.0251　水痘–带状疱疹病毒感染　varicella-zoster virus infection

水痘–带状疱疹病毒侵入人体而造成的感染。表现为沿身体一侧周围神经（以肋间神经为常见）出现带状分布的疱疹。确诊依赖于疱疹液接种分离病毒，或血清特异性IgM型抗体阳性。

03.0252　水痘　varicella, chickenpox

一种由水痘–带状疱疹病毒初次感染引起的急性传染病。传染性很强。主要发生在婴幼儿。以发热及成批出现周身性红色斑丘疹、疱疹、痂疹为特征，丘疹、水疱和结痂往往同时存在，病程2～3周。若抵抗力低下，皮损可进行性全身性播散，形成播散性水痘、大疱性水痘、出血性水痘等。

03.0253　典型水痘　typical varicella

水痘–带状疱疹病毒感染所致的急性传染病。多在接触后10～20天发病。发疹迅速，分批出现，向心性分布，各期皮疹同时存在，包括红色斑丘疹、疱疹、痂疹和脱痂，脱痂后一般不留瘢痕。

03.0254　不典型水痘　atypical varicella

水痘–带状疱疹病毒感染免疫功能不全者时出现的水痘症型。临床表现不典型。如进展性播散性水痘、孕期水痘、出血性水痘等。严重者可危及生命。

03.0255　播散性水痘　disseminated varicella

免疫功能低下患者感染水痘–带状疱疹病毒后发生的全身遍布皮疹的不典型水痘。表现为高热或明显的中毒症状；全身皮疹多而密集，不断出现；疱疹大，可融合成大疱；或呈出血性，不易结痂，甚至皮疹局部皮肤及皮下组织大片坏死等。

03.0256　进展性播散性水痘　progressive disseminated varicella

水痘–带状疱疹病毒感染免疫功能不全者时出现的水痘症型。常表现为高热、全身严重毒血症状。疱疹多、大，可融合成大疱。可并发坏疽型水痘、出血性水痘。常累及内脏，病情危重。

03.0257　水痘肺炎　varicella pneumonia

水痘-带状疱疹病毒所致的原发性肺炎。多见于成人和免疫功能受损者。出现于水痘-带状疱疹病毒感染第1～6天。病情轻者无明显症状，重者可有高热、咳嗽、咯血、胸痛、呼吸困难。肺部可有啰音或哮鸣音。病理过程多与皮疹同步。

03.0258　水痘性关节炎　varicella-herpes zoster arthritis
由水痘-带状疱疹病毒感染导致的关节、关节周围组织、滑膜的急性炎症。表现为关节突发红肿、疼痛，多发于下肢关节。

03.0259　水痘脑炎　varicella encephalitis
水痘-带状疱疹病毒引起的、临床表现与一般病毒性脑炎相似，可并发横断性脊髓炎、周围神经炎、视神经炎等的疾病。多见于病程第3～8天，症状轻重不一，病死率为5%～25%。诊断依据为病毒分离或特异性IgM型抗体阳性。

03.0260　先天性水痘综合征　congenital vari-cella syndrome
胎儿因母体妊娠早期患水痘而出现的出生低体重、瘢痕性皮肤病变、肢体萎缩、视神经萎缩、白内障、智力低等症状。易继发细菌感染。

03.0261　带状疱疹　herpes zoster
水痘-带状疱疹病毒感染后潜伏在脊髓后根神经节或脑神经感觉神经节内，当机体受到某些刺激或免疫力降低时病毒被激活，沿感觉神经轴索下行达神经支配的皮肤细胞内增殖，沿神经干形成带状分布的簇集性小水疱，并具有明显神经痛的疾病。

03.0262　局部带状疱疹　localized herpes zoster
水痘-带状疱疹病毒感染引起的局限于某部位的带状疱疹。不表现为沿周围神经出现带状分布的疱疹，如口角疱疹或口周疱疹、腹部疱疹等。

03.0263　不典型带状疱疹　atypical herpes zoster
免疫功能不同的患者感染水痘-带状疱疹病毒后出现的表现不典型的带状疱疹。如有神经痛而无皮疹称为无皮疹性带状疱疹；仅有红斑、丘疹而不发展为水疱者称顿挫性带状疱疹；出血者称出血性带状疱疹；坏死明显者称坏死性带状疱疹等。

03.0264　带状疱疹性脑炎　herpes zoster encephalitis
带状疱疹病毒感染引起的、临床表现与一般病毒性脑炎相似的疾病。确诊依赖于带状疱疹病毒分离或脑脊液、脑组织特异性IgM型抗体阳性。

03.0265　孕期水痘　pregnancy varicella
水痘-带状疱疹病毒感染孕妇时出现的水痘症型。病毒可通过胎盘使胎儿发生先天性水痘综合征。亦可使胎儿出生时发生带状疱疹甚至播散性水痘。多发于孕期第4～5个月。

03.0266　出血性水痘　hemorrhagic varicella
水痘-带状疱疹病毒感染免疫功能不全者时出现的水痘症型。出疹后2～3天，疱疹转为出血性，基底组织坏死，呈紫黑色结痂，可伴消化道、泌尿道及鼻腔出血，重者可危及生命。

03.0267　水痘-带状疱疹性肺炎　varicella-herpes zoster pneumonia
由水痘-带状疱疹病毒引起的间质性肺炎。多发生于成年人。冬、春季好发。肺炎症状多发生于出疹后2～6天。患者除典型皮肤表现外，常有高热、咳嗽、血痰或咯血、胸痛，严重时出现气急、进行性呼吸困难。

03.0268　水痘-带状疱疹性脑炎　varicella-herpes zoster encephalitis
水痘-带状疱疹病毒直接侵犯中枢神经系统所致的疾病。临床表现为头痛、呕吐、惊厥，感觉或运动障碍等。轻者1～3周恢复，重者危及生命。

03.0269　水痘-带状疱疹病毒致急性肝衰竭　acute liver failure caused by varicella-herpes zoster virus
由水痘-带状疱疹病毒感染所致的急性肝衰竭。多发于成年人。病情危重，病死率高。出现急性肝萎缩的临床表现，黄疸迅速加深，凝血功能障碍，出现肝性脑病、腹水甚至肝肾综合征。

03.0270　播散性水痘-带状疱疹病毒综合征　disseminated syndrome of varicella-zoster virus
免疫功能降低患者感染水痘-带状疱疹病毒后，因病毒随血流播散累及两个以上神经节，出现双侧或同侧数支不同神经损害，伴多处广泛疱疹皮损、高热和毒血症状，并可有带状疱疹肺炎、脑膜脑炎等症状。

03.0271　单纯疱疹病毒感染　herpes simplex virus infection
单纯疱疹病毒1型和2型引起的以皮肤、黏膜局限性成簇水疱为主要表现的疾病。多见于面部、生殖器等部位，全身症状轻，容易复发。确诊依据为病毒分离或特异性IgM型抗体阳性。

03.0272　新生儿单纯疱疹病毒感染　neonatal herpes simplex virus infection
由母亲产道感染单纯疱疹病毒引起新生儿的感染。可表现为脑膜炎、脑炎等。确诊依赖于疱疹病毒分离，或脑脊液PCR法检测单纯疱疹病毒DNA或特异性IgM型抗体阳性。

03.0273　单纯疱疹病毒原发感染　primary infection of herpes simplex virus
单纯疱疹病毒的初次感染。潜伏期为2～12天。经治疗或自行缓解后，病毒能长期潜伏于体内，在免疫功能降低或某些因素刺激时可被活化，引起复发性皮疹。

03.0274　播散性单纯疱疹病毒感染　disseminated herpes simplex virus infection
由单纯疱疹病毒引起的全身感染。临床表现严重，多器官受累，出现中毒性脑膜炎、肺炎、肝炎、关节炎等，病死率高达70%。多发于新生儿，亦可发生于免疫功能缺陷者。

03.0275　单纯疱疹　herpes simplex
一种由单纯疱疹病毒所致的皮肤感染。多发于皮肤、黏膜交界处。临床表现为簇集性水疱群，自觉症状轻，皮损局部有灼热感。常在发热或胃肠道功能紊乱时发生，病程具自限性，约2周自愈。可反复发作。

03.0276　皮肤疱疹　cutaneous herpes
由单纯疱疹病毒感染引起的皮损。可发生于身体任何部位，尤其在唇缘、口角等皮肤黏膜交界处。临床表现为米粒大小成簇水疱，不融合，泡壁薄，液清亮。短期内破溃、糜烂结痂，一般不留瘢痕。总病程2～3周。可反复发作。

03.0277　皮肤黏膜疱疹　mucocutaneous herpes
由人类疱疹病毒引起的传染性疾病。临床表现为皮肤、黏膜局限性成簇的小水疱。多见于唇、鼻、面颊及外生殖器。全身症状轻，易复发。

03.0278　口腔疱疹　mouth herpes
由单纯疱疹病毒感染引起的皮损。多见于儿童，成人可通过口腔-生殖器接触感染。在口腔黏膜、齿龈、舌咽甚至食管出现大片水疱，随后可破溃糜烂。可有局部疼痛、发热、腹泻。2～3周痊愈。

03.0279　水疱性口炎　vesicular stomatitis
一种由水疱性口炎病毒引起的急性传染病。于高热、咽痛的同时在口腔黏膜上出现成簇小水疱或溃疡，可融合成大溃疡，多见于婴幼儿，7～14天后自愈。

03.0280　单纯疱疹性口炎　herpes simplex stomatitis
单纯疱疹病毒感染所引起的口腔炎。包括疱疹性口龈炎（口腔黏膜、舌、齿龈和咽部均可出现疱疹）、疱疹性咽峡炎（咽痛、咽部疱疹及溃疡形成）等。

03.0281　口周疱疹　peristomatous herpes
又称"唇疱疹"。单纯疱疹病毒感染后引起的局限于皮肤与黏膜交界处，如唇缘、口角、鼻孔周围等的急性疱疹性皮肤病。

03.0282　眼角膜疱疹　ocular herpes
主要由单纯疱疹病毒1型引起的眼部疾病。新生儿可由单纯疱疹病毒2型引起。主要表现为疱疹性角膜结膜炎。患者局部疼痛、视物模糊、结膜水肿。多为单侧，严重者可导致角膜穿孔、虹膜睫状体炎、前房积脓，继发感染播散者可致失明。

03.0283　湿疹样疱疹　eczema herpeticum
慢性湿疹、皮炎等皮肤病患者合并单纯疱疹病毒感染而导致的一种临床特殊表现。病情进展迅速，出现广泛皮损，融合、出血，转为脓疱，偶可全身播散或继发细菌感染，病死率高达50%。

03.0284　疱疹性直肠炎　herpetic proctitis
由单纯疱疹病毒感染引起的直肠疾病。有肛交史者易发。表现为肛周溃疡，直肠镜检可见黏膜疱疹、脓疱疹或弥漫性糜烂。易继发感染，症状较重。有局部疼痛、里急后重、便秘、发热，甚至并发无菌性脑膜炎等。

03.0285　疱疹性甲沟炎　herpetic paronychia
由单纯疱疹病毒感染引起的甲沟部位病变。病变多在末端指节，深入甲床形成蜂房样坏死，局部有水疱、脓疱，疼痛剧烈。病程7～10天。裸手接触疱疹患者的医务人员容易感染。

03.0286　疱疹性脑炎　herpetic encephalitis
由疱疹病毒引起的中枢神经系统感染。95%由单纯疱疹病毒1型感染引起。是散发性病毒性脑炎常见原因之一。主要累及颞叶，形成出血坏死灶，可波及脑膜。起病急、进展快，表现为发热、头痛、呕吐、惊厥、昏迷。病死率达70%，幸存者常有不同程度的神经系统后遗症。常选用阿昔洛韦进行抗病毒治疗。

03.0287　单纯疱疹性脑炎　herpes simplex encephalitis, HSE
由单纯疱疹病毒侵犯中枢神经系统引起的出血性坏死性脑炎。常累及大脑颞叶、额叶及边缘系统，引起脑组织出血性坏死和（或）变态反应性脑损害。

03.0288　单纯疱疹性肺炎　herpes simplex pneumonia
单纯疱疹病毒引起的肺炎。临床表现与一般病毒性肺炎相似，确诊依赖于疱疹病毒分离，PCR检测单纯疱疹病毒DNA或血清特异性IgM型抗体阳性。

03.0289　单纯疱疹性食管炎　herpes simplex esophagitis
单纯疱疹病毒所致口腔炎延伸至食管，出现

食管黏膜疱疹及黏膜溃疡形成等的疾病。表现为胸骨后烧灼感或疼痛不适，可继发食管痉挛而出现间歇性吞咽困难等。

03.0290　单纯疱疹性脑膜炎　herpes simplex meningitis
单纯疱疹病毒引起的脑膜炎。多见于成人，病情常不重，预后较好。可有短暂腰神经根痛，或伴生殖器疱疹。确诊依赖于疱疹病毒分离，或脑脊液PCR法检测单纯疱疹病毒DNA或特异性IgM型抗体阳性。

03.0291　单纯疱疹性脑膜脑炎　herpes simplex meningoencephalitis
单纯疱疹病毒2型引起的脑膜脑炎。病情较重，预后较差。确诊依赖于病毒分离，或脑脊液PCR法检测单纯疱疹病毒DNA或特异性IgM型抗体阳性。

03.0292　单纯疱疹性肝炎　herpes simplex hepatitis
单纯疱疹病毒引起的、临床表现与一般病毒性肝炎相似的疾病。确诊依赖于血清疱疹病毒IgM型抗体阳性、PCR法检测单纯疱疹病毒DNA，或肝穿刺组织分离出疱疹病毒。

03.0293　扁平苔藓　lichen planus
一种具有特征性的紫红色扁平丘疹、斑丘疹，呈慢性经过的炎症性皮肤病。好发于真皮浅层，也可侵及口腔黏膜。皮损为多角形紫色扁平丘疹，黏膜为灰白色网状损害，搔抓后局部可出现条形损害。顽固难治，但预后良好。

03.0294　天花　smallpox, variola
一种由天花病毒所致的急性接触性烈性传染病。临床表现为严重的毒血症和皮肤损害。各种皮疹（斑疹、丘疹、疱疹和脓疱疹）同时存在，皮疹结痂后留有瘢痕。

03.0295　出血性天花　hemorrhagic smallpox
又称"黑色天花"。潜伏期短、病情凶险的天花。前驱期内即有重度衰弱、高热、烦躁，伴头、背、腹痛。皮肤迅速出现暗红色瘀斑、瘀点，累及黏膜及内脏，出现广泛出血和骨髓抑制，多数患者未到疱疹期即已死亡。

03.0296　恶性天花　malignant smallpox
起病突然、病情凶险的一类天花。临床表现极度衰弱，皮疹愈合缓慢，不发展为脓疱疹，疹扁平，触之有柔软感，伴出血。重型患者会有大量表皮脱落。存活者皮损逐渐消退，不留瘢痕。

03.0297　副痘　paravaccinia
常因痘苗的毒力或局部擦伤所致的种痘并发症。种痘后6～8天，在原发痘红晕范围内出现小痘疮，可自愈。

03.0298　移植痘　transplantation vaccinia
痘苗病毒通过接种者的手或衣物等，接触到身体其他部位后发生的痘。形态、大小与原发痘相似，但症状轻。

03.0299　泛化痘　generalized vaccinia
首次接种痘苗病毒出现血行播散的现象。接种后6～9天发作，痘可全身泛发。表现为丘疹、疱疹、脓疱疹和结痂四期，可伴全身症状。能自愈，瘢痕不深。

03.0300　湿疹痘　eczema vaccinia
种痘的一种严重并发症。好发于湿疹患者。接种后出现高热和全身毒血症状。湿疹区可见痘疱，常融合成片，容易继发细菌感染。

03.0301　坏疽痘　gangrenous vaccinia
接种后，痘苗病毒继续复制，在细胞间传播形成的异常反应。较少见，多发生在免疫缺陷者。表现为种痘后2周痘疱不结痂，溃疡加深，可累及皮下深部甚至骨骼。痘疱中心坏死形成黑色焦痂，周边有白色堤状隆起。患者可出现高热、衰竭。病死率高。

03.0302　种痘后脑炎　postvaccinial encephalitis
初种者接种痘苗病毒后出现的变态反应。接种后7～21天发生，可有脑膜刺激征、乏力、运动失调、惊厥或昏迷，轻者1～2周恢复，重者死亡或留有后遗症。

03.0303　天花样疾病　smallpox-like illness
又称"猴天花病毒病"。人感染猴天花病毒后出现的类似天花的疾病。散发于非洲中西部的热带雨林地区。临床起病急骤，可见发热、离心性出疹。病死率较高。儿童及免疫功能不良者预后差。

03.0304　猴痘　monkeypox
由猴痘病毒所致的人兽共患性疾病。在临床上引起水疱的皮疹样综合征。

03.0305　出疹期　eruptive stage
出疹性传染病的发生发展过程中，皮疹出现、发展、消退过程的病期。皮疹出现的时间和先后次序对诊断和鉴别诊断有重要参考价值。

03.0306　充血性斑丘疹　hyperemia maculo-papule
发生于皮肤或黏膜的高出或不高出皮肤的红色疹子。压之退色，多见于麻疹病毒、风疹病毒、柯萨奇病毒、埃可病毒、EB病毒等感染，也可见于伤寒、猩红热等细菌感染性疾病。

03.0307　向心性分布　centrality distribution
皮疹、脂肪或其他体表病理表现的分布以躯干表现明显，而在肢体表面表现较少的一种现象。

03.0308　碘苷　idoxuridine
又称"碘脱氧尿苷"。临床上常作为单纯疱疹病毒或其他病毒引起的眼炎（如角膜炎、结膜炎）及黏膜损伤的外用抗病毒药物。

03.0309　三氟胸苷　trifluorothymidine
又称"三氟甲基尿嘧啶去氧核苷""三氟胸腺嘧啶脱氧核苷"。临床治疗疱疹性角膜炎的药物。疗效高于碘苷。宜早期用药。不能全身用药，因其可进入未感染细胞的DNA中。

03.0310　慢病毒感染　slow virus infection, SVI
中枢神经系统的亚急性和慢性进行性传染性疾病。病毒潜伏在体内，隐匿发展长达数月、数年或数十年，预后不良。

03.0311　冠状病毒感染　coronavirus infection
由冠状病毒引起的以上呼吸道感染为特征的呼吸道传染病。

03.0312　严重急性呼吸综合征　severe acute respiratory syndrome, SARS
曾称"传染性非典型肺炎（infectious atypical pneumonia）"。由SARS冠状病毒引起的一种具有明显传染性，可累及多个脏器和系统，以肺炎为主要临床表现的急性呼吸道传染病。具有传染性强、人群普遍易感、病情进展快、预后较差和危害大的特点。

03.0313　中东呼吸综合征　Middle East respiratory syndrome, MERS
由一种新型冠状病毒（MERS-CoV）引起的病毒性呼吸道疾病。常呈现发热、咳嗽和气短等症状。

03.0314　乳酸脱氢酶　lactic acid dehydrogenase
机体广泛存在的催化乳酸和丙酮酸相互转

换的酶。存在于所有组织细胞的胞质内，其中肾脏、骨骼肌、心肌等组织含量较高。L-乳酸脱氢酶作用于L-乳酸；D-乳酸脱氢酶作用于D-乳酸，两者均以NAD$^+$为氢受体。在厌氧酵解时，催化丙酮酸接受由3-磷酸甘油醛脱氢酶形成的NADH的氢，形成乳酸。

03.0315　猪传染性胃肠炎　swine transmissible gastroenteritis
由猪传染性胃肠炎病毒引起猪的一种高度接触性消化道传染病。以呕吐、水样腹泻和脱水为特征。

03.0316　猪传染性脑脊髓炎　swine infectious encephalomyelitis, SIE
又称"猪脑脊髓灰质炎(poliomyelitis suum)"。由猪肠道病毒属病毒侵害猪中枢神经系统引起猪的一种高致病性、高死亡率、非化脓性脑脊髓炎症的接触性传染病。

03.0317　胸痛　chest pain
胸部疼痛。为临床常见症状之一。可由多种疾病所致，如胸壁软组织、肌肉、肋骨、胸骨病变；或肋间神经与脊柱病变；也可以是呼吸系统如胸膜、气管、支气管及肺部等病变；还可以是心血管病变如心绞痛、心肌梗死、心包炎及心肌炎等。

03.0318　人类细小病毒感染传染性红斑　erythema infectiosum caused by human parvovirus virus
人类细小病毒B19(HPV-B19)感染后的一种表现。多见于儿童，先有发热、全身不适、咽痛、鼻涕，2～3天后出现皮疹，多始于面部，很快融合成片并伴有轻度水肿，形成"巴掌脸"特殊表现。皮疹很快扩展到躯干及四肢。先为斑丘疹，后中间退色形成网状或花边样。皮疹可因日晒、运动、洗澡而加重，伴有瘙痒感。持续2～4天皮疹消退，留有色

素沉着，可于数天后消退，全病程为5～9天。成人感染HPV-B19仅少数表现为传染性红斑，很少出现"巴掌脸"，皮疹亦较少。但在病后数天至数周，80%的患者出现关节痛。

03.0319　人类细小病毒感染关节病　arthropathy caused by human parvovirus virus
人类细小病毒B19感染后的一种表现。好发于成人，且女性多见。表现为突发性四肢关节对称性疼痛，可伴有不同程度的关节滑囊肿胀。最常累及的有手(指关节、掌指关节)、腕、踝、膝关节，还可累及肘、肩、颈椎、腰椎等处。多数可于2周左右好转，少数患者迁延数周不愈，有病程已长达4年的报道。

03.0320　红细胞再生障碍性贫血危象　erythrocyte aplastic crisis
人类细小病毒B19感染已有溶血性贫血(主要是镰状细胞贫血和遗传性球形红细胞增多症)的患者后发生的疾病。病毒侵犯红细胞，导致血红蛋白减少，加重患者贫血症状，严重者需要紧急输血。急性者1周左右恢复，慢性者可反复发作。

03.0321　传染性红斑　erythema infectiosum
由人类细小病毒B19感染所致的发疹性传染病。由空气、接触传播，好发于2～10岁儿童，以面部、臀部、四肢特异性红斑为临床特征，周身症状轻微。皮疹首发于面颊部，呈水肿性蝶形红斑，基底为成片的玫瑰色斑，边界清楚，无鳞屑，类似于丹毒。1～2天后可扩展到手足和躯干，呈花边样损害。预后良好，皮疹6～10天从中央开始消退，退后无明显痕迹。

03.0322　传染性单核细胞增多症　infectious mononucleosis
一种由EB病毒感染所致的急性自限性传染

病。临床特征为发热、咽喉炎、淋巴结肿大、外周血淋巴细胞显著增多并出现异常淋巴细胞，血清嗜异性凝集试验阳性。肝、脾、心肌、肾、肾上腺、肺、中枢神经系统均可受累。

03.0323　传染性淋巴细胞增多症　infectious lymphocytosis
一种由病毒感染所致的以外周血中淋巴细胞明显增多为特征的急性传染病。儿童多发。以白细胞总数、淋巴细胞绝对值和成熟的小淋巴细胞比例显著增高为特征。起病缓慢，可有短期发热，常伴上呼吸道卡他症状，多有腹泻，有时淋巴结肿大或脾大，可出现麻疹样皮疹，偶有脑膜炎症状。

03.0324　卡斯尔曼病　Castleman disease, CD
又称"巨大淋巴结增生症"。一种原因未明的反应性淋巴结病，临床较为少见。病理特征为淋巴滤泡、血管及浆细胞呈不同程度的增生，临床上以深部或浅表淋巴结显著肿大为特点，部分病例可伴长期低热、乏力、消瘦、贫血等全身症状和多系统损害，多数病例手术切除肿大的淋巴结后，效果良好。

03.0325　卡波西肉瘤　Kaposi sarcoma
又称"多发性特发性出血性肉瘤（multiple idiopathic hemorrhagic sarcoma）"。由人类疱疹病毒8型引起的一种肿瘤。由卡波西医生首先描述而得名。是一种免疫缺陷的机会性肿瘤，也是一种皮肤的多发性血管性肉瘤，可分为经典型、地方性非洲型、同种异质移植型和艾滋病相关型。表现为含丰富血管、有多个空腔、褐红色的肿瘤，以皮肤、黏膜、胃肠道和肺受累多见。是艾滋病患者死亡原因之一，也是中国艾滋病诊断标准的一项依据。

03.0326　巨细胞病毒感染　cytomegalovirus infection
巨细胞病毒侵犯人体引起的一种感染性疾病。表现为血管炎、网膜炎、肺炎及消化道感染等。临床表现与个体免疫功能和年龄有关，症状与体征多种多样，外周血单核细胞增多。部分患者可合并吉兰-巴雷综合征。

03.0327　巨细胞包涵体病　cytomegalic inclusion disease
巨细胞病毒感染引起的全身性疾病。较少见，主要侵犯新生儿及小婴儿。特点是在很多器官组织内发现巨大的病毒感染细胞，内含包涵体，伴有肝脾大、持续性黄疸、皮肤瘀点、小头畸形、脉络膜视网膜炎、智力低下和运动障碍等表现。是宫内病毒感染导致胎儿畸形的重要原因之一。

03.0328　巨细胞性肝炎　giant cell hepatitis
由巨细胞病毒感染引起的肝炎。儿童好发。肝细胞呈巨细胞样变，胞核内出现嗜酸性包涵体。有类似于病毒性肝炎的临床症状、体征，以及肝功能损害。

03.0329　咽眼结合膜热　pharyngoconjunctival fever
腺病毒感染后的一种临床表现。好发于夏季，儿童多发。临床有发热、头痛、肌痛、伴无分泌物的轻度咽炎，眼痒，结膜炎、结膜充血，有水样分泌物。病程数天至2周，呈自限性。

03.0330　软疣小体　molluscum body
传染性软疣病毒感染人体后导致皮肤多发丘疹。丘疹表面呈蜡样光泽，疹顶内陷，内含奶酪样物质。

03.0331　跖疣　plantar wart
由人乳头状瘤病毒感染所致的良性皮肤赘生物。好发于足跟、跖骨或趾间受压部位，多侵犯成人。为慢性病程，可自然消退。

03.0332　寻常疣　common wart, verruca vulgaris

由人乳头状瘤病毒感染所致的良性皮肤赘生物。好发于手背、手指、足、甲缘处，有触痛，易破裂而感染。边界清楚，突出皮面，高度角化。很少发生于黏膜。

03.0333　丝状疣　filiform wart

由人乳头状瘤病毒感染所致的良性寻常疣的一种特殊类型。好发于颈部、眼睑、额部等处，常单发。为细长丝状突起，顶端角化，一般无自觉症状。

03.0334　指状疣　digitate wart

由人乳头状瘤病毒感染所致的良性寻常疣的一种特殊类型。好发于头皮、面部、趾间。表面有参差不齐的指状突起，尖端角化。

03.0335　扁平疣　flat wart

由人乳头状瘤病毒感染所致的一种良性皮肤赘生物。多侵犯青少年，好发于颜面、颈部、前臂、手背等处。表现为分散分布、质地柔软、顶部光滑、粟粒至绿豆大、高出皮面的扁平丘疹。为慢性病程，可自行消退，可复发。

03.0336　鲍恩样丘疹病　bowenoid papulosis

由人乳头状瘤病毒感染所致的一种多病灶的良性斑丘疹样病变。多灶性，常发生于肛部、阴部及足部皮肤，多见于年轻人。

03.0337　进行性多灶性白质脑病　progressive multifocal leukoencephalopathy

由人多瘤病毒感染导致的一种罕见的、致命的中枢神经系统疾病。多发于40～60岁成人。主要病理变化为多发脑白质脱髓鞘病变。主要临床表现为进展性精神症状与意识障碍、瘫痪、视物模糊、视野缺损等。

03.0338　口蹄疫　foot-and-mouth disease

由口蹄疫病毒引起的偶蹄动物的一种急性、热性、高度接触性传染病。主要侵害偶蹄兽，偶见于人和其他动物。临床特征为口腔黏膜、蹄部和乳房皮肤出现水疱。

03.0339　狂犬病　rabies

又称"恐水症（hydrophobia）"。由狂犬病毒引起的一种人兽共患的中枢神经系统急性传染病。

03.0340　[狂犬病]兴奋期　furious period

狂犬病患者各种症状达到顶峰，出现精神紧张、全身痉挛、幻觉、谵妄、畏光、怕声、怕水、怕风等表现的阶段。

03.0341　[狂犬病]麻痹期　paralytic period

在狂犬病患者的病程中，以麻痹症状为主，出现全身肌肉麻痹、起立困难、卧地不起、抽搐、舌脱出、流涎，最后呼吸中枢麻痹或衰竭死亡的阶段。

03.0342　登革热　dengue fever

由登革病毒引起的、经伊蚊传播的急性传染病。以发热、皮疹、全身肌肉痛、骨关节痛、极度疲乏、淋巴结肿大、白细胞减少为特征。主要在热带及亚热带地区流行。

03.0343　急性发热性疾病　acute febrile disease

以急起发热为首发症状或主要临床特征的一类疾病。其中最常见的是急性感染性疾病。

03.0344　出血热　hemorrhagic fever

一组由虫媒病毒引起的以急性发热伴严重出血为主要表现的自然疫源性急性传染病。

03.0345　登革出血热　dengue hemorrhagic fever

由登革病毒引起的、经蚊传播的急性传染病。是登革热的严重类型，以发热、皮疹、出血、休克为主要特征，发热2～5天后突然加重，多个器官发生出血和(或)休克，血液浓缩，血小板减少。病死率高。

03.0346　登革休克综合征　dengue shock syndrome, DSS

登革热的一种严重临床类型。除发热、出血外，常发生循环衰竭(严重休克)和弥散性血管内凝血，甚至发生多器官衰竭。病死率高。

03.0347　肾综合征出血热　hemorrhagic fever with renal syndrome

又称"流行性出血热(epidemic hemorrhagic fever)"。由汉坦病毒引起，以鼠类为主要传染源的一种自然疫源性疾病。主要病理变化是全身小血管的广泛性损害。临床上以发热、出血、肾损害为特征。

03.0348　急性肾衰竭　acute renal failure, ARF

肾脏本身或肾外原因引起泌尿功能急剧降低，以致机体内环境出现严重紊乱的临床综合征。主要表现为少尿或无尿、氮质血症、高钾血症和代谢性酸中毒。

03.0349　少尿期　oliguric phase

尿量少于500 ml/24 h所持续的时期。常见于肾衰竭、肾综合征出血热和休克等临床状态。

03.0350　多尿期　diuretic phase

肾综合征出血热患者度过少尿期后的时期。通常在病程的9～14天，此期肾小管功能尚未恢复，血尿素氮等潴留物出现高渗性利尿作用，从而引起多尿。每天尿量超过3000 ml者为多尿，一般可达4000～6000 ml。

03.0351　西尼罗病毒感染　West Nile virus induced infection

由西尼罗病毒感染引起的一类新发感染病。临床多表现为自限性感染，称西尼罗热。重症患者表现为中枢神经系统损害，称西尼罗脑炎。

03.0352　西尼罗热　West Nile fever

由西尼罗病毒引起的一种急性虫媒传染病。临床症状与登革热相似，以发热、头痛、喉痛、肌痛、皮疹和淋巴结肿大为特征，可伴脑膜脑炎。病程一般为3～6天，预后良好，少数患者特别是老年人可表现为无菌性脑膜炎或脑膜脑炎，病死率达5%～12%。分布于非洲和欧洲、亚洲的一些国家。

03.0353　西尼罗脑炎　West Nile encephalitis

由西尼罗病毒引起，经蚊媒介传播的人兽共患中枢神经系统感染性疾病。人类普遍易感，多见于老年人。

03.0354　丝状病毒出血热　filoviral hemorrhagic fever

由丝状病毒科、丝状病毒属病毒(包括马尔堡病毒和埃博拉病毒)引起的以急性发热和出血为主要临床表现的疾病。如马尔堡出血热和埃博拉出血热。

03.0355　马尔堡出血热　Marberg hemorrhagic fever

由马尔堡病毒引起的急性烈性传染病。病死率为25%～100%。疫源地在非洲，自然界猴可能为传染源。主要通过血液和其他体液传播。潜伏期3～9天。临床表现为高热、腹泻、呕吐、皮疹、出血等。尚无任何疫苗或特效治疗药物。

03.0356　埃博拉出血热　Ebola hemorrhagic fever, EHF

由埃博拉病毒引起的一种急性传染病。自1976年在刚果民主共和国(旧称扎伊尔)和苏丹暴发流行后,已在非洲中部形成地方流行。临床表现主要为发热、出血和多脏器损害。病死率很高,严重危害疫区人群健康。

03.0357 重组线虫抗血凝蛋白质 recombinant nematode anti-coagulant protein
从犬钩虫中提取的一种蛋白质重组类似物。主要以 X/Xa 因子依赖方式抑制因子Ⅶa与组织因子的结合,阻止血栓的形成。

03.0358 奇昆古尼亚热 Chikungunya fever
一种经伊蚊传播,以猴、狒狒和人为动物宿主的自然疫源性疾病。病原体为α病毒科的基孔肯亚病毒,可引起高热(可呈双峰热)、皮疹和关节炎等临床表现。

03.0359 阿良良热 O'nyong-nyong fever
又称"奥绒绒热"。一种经按蚊传播的疾病。曾在乌干达流行,病原体为甲病毒属的阿良良病毒,可引起短程发热、皮疹、全身淋巴结肿大和关节炎等临床表现。

03.0360 科罗拉多蜱传热 Colorado tick fever
由科罗拉多蜱传热病毒引起的一种疾病。临床表现为流感样症状、双峰热和白细胞减少。

03.0361 双相性发热性疾病 biphasic febrile disease
具有"双相热型"特点的一类疾病。体温一般在38℃以上,2~3天后复常,数天后再次发热,与第一次发热形成两次发热高峰。如科罗拉多蜱传热病毒感染。

03.0362 流行性发热性多关节炎 epidemic febrile polyarthritis
由罗斯河病毒感染所致的一种急性传染性疾病。表现为关节肿胀、疼痛和发热。通过雌蚊叮咬传播。

03.0363 西方马脑炎 western equine encephalitis, WEE
由西方马脑炎病毒引起的、经蚊传播的人兽共患传染病。人感染后表现为发热、寒战、肌痛、头痛、恶心呕吐,可伴眩晕、咽痛,严重者意识模糊、昏睡,并迅速发展为昏迷。病程短,婴儿患病后的恢复率约70%,少有后遗症,但成年患者可发生帕金森综合征。

03.0364 东方马脑炎 eastern equine encephalitis, EEE
由东方马脑炎病毒引起的、经蚊传播的人兽共患传染病。人感染后表现为发热、寒战、肌痛、头痛、恶心呕吐,可伴眩晕、咽痛,严重者意识模糊、昏睡,并迅速发展为昏迷。病程短,婴儿患病后的恢复率约30%,成年患者少有后遗症。

03.0365 委内瑞拉马脑炎 Venezuelan equine encephalitis, VEE
由委内瑞拉马脑炎病毒引起的、经蚊传播的人兽共患传染病。人感染后表现为流感样症状,如发热、寒战、肌痛、头痛。约4%的儿童和<1%的成人可迅速发展为严重脑炎,出现意识障碍。发生脑炎者病死率达20%。

03.0366 加利福尼亚脑炎 California encephalitis
由一群抗原性相关的加利福尼亚病毒群引起的、经蚊传播的中枢神经系统感染性疾病。人群普遍易感,儿童好发。绝大部分呈隐性感染。发病者潜伏期5~10天,轻者以发热、头痛、咽痛及胃肠道症状起病,13天内出现神经系统症状和体征,7天左右消退;重者在24~48 h出现惊厥、昏迷甚至中枢性呼吸衰竭,可有视盘水肿,但颅内压持续升高者较少见。鲜有神经和精神后遗症。1946年首例患者在美国加利福尼亚州被报道，故名。

03.0367　马尔堡病毒病　Marburg virus disease, MVD

又称"马尔堡病"。由丝状病毒科中的马尔堡病毒引起的急性出血性传染病。主要流行于非洲，1967年首先在欧洲分离到病毒。传染源及储存宿主不明，主要通过接触患者的体液或分泌物而感染，也可通过性接触或经未彻底消毒的针头注射而感染。易感人群主要是密切接触患者的医院工作人员、患者家庭成员或料理尸体的人。潜伏期3~9天，起病急，体温迅速升高，伴寒战，严重头痛、背痛，全身肌肉、关节疼痛。可有食欲减退、恶心、呕吐和腹泻，粪便呈水样并可带有黏液和血。尚无疫苗或特效治疗药物。

03.0368　克里米亚-刚果出血热　Crimean-Congo hemorrhagic fever, CCHF

又称"新疆出血热(Xinjiang hemorrhagic fever, XHF)"。由布尼亚病毒科的内罗病毒属引起的一种病死率很高的病毒性出血热。主要分布在东欧各国，亦见于地中海地区、中国西南部、非洲、中东和印度次大陆。

03.0369　基孔肯亚出血热　Chikungunya hemorrhagic fever, CHIK

由披膜病毒科甲病毒属中的基孔肯亚病毒引起的以发热、皮疹和多发性关节炎为临床特征的急性传染病。主要流行于非洲、亚洲的印度、菲律宾等国家。

03.0370　布尼亚出血热　Bunyavirus hemorrhagic fever

由布尼亚病毒所致的一种以发热、出血为临床特征的急性病毒性传染病。

03.0371　裂谷热　Rift valley fever, RVF

又称"立夫特山谷热"。由立夫特山谷热病毒引起的，以动物(主要有牛、羊、鼠等)为传染源、蚊及吸血昆虫为媒介而传播。临床上以发热、出血、脑炎和肝炎为主要特征的人兽共患性传染病。

03.0372　拉沙热　Lassa fever

拉沙病毒所引起的一种病程1~4周的急性疾病。临床表现为发热、肌痛和吞咽困难。主要发生在西非国家。

03.0373　病毒性出血热　viral hemorrhagic fever

由多种虫媒病毒所引起的自然疫源性疾病。以发热、出血和休克为主要临床特征。在世界上分布很广，临床表现多较严重，病死率高。世界上已发现十多种不同种类虫媒病毒引起的病毒性出血热。

03.0374　阿根廷出血热　Argentine hemorrhagic fever, AHF

由虫媒病毒中的鸠宁病毒所致的疾病。传播媒介为螨。有发热、头痛、腰痛、齿龈及鼻出血等症状。

03.0375　玻利维亚出血热　Bolivian hemorrhagic fever

由虫媒病毒中的马丘波病毒所致的疾病。传播媒介是啮齿动物。初起有发热、头痛、关节痛和肌肉痛，部分患者皮肤感觉过敏，光线照射即能使皮肤产生疼痛感，有明显结膜炎，眼眶周围水肿，但皮肤、黏膜无瘀点，可有胃肠道出血，恢复期可发生脱发。

03.0376　委内瑞拉出血热　Venezuelan hemorrhagic fever

由虫媒病毒中的瓜纳里托病毒所致的疾病。传播媒介是啮齿动物。特点是发热、头痛、肌肉痛，偶尔抽搐，严重者有虚弱、脱水和失血，可有多个部位的出血，如鼻出血、牙龈出血、呕血、黑便和月经过多。病程为10～14天。多见于委内瑞拉与葡萄牙等国。

03.0377 巴西出血热 Brazilian hemorrhagic fever
由萨比亚病毒感染引起的出血热。1990年首次在巴西发现，故名。传播媒介是啮齿动物。临床出现发热、全身酸痛及不同部位的出血。

03.0378 黄热病 yellow fever
黄热病毒感染引起的急性虫媒传染病。由伊蚊属雌蚊传播，多发于热带雨林。潜伏期为3～14天。症状为肌肉疼痛、发热。重型特征为发热、黄疸、出血和肾损害等。病死率较高。

03.0379 尼帕病毒病 Nipah virus disease, NVD
由尼帕病毒感染所引起的一类急性高致死性感染病。主要引起脑炎病变，出现神经系统和呼吸系统症状。

03.0380 亨德拉病毒感染 Hendra virus infection
由亨德拉病毒感染引起的人兽共患的严重病毒性传染病。感染后病变主要累及中枢神经系统小血管内皮细胞，脑炎和肺炎为其主要临床表现。

03.0381 城市型黄热病 urban yellow fever
黄热病的一种。其传播媒介是伊蚊，以人—伊蚊—人形成循环进行传播，无储存宿主。

03.0382 森林型黄热病 sylvan yellow fever
黄热病的一种类型。以蚊—猴—蚊形成循环，构成黄热病的自然疫源性传染病的特性。

03.0383 基萨那森林病 Kyasanur forest disease
由基萨那森林病毒所致的一种感染性疾病。主要表现为急起发热、头痛和严重肌肉疼痛，部分患者呈重症表现，如胃肠道出血。

03.0384 鄂木斯克出血热 Omsk hemorrhagic fever
由鄂木斯克出血热病毒引起的一种急性蜱传自然疫源性疾病。典型症状表现为双峰热，并有毛细血管中毒、神经系统功能障碍及明显的出血性综合征。

03.0385 墨累山谷脑炎 Murray valley encephalitis
由墨累山谷脑炎病毒引起的一种急性传染病。临床表现和发病机制类似流行性乙型脑炎。主要流行于澳大利亚，病死率高达70%。

03.0386 中欧脑炎 central European encephalitis
一种由披膜病毒科黄病毒属蜱传脑炎病毒中欧亚型感染所致的脑炎。流行于中欧和西欧国家。

03.0387 圣路易斯脑炎 St. Louis encephalitis
由圣路易斯型脑炎病毒引起、经蚊媒介传播的人兽共患中枢神经系统感染性疾病。人类普遍易感，儿童发病较少。

03.0388 罗氏脑炎 Rocio encephalitis
又称"巴西病毒性脑炎"。由罗西欧脑炎病毒感染所致的病毒性脑炎。以蚊为传播媒介。临床表现类似于流行性乙型脑炎。

03.0389 羊跳跃病病毒 louping ill virus
一种黄病毒科黄病毒属病毒。是一种有包膜的正链单链RNA病毒，可引起羊跳跃病。

03.0390　苏格兰脑炎　Scotland encephalitis
又称"羊跳跃病(louping ill)"。由羊跳跃病病毒侵犯羊、马等动物和人的中枢神经系统引起的一种动物源性疾病。经蜱传播。主要表现为发热、共济失调、肌肉震颤、痉挛、麻痹等。可引起一种奇特的跳跃步态。

03.0391　波瓦生脑炎　Powassan encephalitis
由波瓦生病毒引起的病毒性脑炎。主要经蜱传播。临床主要表现为发热、头痛，很快出现神经系统症状，如眼球水平震颤、阵发性抽搐、深浅反射活跃、昏睡，也可出现共济失调、昏迷和偏瘫。

03.0392　汉坦病毒肺综合征　Hantavirus pulmonary syndrome, HPS
全称"汉坦病毒心肺综合征(Hantavirus cardio-pulmonary syndrome, HCPS)"。由汉坦病毒属中的新成员辛诺柏病毒引起的以发热、呼吸衰竭和心力衰竭为主要表现的临床综合征。主要流行于美国。

03.0393　病毒性肝炎　viral hepatitis
由多种肝炎病毒引起的、以肝脏炎症和坏死病变为主的一组传染病。

03.0394　急性病毒性肝炎　acute viral hepatitis
由肝炎病毒引起的一类急性消化道传染病。起病急，有畏寒、发热、食欲缺乏、恶心、呕吐等症状，血清谷丙转氨酶和(或)谷草转氨酶水平升高，既往无肝炎病史。

03.0395　急性黄疸性肝炎　acute icteric hepatitis
由肝炎病毒引起的一种急性消化道传染病，是急性病毒性肝炎的一个类型。临床表现为起病急、食欲减退、厌油、乏力、上腹部不适、肝区隐痛、恶心、呕吐，部分患者畏寒、发热，继而尿色加深，巩膜、皮肤等出现黄染。

03.0396　急性无黄疸性肝炎　acute anicteric hepatitis
由肝炎病毒引起的一种急性消化道传染病，是急性病毒性肝炎的一个类型。临床表现为起病急、食欲减退、厌油、乏力、上腹部不适、肝区隐痛、恶心、呕吐，部分患者畏寒、发热，巩膜、皮肤等不出现黄染。

03.0397　肝炎后高胆红素血症　posthepatitic hyperbilirubinemia
病毒性肝炎后部分患者出现持久不退的轻度黄疸。由病毒性肝炎后胆红素代谢障碍所引起。

03.0398　慢性肝炎　chronic hepatitis
急性肝炎病程超过半年，或原有乙型肝炎病毒、丙型肝炎病毒或丁型肝炎病毒携带史，当前因同一种病原体引起肝炎症状、体征及肝功能异常。

03.0399　淤胆型肝炎　cholestatic hepatitis
又称"毛细胆管性肝炎"。主要表现为较长时间(4周以上)肝内梗阻性黄疸。如皮肤瘙痒、粪便颜色变浅、肝大和梗阻性黄疸的肝炎。

03.0400　甲型肝炎　hepatitis A
由甲型肝炎病毒感染引起的以肝脏炎症病变为主的传染病。包括急性黄疸型肝炎和急性无黄疸型肝炎。主要通过粪–口途径传播。临床表现包括急起发热、乏力、恶心、厌油及出现肝功能损害等。

03.0401　乙型肝炎　hepatitis B
由乙型肝炎病毒引起的一种病毒性肝炎。常见临床表现为乏力、食欲减退、厌油、恶心、腹胀、肝脾肿大及肝功能异常，部分病例可出现黄疸。

03.0402　丙型肝炎　hepatitis C
由丙型肝炎病毒引起的一种肝脏疾病。可导致肝脏慢性炎症坏死和纤维化,部分患者可发展为肝硬化甚至肝细胞癌。传播方式与乙型肝炎相似,可以通过血液、性途径等进行传播。

03.0403　急性丙型肝炎　acute hepatitis C
丙型肝炎病毒感染所致的急性肝脏炎症改变。病程具自限性,常在6个月之内恢复。

03.0404　丁型肝炎　hepatitis D
由丁型肝炎病毒引起的、以肝脏炎性病变为主的传染性疾病。主要经血液途径传染,丁型肝炎病毒必须与乙肝病毒重叠感染才能致病,易于慢性化或发生重型肝炎。

03.0405　戊型肝炎　hepatitis E
由戊型肝炎病毒感染引起的急性病毒性肝炎。包括急性黄疸型和急性无黄疸型、淤疸型肝炎和急性或亚急性重型肝炎。临床表现包括急起发热、乏力、恶心、厌油及出现肝功能损害等。

03.0406　急性戊型肝炎　acute hepatitis E
经肠道传播的非甲非乙型肝炎。由戊型肝炎病毒引起,经粪–口途径传播,常因饮水受到粪便污染造成大型暴发流行。临床和流行病学类似甲型肝炎。

03.0407　急性非甲非乙非丙非丁非戊型肝炎
　　　　　acute non-A, non-B, non-C, non-D,
　　　　　non-E hepatitis,non-A–E hepatitis
病毒性肝炎的一种。但病原学检查无甲、乙、丙、丁、戊型病毒性肝炎血清学及分子生物学标志存在。

03.0408　不明原因急性肝炎　acute hepatitis
　　　　　of unknown cause
病因不明确的急性肝炎。目前已知的甲、乙、

丙、丁、戊型肝炎病毒感染标志物检测结果均阴性。

03.0409　肝炎肝硬化　cirrhosis
慢性肝炎发展的结果。肝病理检查必须同时具备弥漫性纤维化伴有假小叶形成。

03.0410　代偿性肝硬化　compensatory cirrhosis
影像学、生物化学或血液学检查有肝细胞合成功能障碍或门静脉高压症(如脾功能亢进及食管胃底静脉曲张)证据,或组织学符合肝硬化诊断,但无食管胃底静脉曲张破裂出血、腹水或肝性脑病等严重并发症。

03.0411　失代偿性肝硬化　decompensatory
　　　　　cirrhosis
已发生食管胃底静脉曲张破裂出血、肝性脑病、腹水等严重并发症的肝硬化。

03.0412　终末期肝病　end-stage liver disease
晚期肝病。包括失代偿期肝硬化、重型肝炎、晚期肝癌等。

03.0413　肝衰竭　liver failure
多种因素引起的严重肝脏损害。导致其合成、解毒、排泄和生物转化等功能发生严重障碍或失代偿,出现以凝血机制障碍和黄疸、肝性脑病、腹水等为主要表现的一组临床综合征。

03.0414　急性肝衰竭　acute liver failure
起病急,发病2周内出现以Ⅱ度以上肝性脑病为特征的肝衰竭综合征。

03.0415　亚急性肝衰竭　subacute liver failure
起病较急,发病15天至26周出现的肝衰竭综合征。

03.0416　慢性肝衰竭　chronic liver failure

在肝硬化基础上，肝功能进行性减退导致的以腹水或门静脉高压、凝血功能障碍和肝性脑病等为主要表现的慢性肝功能失代偿。

03.0417　暴发性肝衰竭　fulminant hepatic failure
曾称"急性肝萎缩""急性肝坏死"。由多种原因引起的急性、大量肝细胞坏死或肝细胞内细胞器功能障碍，在短期内进展为肝性脑病的一种综合征。

03.0418　急性病毒性肝炎并发症　complication of acute viral hepatitis
急性病毒性肝炎发作时伴发的一种全身性疾病。除肝炎病毒本身可侵犯各脏器外，抗原抗体复合物也可沉积于血管内膜而引起多个系统的病变，包括关节炎、胆管炎、胰腺炎、心肌损害、血液病、脑膜脑炎、肾炎、糖尿病、脂肪肝等，少数患者可遗留肝炎后高胆红素血症等。

03.0419　肝外表现综合征　extrahepatic syndrome
各种肝病由于免疫复合物形成并沉积在淋巴结、脾脏、血管内膜、肾小球基底膜、滑膜及脉络丛等组织，产生炎症及退行性变等反应，导致肝外多系统病损，呈现各种表现。如发热、皮肤病变、关节肌肉疼痛、心血管病、肾病、血液系统疾病等。

03.0420　肝性脑病　hepatic encephalopathy
又称"肝性昏迷"。发生于肝脏功能严重障碍或失调时，主要是以意识障碍为主的中枢神经功能紊乱，排除其他已知脑病的神经心理异常综合征。分为急性脑病和慢性脑病，前者多是急性肝衰竭后肝脏的解毒功能发生严重障碍所致；而后者多见于慢性肝衰竭和门体侧支循环形成或分流术后，来自肠道的有害物质，如氨、硫醇、

胺、芳香族氨基酸等直接进入体循环至脑部而发病。

03.0421　肝肾综合征　hepato-renal syndrome
慢性肝病患者出现进展性肝衰竭和门静脉高压时，发生的以肾功能损伤、肾血流灌注减少和内源性血管活性系统异常为特征的综合征。

03.0422　肝肺综合征　hepato-pulmonary syndrome
肝病时发生肺血管扩张、动静脉分流和动脉氧合作用异常，而导致的低氧血症和高动力循环症。患者可出现气促、呼吸困难、肺水肿、间质性肺炎、盘状肺不张、胸腔积液和低氧血症等病理改变和功能异常。

03.0423　肝细胞癌　hepatocellular carcinoma
由肝细胞恶性转化所形成的肿瘤。癌细胞呈多角形，核大，核仁明显，胞质丰富。癌细胞排列成巢状或索状，癌巢之间有丰富的血窦。癌细胞有向血窦内生长的趋势。

03.0424　肝组织学　liver histology
在组织、细胞、亚细胞和分子水平上对肝脏的微细结构及其功能进行研究的学科。

03.0425　肝活体组织检查　liver biopsy
简称"肝活检"。通过经皮、经静脉和手术活检获得肝脏标本，进行的组织学检查。对了解肝脏的病因和发病机制、确定诊断和治疗方法及疗效很有意义。

03.0426　实质性炎症　parenchymal inflammation
组织器官实质细胞的炎症。如肝实质性炎症，即指肝细胞的炎症变性和坏死。

03.0427　炎症细胞　inflammatory cell

参与炎症反应的各种细胞。一般是指白细胞，但有些是组织固定细胞，如肥大细胞、内皮细胞等。

03.0428 组织细胞 histiocyte
一种单核吞噬细胞系统细胞。来源于骨髓的干细胞。细胞大小不一，核大，多为1～4个，呈圆形、椭圆形等，核常偏于一侧，有时可见核仁。

03.0429 纤维化 fibrosis
器官或组织的间质细胞增殖，产生过量的细胞外基质沉积，纤维结缔组织过度形成的结果。

03.0430 肝炎抗原的免疫组织化学染色
immunohistochemical stain for hepatitis antigen
在抗体上结合荧光或可呈色的化学物质，利用免疫学原理中抗原和抗体间专一性的结合反应，检测细胞或组织中是否有目标肝炎抗原存在的方法。可用来测定肝炎抗原的表达量及观察其表达的位置。

03.0431 肝掌 liver palm
慢性肝炎、肝硬化患者在拇指和小指根部的大小鱼际处皮肤出现了片状充血，或是红色斑点、斑块，加压后变成苍白色的体征。

03.0432 蜘蛛痣 spider nevus
慢性肝炎、肝硬化患者皮肤小动脉末端分支性扩张所形成的血管痣。

03.0433 扑翼样震颤 asterixis
当患者平伸手指及腕关节时出现的一种粗大、缓慢、非节律性动作。表现为腕关节突然屈曲，然后又迅速伸直，加上震颤多动，类似鸟的翅膀在扇动。通常呈对称性，累及上肢及下肢，肌张力高低可变。多见于代谢

性疾病，如肝豆状核变性、肝性脑病及尿毒症等，也见于肺性脑病。

03.0434 康斯尔曼体 Councilman body
又称"嗜酸性椭圆形小体"。肝细胞凋亡或坏死时，在肝组织病理检查中发现的嗜酸性小体。可见于黄热病、病毒性肝炎等疾病。

03.0435 致细胞病变 cytopathic effect
病毒对组织培养细胞侵染后产生的细胞变性。利用此种病变效应可进行病毒定量。

03.0436 碎屑样坏死 piecemeal necrosis
肝小叶汇管区炎症波及肝界板，引起肝界板呈散在分布的单个肝细胞坏死，汇管区的炎症细胞（主要为淋巴细胞）通过肝界板坏死形成的破口浸润肝实质，导致肝界板及其相邻的肝细胞簇状坏死。是慢性肝炎的基本病理变化之一。

03.0437 桥接坏死 bridging necrosis
中央静脉与汇管区之间、两个汇管区之间或两个中央静脉之间出现的互相连接的坏死带。常见于中度及重度慢性肝炎。

03.0438 甲胎蛋白 alpha-fetoprotein, AFP
胚胎早期的主要蛋白质。来源于胎儿肝脏和卵黄囊。在妊娠30周达高峰，以后逐渐下降。胚胎瘤、消化道恶性肿瘤、妊娠、少数肝炎和肝硬化、生殖腺恶性肿瘤等情况均可能升高。原发性肝癌患者异常升高，可作为诊断标志物。

03.0439 促肝细胞生长素 hepatocyte growth-promoting factor
从乳猪肝脏中提取的小分子量多肽类活性物质。可刺激正常肝细胞DNA的合成，促进肝细胞再生，对损伤的肝细胞有保护作用，促进肝功能的恢复。

03.0440　人工肝支持系统　artificial liver support system, ALSS
借助一个体外的机械、理化或生物反应装置，清除因肝衰竭而产生或增加的各种有害物质，补充需肝脏合成或代谢的蛋白质等必需物质，改善水电解质及酸碱平衡等内环境，暂时辅助或替代肝脏相应的主要功能，直至自体肝细胞再生、肝功能得以恢复，从而提高患者生存率。对肝细胞再生不良的晚期肝病患者，人工肝能改善症状，成为肝移植的"桥梁"。

03.0441　血浆置换　plasma exchange
通过血浆分离器，将血浆从血液中分离出后丢弃，同时补充等量的新鲜血浆和（或）白蛋白溶液，以去除患者体内的有害免疫物质或其他有毒物质的净化方法。

03.0442　人类免疫缺陷病毒和丙型肝炎病毒合并感染　coinfection with HIV and HCV
在人类免疫缺陷病毒感染的同时合并有丙型肝炎病毒感染的临床状态。

03.0443　甲型肝炎病毒 RNA　hepatitis A virus RNA, HAV RNA
甲型肝炎病毒的基因成分。为单链线状RNA，全长7478 bp。

03.0444　丙型肝炎病毒 RNA　hepatitis C virus RNA, HCV RNA
丙型肝炎病毒的基因成分。存在于丙型肝炎病毒的核心中。如患者血清中检出HCV RNA则说明其血中有丙型肝炎病毒，其血液具有传染性。是诊断丙型肝炎的重要标志物。

03.0445　戊型肝炎病毒 RNA　hepatitis E virus RNA, HEV RNA
戊型肝炎病毒的基因成分。为正链单链RNA病毒，全长7.2～7.6 kb，含3个可读框。

03.0446　甲型肝炎病毒基因型　hepatitis A virus genotype
根据甲型肝炎病毒核苷酸序列的同源性分为7个型。其中Ⅰ、Ⅱ、Ⅲ、Ⅶ型来自人类，Ⅳ、Ⅴ、Ⅵ型来自猿猴。

03.0447　丙型肝炎病毒基因型　hepatitis C virus genotype
丙型肝炎病毒根据基因序列的差异可分为多个不同的基因型。主要有6个基因型，同一基因型中可再分为不同的基因亚型。

03.0448　甲型肝炎病毒抗原　hepatitis A virus antigen
甲型肝炎病毒的核壳抗原。受检标本如检测阳性说明标本中存在甲型肝炎病毒，具有传染性。对粪便标本进行检测可以判断被检查者的排毒情况。

03.0449　甲型肝炎病毒 IgM 抗体　hepatitis A virus IgM antibody
甲型肝炎病毒急性感染后刺激机体产生的特异性IgM抗体。可于疾病早期检出，持续约12周。是临床上诊断急性甲型肝炎的特异性血清学标志物。

03.0450　甲型肝炎病毒 IgG 抗体　hepatitis A virus IgG antibody
甲型肝炎病毒感染后刺激机体产生的特异性IgG抗体。是保护性抗体，检出时间晚于IgM抗体，但持续时间较长，常作为了解当地甲型肝炎流行状态和人群免疫力的有效血清学指标。动态观察抗体滴度变化也能作为诊断急性甲型肝炎的依据。

03.0451　乙型肝炎表面抗原　hepatitis B sur-

face antigen, HBsAg

又称"澳大利亚抗原"。乙型肝炎病毒（HBV）的外壳蛋白。本身不具有传染性，乙型肝炎表面抗原阳性表示体内有HBV或整合的HBV DNA片段存在。

03.0452 慢性乙型肝炎表面抗原携带者 chronic HBsAg carrier

血清携带乙型肝炎表面抗原持续半年以上，无任何临床症状和体征，肝功能基本正常者。

03.0453 乙型肝炎表面抗体 hepatitis B surface antibody, HBsAb

乙型肝炎病毒免疫和保护性抗体。阳性常说明已对乙型肝炎病毒感染有了免疫力，不会再感染乙型肝炎病毒。

03.0454 乙型肝炎e抗原 hepatitis B e antigen, HBeAg

在乙型肝炎病毒复制过程中产生的抗原。阳性常表示体内有乙型肝炎病毒复制，有传染性。

03.0455 乙型肝炎e抗体 hepatitis B e antibody, HBeAb

由乙型肝炎e抗原刺激机体产生的特异性抗体。阳性有两种可能性：一是乙型肝炎病毒复制减少或停止；二是乙型肝炎病毒前C基因或核心区启动子发生变异。

03.0456 乙型肝炎核心抗原 hepatitis B core antigen, HBcAg

乙型肝炎病毒的核衣壳。外周血中无游离的乙型肝炎核心抗原，阳性表示有乙型肝炎病毒颗粒，有传染性，而且传染性较强。

03.0457 乙型肝炎核心抗体 hepatitis B core antibody, HBcAb

由乙型肝炎核心抗原刺激机体产生的特异性抗体，不是中和抗体。乙型肝炎核心抗体IgM阳性常表示体内有乙型肝炎病毒存在。

03.0458 共价闭合环状DNA covalently closed circular DNA

通过共价键结合形成的封闭环状DNA分子。乙型肝炎病毒共价闭合环状DNA，是乙型肝炎病毒前基因组RNA转录产物最原始的模板。

03.0459 S基因 S gene

乙型肝炎病毒编码外膜蛋白的基因。

03.0460 C基因 C gene

乙型肝炎病毒编码核壳蛋白的基因。

03.0461 P基因 P gene

乙型肝炎病毒编码聚合酶的基因。

03.0462 X基因 X gene

乙型肝炎病毒编码X抗原的基因。

03.0463 丙型肝炎病毒抗体 hepatitis C virus antibody

机体感染丙型肝炎病毒后产生的特异性抗体的总称。不是中和抗体，对人体无保护作用，是诊断丙型肝炎病毒感染，包括既往和现症感染的血清指标。

03.0464 戊型肝炎病毒抗体 hepatitis E virus antibody

包括抗HEV-IgM和抗HEV-IgG。在急性期血清中可测出高滴度的抗HEV-IgM，恢复期抗HEV-IgM滴度下降或消失。但取而代之的是血清中产生抗HEV-IgG。其测定具有临床诊断意义。

03.0465 甘草酸 glycyrrhizic acid

又称"甘草甜素""甘草皂苷"。甘草次酸的二葡萄糖醛酸苷。具有肾上腺皮质激素样作用和解毒、抗变态反应、退黄疸、免疫调节作用。

03.0466 联苯双酯 bifendate, bifendatatum
合成五味子丙素时的中间体。治疗肝炎的降酶药物。

03.0467 获得性免疫缺陷综合征 acquired immunodeficiency syndrome, AIDS
简称"艾滋病"。一种由人类免疫缺陷病毒所致的,以全身免疫系统受损而并发一系列机会性感染、肿瘤等为特征的传染病。

03.0468 人类免疫缺陷病毒 human immu-nodeficiency virus, HIV
引起获得性免疫缺陷综合征和相关疾病的病毒。属RNA反转录病毒。主要侵犯CD4$^+$ T细胞、CD4$^+$单核细胞和B细胞。

03.0469 人类免疫缺陷病毒 1 型 human immunodeficiency virus type 1, HIV-1
人类免疫缺陷病毒的重要亚型之一。为目前全球流行的主要亚型。

03.0470 人类免疫缺陷病毒 1 亚型 HIV-1 subtype
根据基因组序列的测定和比较,人类免疫缺陷病毒1型可进一步分为M、O、N三个亚型,并代表人类免疫缺陷病毒流行早期的三条独立传播路线。病毒亚型对疾病诊断、疾病进展、治疗反应和疫苗研制均有重要价值。

03.0471 人类免疫缺陷病毒 2 型 human immunodeficiency virus type 2, HIV-2
人类免疫缺陷病毒的重要亚型之一。为目前全球流行的次要亚型,主要在西非地区流行。

03.0472 人类免疫缺陷病毒特异性抗体 HIV specific antibody
在人类免疫缺陷病毒感染的患者血清中出现的针对人类免疫缺陷病毒的特异性抗体。

03.0473 人类免疫缺陷病毒相关并发症 HIV-related complication
由人类免疫缺陷病毒感染导致的一系列并发症。包括机会性感染、机会性肿瘤及全身各系统的免疫性疾病等。

03.0474 有症状的人类免疫缺陷病毒感染 symptomatic human immunodeficiency virus infection
在人类免疫缺陷病毒感染的发病期间,有疾病的临床表现,或有合并的机会性感染或肿瘤的表现。

03.0475 艾滋病患者 person living with AIDS, PLWA
感染人类免疫缺陷病毒后出现相关临床症状的患者。

03.0476 人类免疫缺陷病毒感染者 HIV-infected people
所有体内有人类免疫缺陷病毒复制的人群。包括急性人类免疫缺陷病毒感染者、临床无症状的潜伏感染者,以及艾滋病患者。

03.0477 艾滋病临床试验工作组 AIDS clini-cal trial group, ACTG
全球最大的艾滋病临床试验机构。组织人类免疫缺陷病毒感染者和相关机会性感染者进行临床研究。

03.0478 人类免疫缺陷病毒感染危险行为 HIV infection risk behavior
可能增加人类免疫缺陷病毒感染风险的相关行为。主要包括有风险的性行为、静脉吸毒和使用受污染的血液制品。

03.0479 静脉吸毒者 intraveneous drug user
因非医疗及治疗目的、以静脉注射方式滥用药品者。多指滥用毒品者。该人群常常共用针具，增加艾滋病感染的机会，是感染艾滋病的高危人群。

03.0480 注射器共用 needle sharing
静脉注射毒品的吸毒者由于缺乏卫生观念，同一注射器多人共用，显著增加包括艾滋病在内相关感染的传播风险。

03.0481 注射药瘾者 injection drug user
通过静脉注射吸毒成瘾的人。

03.0482 趋化因子受体 5 辅助受体 CCR5 coreceptor
β趋化因子Rantes、MIPα和MIPβ的受体。其中MIP-1β是以CCR5为主要受体，而其他趋化素除识别CCR5之外还识别另外一些受体。CCR5是人类免疫缺陷病毒侵入靶细胞时的重要受体之一。

03.0483 人类免疫缺陷病毒患病率 HIV prevalence
在某特定时间的总人口中，人类免疫缺陷病毒感染者（包括新的和旧的病例）占总人口的比例。

03.0484 人类免疫缺陷病毒发病率 HIV incidence
在一定时间内，特定人群中新发人类免疫缺陷病毒感染的频率。通常以一年每100万人口新发人类免疫缺陷病毒感染者人数进行统计。

03.0485 艾滋病自愿咨询检测 HIV voluntary counseling and testing, HIV VCT
人们在经过咨询后能对艾滋病检测做出明智选择的过程。是自愿和保密的。通过自愿咨询和检测，不仅可以尽早发现、及时治疗和预防感染，为受检者特别是感染者，提供心理支持，而且可以促使受检者减少危险行为，预防艾滋病的传播。

03.0486 耐药检测 drug resistance test
通过检测病毒的基因型或者表型，来判断其对抗病毒药物敏感性的检测方法。可用于判断人类免疫缺陷病毒对抗病毒药物的敏感性。

03.0487 耐药突变 resistance mutation
可以导致对抗病毒药物敏感性降低的病毒基因突异现象。

03.0488 表型敏感性检测 phenotypic susceptibility testing
通过在体外进行直接检测而确定药物对病毒抑制程度的方法。

03.0489 基因型敏感性检测 genotypic susceptibility testing
直接检测病毒耐药性相关基因突变存在与否的方法。以了解病毒株对各种药物的敏感程度。可应用于人类免疫缺陷病毒株耐药性的检测。

03.0490 基因型耐药 genotypic resistance
病毒耐药性相关基因发生突变，从而出现的耐药现象。

03.0491 表型耐药 phenotypic resistance
病毒株在体外表型耐药检测中对药物的敏感性明显低于野生株的现象。

03.0492 免疫功能重建 immune reconstitution
艾滋病患者经抗病毒治疗后，出现的免疫系

统功能恢复现象。包括减少的CD4$^+$T细胞恢复正常；记忆和初始CD4$^+$T细胞增加；异常的免疫激活恢复正常，CD4$^+$T细胞恢复对记忆抗原刺激的正常反应能力，从而人体免疫力显著增强。

03.0493　免疫重建炎症综合征　immune reconstitution inflammatory syndrome，IRIS
艾滋病患者及免疫抑制者，在免疫系统功能恢复时，机体对潜伏病原体进行攻击引起了炎症反应，出现症状加重的一组临床综合征。

03.0494　艾滋病标志性病变　AIDS-defining condition
20余种特异的机会感染性疾病及肿瘤疾病的合称。人类免疫缺陷病毒感染者出现上述疾病时，即可诊断为艾滋病。

03.0495　人类免疫缺陷病毒相关性肾病　HIV-associated nephropathy
与人类免疫缺陷病毒感染相关的肾脏疾病。最典型的病理类型为局灶性节段性肾小球硬化。发病机制不详，可能与人类免疫缺陷病毒直接感染肾细胞或人类免疫缺陷病毒感染释放的炎症因子相关。

03.0496　人类免疫缺陷病毒相关性痴呆　HIV-associated dementia
与人类免疫缺陷病毒感染相关的一种神经功能障碍。以认知功能障碍、运动异常、语言功能障碍及行为异常为主要表现。

03.0497　消瘦综合征　wasting syndrome
由于食物摄入不足和吸收不良、对营养素需求增加等原因，造成身体营养缺乏，出现体重明显降低、肌肉萎缩、疲倦、衰弱甚至极度消瘦的表现。可见于艾滋病患者、肿瘤患者等。

03.0498　艾滋病相关痴呆综合征　AIDS dementia complex
发生于艾滋病期的一种神经功能障碍。主要表现为认知能力的下降，还可伴有运动、语言及行为的异常。

03.0499　艾滋病无症状期　asymptomatic phase
急性感染后，人类免疫缺陷病毒（HIV）感染者可经过历时数月至数年之久的无症状期。临床上没有任何症状，但血清中可检出HIV RNA及抗体。此期患者的血液和体液均有传染性。

03.0500　整合酶　integrase
一类介导病毒将携带病毒遗传信息的基因组整合到宿主基因组的酶。通常由病毒自身携带，并且不存在于宿主细胞内，所以可作为抗病毒药物的一个靶标。

03.0501　反转录酶抑制剂　reverse transcriptase inhibitor
能特异性抑制人类免疫缺陷病毒反转录酶活性的药物。按药物结构及作用机制不同主要分为核苷类反转录酶抑制剂和非核苷类反转录酶抑制剂。

03.0502　核苷类反转录酶抑制剂　nucleotide reverse transcriptase inhibitor, NRTI
核苷或核苷酸结构衍生物。通过竞争性地抑制天然核苷与HIV-1反转录酶的结合，阻碍前病毒DNA的合成，包括齐多夫定、去羟肌苷、扎西他滨、司他夫定、拉米夫定、阿巴卡韦等。

03.0503　非核苷类反转录酶抑制剂　non-nucleoside reverse transcriptase inhib-

itor, NNRTI

一种人类免疫缺陷病毒抑制剂。作用机制与核苷类反转录酶抑制剂不同，其向病毒反转录酶的非底物结合位点，通过与反转录酶结合位点附近的特定疏水结合口袋作用，改变酶蛋白的构象，干扰酶与底物的结合，从而抑制病毒的复制。

03.0504　蛋白酶抑制剂　protease inhibitor，PI
一类治疗人类免疫缺陷病毒(HIV)感染的药物。属于多肽类化合物，或竞争性抑制蛋白酶活性，或作为互补蛋白酶活性点的抑制剂，达到抑制HIV-1蛋白酶活性的功能，从而使HIV前蛋白不能裂解成为成熟蛋白而起到抑制病毒复制的作用。

03.0505　融合抑制剂　infusion inhibitor
通过阻断病毒与靶细胞膜融合从而抑制病毒进入靶细胞的药物。在感染的初始环节抑制HIV的传播。HIV融合抑制剂以HIV跨膜糖蛋白gp41为作用靶位，是一类天然或合成的多肽及小分子化合物，通过与gp41功能区结合从而抑制其促融合功能的发挥。

03.0506　整合酶抑制剂　integrase inhibitor
一类治疗HIV感染的药物。通过与整合酶分子相互作用使整合酶失活，阻止病毒基因组整合到宿主基因组中而起到抑制病毒复制的作用。

03.0507　齐多夫定　zidovudine，AZT
又称"叠氮胸苷"。化学名是3'-叠氮-3'-脱氧胸腺嘧啶核苷。世界上第一个由美国食品和药品管理局(FDA)获准生产的抗艾滋病药物。因疗效确切，成为"鸡尾酒"疗法最基本的组合成分，是治疗HIV感染的一线药物，作用机制是在HIV感染的细胞内，通过胸苷激酶的磷酸化作用，形成活化型三磷酸体，三磷酸体可竞争性地抑制病毒反转录酶和

终止DNA链增长，从而阻碍病毒复制。

03.0508　司他夫定　stavudine d4T
化学名是2',3'-双脱氧-3'-脱氢胸苷。一种治疗HIV感染的胸苷类似物。在受HIV感染的细胞内被激酶磷酸化后形成有活性的代谢物三磷酸司他夫定，可竞争性地抑制病毒反转录酶和终止DNA链增长，从而阻碍病毒复制。还可用于不能耐受齐多夫定或对齐多夫定反应不佳的患者，也可用于治疗3个月至12岁的儿童HIV感染者。

03.0509　去羟肌苷　didanosine
又称"二脱氧肌苷"。人工合成的双脱氧核糖核苷类似物。主要用于HIV-1感染的抗病毒联合治疗。在细胞内转化成有活性的三磷酸代谢物，此活性中间代谢物能抑制病毒反转录酶和前病毒DNA的合成。

03.0510　奈韦拉平　nevirapine，NVP
第一个用于临床治疗HIV感染的非核苷类反转录酶抑制剂。通过与HIV的反转录酶直接连接并使此酶的催化端破裂来阻断RNA依赖和DNA依赖的DNA聚合酶活性，从而抑制病毒复制。常与其他抗反转录病毒药物合用，单用此药很快会产生耐药病毒。

03.0511　茚地那韦　indinavir
一种抗病毒的蛋白酶抑制剂。可与抗反转录病毒制剂合用治疗成人HIV-1感染。也可单独用于治疗不适宜用核苷或非核苷类反转录酶抑制剂治疗的成人HIV-1感染。

03.0512　洛匹那韦　lopinavir
HIV-1和HIV-2的蛋白酶抑制剂。作用机制为阻断gag-pol聚蛋白的分裂，导致产生未成熟、无活力的病毒颗粒。但临床和利托那韦组成复方制剂使用，因为利托那韦可以抑制CYP3A介导的洛匹那韦代谢，从而提高血浆

中洛匹那韦的药物浓度。洛匹那韦、利托那韦和其他抗反转录病毒药物联合应用，治疗HIV-1感染。

03.0513　恩夫韦肽　enfuvirtide
人工合成的由36个氨基酸组成的链状多肽。是第一个抗HIV的融合酶抑制剂，通过与HIV包膜蛋白结合，阻止病毒和细胞膜融合所必需的构象变化，阻止病毒进入细胞内，从而抑制HIV-1复制。主要用于HIV-1感染的成人及6岁以上儿童的抗病毒治疗。

03.0514　依非韦仑　efavirenz, EFV
非核苷类反转录酶抑制剂。1998年9月在美国上市。有胶囊剂和片剂两种剂型。

03.0515　阿扎那韦　atazanavir
氮杂肽类蛋白酶抑制剂。体外活性与奈非那韦等非肽类蛋白酶抑制剂不同，具有C-2对称的化学结构。为HIV-1蛋白酶的高选择性和高效抑制剂。通过阻断病毒gap和gap-pol前体多聚蛋白的裂解，从而抑制病毒结构蛋白反转录酶、整合酶和蛋白酶的生成，使HIV-1感染的细胞释放出非感染性的不成熟病毒颗粒。

03.0516　福沙那韦　fosamprenavir
一种蛋白酶抑制剂。一般与利托那韦等联合用于抗HIV治疗。

03.0517　阿巴卡韦　abacavir
核苷类反转录酶抑制剂。联合其他抗病毒药物用于抗HIV治疗。

03.0518　HIV 相关性脂肪分布异常　HIV-related lipodystrophy
在HIV治疗过程中，由于某些抗病毒药物的副作用导致的患者某些部位的脂肪组织发生萎缩或堆积的现象。

03.0519　HIV 病毒学失败　HIV virologic failure
经抗HIV治疗后24周，病毒载量＞400拷贝/ml，或者是在抗病毒治疗后48周，病毒载量＞50拷贝/ml或病毒再次反弹的现象。

03.0520　HIV 免疫学失败　HIV immunologic failure
经抗HIV治疗后第1年，CD4$^+$T细胞计数没能升高25～50/μl，或降至治疗前基线水平以下的状态。

03.0521　巨细胞病毒性视网膜炎　cytomegalovirus retinitis
艾滋病患者最常见的眼部机会性感染。通常发生于CD4$^+$ T细胞计数低于100/μl的患者，可引起视网膜组织的持续性破坏，导致视力下降。巨细胞病毒通过血管感染视网膜和脉络膜组织，导致全层视网膜坏死、出血。常见症状以飞蚊征和视物模糊为多见，还可有畏光、视野缺损、视力下降等。眼底检查通常表现为沿血管分布的黄白色病损，其上有片状出血，被形象地称为"奶酪加番茄样"视网膜炎及视网膜脱离。

03.0522　肺外组织胞浆菌感染　extrapulmonary histoplasmosis
在免疫力严重受损的患者中，组织胞浆菌从肺部经淋巴或血流播散，可累及肺外器官，以全身网状内皮系统受累为主要特征，也可波及肾、中枢神经系统和其他器官系统，表现为肝脾淋巴结肿大、消化道溃疡、肾上腺功能不全等。

03.0523　原发中枢神经系统淋巴瘤　primary central nervous system lymphoma
由淋巴细胞起源的、无中枢神经系统以外病变的中枢神经系统淋巴瘤。起源并局限于脑、脊髓、软脑膜、视网膜、玻璃体液，偶发于视神经。发生于中枢神经系统的淋巴瘤绝大多数是一种侵袭性的非霍奇金淋巴瘤。除正常人群中散发外，多见于器官移植后应用免疫抑制剂者、艾滋病患者、遗传性和其他获得性免疫缺陷者。

03.0524　口腔毛状白斑　oral hairy leukoplakia
HIV感染者出现的舌侧缘角化不全黏膜上附着的白色或灰色的毛绒状病变。病变可延伸到舌腹部及舌背部，但很少发生在颊黏膜、唇、口底等部位，呈垂直皱褶外观，不能被擦去。与人乳头状瘤病毒、EB病毒或人乳头状瘤病毒合并疱疹病毒等感染相关。

03.0525　人类免疫缺陷病毒疫苗　HIV vaccine
通过诱发人体针对HIV特异的体液免疫反应或细胞免疫反应，从而达到预防或治疗HIV感染的生物制剂。包括HIV灭活疫苗、HIV减毒活疫苗、亚单位疫苗、活载体病毒蛋白疫苗、DNA疫苗等，但目前尚无明确有效的HIV疫苗。

03.02　朊粒感染

03.0526　朊粒　prion
又称"朊病毒""感染性蛋白质粒子(proteinaceous infectious particle)"。由感染性蛋白颗粒组成的一种糖蛋白。与细菌、病毒等病原微生物不同，是一种在分类上尚未定论的、对人和动物有致病性的蛋白质感染因子，具有传染性，可以引起同种或异种蛋白质构象改变而致病或功能改变的蛋白质。最常见的是引起传染性海绵状脑病(疯牛病)的蛋白质。

03.0527　朊粒蛋白　prion protein, PrP
由朊粒蛋白基因表达、253个氨基酸组成、相对分子质量为33 000～35 000的蛋白质。有2个异构体，分别为细胞朊粒蛋白和羊瘙痒病朊粒蛋白。

03.0528　朊粒蛋白基因　prion protein gene
表达朊粒蛋白的基因。由人20号染色体短臂上的一个单拷贝基因编码。

03.0529　细胞朊粒蛋白　cellular prion protein, PrPc
神经元普遍显著表达的一种糖蛋白。

03.0530　细胞朊粒蛋白基因　cellular prion protein gene
表达相对分子质量为33 000～35 000的细胞朊粒蛋白的基因。由人20号染色体短臂上的一个单拷贝基因编码。

03.0531　羊瘙痒病朊粒蛋白　scrapie prion protein, PrPsc
细胞朊粒蛋白在蛋白酶作用下切去67个氨基酸的产物，相对分子质量为27 000～30 000。对蛋白酶有抗性，是可致病的蛋白质，为提纯的朊粒蛋白的主要成分。

03.0532　羊瘙痒病朊粒蛋白基因　scrapie prion protein gene
由朊粒蛋白基因突变而来，表达相对分子质量为27 000～30 000的羊瘙痒病朊粒蛋白的基因。由人20号染色体短臂上的一个单拷贝基因编码。

03.0533　朊粒病　prion disease
羊瘙痒病朊粒蛋白感染中枢神经系统导致的以脑组织呈海绵状改变为病理特点的一组可传播的神经退行性疾病。人朊粒病包括克–雅病、库鲁病、格斯特曼综合征、致命性家族性失眠症。潜伏期长、呈进行性发展，最后导致感染者死亡。

03.0534　散发性朊粒病　sporadic prion disease
包括人类的克–雅病和动物的自然性羊瘙痒病。

03.0535　遗传性朊粒病　hereditary prion disease
由朊粒感染所致的一种亚急性、进行性小脑和脑干退行性病。潜伏期为4～30年，起病隐匿，发病后3～9个月死亡。主要表现为共济失调、震颤、步态不稳、吞咽障碍、肌阵挛。典型病理表现为弥漫性神经元退行性变及大脑皮质和神经节海绵样变，无炎症反应。

03.0536　传染性朊粒病　infectious prion disease
包括人类库鲁病、医源性克–雅病、动物的牛海绵状脑病、猫海绵状脑病、传染性水貂羊瘙痒病脑病、实验性羊瘙痒病和自然性羊瘙痒病。人和动物由于进食含有羊瘙痒病朊粒蛋白的宿主的组织或加工物而感染朊粒病就称为传染性朊粒病。

03.0537　传染性海绵状脑病　transmissible spongiform encephalopathy, TSE
一类累及人类和动物中枢神经系统的退行性脑病。潜伏期长，致死率达100%。常见动物性传染性海绵状脑病有疯牛病、羊瘙痒病，人类传染性海绵状脑病有库鲁病和克–雅病。病原可能为朊粒。

03.0538　库鲁病　Kuru disease
由羊瘙痒病朊粒蛋白感染所致的一种亚急性、进行性小脑和脑干退行性疾病。潜伏期为4～30年，起病隐匿，一般发病后3～9个月死亡。主要表现为共济失调、震颤、步态不稳、吞咽障碍和肌阵挛等。

03.0539　克–雅病　Creutzfeldt-Jakob disease, CJD
又称"皮质–纹状体–脊髓变性"。传染性海绵状脑病的一种。可分为传染型、家族遗传型和散发型。临床表现变化多样，终末期呈进行性衰竭，发病后一年约90%死亡。典型临床表现为进行性智力丧失，伴发肌阵挛、震颤、肌强直等症状，偶有癫痫发作。

03.0540　格斯特曼–施特劳斯勒–沙因克综合征　Gerstmann-Straussler-Scheinker syndrome
一种遗传性朊粒病。亚急性经过，表现为长达数周至数月的难治性失眠，后出现进行性脑神经功能紊乱和运动障碍，多在病后1～2年死亡。

03.0541　牛海绵状脑病　bovine spongiform encephalopathy, BSE
俗称"疯牛病"。一种牛的进行性中枢神经系统病变。可通过给牛喂食污染朊粒的肉骨粉而致。表现为潜伏期长、精神错乱、运动失调、神经组织出现海绵状空泡。病程2～3周，长者达1年，最终死亡。迄今尚未建立血清学诊断方法，一般取脑组织进行病理检查而进行定性诊断。

03.0542　格斯特曼综合征　Gerstmann syndrome, GSS
由羊瘙痒病朊粒蛋白感染所致的进行性发展的小脑功能异常。早期表现为步态不稳、笨拙和眼球震颤，后期出现痴呆。患者存活时间相差较大。

03.0543　羊瘙痒病　scrapie
累及绵羊及山羊的可传播性海绵状脑病。由羊瘙痒因子感染引起。病羊表现为易惊、头颈细震颤、癫痫样发作、点头、侧转等运动失调、步态异常，多因剧痒摩擦致大片体毛脱落，体重下降。多在病后2～5个月死亡，病死率100%。

03.0544　新变异型克–雅病　new variant Creutzfeldt-Jakob disease, nvCJD
又称"人类疯牛病"。一种慢性、致死性和退行性神经系统的感染病。与牛的牛海绵状脑病密切相关。

03.0545　淀粉样变性　amyloidosis
细胞间质出现淀粉样蛋白质–黏多糖复合物沉淀的现象。苏木精–伊红染色显微镜下为淡红色均质状物，并呈淀粉样呈色反应。

03.0546　阿尔茨海默病　Alzheimer disease
一种进行性发展的致死性神经退行性疾病。临床表现为认知和记忆功能不断恶化，日常生活能力进行性减退，并有各种神经精神症状和行为障碍。

03.0547　退行性变性　retrograde degeneration
由于人体组织器官的萎缩，细胞数量减少，体积变小，生理功能衰退引起身体机能代谢失调而引发的一类疾病。如颈椎病、腰椎间盘突出、神经退行性变性疾病等。

03.0548　海绵体化　sponge degeneration
朊粒病具有的共同的神经病理变化。包括弥漫性神经细胞丢失、反应性胶质细胞增生、淀粉样斑块形成和神经细胞空泡形成，使得病理切片上观察到的脑组织呈海绵状改变。

03.0549　痴呆　dementia
一种进行性的脑功能障碍。患者智力逐渐降低，严重者影响个人生活能力。

03.0550　神经退行性变性疾病　neurodegenerative disease
一类慢性进行性大脑和脊髓的细胞神经元退行性变性、丢失而导致的疾病的总称。主要疾病包括帕金森病、阿尔茨海默病、亨廷顿病、肌萎缩侧索硬化症等。

03.0551　巴林特综合征　Balint syndrome
又称"皮质性注视麻痹"。患者眼球随意运动消失，眼动失调与视觉注意障碍，常伴言语困难、失写、意念运动性失用的症状。由于皮质各注视中枢相互联系，所以一侧皮质损害所致的注视麻痹时间很短，约数小时到3天恢复，双侧皮质损害所致的注视麻痹多为恒久性。

03.0552　周期性尖锐复合波　periodic sharp wave complex
脑电图中一种呈周期性出现的尖锐的波形。可见于库鲁病、格斯特曼–施特劳斯勒–沙因克综合征等。

03.0553　多发性硬化　multiple sclerosis
以中枢神经系统白质炎性脱髓鞘病变为主要特点的自身免疫性疾病。最常累及的部位为脑室周围白质、视神经、脊髓、脑干和小脑。主要临床特点为中枢神经系统白质散在分布的多病灶与病程中呈现的缓解、复发，症状和体征的空间多发性及病程的时间多发性。

03.0554　弥散加权磁共振　diffusion and exacerbation magnetic resonance
能够反映活体组织内水分子运动状况的成像技术。通过检测组织内水分子的运动情况来反映组织内部的生理状态和结构特点，从而有助于临床早期诊断、判断疗效及评估预后。可发现脑内超早期梗死灶，并可对脑梗死的新旧程度、脑脓肿与其他囊性占位性病变做出鉴别。

03.0555　衣原体　chlamydia
一类能通过细胞滤器，有独特发育周期、严格胞内寄生的原核细胞型微生物。主要通过性接触传播。在微生物分类上属于细菌门、立克次体纲、衣原体目及衣原体属。

03.0556　衣原体病　chlamydiosis
衣原体所致多种人兽共患病的总称。

03.0557　衣原体感染　chlamydia infection
由各种衣原体引起的感染。主要引起人与动物感染。

03.0558　专性细胞内寄生物　obligate cytozoic parasite
一类具有严格的细胞内寄生性，在细胞外不能生长繁殖的微生物。

03.0559　肺炎衣原体　Chlamydia pneumoniae
1986年发现的一种新的衣原体。主要引起呼吸道和肺部感染。

03.0560　沙眼衣原体　Chlamydia trachomatis
衣原体的一种。包括沙眼生物变种、淋巴肉芽肿生物变种和鼠生物变种，主要引起沙眼、泌尿生殖系统疾病、淋巴肉芽肿及婴幼儿肺炎。

03.0561　沙眼生物变种　biovar trachoma
沙眼衣原体的一个亚种。主要引起沙眼，包含14个血清型。

03.0562　原体　elementary body
衣原体发育阶段一种形态。直径200～400 nm的小球形颗粒，是衣原体有感染性的颗粒。

03.0563　始体　initial body
又称"网状小体"。衣原体发育阶段一种形态。直径800～1000 nm的大球形颗粒，是衣原体无感染性的繁殖型颗粒。

03.0564　衣原体核酸检测　chlamydia nucleic acid assay
用DNA杂交技术、放射核素标记探针、聚合酶链反应检测标本中衣原体核酸，或用原位DNA杂交技术检测组织标本中衣原体核酸的方法。

03.0565　肺炎衣原体感染　Chlamydia pneumoniae infection
由肺炎衣原体引起的感染性疾病。主要引起成人及青少年的非典型病原体肺炎，亦可引起支气管炎、咽炎、扁桃体炎等急性呼吸道感染。

03.0566　沙眼衣原体感染　Chlamydia trachomatis infection
由沙眼衣原体引起的感染。有多种临床类型，与不同的血清型感染有关。常见的临床类型有沙眼、包涵体性结膜炎、泌尿生殖系统感染及性病淋巴肉芽肿。

03.0567　包涵体结膜炎　inclution conjunctivitis
由沙眼衣原体引起的一种性源性、传染性、急性或亚急性眼结膜炎。病变类似沙眼，但不出现角膜血管翳，亦无结膜瘢痕形成，一般经数周或数月痊愈，无后遗症。

03.0568　赖特综合征　Reiter syndrome
又称"结膜–尿道–滑膜综合征"。以无菌性尿道炎、眼结膜炎和多发性关节炎为基本特征的综合征。可有皮肤、黏膜及其他器官组织病变，发病前常有发热，多见于成年男性。病因及发病机制至今仍不甚清楚。

03.0569　外生殖器早期损害期　early impairment phase of external genitalia
沙眼衣原体感染引起的性病淋巴肉芽肿初期出现的外生殖器异常表现。男性的包皮及冠状沟，或女性的子宫颈、阴道或小阴唇出现小丘疹或水疱，很快破溃形成溃疡，周围有红晕，消退后不留瘢痕。

03.0570　横痃　bubo
由性病引起的腹股沟淋巴结肿大、发炎。初期形如杏核，渐大如鹅卵，坚硬木痛、红肿灼热，或微热不红。破溃后流脓液，不易收口。

03.0571　腹股沟横痃期　phase of inguinal bubo
沙眼衣原体感染引起的性病淋巴肉芽肿中期。出现腹股沟淋巴结肿大、可融合形成与周围组织粘连的大团块，中间有凹陷、呈沟状，表面皮肤发红并压痛，肿大的淋巴结可破溃流脓。

03.0572　顿挫型性病淋巴肉芽肿横痃　abortive venereal lymphogranuloma bubo
性病淋巴肉芽肿性腹股沟横痃期，有时对称后发的一侧因机体已有一定的免疫力，其横痃较小、较轻，而不一定出现化脓穿孔的现象。

03.0573　生殖器肛门直肠综合征　anogenitorectal syndrome
以生殖器、肛门、直肠发生一种或多种综合征为特征的疾病。多见于女性和男性同性恋者。早期可由直肠周围淋巴结炎破溃所致，可有肛门和直肠黏膜水肿、出血，并可有腹泻、里急后重、腹痛和交替性便秘。晚期肛门环附近发生管样或环状直肠狭窄，亦可发生直肠阴道和(或)肛门瘘，以及直肠周围脓肿。

03.0574　外生殖器象皮肿和直肠狭窄期　phase of external genitalia elephantiasis and rectal stenosis
沙眼衣原体感染引起的性病淋巴肉芽肿晚期表现。由于外生殖器周围淋巴结炎症及淋巴管阻塞，出现外生殖器象皮肿，同时直肠及其周围的炎症、溃疡及瘘管愈合留下瘢痕收缩，可导致直肠狭窄。

03.0575　外生殖器象皮肿　elephantiasis of external genitalia
外生殖器由于淋巴液回流障碍，使淋巴液在皮下组织积聚而引起纤维增生、脂肪硬化，后期组织肿胀，皮肤增厚、粗糙，坚如象皮的表现。

03.0576　直肠狭窄　rectal stenosis
直肠损伤或炎症后，肠壁结缔组织增生，使直肠腔缩小变窄的现象。多发生在齿状线上方2.5 cm处和直肠壶腹部。

03.0577　乳头状增生　papillary hyperplasia
眼结膜由于炎症刺激，结膜上皮细胞增生呈乳头状的表现。

03.0578　沙眼角膜血管翳　trachomatous pannus corneae
角膜在沙眼衣原体感染的刺激下产生新生血管的现象。是角膜上皮对沙眼衣原体的一种组织反应。

03.0579　沙眼衣原体包涵体　*Chlamydia trachomatis* cytorrhycte
沙眼衣原体感染寄主细胞时，在细胞内出现的大小不等的颗粒状结构体。多为圆形、卵圆形或不定形。

03.0580　鹦鹉热衣原体　*Chlamydia psittaci*
从鹦鹉、长尾鹦鹉、鸽子、鸭、火鸡、海鸥和相思鸟等130种鸟类的体内分离出来的，引起禽类呼吸道和消化道疾病的病原体。可引起人类和多种动物的感染。

03.0581 豚鼠结膜炎衣原体 *Chlamydia guinea-conjunctivitis*
鹦鹉热衣原体的一个亚种。主要引起动物感染，偶尔引起人类呼吸道疾病。

03.0582 羊牛流产衣原体 *Chlamydophila abortus*
鹦鹉热衣原体的一个亚种。主要引起动物感染，偶尔引起人类呼吸道疾病。以妊娠母牛、羊流产、早产、死产或产无活力的犊牛、羔

羊为主要特征。

03.0583 鹦鹉热 *psittacosis*
又称"鸟疫(ornithosis)"。由鹦鹉热衣原体感染引起的急性传染病。主要在鹦鹉及其他鸟类中传播，感染后多无症状。亦可传给人，人感染后多数表现为非典型病原体肺炎，亦可为无症状或致死性感染。

03.0584 鹦鹉热肺炎 *psittacosis pneumonia*
由鹦鹉热衣原体感染引起的非典型病原体肺炎。缺少特异性临床表现，但肺炎的表现及脾大对诊断最重要。

03.04　支原体感染

03.0585 支原体 *mycoplasma*
一类没有细胞壁只有细胞膜的最小的原核细胞微生物。呈高度多形性，能通过滤菌器，在无生命培养基中能生长繁殖。

03.0586 支原体病 *mycoplasmosis*
由支原体感染引起的一类疾病。包括支原体肺炎、支原体泌尿生殖系统感染及附红细胞体病。

03.0587 肺炎支原体 *Mycoplasma pneumoniae*
一种对人类致病的支原体。主要感染呼吸系统，引起上呼吸道感染、支气管炎、肺炎等。

03.0588 人型支原体 *Mycoplasma hominis*
一种寄居于人泌尿生殖道的支原体。可通过性接触传播。引起附睾炎、阴茎包皮炎、盆腔炎、产褥热、宫颈炎、子宫内膜炎和阴道炎。

03.0589 生殖支原体 *Mycoplasma genitalium*
一种主要黏附于人泌尿生殖道上皮细胞的

支原体，可引起尿道炎等。

03.0590 解脲支原体 *Ureaplasma urealyticum*
溶脲支原体中唯一的一个种，因生长需要尿素而得名。该支原体菌落微小，直径15～20 μm，菌落表面有粗糙颗粒，在适合条件下可转化为典型荷包蛋样菌落。生长中需要胆固醇和尿素，可使pH升高。主要通过性接触传播。患者初期多无症状，后期可引起生殖系统炎症，是女性不孕不育的重要原因。

03.0591 莱氏无胆甾原体 *Acholeplasma laidlawii*
一种对人类致病的支原体。可从污水、粪便中分离得到。

03.0592 发酵支原体 *Mycoplasma fermentans*
从艾滋病患者的尿、淋巴细胞培养液和血清中分离的一种支原体。可能与无症状的艾滋病发展为有症状的艾滋病有关。

03.0593 泌尿生殖系支原体感染 *uro-genital mycoplasma infection*

由支原体引起的人泌尿生殖系统感染,以非淋菌性尿道炎最为常见。能导致人泌尿生殖系统感染的支原体有解脲支原体、人型支原体、生殖支原体、渗透支原体、发酵支原体、唾液支原体、嗜精子支原体和灵长类支原体。

03.0594 支原体尿道炎 mycoplasmal urethritis
主要由解脲支原体通过不洁的性行为感染所致的尿道感染。可有1~5周的潜伏期,随后表现为尿道口发炎,有少量稀薄性尿道分泌物,或尿道发痒,有时有尿急、尿频等症状。

03.0595 冷凝集 cold agglutination
由支原体感染后产生的冷凝素与人体自身红细胞或O型人红细胞于0~4℃条件下发生的凝集反应现象。有助于支原体肺炎的诊断。

03.05 立克次体和埃立克体感染

03.0596 立克次体 rickettsia
属于细菌门立克次体科立克次体属。由小杆状至球菌状的多形体微生物组成,有细胞壁,无鞭毛,革兰氏染色阴性,仅在宿主细胞内繁殖。存在于胞质内或游离于虱、蜱和螨的肠管中,由此传播至人体或其他动物。

03.0597 柯克斯体 coxiella
属于立克次体目立克次体科立克次族柯克斯体属。在宿主细胞的空泡中呈短杆状,无鞭毛及荚膜。已在全世界各种椎节动物、蜱和人体中发现,感染主要在牛、绵羊和山羊中流行。

03.0598 东方体 orientia
属于立克次体科。其包含的微生物以往归类于立克次体属。由小杆状至球菌状的多形体微生物组成。革兰氏染色阴性,吉姆萨染色呈紫红色,为专性细胞内寄生繁殖的微生物。

03.0599 埃立克体 ehrlichia
属于无形体科。由一组球形至椭圆形、革兰氏染色阴性、无活动微生物组成。专性寄生于哺乳动物内皮细胞或造血细胞中,可见于胞质空泡中,通常形成包涵体(桑椹胚)。在犬、牛、羊和人体内可引起疾病。

03.0600 蜱媒传染病 tick-borne disease
由蜱传播的疾病。可引起本病的病原体有立克次体、细菌、病毒和原虫等。传播主要受蜱种类的地理分布、传播因素和易感宿主三个因素影响。

03.0601 立克次体病 rickettsiosis
一组由立克次体引起的急性传染病。传播媒介主要为节肢动物,如蜱、虱、螨等,禽、猫、犬抓咬也可感染。

03.0602 斑点热群立克次体 spotted fever group rickettsia, SFGR
引起斑点热的病原体。是立克次体属中的一个群,与斑疹伤寒群、恙虫病群立克次体并列。该组病原体是一组经蜱或螨叮咬传播的专性细胞内寄生微生物,且具有明显的自然疫源性特征。

03.0603 桑椹胚 morula
存在于边虫病和埃立克体病患者血细胞中的包涵体。是膜包裹的一簇病原体,由病原体二分裂繁殖方式繁殖形成。

03.0604 斑点热 spotted fever
由斑点热群立克次体中病原性立克次体引起的,以皮疹、发热、头痛和肌肉疼痛为临床特征的立克次体病。

03.0605　人埃立克体病　human ehrlichiosis
由埃立克体感染引起的传染病。由蜱叮咬传播，主要表现为发热、血小板和白细胞减少。分腺热埃立克体病、人单核细胞埃立克体病、人粒细胞埃立克体病和人尤因埃立克体病。

03.0606　普氏立克次体　*Rickettsia prowazekii*
流行性斑疹伤寒和复发型斑疹伤寒的病原体。经过体虱由人传播至人，或通过蚤或虱由飞行松鼠传播至人。

03.0607　流行性斑疹伤寒　epidemic typhus
又称"典型斑疹伤寒""虱传斑疹伤寒（louse-borne typhus）"。一种由普氏立克次体感染所致的急性传染病。临床表现为稽留热、头痛、瘀点样皮疹和中枢神经系统症状等。自然病程为2～3周。

03.0608　斑疹伤寒结节　typhus nodule
流行性斑疹伤寒的典型病变。由增生性血栓性坏死性血管炎及其周围的炎性细胞如浆细胞、单核细胞和淋巴细胞浸润而形成的立克次体肉芽肿。

03.0609　复发性斑疹伤寒　recrudescent typhus
又称"布里尔－津瑟病（Brill-Zinsser disease）"。初次感染流行性斑疹伤寒后因复发所引起的疾病。其特点是感染者既往有流行性斑疹伤寒史，第一次感染或发病后立克次体未完全清除，在体内长期存在，一旦机体免疫力下降，可再繁殖引起复发。

03.0610　地方性斑疹伤寒立克次体　*Rickettsia typhi*
又称"莫氏立克次体（*Rickettsia mooseri*）"。地方性斑疹伤寒的病原体，主要通过鼠蚤由感染鼠传播至人。

03.0611　地方性斑疹伤寒　endemic typhus
又称"鼠型斑疹伤寒（murine typhus）""蚤传斑疹伤寒（flea-borne typhus）"。由斑疹伤寒立克次体经鼠蚤媒介传播至人的自然疫源性疾病。临床表现主要为持续发热、头痛、瘀点样皮疹和中枢神经系统症状等。病情较轻、病程短，除老人外，极少致死。

03.0612　猫蚤传斑疹伤寒　cat flea-borne typhus
又称"猫蚤传斑点热"。由猫立克次体感染引起的传染病。猫栉头蚤是传播本病的主要媒介。症状与地方性斑疹伤寒相似。

03.0613　豚鼠阴囊肿胀反应　Neill-Mooser reaction
地方性斑疹伤寒立克次体接种雄性豚鼠腹腔后出现的阴囊高度水肿现象。可用于区分地方性斑疹伤寒立克次体和普氏立克次体。

03.0614　恙虫病立克次体　*Rickettsia tsutsugamushi*
又称"东方立克次体（*Rickettsia orteintalis*）""恙虫病东方体（*Orientia tsutsugamushi*）"。恙虫病的病原体。呈圆形、椭圆形或短杆状，革兰氏染色阴性，专性细胞内寄生，以二分裂方式进行繁殖。因通过恙虫幼虫叮咬传播而得名。以恙螨属幼虫为传播媒介，由感染的啮齿动物传播至人。

03.0615　恙虫病　tsutsugamushi disease
又称"丛林斑疹伤寒（scrub typhus）"。由恙虫病立克次体所致的急性自然疫源性传染病。因通过恙虫叮咬而得名。临床上以叮咬部位焦痂或溃疡形成、高热、淋巴结肿大、皮疹及外周血白细胞减少等为特征。鼠类是主要传染源，以恙螨幼虫为媒介将本病传播至人。

03.0616　小蛛立克次体　*Rickettsia akari*

立克次体痘的病原体，由血异刺皮螨作为传播媒介从感染宿主家鼠传播至人。

03.0617　立克次体痘　rickettsialpox
又称"水疱性立克次体病（vesicular rickettsiosis）"。由小蛛立克次体引起的一种自限性立克次体病。临床特征为发热、水疱疹，螨叮咬部位出现焦痂等。

03.0618　立氏立克次体　*Rickettsia rickettsii*
落基山斑点热的病原体。由革蜱属、扇头蜱属、血蜱属、钝眼蜱属和硬蜱属叮咬人传播。啮齿动物为其宿主。

03.0619　立氏新立克次体　*Neorickettsia rickettsii*
曾称"立氏埃立克体"。能够引起马嗜单核细胞埃立克体病的病原体。

03.0620　落基山斑点热　Rocky mountain spotted fever
又称"巴西斑点热（Brazilian spotted fever）"。由立氏立克次体引起的经蜱传播的一种急性地方性传染病。潜伏期为1～14天。早期的临床病征包括发热、反胃、呕吐、头痛、肌痛及厌食，其后病征包括斑丘疹、瘀点、腹痛、关节痛及腹泻。

03.0621　澳大利亚立克次体　*Rickettsia australis*
澳大利亚昆士兰蜱传斑疹伤寒的病原体。由硬蜱作为媒介从感染的有袋类动物传播至人。

03.0622　昆士兰蜱传斑疹伤寒　Queensland tick-borne typhus
一种由澳大利亚立克次体感染引起的立克次体热。病情较轻，主要症状有发热、头痛、关节痛、焦痂、斑丘疹或水疱，但也有致器

官衰竭和致死病例的报道。

03.0623　弗诺立克次体　*Rickettsia honei*
弗林德斯岛斑点热的病原体。由热带爬行蜱传播至人，分布于澳大利亚和东南亚地区。

03.0624　弗林德斯岛斑点热　Flinders island spotted fever
一种由弗诺立克次体感染引起的传染病。经爬行蜱传播至人。临床特点表现为发热、肌痛、头痛、焦痂和皮疹等。主要见于澳大利亚夏季，也可见于东南亚地区。

03.0625　派氏立克次体　*Rickettsia parkeri*
在美国南部发现的一种立克次体。由斑点钝眼蜱传播，在当地动物体内可造成轻微的立克次体病，有时也能感染人。

03.0626　瑞士立克次体　*Rickettsia helvetica*
可能是引起人未知斑点热的病原体。蓖籽硬蜱是其媒介和储存宿主，由其跨龄传递和经卵传播。分布于欧洲和亚洲部分地区。

03.0627　虎林立克次体　*Rickettsia hulinii*
于1993年在黑龙江虎林地区的嗜群血蜱中分离出来的病原体。在抗原型和基因型上与已知斑点热群立克次体不同，是一个新种，对人的致病性尚未证实。

03.0628　康氏立克次体　*Rickettsia conorii*
引起纽扣热的病原体。可分为康氏立克次体康纳立亚种、康氏立克次体印度亚种、康氏立克次体以色列亚种和康氏立克次体阿斯特拉罕亚种。

03.0629　康氏立克次体康纳立亚种　*Rickettsia conorii* subsp. *conorii*
康氏立克次体的一个亚种。可引起纽扣热，经各种硬蜱，包括钝眼蜱属、血蜱属、璃眼

蜱属和扇头蜱属叮咬而传播，主要的动物宿主为啮齿动物。见于欧洲、非洲和亚洲。

03.0630 纽扣热 boutonneuse fever
又称"地中海斑疹热(Mediterranean spotted fever)"，曾称"非洲蜱传斑疹伤寒(African tick typhus)""肯尼亚蜱传斑疹伤寒(Kenya tick typhus)""马赛热(Marseilles fever)"。由康氏立克次体康纳立亚种引起的一种急性地方性传染病。临床特征为发热、头痛、肌痛、皮疹和焦痂等。

03.0631 康氏立克次体印度亚种 *Rickettsia conorii* subsp. *indica*
康氏立克次体的一个亚种，是引起印度蜱传斑疹伤寒的病原体。血红扇头蜱为其传播媒介，主要发现于印度。

03.0632 印度蜱传斑疹伤寒 Indian tick-borne typhus
由康氏立克次体印度亚种感染引起的立克次体病。发现于印度地区。症状与地中海斑点热类似，但皮疹多为紫色，且焦痂少见。

03.0633 康氏立克次体以色列亚种 *Rickettsia conorii* subsp. *israeli*
康氏立克次体的一个亚种，是引起以色列斑点热的病原体。家畜为其宿主，血红扇头蜱为其传播媒介，分布于俄罗斯、以色列、意大利。

03.0634 以色列斑点热 Israeli spotted fever
康氏立克次体以色列亚种感染引起的立克次体斑点热。临床症状较地中海斑点热轻、持续时间短，且典型叮咬部位的焦痂少见。

03.0635 康氏立克次体阿斯特拉罕亚种 *Rickettsia conorii* subsp. *astrakhan*
康氏立克次体的一个亚种，是引起阿斯特拉

罕热的病原体。小扇头蜱是其传播媒介，猫、犬、刺猬为其宿主，主要见于里海边缘的俄罗斯阿斯特拉罕地区。

03.0636 阿斯特拉罕热 Astrakhan fever
由康氏立克次体阿斯特拉罕亚种感染引起的立克次体斑点热。临床症状与地中海热相似，主要有斑丘疹、黑斑、结膜炎等。预后好，尚无死亡病例的报道。

03.0637 非洲立克次体 *Rickettsia africae*
引起非洲蜱咬热的病原体。见于非洲南部，由希伯来钝眼蜱和彩饰钝眼蜱传播。

03.0638 非洲蜱咬热 African tick-bite fever
由非洲立克次体感染引起的斑点热。由希伯来钝眼蜱传播。症状和纽扣热相似。也有人将达氏疏螺旋体引起的回归热及纽扣热称作本病。

03.0639 日本立克次体 *Rickettsia japonica*
引起日本斑点热的病原体。卵形硬蜱、台湾革蜱、长角血蜱和褐黄血蜱是其传播媒介。主要见于日本，也见于中国、韩国。

03.0640 日本斑点热 Japanese spotted fever
又称"东方斑点热(oriental spotted fever)"。由日本立克次体感染引起的急性人兽共患传染病。临床症状主要有发热、头痛、焦痂和皮疹等。主要通过蜱或螨的叮咬而传播至人，多见于日本。

03.0641 西伯利亚立克次体 *Rickettsia siberica*
西伯利亚立克次体斑疹热的病原体。包含西伯利亚立克次体西伯利亚亚种和西伯利亚立克次体内蒙古亚种。

03.0642 西伯利亚立克次体西伯利亚亚种 *Rickettsia siberica* subsp. *siberica*

北亚蜱传立克次体病的病原体。经革蜱属和血蜱属传播，感染啮齿动物。多见于俄罗斯和中国北部地区。

03.0643　北亚蜱传立克次体病　North Asia tick rickettsiosis

又称"西伯利亚蜱传斑疹伤寒（Siberian tick-borne typhus）""北亚蜱传斑疹伤寒（North Asian tick-borne typhus）"。由西伯利亚立克次体西伯利亚亚种引起的一种自然疫源性疾病。由硬蜱传播。临床特征为发热、皮疹、初疮和局部淋巴结肿大。

03.0644　西伯利亚立克次体内蒙古亚种　*Rickettsia siberica* subsp. *mongolotimonae*

在内蒙古发现的可引起斑点热的病原体。其生态学与血清学特征与其他西伯利亚立克次体亚型不同，故命名为西伯利亚立克次体内蒙古亚种。见于中国、法国、非洲地区。

03.0645　淋巴管炎立克次体病　lymphangitis-associated rickettsiosis

由西伯利亚立克次体内蒙古亚种感染引起的特异性淋巴管炎。每年3～7月发病。表现为焦痂部位到回流淋巴结之间的淋巴管炎，可伴有多处焦痂。

03.0646　斯洛伐克立克次体　*Rickettsia slovaca*

蜱传淋巴结病和边缘革蜱传淋巴结病的病原体。黑线姬鼠为其宿主，边缘革蜱、网状革蜱为其传播媒介。见于欧洲、亚洲等地。

03.0647　蜱传淋巴结病　tick-borne lymphadenopathy

又称"蜱媒淋巴结病"。以边缘革蜱为主要媒介的一种立克次体病。蜱多叮咬头皮，表现为叮咬处焦痂、焦痂周围红斑、局部疼痛性淋巴结病变等。

03.0648　边缘革蜱传淋巴结病　dermacentor-borne-necrosis-erythema-lymphadenopathy

边缘革蜱叮咬所致的疾病。多叮咬上半身，尤其是头皮。表现为焦痂、周围伴有大块红斑（>5 cm²）、局部淋巴结痛，可伴有低热，平均潜伏期约4天。首先在西班牙发现，在欧洲其他国家也发现过相似症状。可能由斯洛伐克立克次体所致。

03.0649　黑龙江立克次体　*Rickettsia heilongjiangii*

在黑龙江地区发现的蜱传斑点热的病原体。此蜱传斑点热尚未命名。宿主动物不明，森林革蜱、嗜群血蜱为其传播媒介。见于黑龙江、俄罗斯。

03.0650　埃氏立克次体　*Rickettsia aeschlimannii*

引起斑点热的病原体。此蜱传斑点热尚未命名。边缘璃眼蜱、麻点璃眼蜱、附肢扇头蜱为其传播媒介。见于欧洲、非洲等地。

03.0651　马赛立克次体　*Rickettsia massiliae*

引起斑点热的病原体。此蜱传斑点热尚未命名。血红扇头蜱、图兰扇头蜱为其传播媒介。见于欧洲、亚洲、阿根廷、美国等地。

03.0652　马氏立克次体　*Rickettsia marmionii*

澳大利亚斑点热的病原体。新几内亚血蜱、全环硬蜱为其传播媒介。见于澳大利亚。

03.0653　澳大利亚斑疹热　Australian spotted fever

马氏立克次体感染引起的立克次体病。临床主要症状有发热、头痛、关节痛、咳嗽、斑丘疹、咽炎，焦痂少见。主要见于澳大利亚。

03.0654　加拿大立克次体　*Rickettsia canada*
对人的致病性尚未得到证实。血蜱为其媒介，家兔、野兔、鸟类为其宿主。多见于加拿大和美国。

03.0655　贝纳柯克斯体　*Coxiella burnetii*
Q热的病原体。呈世界性分布，家畜、啮齿动物、家禽、爬行动物和蜱类是其传染源。可通过呼吸道传播、接触传播和虫媒传播途径感染人类。

03.0656　Q 热　Q fever
贝纳柯克斯体感染所致的急性传染病。临床特征为急性发热、头痛、肌痛，无皮疹，常伴有间质性肺炎、肝功能损害等。外斐反应阴性。部分病例呈慢性临床经过。

03.0657　麦氏染色　Macchiavello staining
用碱性品红、柠檬酸、亚甲蓝顺序染色鉴定立克次体的染色方法。

03.0658　腺热新立克次体病　sennetsu neorickettsiosis
由腺热新立克次体导致的发热性疾病。见于日本和马来西亚。症状包括头痛、恶心或呕吐、淋巴细胞增多症和耳后淋巴结病。

03.0659　新立克次体　neorickettsia
属于细菌门无形小体科。由一组球形至多形性、革兰氏染色阴性、无活动微生物组成。专性寄生于哺乳动物单核细胞或巨噬细胞中，可见于胞质空泡中。由吸虫传播，在犬类动物、马和人类引起疾病。

03.0660　无形体　anaplasma
属于细菌门无形小体科，由一组多形性、球形至椭圆形、细小、革兰氏染色阴性、无活动非孢子繁殖微生物组成。寄生于造血细胞及相关组织中，可见于胞质空泡中，常形成包涵体。可在犬类、反刍动物及人体中引发疾病。

03.0661　嗜吞噬细胞无形体　*Anaplasma phagocytophilum*
曾称"嗜吞噬细胞埃立克体"。引起人嗜粒细胞无形体病、反刍动物的蜱传热，以及犬类、马类的嗜粒细胞无形体病的病原体。蜱是嗜吞噬细胞无形体的主要传播媒介。储存宿主有白足鼠、野鼠类、白尾鹿、红鹿、牛、羊等。

03.0662　人嗜粒细胞无形体病　human granulocytic anaplasmosis
曾称"人嗜粒细胞埃立克体病(human granulocytotropic ehrlichiosis)"。嗜吞噬细胞无形体感染引起的疾病。常由硬蜱传播，主要感染中性粒细胞引起白细胞减少症和血小板减少症等流感样症状，轻者可无症状，重者可因多器官衰竭而死亡。

03.0663　查菲埃立克体　*Ehrlichia chaffeensis*
人单核细胞埃立克体病的病原体。革兰氏染色阴性，丛集在宿主粒细胞和吞噬细胞的吞噬小泡中，以二分裂方式繁殖，与立克次体具有同源性。

03.0664　人单核细胞埃立克体病　human monocytotropic ehrlichiosis
由查菲埃立克体引起的人兽共患自然疫源性疾病。主要经携带病原体的蜱叮咬在人群中传播。临床上以发热、肌肉痛、皮疹、淋巴结肿大、脾大、白细胞及血小板减少为特征。

03.0665　人尤因埃立克体病　human Ewingii ehrlichiosis, HEE
由尤因埃立克体感染引起的疾病。主要影响

粒细胞，导致轻到中度的发热等临床症状，并伴随全血细胞的变化。由美洲钝眼蜱和变异革蜱传播。

03.0666　犬埃立克体　*Ehrlichia canis*
犬埃立克体病的病原体。由血红扇头蜱传播。人感染的临床表现类似落基山斑点热。

03.0667　尤因埃立克体　*Ehrlichia ewingii*
引起犬和人粒细胞埃立克体病的病原体。

03.0668　马埃立克体　*Ehrlichia equi*
引起人嗜粒细胞无形体病的病原体。属于嗜吞噬细胞无形体。

03.0669　反刍动物考德里体　*Cowdria ruminantium*
又称"反刍动物埃立克体"。羊、牛等反刍动物心水病的病原体。对人无明显致病性。属埃立克体基因组 I 的一类病原体，现列为埃立克体属。

03.0670　边缘无形体　*Anaplasma marginale*
属埃立克体基因组 II 的一类无形体。能造成牛、羊感染发病，也可在野生反刍动物体内造成无症状感染。

03.0671　蠕虫样新立克次体　*Neorickettsia helminthoeca*
属埃立克体基因组 III 的一类新立克次体。感染鲑隐孔吸虫后，随着鲑隐孔吸虫寄生鱼类，尤其是鲑鱼和鳟鱼等。犬、狼、狐狸等食用此鱼而感染埃立克体。

03.0672　扁平无形体　*Anaplasma platys*
曾称"扁平埃立克体"。一类能造成犬外周循环血小板减少的无形体。血红扇头蜱为其宿主。

03.0673　巴尔通体　*Bartonella*
属于细菌门根瘤菌目巴尔通体科。革兰氏染色阴性，形态为微曲杆状的需氧微生物。可寄生于人和节肢动物体内，并引起发病，也可寄居在人体内不引起明显临床症状。

03.0674　巴尔通体病　bartonellosis
由多种巴尔通体感染引起的疾病。主要通过吸血昆虫的叮咬或被猫等动物抓伤方式传播，临床表现复杂。

03.0675　杆[菌]状巴尔通体　*Bartonella bacillitormis*
巴尔通体属、细小的革兰氏阴性球杆菌。能运动，具有多形性，可呈球形、环形、卵圆形或颗粒状，常固定在组织细胞和红细胞的胞质内，有单端鞭毛，生长要求高，生化反应不活泼，鞭毛为重要毒力因子。主要通过白蛉叮咬传播给人。治疗以氯霉素为首选。

03.0676　卡里翁病　Carrion disease
由杆菌状巴尔通体感染所致的疾病。经白蛉传播。多见于位于秘鲁、厄瓜多尔、哥伦比亚的安第斯山峡谷。分为两个阶段：奥罗亚热阶段和秘鲁疣阶段。

03.0677　奥罗亚热　Oroya fever
卡里翁病急性血液疾病阶段。患者突然出现寒战、高热、大汗、极度乏力、脸色苍白，并有严重肌肉、关节疼痛和头痛，严重者可出现谵妄、昏迷及周围循环衰竭等表现。

03.0678　秘鲁疣　Verruga peruana
卡里翁病皮肤损害阶段。特点为贫血后或无前驱症状，皮肤出现许多疣状皮疹，可呈粟粒状、结节状或大块腐肉状。疣状皮疹色泽多样，由红色至紫色，可持续存在1个月至

2年。

03.0679　汉赛巴尔通体　*Bartonella henselae*
猫抓病的病原体。杆菌性血管瘤病和杆菌性紫癜的主要病因，也可造成心内膜炎和免疫受损者的菌血症。

03.0680　猫抓病　cat-scratch disease
又称"良性淋巴网状内皮细胞增生症（benign lymphoreticulosis）"。由汉赛巴尔通体感染所致的疾病。患者早期淋巴结增大、网状细胞肥大，晚期成纤维细胞形成瘢痕的症状。多数患者发病前有被猫咬、猫抓或猫舔的接触史。

03.0681　帕里诺眼–腺综合征　Parinaud oculoglandular syndrome, POGS
在猫抓病中，少数儿童病例出现此症状，即眼肉芽肿或耳前淋巴结病引起腮腺区域肿胀伴结膜炎。为自限性疾病，预后较好。

03.0682　莱贝尔星状视网膜病　Leber stellate retinopathy
一种独特的视网膜疾病。与猫抓病有关，常见于儿童和青年。表现为不对称性、无痛性视力减退，视盘肿胀，星状斑形成，最后自发性溶解，1～3个月恢复视力。

03.0683　文氏巴尔通体伯格霍夫亚种　*Bartonella vinsonii* subsp. *berkhoffii*
巴尔通体的亚种。可引起心肌炎、关节痛、肌痛、头痛等症状。由太平洋硬蜱等传播至人。多见于欧洲及美国。

03.0684　伊丽莎白巴尔通体　*Bartonella elizabethae*
引起细菌性心内膜炎和视神经视网膜炎的病原体。由猫蚤尤其是印鼠客蚤传播至人。

03.0685　格拉汉姆巴尔通体　*Bartonella gra-hamii*
可引起人视神经视网膜炎的病原体。主要由野鼠携带的跳蚤传播至人。多见于欧洲、加拿大和亚洲。

03.0686　杆菌性血管瘤病　bacillary angiomatosis, BA
由汉赛巴尔通体和五日热巴尔通体感染引起的疾病。多见于免疫受损者。临床可出现红斑血管瘤样皮疹，以及包括肝炎、骨髓炎、肺梗死在内的广泛性病变。

03.0687　五日热巴尔通体　*Bartonella quintana*
曾称"五日热罗克利马体"。战壕热的病原体。由人体虱传播。也可引起细菌性心内膜炎和杆菌性血管瘤与紫癜。

03.0688　巴尔通体性心内膜炎　*Bartonella endocarditis*
主要由五日热巴尔通体侵袭心内膜而引起的炎症性疾病。表现为发热、盗汗、体重减轻、心脏杂音、肝脾肿大及杵状指等。心脏彩超示二尖瓣或主动脉瓣反流，可见赘生物。

03.0689　杆菌性紫癜　bacillary peliosis
由汉赛巴尔通体感染引起的内脏紫癜样病变。好发于肝脏和脾脏，常引起紫癜性肝炎和肝脾肿大，可伴有全血细胞减少或血小板减少血症。

03.0690　色素沉着　pigmentation
人体皮肤由于种种原因而致皮肤呈现不同颜色、不同范围及不同深浅的色素变化。

03.0691　立克次体类回文序列　*Rickettsia-specific palindromic element*
立克次体的反向重复的DNA序列。通常是

DNA结合蛋白的识别部位，也是限制性核酸内切酶识别位点的序列特征。检测立克次体类回文序列对于立克次体的鉴别和新种的发现有着重要意义。

03.0692 绿猴肾细胞 vero cell
从非洲绿猴肾上皮细胞分离培养出的细胞系。是贴壁依赖性的成纤维细胞。能支持多种病毒的增殖，用于感染立克次体属、埃立克体属、巴尔通体属的研究。

03.0693 立克次体凝集试验 rickettsial agglutination test
又称"外斐反应""变形杆菌凝集试验"。斑疹伤寒等立克次体的脂多糖与变形杆菌某些菌株（如OX19、OXK、OX2）的菌体抗原有共同的抗原成分，由于变形杆菌抗原易于制备，其凝集反应结果又便于观察，因此临床检验中常用这类变形杆菌代替相应的立克次体抗原进行非特异性凝集反应。

03.0694 间接免疫荧光抗体试验 indirect immunofluorescent antibody test, IFAT
将特异性抗体与组织或细胞中相应的抗原结合后，再用荧光素标记的抗IgG或IgM抗体与结合在抗原上的第一抗体结合，进行定性检测的方法。广泛应用于斑疹伤寒立克次体和衣原体感染、疟疾等的临床检测。

03.0695 抗原相变异 phase variation
抗原型别的转换。恙虫病立克次体可发生抗原相变异，如从小鼠中分离到的Pa株原为Gilliam型，经小鼠传9代变为Kato型，而经鸡胚传24代后则变为Katio型。

03.0696 恙螨 chigger mite
属节肢动物门、螯肢动物亚门、蛛形纲、蜱螨亚纲、真螨目、恙螨科。其成虫和稚虫自营生活，幼虫寄生在家畜和其他动物体表，吸取宿主组织液，引起恙螨皮炎，可传播恙虫病。

03.0697 红纤恙螨 Leptotrombidium akamushi
一种恙螨。可携带恙虫病立克次体。是日本恙虫病的主要传播媒介。

03.0698 德里纤恙螨 Leptotrombidium deliensis
又称"地里纤恙螨"。可携带恙虫热的立克次体。被认为是日本以外地区恙虫病的主要传播媒介。

03.0699 苍白纤恙螨 Leptotrombidium pallidum
一种恙螨。可携带恙虫热立克次体。是日本，中国福建、广东、云南等地恙虫病的传播媒介。

03.0700 须纤恙螨 Leptotrombidium palpale
一种恙螨。可携带恙虫热立克次体。是日本、朝鲜和俄罗斯远东地区恙虫病的传播媒介。

03.0701 小盾纤恙螨 Leptotrombidium scutellare
又称"小板纤恙螨"。一种恙螨。可携带恙虫热立克次体。为中国江苏、山东等地恙虫病的媒介，也是流行性出血热病毒的传播媒介。

03.0702 高湖纤恙螨 Leptotrombidium kaohuense
一种恙螨。是中国浙江南部和福建东北部地区恙虫病的主要传播媒介。

03.0703 印度囊棒恙螨 Ascoschoengastia indica
一种恙螨。是中国上海、陕西、浙江等地恙虫病的传播媒介。

03.0704 中华无前恙螨 *Walchia chinensis*
一种恙螨。是中国长江以南地区恙虫病的传播媒介。

03.0705 巨多齿恙螨 *Acomatacarus majesticus*
一种恙螨。分布广泛,主要宿主是褐家鼠、黄胸鼠和黑家鼠。

03.0706 微红纤恙螨 *Leptotrombidium rubellum*
恙虫病立克次体的传播媒介。是中国福建沿海地区恙虫病的主要传播媒介。

03.0707 海岛纤恙螨 *Leptotrombidium insularae*
恙虫病立克次体的传播媒介。可以经卵传递给子代,为中国浙东沿海岛屿恙虫病的主要传播媒介。

03.0708 英帕纤恙螨 *Leptotrombidium imphalum*
恙虫病立克次体的传播媒介。是中国西藏、云南、福建和台湾等地恙虫病的传播媒介。

03.0709 秋纤恙螨 *Leptotrombidium autumnalis*
恙虫病立克次体的传播媒介。幼虫可以对人和动物皮肤构成损害。

03.0710 吉首纤恙螨 *Leptotrombidium jishoum*
恙虫病立克次体的传播媒介。是中国湖南西部恙虫病的主要传播媒介。

03.0711 蚤 flea
蚤目昆虫的统称。大多数为寄生性。主要寄生于温血动物,为许多病原体的携带者。

03.0712 猫栉头蚤 *Ctenocephalides felis*
寄生于猫身上的一种蚤。可传播猫蚤传斑疹伤寒和鼠斑疹伤寒。

03.0713 犬栉头蚤 *Ctenocephalides canis*
犬蚤的一种。可将犬绦虫传播至人。

03.0714 人蚤 *Pulex irritans*
最常见的蚤属。寄生于人或家畜的皮肤表面,被叮咬后会产生瘙痒,可传播鼠疫。

03.0715 印鼠客蚤 *Xenopsylla cheopis*
起源于印度的一种蚤蜱。随着鼠类宿主散布于世界,传播鼠疫和地方性斑疹伤寒。

03.0716 鼠蚤 rat flea
病蚤属和客蚤属的任何一种。是鼠斑疹伤寒及鼠疫的传播媒介。

03.0717 人虱 *Pediculus humanus*
又称"体虱"。虱目吸虱亚目虱科的一种常见吸虱。寄生于人体,吸食人血,可能是流行性斑疹伤寒和其他虱传疾病(如战壕热和回归热)的重要传播媒介。有头虱和体虱2个亚种。

03.0718 蜱 tick
蜱亚目蜱总科中吸血性寄生性节肢动物的统称。包括硬蜱和软蜱两科。是人类和较低等动物很多传染病的重要传播媒介。

03.0719 硬蜱 hard-shelled tick
俗称"草爬子"。节肢动物。身体椭圆形,头胸部和腹部合在一起。是多种病毒、细菌、立克次体、衣原体、原虫、线虫的传播媒介或储存宿主,可传播森林脑炎、莱姆病、出血热等重要的自然疫源性疾病。

03.0720 璃眼蜱 *Hyalomma*
属于硬蜱科。是克里米亚–刚果出血热、Q热、蜱传伤寒等的传播媒介。

03.0721 扇头蜱 *Rhipicephalus*
属于硬蜱科。寄生于哺乳动物，是细菌、原虫、病毒及其他致病微生物的传播媒介。

03.0722 血蜱 *Haemaphysalis*
属于硬蜱科。有150余种，传播北亚蜱传立克次体病、巴贝虫病、兔热病等的媒介。

03.0723 革蜱 *Dermacentor*
属于硬蜱科。是许多疾病传播的重要媒介。包括落基山斑点热、蜱性麻痹等。

03.0724 落基山林蜱 Rocky Mountain wood tick
又称"安氏革蜱"。主要分布于落基山脉的州郡及加拿大西南部的一种节肢动物。成虫主要依附在大型哺乳动物身体表面，是落基山斑点热等的传播媒介。

03.0725 美洲犬蜱 American dog tick
革蜱属。因多分布在美洲东部和南部而命名。是落基山斑点热和兔热病的传播媒介。

03.0726 希伯来钝眼蜱 *Amblyomma hebraeum*
一种非洲的斑点蜱。是心水病、纽扣热和非洲蜱咬热的传播媒介。

03.0727 彩饰钝眼蜱 *Amblyomma variegatum*
非洲的一种蜱。以家畜的血为食，是内罗毕羊病、心水病和非洲蜱咬热的传播媒介。

03.0728 斑点钝眼蜱 *Amblyomma maculatum*
见于美国墨西哥湾沿岸的一种蜱。未成熟的蜱以吸啮齿动物和鸟的血液为生，成熟的蜱以叮咬大的家禽为生。可传播心水病和蜱性麻痹。

03.0729 纳氏革蜱 *Dermacentor nuttallii*
亚洲的一种蜱。以叮咬马和大的哺乳动物为生。是西伯利亚蜱斑疹伤寒的传播媒介。

03.0730 森林革蜱 *Dermacentor sylvarum*
主要分布于俄罗斯、蒙古国及中国。主要侵袭牛、马、绵羊、山羊、骆驼及人，幼蜱寄生于啮齿动物和小型兽类。是西伯利亚蜱斑疹伤寒及森林脑炎的传播媒介。

03.0731 边缘革蜱 *Dermacentor marginatus*
欧洲及亚洲北部的一种蜱。主要宿主为鼠。是北亚蜱传立克次体病和蜱传热的传播媒介。

03.0732 网纹革蜱 *Dermacentor reticulatus*
欧洲、亚洲、美洲的一种蜱。侵袭大的哺乳动物。是兔热病、蜱传脑炎、蜱传热、犬巴贝虫病的传播媒介。

03.0733 嗜群血蜱 *Haemaphysalis concinna*
欧洲北部及亚洲发现的一种蜱。侵袭哺乳类动物。是北亚蜱传立克次体病和兔热病的传播媒介。

03.0734 长棘血蜱 *Haemaphysalis punctata*
存在于中亚至欧洲、寄生于许多哺乳动物及鸟类的一种蜱。是许多疾病如巴贝虫病、兔热病、Q热及蜱性麻痹等的传播媒介。

03.0735 安得逊革蜱 *Dermacentor andersoni*
一种微红的棕色蜱。传播落基山斑点热、科罗拉多蜱热、兔热病、蜱性麻痹的媒介。通常宿主为鹿、羚羊、灰熊、豪猪、草原土拨鼠及兔。

03.0736 变异革蜱 *Dermacentor variabilis*
美国犬蜱。在北美洲落基山东部广泛分布的一种深棕色蜱，有时可在加利福尼亚发现。

宿主一般为犬，也可为牛、马、兔及人。是落基山斑点热、人单核细胞埃立克体病的传播媒介。

03.0737　兔血蜱　*Haemaphysalis leporispalustris*
美国北部的一种蜱。寄生于野生动物。是落基山斑点热和兔热病的传播媒介。

03.0738　兔革蜱　*Dermacentor parumapertus*
又称"红棕色革蜱"。广泛分布于美国西南部的一种蜱。与未命名立克次体病有关。在鹿、郊狼中发现，尤以不同种的兔中多见。

03.0739　全环硬蜱　*Ixodes holocyclus*
在澳大利亚和新几内亚岛发现的一种蜱。通常寄生于小的有袋类动物，偶可寄生于家禽或人。是巴贝虫病、昆士兰蜱传斑疹伤寒及蜱性麻痹的传播媒介。

03.0740　血红扇头蜱　*Rhipicephalus sanguineus*
犬棕蜱。寄生于家畜的一种常见的蜱。是许多细菌和病毒的传播媒介。可传播的疾病包括纽扣热病原体及其变异株导致的疾病、犬埃立克体病、巴贝虫病等。

03.0741　美洲钝眼蜱　*Amblyomma americanum*
美国南部的美洲花蜱。是康氏立克次体印度亚种、以色列立克次体、马赛立克次体、犬埃立克体、扁平无形体等病原体的主要传播媒介。

03.0742　肩突硬蜱　*Ixodes scapularis*
东部黑足蜱。是在加拿大东部、中西部和美国传播莱姆病、兔热病、人嗜粒细胞无形体病的媒介。

03.0743　太平洋硬蜱　*Ixodes pacificus*
又称"西部黑足蜱（western black-legged tick）"。沿北美洲墨西哥至加拿大的太平洋海岸分布的一种蜱。通常侵袭鹿和牛，有时也叮咬人。是传播莱姆病、落基山斑点热和兔热病、人嗜粒细胞无形体病的媒介。

03.0744　蓖籽硬蜱　*Ixodes ricinus*
在欧洲、亚洲、北非、美洲发现的一种蜱。是许多疾病的传播媒介，包括无形体病、犬巴贝虫病、羊跳跃病、莱姆病、慢性游走性红斑、俄国春夏脑炎及兔热病等。

03.0745　卡宴花蜱　*Amblyomma cajennense*
美洲热带的一种扰人至烈的蜱。传播落基山斑点热。

03.0746　血异刺皮螨　*Allodermanyssus sanguineus*
皮刺螨科可吸血螨的一属。寄生于小鼠。是立克次体痘病原体传播的媒介。

03.0747　疣肿罗蛉　*Lutzomyia verrucarum*
引起流行于秘鲁的一种巴尔通体病和皮肤利什曼病传播的媒介。

03.0748　罗蛉　*Lutzomyia*
属于毛蠓科。雌性吸血。为利什曼病等的传播媒介。

03.0749　白蛉　*Phlebotomus*
属于毛蠓科。雌性吸血。许多种是导致机体致病的媒介。可传播利什曼病、卡里翁病等。

03.0750　马拉硫磷　malathion
又称"马拉松"。一种有机磷低毒杀虫剂。对蜜蜂高毒，对眼部、皮肤有刺激性，用于灭蜱及灭螨。一般用5%马拉硫磷乳剂配成1‰溶液以20～25 ml/m²计算溃洒地面。

03.0751 扑灭司林 permethrin
又称"氯菊酯"。一种有机磷低毒杀虫剂。对人兽几乎无毒，对蜱、螨、虱、蚊、蝇、虻等外寄生虫及蟑螂、农业害虫都有杀灭作用。杀蜱以0.025%乳剂喷于体表；杀螨、虱等以0.022%乳剂药浴。

03.06 细 菌 感 染

03.0752 细菌 bacterium
一种单细胞的原核生物。形体微小，结构简单，无典型的细胞核(无核膜和核仁)，无内质网、高尔基体等细胞器，有细胞壁，不进行有丝分裂。

03.0753 细菌感染 bacterial infection
由细菌侵入人体，产生毒素和其他代谢产物所引起的局部或全身的炎症反应。

03.0754 需氧菌 aerobe
在有氧的环境中才能生长繁殖的细菌。具有完善的呼吸酶系统，能进行需氧呼吸，需要分子氧作为受氢体以完成氧化呼吸作用。

03.0755 厌氧菌 anaerobe
一类在无氧条件下比在有氧环境中生长好的细菌。不能在空气和(或)10%二氧化碳浓度下的固体培养基表面生长，缺乏完整的代谢酶体系，其能量代谢以无氧发酵的方式进行。能引起人体不同部位的感染。

03.0756 专性厌氧菌 obligate anaerobe
在无氧环境中才能生长繁殖的细菌。缺乏完善的呼吸酶系统，只能进行无氧发酵，不但不能利用分子氧，而且游离氧对其还有毒性作用。如破伤风梭菌、脆弱拟杆菌和产黑素普雷沃菌。

03.0757 微需氧菌 microaerophilic bacteria
在低氧分压(低于5% O_2)和一定浓度的CO_2(5%~10%)条件下生长良好的细菌。代表菌种为空肠弯曲菌和幽门螺杆菌。

03.0758 兼性厌氧菌 aerotolerant anaerobe
在有氧、无氧环境中均能生长的细菌。在有氧环境中利用有氧呼吸产能，在无氧环境中利用糖酵解产能。代表菌种有酵母菌和大肠埃希菌。

03.0759 耐氧试验 aerotolerance test
通过检验某种细菌对分子氧的耐受程度来确定其细菌类型是厌氧菌或兼性厌氧菌的试验。

03.0760 细菌素 bacteriocin
由细菌产生的有杀菌或抑菌作用的蛋白或脂多糖–蛋白复合体。通常由质粒编码，吸附于敏感菌细胞表面特异性受体。对同种近缘菌株呈现狭窄的活性抑制谱。

03.0761 革兰氏阳性菌 Gram positive bacterium
1884年由丹麦医师革兰(Gram)创立革兰氏染色法，细菌先经碱性染料结晶紫染色，再经碘液媒染后，用乙醇脱色，复染后保持初染的紫色不脱色的细菌。

03.0762 革兰氏阴性菌 Gram negative bacterium
1884年由丹麦医师革兰(Gram)创立革兰氏染色法，细菌先经碱性染料结晶紫染色，再经碘液媒染后，用乙醇脱色，复染后显示为红色的细菌。

03.0763 革兰氏阳性球菌 Gram positive coccus

革兰氏染色呈紫色的球菌。包括葡萄球菌属、链球菌属、肠球菌属和微球菌属等。

03.0764 革兰氏阳性杆菌 Gram positive bacillus
革兰氏染色呈紫色的杆菌。包括棒状杆菌属、李斯特菌属、丹毒丝菌属、红球菌属和芽孢杆菌属等。

03.0765 革兰氏阴性杆菌 Gram negative bacillus
采用革兰建立的细菌染色方法，能够被染成伊红色的杆状细菌。包括耶尔森菌属的鼠疫耶尔森菌、布鲁氏菌属的布鲁氏菌等。

03.0766 菌毛 pilus
某些细菌的表面上伸出的中空毛发状结构。主要成分为菌毛蛋白，与细菌间或细菌和动物细胞黏合有关。是细菌细胞接合过程中供体细胞向受体细胞传递DNA的通道。根据功能可分为普通菌毛和性菌毛。

03.0767 细菌荚膜 bacterial capsule
某些细菌在细胞壁外包围的一层黏液性物质。一般由糖和多肽组成。

03.0768 类毒素 toxoid
一些经变性或化学修饰而失去原有毒性但仍保留免疫原性的毒素。

03.0769 超抗原模体 superantigen motif
又称"超抗原基序"。构成超抗原的基本特征保守序列。

03.0770 细菌性超抗原 bacterial superantigen
一类由细菌产生的，具有刺激T细胞、B细胞活化作用的多克隆激活剂。

03.0771 透明质酸荚膜 hyaluronic acid capsule
由透明质酸组成的荚膜。如肺炎链球菌、脑膜炎球菌等的荚膜。

03.0772 磷壁酸 teichoic acid
存在于一些革兰氏阳性菌细胞壁中的一类多糖。以通过磷酸二酯键连接的糖醇（甘油或核糖醇）为主链；一部分糖基作为侧链连接在糖醇的羟基上，也可作为主链的一部分。

03.0773 肽聚糖 peptidoglycan
存在于革兰氏阳性和阴性细菌细胞壁中的一种复合糖类。主链是β-1,4-糖苷键连接的 *N*-乙酰氨基葡糖和 *N*-乙酰胞壁酸交替的杂多糖。在 *N*-乙酰胞壁酸上连接有肽链，不同糖链上的肽链交联后形成稳定的不溶于水的产物。

03.0774 生物膜 biofilm
细菌分泌多糖基质、纤维蛋白、脂质蛋白等黏附于接触表面，并将其自身包绕其中而形成的大量细菌聚集膜样物。是细菌适应自然环境以利于生存的一种生命现象。

03.0775 原核细胞外膜蛋白 outer membrane protein
位于革兰氏阴性菌细胞壁肽聚糖外部的一层脂多糖和蛋白质组成的结构。

03.0776 抗吞噬细胞因子1成分抗原 antiphagocytic fraction 1 antigen
V和W抗原。由质粒介导，仅存在于毒型菌株。V抗原是蛋白质，W抗原是类脂蛋白，均具有强力的抗吞噬作用，保护细菌使其能在单核吞噬细胞内繁殖。

03.0777 耐药岛 tolerance island
细菌染色体上一段具有典型结构特征的基

因簇。携带多种耐药基因，决定细菌的多药耐药性。

03.0778　毒力岛　pathogenicity island
细菌染色体上一段具有典型结构特征的基因簇。主要编码与细菌毒力及代谢等相关的产物。

03.0779　涂片　smear
将标本悬液涂布到载玻片上制成薄膜的制片方法。用于显微镜观察。

03.0780　细菌培养　bacterial culture
让细菌在特定的培养基和环境条件下生长繁殖。主要用于物种的鉴定或丰度的检测。是微生物学诊断的基本方法，也是确定感染原因的主要依据。

03.0781　嗜血杆菌培养基　haemophilus test medium, HTM
用来对嗜血杆菌属进行抗生素敏感试验检测的一种固体培养基。成分包括浓缩牛肉汁、酸水解酪蛋白、淀粉、酵母萃取物、琼脂、牛血红素和烟酰胺腺嘌呤二核苷酸。pH约为7.3，在25℃环境下保存。

03.0782　致病菌　pathogenic bacterium
能引起人类疾病的细菌。

03.0783　抗菌药物　antimicrobial agent
具有杀菌或抑菌活性的药物。包括各种抗生素及磺胺类、咪唑类、硝基咪唑类、喹诺酮类等化学合成药物。

03.0784　革兰氏阳性球菌败血症　Gram positive coccobacteria septicemia
由革兰氏阳性球菌引起的败血症。多发生在皮肤感染、呼吸道感染、中耳炎等疾病不能控制时。

03.0785　化脓性皮肤病　pyoderma
一种由化脓性球菌，主要是金黄色葡萄球菌、溶血性链球菌或二者混合感染所引起的皮肤病。如脓疱病、毛囊炎、疖、痈、丹毒、蜂窝织炎等。

03.0786　葡萄球菌　staphylococcus
属细球菌科葡萄球菌属，革兰氏阳性菌，圆形或椭圆形，典型的排列呈葡萄串状，无芽孢，无鞭毛，不能运动。化脓菌中最常见的细菌，广泛分布于自然界。

03.0787　金黄色葡萄球菌　*Staphylococcus aureus*
一种隶属于葡萄球菌属的革兰氏阳性球菌。凝固酶试验阳性，致病力强，可引起人体多种严重感染。

03.0788　凝固酶　coagulase
一种由葡萄球菌产生的酶。具有类似凝血酶原激酶的活性，能使经枸橼酸或草酸处理过的血浆凝固。

03.0789　葡萄球菌蛋白质A　staphylococcal protein A, SPA
存在于葡萄球菌细胞壁的一种表面蛋白。与细胞壁肽聚糖呈共价结合，有抗吞噬、激活补体替代途径等活性。

03.0790　葡萄球菌溶素　staphylolysin
又称"溶细胞毒素"。葡萄球菌代谢过程中产生的一种毒素，能破坏多种细胞。

03.0791　葡萄球菌肠毒素　staphyloenterotoxin
葡萄球菌代谢过程中产生的一种毒素。为一种可溶性蛋白质，耐热性强。根据其血清学特征的不同，目前已发现A、B、C、D、E五型。A型肠毒素毒力最强，摄入1 μg即能引起中毒，在葡萄球菌毒素中毒中最为多见。食物中毒时肠毒素能引起急性胃肠炎。

03.0792　葡萄球菌感染　staphylococcal infection
由葡萄球菌属细菌引起的感染。包括皮肤或软组织感染、败血症、心内膜炎、肺炎、脑膜炎等。

03.0793　葡萄球菌菌苗　staphylococcal vaccine
葡萄球菌以甲醛溶液灭活后制成的死菌苗。人体接种后可产生主动免疫。

03.0794　葡萄球菌类毒素　staphylococcal toxoid
葡萄球菌α溶血素、表皮溶解毒素等具有良好的抗原性，经甲醛处理可制成类毒素。

03.0795　葡萄球菌烫伤样皮肤综合征　staphylococcal scalded skin syndrome, SSSS
又称"新生儿剥脱性皮炎(dermatitis exfoliative neonatorum)"。由金黄色葡萄球菌产生的表皮剥脱毒素所致的一种严重皮肤感染。多发生在新生儿，以在全身泛发红斑基底上发生松弛性烫伤样大疱及大片表皮剥脱为特征。

03.0796　葡萄球菌噬菌体　staphylococcus phage
以葡萄球菌为宿主的噬菌体。60%～70%的金黄色葡萄球菌可被相应噬菌体裂解，用噬菌体可将金黄色葡萄球菌分为4群23个型。

03.0797　葡萄球菌溶血素　staphylococcal hemolysin
葡萄球菌分泌的能使红细胞溶解并释放出血红蛋白的物质。包括α、β、γ、δ、ε五种，对人类有致病作用的主要是α溶血素。

03.0798　杀白细胞素　leukocidin
致病性葡萄球菌或链球菌分泌的一类杀伤白细胞的物质。主要有三种：①α溶血素能损伤白细胞但不引起显著的形态学改变；②S溶血素能使白细胞死亡、裂解；③PV杀白细胞素只针对中性粒细胞和巨噬细胞，使细胞运动能力丧失，胞内颗粒排出，细胞死亡。

03.0799　青霉素酶　penicillinase
催化水解青霉素β-内酰胺环产生青霉噻唑酸的一类β-内酰胺酶。

03.0800　青霉素结合蛋白　penicillin-binding protein, PBP
广泛存在于细菌表面的一种膜蛋白。是β-内酰胺类抗生素的主要作用靶位，在细菌生长、繁殖中发挥重要作用。

03.0801　表皮葡萄球菌　*Staphylococcus epidermidis*
革兰氏阳性球菌，凝固酶阴性葡萄球菌的一种。是寄生在人体的皮肤、阴道等部位的正常菌群，也可引起感染。

03.0802　凝固酶阴性葡萄球菌　coagulase-negative staphylococcus, CNS
凝固酶试验阴性的葡萄球菌。致病力弱，也可引起感染。

03.0803　耐甲氧西林凝固酶阴性葡萄球菌　methicillin-resistant coagulase-negative staphylococcus, MRCNS
对甲氧西林耐药的凝固酶阴性葡萄球菌。含*mecA*基因。

03.0804　链球菌　streptococcus
革兰氏染色阳性、发酵葡萄糖主要产生乳酸的兼性厌氧球状细菌。

03.0805　链球菌感染　streptococcal infection
由链球菌引起的感染。包括猩红热、丹毒、咽峡炎、肺炎、心内膜炎、败血症等。

03.0806　人类猪链球菌病　human *Strepto-coccus suis* disease
由多种致病性链球菌引起的一种人兽共患病。主要通过接触病死猪传播。急性病例表现为败血症和脑膜炎，病情严重，病死率高；慢性病例则表现为关节炎、心内膜炎、淋巴结脓肿等。

03.0807　风湿热　rheumatic fever
一种常见的反复发作的急性或慢性结缔组织炎症。主要累及心脏、关节、皮肤和皮下组织。

03.0808　猩红热　scarlet fever
由乙型A群溶血性链球菌所引起，临床以发热、咽峡炎、全身弥漫性猩红色皮疹和疹退后皮肤脱屑为临床特征的急性传染病。

03.0809　甲型溶血性链球菌　α-hemolytic streptococcus
链球菌属菌种。菌落周围有1～2 mm宽的草绿色溶血环，大多为条件致病菌。

03.0810　乙型溶血性链球菌　β-hemolytic streptococcus
链球菌属菌种。菌落周围形成一个2～4 mm宽、界限分明、完全透明的无色溶血环。致病力强，常引起人类和动物的多种疾病。

03.0811　丙型溶血性链球菌　γ-hemolytic streptococcus
链球菌属菌种。不产生溶血素，菌落周围无溶血环。该菌无致病性，偶尔也引起感染。

03.0812　链球菌外毒素　streptococcal exo-toxin
链球菌在其生命活动过程中释放到周围环境中的一种毒素。

03.0813　链球菌致热外毒素　streptococcal pyrogenic exotoxin
由链球菌产生的一种毒素。主要引起以高热为主的临床症状，如猩红热。

03.0814　致热外毒素　pyrogenic exotoxin
又称"红疹毒素(erythrogenic toxin)""猩红热毒素(scarlet fever toxin)"。由化脓性链球菌产生的一种外毒素。能改变血脑屏障通透性，直接作用于下丘脑引起发热、皮肤红疹、疼痛、恶心、呕吐、周身不适等。是猩红热的主要致病毒素。

03.0815　链球菌溶血素　streptolysin
A群链球菌产生的一种能溶解红细胞的外毒素。对机体多种细胞有毒性作用。

03.0816　透明质酸酶　hyaluronidase
使透明质酸产生低分子化作用的酶的总称。可降低体内透明质酸的活性，提高组织中液体渗透能力。

03.0817　链激酶　streptokinase
又称"溶栓酶"。从乙型溶血性链球菌培养液中获得的具有增强体内纤维蛋白溶解系统活性作用的一种不具有酶活性的蛋白质。

03.0818　链球菌 DNA 酶　streptodornase
又称"链道酶"。从乙型溶血性链球菌培养液中分离出来的一种DNA酶。是一种DNA内切核酸酶，能催化DNA裂解。

03.0819　链球菌中毒性休克综合征　strepto-coccal toxic shock syndrome, STSS
由链球菌感染引起，以局部疼痛、高热、低

血压及多器官受累等为特征的急性严重综合征。

03.0820 咽峡炎链球菌 *Streptococcus anginosus*
革兰氏阳性菌，链球菌属，米勒链球菌组细菌。是该组中最常见的致病菌。感染后有形成脓肿的倾向，常可从血液、粪便、尿液中分离得到。

03.0821 肠球菌 enterococcus
革兰氏阳性球菌，需氧或兼性厌氧，是人体肠道正常菌群之一。引起人体感染常见菌种有粪肠球菌和屎肠球菌。

03.0822 万古霉素耐药肠球菌 vancomycin-resistant enterococcus, VRE
对万古霉素耐药的肠球菌。耐药基因型包括vanA、vanB、vanC、vanD、vanE型等。

03.0823 白喉 diphtheria
由白喉棒状杆菌引起，以咽、喉等处黏膜充血、肿胀并有灰白色假膜形成为突出临床特征的急性呼吸道传染病。严重者可引起心肌炎与末梢神经麻痹。

03.0824 棒状杆菌 corynebacterium
一群菌体一端或两端膨大呈棒状的革兰氏阳性杆菌，无芽孢，需氧或兼性厌氧。

03.0825 白喉类毒素 diphtheria toxoid
失去毒性而仍保留其免疫原性的白喉棒状杆菌外毒素。能刺激机体产生保护性免疫。

03.0826 白喉毒素 diphtheria toxin
由白喉棒状杆菌产生的外毒素。具有毒性及产生特定免疫力的特征。

03.0827 白喉抗毒素 diphtheria antitoxin
通过免疫动物获得的一类能中和白喉毒素的特异性抗体。可用于白喉棒状杆菌感染的预防和治疗。

03.0828 白喉棒状杆菌 *Corynebacterium diphtheriae*
革兰氏阳性需氧菌或兼性厌氧杆菌，隶属于棒状杆菌属。是引起小儿白喉的病原菌。

03.0829 谷氨酸棒状杆菌 *Corynebacterium glutamicum*
革兰氏阳性需氧杆菌，隶属于棒状杆菌属。可用于微生物发酵工程，通过生产谷氨酸来制备谷氨酸钠(味精的主要成分)。

03.0830 红球菌 rhodococcus
革兰氏染色阳性的卵圆形短杆菌。包括马红球菌、聚集红球菌和紫红红球菌等。

03.0831 马红球菌 *Rhodococcus equi*
曾称"马棒状杆菌"。革兰氏阳性短杆菌，隶属于红球菌属。存在于土壤中。可引起人和动物呼吸道感染和败血症等。

03.0832 黄色短杆菌 *Brevibacterium flavum*
放线菌目短杆菌属中的一类专性需氧、过氧化氢酶阳性、无芽孢的革兰氏阳性短杆状细菌。

03.0833 假结核棒状杆菌 *Corynebacterium pseudotuberculosis*
革兰氏阳性杆菌，隶属于棒状杆菌属。主要引起家畜的慢性病，尤其是引起绵羊的淋巴结炎。

03.0834 化脓棒状杆菌 *Corynebacterium pyogenes*
一种小的、多形性革兰氏阳性杆菌，常呈球形，隶属于棒状杆菌属。常引起猪的化脓性病变。

03.0835 李斯特菌病 listeriosis
李斯特菌中的单核细胞性李斯特菌所引起的人体感染。包括脑膜炎、败血症、流产及新生儿感染等疾病。

03.0836 单核细胞性李斯特菌 *Listeria monocytogenes*
短小的革兰氏阳性无芽孢杆菌。可引起人体感染，包括脑膜炎、败血症及新生儿感染等。

03.0837 芽孢杆菌 bacillus
一群需氧或兼性厌氧、有芽孢的革兰氏阳性杆菌。

03.0838 蜡样芽孢杆菌 *Bacillus cereus*
属芽孢杆菌科芽孢杆菌属，需氧革兰氏阳性粗大杆菌。有芽孢，无荚膜。能在食物中生长、产生肠毒素引起食物中毒。

03.0839 焦痂 eschar
圆形或椭圆形病灶。中间为黑色痂皮，脱落后可见白色溃疡面。常见于恙虫病或炭疽。

03.0840 肺炭疽 pulmonary anthrax
又称"吸入性炭疽"。由炭疽杆菌所致的急性呼吸道传染病。起病急骤，有寒战高热、咳嗽、胸痛、呼吸困难、咯血等表现，进展迅速，常在出现呼吸困难后3天内死亡。多继发败血症或脑膜炎。

03.0841 皮肤炭疽 cutaneous anthrax
通过破损的皮肤接触病畜、死畜或含有炭疽杆菌芽孢的皮毛、土壤及一些皮革制品时所致皮肤外露部位逐渐形成丘疹、水疱、溃疡、焦痂，伴全身不适、发热、头痛等表现的传染病。可继发脑膜炎或败血症。

03.0842 肠炭疽 intestinal anthrax
摄入含炭疽杆菌芽孢的食物后出现的传染病。症状包括全身不适、发热、恶心、呕吐、腹痛腹泻、便血等，轻重不一，主要病变为回盲部溃疡。

03.0843 丹毒丝菌 erysipelothrix
革兰氏阳性兼性厌氧杆菌。包括红斑丹毒丝菌、产单核细胞丹毒丝菌和扁桃体丹毒丝菌等。

03.0844 猪红斑丹毒丝菌 *Erysipelothrix rhusiopathiae*
革兰氏阳性杆菌，隶属于丹毒丝菌属。可引起鱼类、家畜、家禽和兔类的急性传染病，人类也可感染发病。

03.0845 类丹毒 erysipeloid
由猪红斑丹毒丝菌引起的急性皮肤炎症。

03.0846 猪丹毒 swine erysipelas
猪红斑丹毒丝菌引起的一种急性传染病。患猪可出现高热、皮疹、心内膜炎及多发性非化脓性关节炎，人类也可感染发病。

03.0847 丹毒丝菌感染 erysipelothrix infection
由红斑丹毒丝菌引起的感染。临床最常见为类丹毒型。是一种急性的但进展缓慢的皮肤疾病。

03.0848 奈瑟菌 Neisseria
革兰氏阴性球菌。包括淋病奈瑟球菌和脑膜炎球菌等。

03.0849 脑膜炎球菌感染 meningococcal infection
由脑膜炎球菌引起的感染。包括败血症、脑

脊髓膜炎、肾上腺出血等。

03.0850　淋球菌感染　gonococcal infection
淋球菌侵入泌尿生殖系统所引起的感染。包括尿道炎、宫颈炎等。

03.0851　淋病奈瑟球菌　*Neisseria gonorrhoeae*
又称"淋球菌"。革兰氏阴性双球菌，属奈瑟菌属。多侵犯尿道黏膜引起泌尿生殖系统感染。

03.0852　莫拉菌　Moraxella
革兰氏阴性球菌，通常成对或呈短链，可形成荚膜。

03.0853　卡他莫拉菌　*Moraxella catarrhalis*
革兰氏阴性双球菌，隶属于莫拉菌属。是人类上呼吸道的常居菌种，是人和动物黏膜上的正常菌群。可引起肺炎、败血症等感染。

03.0854　霍乱　cholera
由霍乱弧菌引起的烈性肠道传染病。中国甲类法定传染病。起病急，剧烈腹泻、呕吐，可导致脱水、电解质和酸碱失衡、循环衰竭，主要通过污染的水源和未煮熟的食物如海产品、蔬菜经口感染，人群普遍易感。夏秋季为流行季节。

03.0855　霍乱弧菌　*Vibrio cholerae*
烈性肠道传染病霍乱的病原体，属于弧菌属。不产孢子的短杆菌，弯曲如逗号状。有200个以上血清型，其中O1和O139血清型可引起霍乱流行。

03.0856　古典生物型　classical biotype
O1群霍乱弧菌根据表现型不同而分成的两种生物型之一。19世纪从患者粪便中分离出。为霍乱的主要致病菌之一。

03.0857　埃尔托生物型　El Tor biotype
O1群霍乱弧菌根据表现型不同而分成的两种生物型之一。20世纪初从埃及西奈半岛埃尔托检疫站发现的溶血弧菌。为霍乱的主要致病菌之一。

03.0858　霍乱肠毒素　cholera endotoxin
又称"霍乱原(choleragen)"。可由古典生物型、埃尔托生物型和O139型霍乱弧菌产生，是一种不耐热毒素。由1个A亚单位和5个相同的B亚单位构成的热不稳定性多聚体蛋白。具有外毒素性质，能激活腺苷酸环化酶，使肠液分泌增加，出现剧烈的水样腹泻。

03.0859　弧菌　vibrio
细胞为弧形或逗号状的细菌。通常生有单生或丛生鞭毛，生活在水生环境中。

03.0860　副溶血性弧菌　*Vibrio parahaemo-lyticus*
属弧菌属，带荚膜的杆菌。主要存在于浅海水中。常通过海产品传播，引起腹痛、腹泻、发热等食物中毒症状，严重者可导致脱水、休克。

03.0861　创伤弧菌　*Vibrio vulnificus*
属弧菌属。嗜盐，自环境分离，多见于常年水温较高的地区，如大西洋中部地区、美国墨西哥湾沿岸各州等。夏季发病率高，毒性强，可引起败血症、急性蜂窝织炎或腹泻。

03.0862　肋生弧菌　*Vibrio costicola*
属弧菌属。嗜盐，常在腌肉和盐水中分离到。可引起感染性腹泻。

03.0863　河口弧菌　*Vibrio aestuarianus*
属弧菌属。广泛分布于河流水域，单鞭毛，能运动。可引起感染性腹泻。

03.0864　解藻酸弧菌　*Vibrio alginolyticus*
属弧菌属。常见的海洋性细菌。可致软组织感染和耳部感染，还可引起败血症。

03.0865　坎氏弧菌　*Vibrio campbellii*
属弧菌属。常见于水产养殖场。可引起鱼、虾和贝类的大批死亡。

03.0866　鲨鱼弧菌　*Vibrio carchariae*
属弧菌属。少见，可引起创伤感染。

03.0867　产气弧菌　*Vibrio gazogenes*
属弧菌属。单鞭毛，产生红色素，氧化酶阳性。为虾的主要致病菌之一。

03.0868　河弧菌　*Vibrio fluvialis*
属弧菌属。兼性厌氧，广泛分布于河流水域。主要通过污染水源经口感染，引起感染性腹泻。

03.0869　拟态弧菌　*Vibrio mimicus*
属弧菌属。一端有鞭毛，能运动，不能分解蔗糖，大量存在于海水、河水及海产品中。可引起感染性腹泻。

03.0870　霍利斯弧菌　*Vibrio hollisae*
属弧菌属。单鞭毛，能运动，嗜盐。可引起感染性腹泻，亦可侵入血循环引起败血症。

03.0871　弗尼斯弧菌　*Vibrio furnissii*
属弧菌属。能运动。有较强致病性，可引起感染性腹泻。

03.0872　海鱼弧菌　*Vibrio damsela*
属弧菌属。嗜盐。能引起溃疡病、伤口感染，并可引起败血症。

03.0873　梅契尼可夫弧菌　*Vibrio metchni-kovii*
属弧菌属。可引起创伤性感染和败血症。

03.0874　不凝集弧菌　non-agglutinating vibrio
又称"非O1群霍乱弧菌（*Vibrio cholerae* non-O1）"。不能被O1群霍乱弧菌的多价血清所凝集。可分为200个以上血清型，除O139型可产生霍乱肠毒素引起霍乱暴发流行外，其他非O1群霍乱弧菌可产生类霍乱肠毒素或类大肠埃希菌耐热肠毒素，引起散发性胃肠炎。

03.0875　弯曲菌肠炎　campylobacter enteritis
由弯曲菌感染引起的小肠结肠炎症。为常见的肠道传染病，人兽共患。病原菌通过污染的食物和水经口感染，人群普遍易感，表现为腹痛、腹泻、黏液便或脓血便及全身中毒症状。

03.0876　弯曲菌　campylobacter
一类外形细长，呈弧形、螺旋形或逗号状的革兰氏阴性杆菌。具有特征性的螺旋状运动方式，微需氧、耐酸，无芽孢、无荚膜，存在于动物和人的生殖器、肠道和口腔中。主要通过污染的肉制品经口传播，引起腹泻、腹痛及发热等毒血症状。

03.0877　空肠弯曲菌　*Campylobacter jejuni*
弯曲菌属中的重要菌种。呈弧形、S形等弯曲状。可通过进食或与感染动物直接接触感染人类，引起发热、腹痛、腹泻等症状。中青年人群感染率较高。

03.0878　结肠弯曲菌　*Campylobacter coli*
弯曲菌属中的重要菌种。可引起发热、腹痛、腹泻。

03.0879　直肠弯曲菌　*Campylobacter rectus*
属弯曲菌属。可引起婴儿腹泻且粪便常带血。

03.0880 海鸥弯曲菌 *Campylobacter lari*
属弯曲菌属。可感染人、鸟类和犬，通过污染的水源传播，引起结肠炎或阑尾炎样症状。

03.0881 胎儿弯曲菌 *Campylobacter fetus*
属弯曲菌属。主要感染免疫功能低下者，多表现为肠外感染症状包括败血症、菌血症、脑膜炎、心内膜炎、心包炎、肺部感染、关节炎和其他部位局灶感染。

03.0882 唾液弯曲菌 *Campylobacter sputorum*
属弯曲菌属。微嗜氧。常感染牛、绵羊和猪，引起生殖系统感染、坏死性肠炎、回肠炎及增生性出血性病变。

03.0883 简明弯曲菌 *Campylobacter concisus*
属弯曲菌属。可感染人，引起牙周病、儿童菌血症、骨髓炎。

03.0884 屈曲弯曲菌 *Campylobacter curvus*
属弯曲菌属。可引起牙周病、儿童菌血症、骨髓炎。

03.0885 瑞士弯曲菌 *Campylobacter helveticus*
属弯曲菌属。常引起猫、犬腹泻。

03.0886 昭和弯曲菌 *Campylobacter showae*
属弯曲菌属中的少见菌种。可感染人，引起牙周感染。

03.0887 乌普萨拉弯曲菌 *Campylobacter upsaliensis*
弯曲菌属中的少见菌种。可引起水泻、低热、腹痛。

03.0888 猪肠弯曲菌 *Campylobacter hyointestinalis*
弯曲菌属中少见的菌种。引起猪和人的肠道感染，导致水泻或血便、腹痛、呕吐。

03.0889 黏膜弯曲菌 *Campylobacter mucosalis*
属弯曲菌属。易引起小猪肠道感染。

03.0890 螺杆菌 helicobacter
革兰氏阴性杆菌，螺旋状微需氧菌。多分布于胃和十二指肠区域，引起胃和十二指肠的慢性炎症。

03.0891 螺杆菌感染 helicobacter infection
幽门螺杆菌在胃和十二指肠球部的感染。可引起慢性胃炎、消化性溃疡、胃黏膜相关淋巴样组织淋巴瘤及胃癌等疾病。

03.0892 幽门螺杆菌 *Helicobacter pylori*
螺杆菌属中最重要的菌种。是引起慢性胃炎、消化性溃疡及胃黏膜相关淋巴样组织淋巴瘤的最主要病原体，也是胃癌发生的重要诱因之一。

03.0893 鼬鼠螺杆菌 *Helicobacter mustelae*
从鼬鼠中分离到的一种形态和生化特性均类似于幽门螺杆菌，可感染雪貂，引起胃炎和胃溃疡的螺杆菌。

03.0894 鼷鼠螺杆菌 *Helicobacter muridarum*
从鼷鼠中分离到的一种螺杆菌。可感染动物，引起胃炎。

03.0895 猫螺杆菌 *Helicobacter felis*
从猫、犬中分离到的一种螺杆菌。引起猫、犬的胃炎。

03.0896 毕氏螺杆菌 *Helicobacter bizzozeronii*

属螺杆菌属。可引起人或小鼠淋巴瘤。

03.0897　人胃螺杆菌 *Helicobacter helimannii*
属螺杆菌属。难以人工培养，可感染动物，亦能引起人胃炎。

03.0898　犬螺杆菌 *Helicobacter canis*
从犬中分离到的一种螺杆菌。可引起人的感染。

03.0899　帕美特螺杆菌 *Helicobacter pametensis*
从野鸟和猪粪中分离到的脲酶阴性肠道螺杆菌。主要感染动物。

03.0900　芬纳尔螺杆菌 *Helicobacter fennelliae*
属螺杆菌属。可见于直肠炎患者。

03.0901　同性恋螺杆菌 *Helicobacter cinaedi*
又称"同性恋弯曲杆菌"。属螺杆菌属。可感染免疫功能不全者，引起直肠炎和盲肠炎，也可引起新生儿败血症。

03.0902　空泡细胞毒素 vacuolating cytotoxin
幽门螺杆菌培养液的上清液中发现的，一种能引起海拉细胞不同程度空泡化的蛋白质。

03.0903　肠杆菌 enterobacter
属于肠杆菌科细菌。革兰氏染色阴性，兼性厌氧。可引起泌尿道、消化道等感染。

03.0904　阴沟肠杆菌 *Enterobacter cloacae*
属肠杆菌属，肠道正常菌群之一。为条件致病菌，可引起肠外感染，如呼吸道感染、泌尿道感染、伤口感染、菌血症和脑膜炎。

03.0905　产气肠杆菌 *Enterobacter aerogenes*

属肠杆菌属，人和动物的肠道正常菌群。为条件致病菌，可引起肠外感染，如呼吸道感染、泌尿道感染、伤口感染。

03.0906　河生肠杆菌 *Enterobacter amnigenus*
属肠杆菌属。河水中分离的腐生菌，可从人和动物的肠道中检出。常在机体免疫功能下降时致病，引起肺部感染等。

03.0907　聚团肠杆菌 *Enterobacter agglomerans*
属肠杆菌属。广泛存在于空气、尘埃中的条件致病菌。常污染输液瓶，引起术后感染、输血或输液感染，可引起败血症，为医院感染重要的病原菌。

03.0908　阿氏肠杆菌 *Enterobacter asburiae*
属肠杆菌属。可从血液、尿液、粪便、伤口和呼吸道分泌物中分离。与人类疾病的关系还不清楚。

03.0909　生癌肠杆菌 *Enterobacter cancerogenus*
属肠杆菌属。可从血液和脑脊液中分离。感染后可能引发肿瘤。

03.0910　溶解肠杆菌 *Enterobacter dissolvens*
属肠杆菌属。少见，可引起人类感染性疾病。

03.0911　日勾维肠杆菌 *Enterobacter gergoviae*
属肠杆菌属。可引起泌尿道感染。

03.0912　阪崎肠杆菌 *Enterobacter sakazakii*
曾称"黄色阴沟肠杆菌"。属肠杆菌属。可引起严重的新生儿脑膜炎、小肠结肠炎和败血症。

03.0913　沙雷菌 Serratia

属肠杆菌科。存在于土壤、水、植物、动物及人类的肠道和呼吸道中，能产生非水溶性黄色素、紫色素和红色素。其中黏质沙雷菌与人类疾病的关系密切。

03.0914 黏质沙雷菌 *Serratia marcescens*
沙雷菌属中最常见的机会致病菌。无荚膜，无芽孢，周身鞭毛能运动，产生红色色素，在普通琼脂平板25～30℃培养1～2天出现黏性、中心颗粒状、有恶臭的菌落。常引起医院感染及免疫缺陷者感染，包括泌尿道及呼吸道感染、脑膜炎、伤口感染、败血症及心内膜炎等。

03.0915 液化沙雷菌 *Serratia liquefaciens*
属沙雷菌属。主要存在于动物消化道中的一种条件致病菌。可引起呼吸道感染。

03.0916 红色沙雷菌 *Serratia rubidaea*
属沙雷菌属。一种条件致病菌，在机体免疫力低下时，可导致肺炎、心内膜炎、脑膜炎、泌尿道感染和创伤感染等。

03.0917 无花果沙雷菌 *Serratia ficaria*
属沙雷菌属。为水和土壤的常居菌群，是一种重要的条件致病菌。

03.0918 气味沙雷菌 *serratia odorifera*
属沙雷菌属。与医院感染、败血症有关。

03.0919 埃希菌 *Escherichia*
属肠杆菌科细菌。革兰氏染色阴性短杆菌，为人和动物肠道中常见的正常菌属。可引起肠道感染及肠道外感染(如尿路感染)。

03.0920 大肠埃希菌 *Escherichia coli*
革兰氏阴性杆菌。为人和动物正常寄居菌。当宿主免疫力下降或细菌侵入肠外组织和器官时，可引起机会性感染。

03.0921 超广谱 β-内酰胺酶 extended spectrum β lactamase, ESBL
主要由大肠埃希菌和肺炎克雷伯菌产生的物质。其他的肠杆菌科和非发酵菌亦可产生，可水解各种广谱β-内酰胺类抗生素。是细菌对超广谱β-内酰胺类抗生素耐药的主要机制。

03.0922 肠致病性大肠埃希菌 enteropathogenic *Escherichia coli*, EPEC
婴幼儿腹泻的重要病原菌。不产生肠毒素和其他外毒素，无侵袭力。在十二指肠、空肠和回肠上段黏膜表面大量繁殖，黏附于微绒毛，导致刷状缘破坏、上皮细胞排列紊乱和功能受损，造成严重腹泻。

03.0923 肠产毒性大肠埃希菌 enterotoxigenic *Escherichia coli*, ETEC
婴幼儿腹泻和旅游者腹泻的重要病原菌。主要通过污染的水源传播，临床症状可从轻度腹泻至严重的霍乱样腹泻。致病物质主要是肠毒素和定植因子。

03.0924 肠侵袭性大肠埃希菌 enteroinvasive *Escherichia coli*, EIEC
一组较少见、不产生毒素的致腹泻大肠埃希菌。主要侵犯较大儿童和成人。临床表现类似细菌性痢疾，腹泻呈脓血便，有里急后重。

03.0925 肠集聚性大肠埃希菌 enteroaggregative *Escherichia coli*, EAEC
一种致腹泻大肠埃希菌。不侵袭细胞，可产生肠集聚耐热毒素和黏附素，引起婴儿持续性腹泻和脱水，偶有血便。

03.0926 肠出血性大肠埃希菌 enterohemorrhagic *Escherichia coli*, EHEC
又称"细胞毒素大肠埃希菌"。可引起人类出血性肠炎的病原菌。儿童易感，主要通过进食受污染食物感染。引起地方性或流行性腹泻，导致出血性肠炎和溶血性尿毒症综合征。

03.0927　肠出血性大肠埃希菌感染　entero-hemorrhagic *Escherichia coli* induced infection
一种食源性疾病。主要通过进食受肠出血大肠埃希菌污染的食品感染，并发生传播。人群普遍易感。感染类型包括无症状感染、轻度腹泻、出血性肠炎、溶血性尿毒症综合征。

03.0928　肠出血性大肠埃希菌 O157:H7　EHEC O157:H7
属肠杆菌科埃希菌属。显著特征是可产生大量Vero毒素，引起出血性大肠埃希菌感染性腹泻。

03.0929　志贺样毒素　verotoxin
又称"维罗毒素"。肠出血性大肠埃希菌所产生的毒性物质。根据抗原性和免疫原性的差异分为VT1和VT2型，均具有神经毒性、细胞毒和肠毒素活性。因生物活性和志贺毒素的生物活性几乎相同而得名。

03.0930　热不稳定肠毒素　heat-labile enterotoxin, LT
一些肠产毒性大肠埃希菌产生的由质粒编码的毒素。可激活腺苷酸环化酶，导致腹泻。具有抗原性，感染者产生抗体后可缓解腹泻症状。

03.0931　热稳定肠毒素　heat-stable enterotoxin, ST
一些肠产毒性大肠埃希菌产生的由不同来源的质粒编码的毒素。能刺激不依赖环核苷酸的短暂性肠液分泌。

03.0932　克雷伯菌　Klebsiella
属肠杆菌科细菌，为革兰氏染色阴性杆菌，兼性厌氧菌属。存在于土壤、水、谷物等自然界及人或动物的呼吸道，能引起多种感染。

03.0933　肺炎克雷伯菌　*Klebsiella pneumoniae*
属克雷伯菌属，是一种重要的条件致病菌。可引起呼吸道感染、泌尿道感染、化脓性脑膜炎、败血症等。

03.0934　臭鼻克雷伯菌　*Klebsiella ozaenae*
又称"臭鼻杆菌"。属克雷伯菌属。可引起慢性萎缩性鼻炎，有恶臭，亦可引起败血症、泌尿道和软组织感染等。

03.0935　硬鼻结克雷伯菌　*Klebsiella rhinoscleromatis*
又称"硬鼻杆菌"。属克雷伯菌属。主要侵犯鼻咽部，引起慢性肉芽肿病变。

03.0936　柠檬酸杆菌　citrobacter
属肠杆菌科。利用柠檬酸盐分解乳糖，为条件致病菌。可引起年老、衰弱住院患者的创口感染、骨髓炎及二重感染。

03.0937　变形杆菌　*Bacillus proteus*
属肠杆菌科变形杆菌属，革兰氏阴性杆菌。呈多形性，有周身鞭毛，有菌毛，无荚膜。广泛分布于自然界，为人体正常菌群。

03.0938　普通变形杆菌　*Proteus vulgaris*
属变形杆菌属。多见，为条件致病菌。主要引起医源性尿路感染。

03.0939　奇异变形杆菌　*Proteus mirabilis*
属变形杆菌属。多见。可引起尿路感染和伤口感染，亦可致肺炎、败血症和婴儿肠炎。能产生耐热肠毒素，污染食物致食物中毒。

03.0940 摩氏摩根菌 *Morganella morganii*
属摩根菌属。在普通营养琼脂和肠道细菌选择培养基上生长。为条件致病菌，是医源性感染的重要致病菌。可引起新生儿败血症、新生儿脑膜炎、泌尿道感染和伤口感染等。

03.0941 普鲁威登菌 *Providencia*
属肠杆菌科细菌。有动力，兼性厌氧，抵抗力强，不能产生脲酶，为无荚膜、无芽孢、无鞭毛的革兰氏阴性小杆菌。主要引起尿路感染。

03.0942 产碱普鲁威登菌 *Providencia alkali-faciens*
属普鲁威登菌属。形态与变形杆菌相似，至少有46个菌体抗原。可导致感染性腹泻。

03.0943 海氏普鲁威登菌 *Providencia heimbachae*
属普鲁威登菌属。形态与变形杆菌相似。

03.0944 雷氏普鲁威登菌 *Providencia rettgeri*
属普鲁威登菌属。至少有93个菌体抗原，可引起医院感染。

03.0945 拉氏普鲁威登菌 *Providencia rustigianii*
属普鲁威登菌属。可引起尿路感染及败血症。

03.0946 斯氏普鲁威登菌 *Providencia stuartii*
属普鲁威登菌属。有17个菌体抗原。较少引起感染。

03.0947 假单胞菌 *pseudomonas*
属专性需氧的革兰氏阴性无芽孢杆菌。存在于土壤、淡水、海水中。不发酵葡萄糖，仅能以氧化的形式利用葡萄糖。

03.0948 铜绿假单胞菌 *Pseudomonas aeruginosa*
革兰氏阴性杆菌，非发酵菌的一种。是医院感染的主要致病菌之一。多见于伤口、压疮、脓肿、烧伤感染，也引起菌血症和败血症。

03.0949 扁桃假单胞菌 *Pseudomonas amygdali*
属假单胞菌属，较少见的假单胞菌菌种。可引起扁桃腺溃烂。

03.0950 病鳝假单胞菌 *Pseudomonas anguilliseptica*
属假单胞菌属，较少见的假单胞菌菌种。主要感染鱼类，引起鳗红点病。

03.0951 绿针假单胞菌 *Pseudomonas chlororaphis*
假单胞菌荧光型的一种。培养基上产生可溶性的荧光色素。

03.0952 荧光假单胞菌 *Pseudomonas fluorescens*
假单胞菌荧光型的一种。培养产生扩散性的荧光色素，专性需氧，是环境污染菌，对人类是少见的条件致病菌。主要引起鱼类等感染。

03.0953 恶臭假单胞菌 *Pseudomonas putida*
假单胞菌荧光型的一种。培养产生扩散性的荧光色素，专性需氧。主要引起鱼类及其他水产养殖物感染。

03.0954 施氏假单胞菌 *Pseudomonas stutzeri*
假单胞菌非荧光型的一种。不产生荧光色素。专性需氧，致病力未知。

03.0955 类产碱假单胞菌 *Pseudomonas pseudoalcaligenes*

假单胞菌非荧光型的一种。不产生荧光色素，可引起肺炎、术后膝关节感染、败血症和脑膜炎。

03.0956 产碱假单胞菌 *Pseudomonas alcaligenes*
假单胞菌非荧光型的一种。不产生荧光色素，专性需氧，为条件致病菌。可引起心内膜炎、新生儿败血症、脓胸及眼部感染。

03.0957 曼多辛假单胞菌 *Pseudomonas mendocina*
假单胞菌非荧光型的一种。有动力，一端单鞭毛，专性需氧，致病力未知。

03.0958 嗜麦芽窄食单胞菌 *Stenotrophomonas maltophilia*
革兰氏阴性杆菌，不发酵葡萄糖。易感染免疫功能低下或有严重基础疾病的住院患者，引起尿路感染、下呼吸道感染、烧伤创面感染、手术切口感染、败血症等。

03.0959 伯克霍尔德菌 *Burkholderia*
原属假单胞菌属，无芽孢，有运动性，触酶阳性，多数可利用葡萄糖，专性需氧菌。是中国发现的引起酵米面中毒的病原菌。常引起食物中毒。

03.0960 鼻疽伯克霍尔德菌 *Burkholderia mallei*
属伯克霍尔德菌属，为微弯棒状杆菌，大小不一，革兰氏染色阴性，无鞭毛，不能活动，无荚膜，不产生芽孢，在甘油肉汤中生长发育良好。能产生2种抗原，即特异性多糖抗原和共同抗原。抵抗力较强，主要寄生于马和驴，是引起马鼻疽的病原菌。可通过接触、呼吸道和消化道传播至人而致病。

03.0961 类鼻疽伯克霍尔德菌 *Burkholderia pseudomallei*
属伯克霍尔德菌属，为短而直的、中等大小革兰氏阴性球杆菌。多单独存在，无荚膜，无芽孢，一端有3条以上鞭毛，运动活泼。为条件致病菌，是类鼻疽的病原菌。通过吸入或损伤的皮肤与污染的水或土壤接触而感染，引起肺炎、肺脓肿、脓毒症、皮肤软组织感染等。

03.0962 类鼻疽 *melioidosis*
由类鼻疽伯克霍尔德菌所致人类和动物均可患病的地方性传染病。类似于马鼻疽。类鼻疽伯克霍尔德菌感染可表现为潜伏感染，也可导致多发性肝脓肿、肺炎、菌血症。最常见的类型为肺炎鼻疽病，主要通过直接接触含致病菌的水或土壤引起，人群普遍易感。临床表现复杂，急性患者常出现败血症，伴多处化脓性损害，慢性患者可有类似空洞型肺结核表现。

03.0963 洋葱伯克霍尔德菌 *Burkholderia cepacia*
属伯克霍尔德菌属，为非发酵菌，是医院感染的病原菌。主要引起菌血症、尿路感染、化脓性关节炎等，还可导致人类肺囊肿性纤维化。

03.0964 椰毒伯克霍尔德菌 *Burkholderia cocovenenans*
曾称"椰毒假单胞菌"。属伯克霍尔德菌属，能运动，氧化酶阴性的伯克霍尔德菌。对人和动物均有致病性。

03.0965 不动杆菌 *acinetobacter*
革兰氏阴性杆菌，属莫拉氏菌科。不发酵葡萄糖，主要存在于水和土壤中，亦常存在于人的皮肤、呼吸道、消化道和泌尿生殖道中，是医院感染重要的条件致病菌。可引起呼吸道感染、败血症、脑膜炎、心内膜炎、泌尿生殖道感染等。

03.0966 醋酸钙不动杆菌 *Acinetobacter calcoaceticus*
属不动杆菌属。主要存在于水和土壤中，还存在于健康人皮肤、咽部、结膜、唾液、胃肠道及阴道分泌物中。可引起肺炎、泌尿系统感染、伤口感染、菌血症与败血症等。

03.0967 硝酸盐阴性不动杆菌 *Acinetobacter anitratum*
属不动杆菌属。可氧化分解葡萄糖、木糖、乳酸等，产酸不产气。致病力不强，可致伤口感染、脑膜炎等。

03.0968 鲍曼不动杆菌 *Acinetobacter baumanii*
属不动杆菌属。是人类皮肤、呼吸道、胃肠道、生殖道的正常菌群，也是条件致病菌。可引起肺炎、烧伤感染、伤口感染、脑膜炎、尿路感染、腹膜炎、心内膜炎、骨髓炎、关节炎、败血症等。

03.0969 溶血性不动杆菌 *Acinetobacter haemolyticus*
属不动杆菌属。条件致病菌，是医院感染的主要致病菌之一。

03.0970 约氏不动杆菌 *Acinetobacter johnsonii*
属不动杆菌属。条件致病菌，可引起各种医院感染。

03.0971 洛菲不动杆菌 *Acinetobacter lwoffii*
属不动杆菌属。球杆菌，不分解任何糖类，普遍存在于环境中，是人类呼吸道、消化道的正常菌群。条件致病菌，可引起各种感染和医院感染。

03.0972 琼氏不动杆菌 *Acinetobacter junii*
属不动杆菌属，医源性感染的条件致病菌之一。

03.0973 沙门菌 *Salmonella*
革兰氏阴性杆菌，无芽孢，无荚膜，多数细菌有周身鞭毛和菌毛。有动力，在肠道杆菌鉴别培养基平板上形成不着色菌落，不分解乳糖。可引起肠热症（伤寒、副伤寒）、胃肠炎、败血症等。

03.0974 甲型副伤寒沙门菌 *Salmonella para-typhi A*
沙门菌属A群。可引起副伤寒甲。感染后发病急，多有腹痛、腹泻等胃肠炎症状，成人多见。

03.0975 乙型副伤寒沙门菌 *Salmonella para-typhi B*
沙门菌属B群。可引起副伤寒乙。人群感染以小儿多见。

03.0976 鼠伤寒沙门菌 *Salmonella typhimurium*
沙门菌属B群。侵袭力不强，具有肠毒素，多引起胃肠炎，是重要的人兽共患病病原菌。感染率居沙门菌感染的首位，多见于婴幼儿，可导致医院感染和暴发性食物中毒。

03.0977 德尔卑沙门菌 *Salmonella derby*
沙门菌属B群。可引起食源性疾病和婴幼儿腹泻等。

03.0978 丙型副伤寒沙门菌 *Salmonella para-typhi C*
沙门菌属C群。可引起副伤寒丙。临床分3个类型：伤寒型、胃肠炎型和败血症型，以败血症型最为多见。

03.0979 猪霍乱沙门菌 *Salmonella chole-raesuis*
沙门菌属C群。常引起败血症和菌血症。既可感染动物，又可感染人，主要经口传播，侵袭力强。

03.0980 亚利桑那沙门菌 *Salmonella arizonae*
属沙门菌属。主要引起胃肠炎。

03.0981 汤卜逊沙门菌 *Salmonella thompson*
沙门菌属C1群。可感染人，引起食源性疾病。

03.0982 新港沙门菌 *Salmonella newport*
沙门菌属C2群。可感染人，引起食源性疾病。

03.0983 伤寒沙门菌 *Salmonella typhi*
沙门菌属D群。有周鞭毛，能活动，无荚膜，不产生芽孢，能分解葡萄糖，产酸不产气，抵抗力强。通过污水、食物、日常生活接触传播，只感染人类，自然条件下不感染动物，不产生外毒素，菌体裂解时释放大量内毒素。

03.0984 肠炎沙门菌 *Salmonella enteritidis*
沙门菌属D群。既可感染动物，又可感染人，主要经口传播，引起人类腹泻、胃肠炎、败血症等。

03.0985 都柏林沙门菌 *Salmonella dublin*
沙门菌属D群。既可感染动物，又可感染人，主要经口传播，可引起人类食源性疾病。

03.0986 鸡沙门菌 *Salmonella gallinarum*
沙门菌属D群。鸟类及鸡伤寒的病原菌。可通过污染水源或食物传播至人，引起急性胃肠炎或食物中毒。

03.0987 鸭沙门菌 *Salmonella anatis*
沙门菌属E群。主要侵害3周以内的幼鸭，致病力弱，多引起隐性感染，如和其他大肠埃希菌、里氏杆菌等混合感染，则发病率和死亡率较高。

03.0988 伤寒 typhoid fever
又称"肠热病(enteric fever)"。由伤寒沙门菌经消化道侵入引起的急性肠道传染病。临床表现为腹部不适、肝脾肿大、持续发热和全身中毒症状、玫瑰疹和相对缓脉，常出现白细胞低下。肠出血、肠穿孔是其严重的并发症，常损伤肝功能。

03.0989 副伤寒 paratyphoid fever
由甲、乙、丙型副伤寒沙门菌引起的急性传染病。临床表现与伤寒相似，一般病情较轻，病程较短，病死率较低，以儿童多见，主要经消化道传播。

03.0990 志贺菌 Shigella
属肠杆菌科细菌。革兰氏阴性短小杆菌，无荚膜，无芽孢。无鞭毛，有菌毛，需氧或兼性厌氧。可引起细菌性痢疾。

03.0991 细菌性痢疾 bacillary dysentery
又称"志贺菌病(shigellosis)"。志贺菌属引起的急性肠道传染病。以结肠化脓性炎症为主要病变，以腹痛、腹泻、里急后重、脓血便为主要表现，重者出现休克、昏迷、呼吸衰竭。

03.0992 痢疾志贺菌 *Shigella dysenteriae*
唯一不能发酵甘露醇的志贺菌。革兰氏阴性短杆菌，兼性厌氧。致病性强，可引起严重痢疾，感染后常引起肠上皮溃疡性病变。抵抗力弱，人是其储存宿主，可通过粪–口途径传播。

03.0993 鲍氏志贺菌 *Shigella boydii*

志贺菌属C群。死亡后释放内毒素，可引起发热、毒血症和休克。

03.0994 福氏志贺菌 *Shigella flexneri*
志贺菌属B群。中国多见，死亡后释放内毒素，可引起发热、毒血症和休克，易转为慢性感染。

03.0995 宋氏志贺菌 *Shigella sonnei*
志贺菌属D群。抵抗力最强。死亡后释放内毒素，可引起发热、毒血症和休克。

03.0996 志贺毒素 shiga toxin
由痢疾志贺菌产生的外毒素。具有神经毒素、细胞毒素和肠毒素的作用。

03.0997 嗜血杆菌 haemophilus
属于革兰氏阴性短小杆菌。不形成芽孢，需氧或兼性厌氧，无动力，在培养液中必须提供X因子和（或）V因子，故有嗜血之称。与生物氧化密切相关，仅寄生于人或动物的黏膜。对氯霉素、四环素和磺胺等较敏感，有些菌株对人致病，有些菌株对动物致病，可引起不同的疾病。

03.0998 流感嗜血杆菌 *Haemophilus influenzae*
嗜血杆菌属中常见的菌种。呈球杆状、长杆状，少数为丝状，无运动力，黏液型菌株有荚膜，毒力较强，适温37℃，菌落一般为光滑型。大多嗜氧，但可以成长为兼性厌氧，广泛寄居于正常人上呼吸道。可引起婴幼儿肺炎、脑膜炎和败血症等，主要经呼吸道传播。

03.0999 副流感嗜血杆菌 *Haemophilus parainfluenzae*
属嗜血杆菌属。致病力较弱，多引起免疫功能低下者和老年人呼吸道感染。

03.1000 杜克雷嗜血杆菌 *Haemophilus ducreyi*
属嗜血杆菌属。成双或短链排列，可呈两极浓染，无芽孢和鞭毛。感染可引起软性下疳，主要发生于热带、亚热带的发展中国家，以性传播为主。

03.1001 嗜血红蛋白嗜血杆菌 *Haemophilus haemoglobinophilus*
属嗜血杆菌属。为多形态的革兰氏阴性棒状细菌，无荚膜，巧克力平板上培养24 h呈直径1～2 mm的光滑、凸起、半透明的菌落。无溶血作用，需氧到兼性厌氧菌，生长需要X因子，不需要V因子。主要引起犬感染，对人无致病性。

03.1002 嗜沫嗜血杆菌 *Haemophilus aphrophilus*
属嗜血杆菌属。生长需要X因子，为人口腔正常菌群。参与菌斑形成，可导致心内膜炎、脑脓肿或尿道炎。

03.1003 溶血性嗜血杆菌 *Haemophilus haemolyticus*
属嗜血杆菌属。球杆菌或棒状杆菌，可形成丝状体，无荚膜，巧克力平板上培养24 h呈直径0.5～1.0 mm的光滑、凸起、半透明的浅灰色菌落。有β溶血作用，移种后溶血作用消失。需氧到兼性厌氧菌，生长需要X因子和V因子，为鼻咽部正常菌群。偶可引起儿童上呼吸道感染或心内膜炎。

03.1004 副溶血性嗜血杆菌 *Haemophilus parahaemolyticus*
属嗜血杆菌属。为多形态的棒状杆菌，可形成丝状体，巧克力平板上培养24 h呈直径0.5～1.0 mm的灰白色或黄色不透明的菌落，有些菌株可形成边缘完整的平的菌落，有些则形成粗糙弯曲的菌落。需氧到兼性厌氧菌，生长需要V因子，不需要X因子。在人的上呼吸道中发现，与很多感染性疾病有关，如急性咽炎、口腔化脓性感染、慢性下呼吸道感染的恶化等。

03.1005　巴西紫癜热　Brazilian purpuric fever
由流感嗜血杆菌埃及生物型引起的传染病。1984年首先发现于巴西圣保罗州，可引起儿童急性暴发性传染病，表现为高热、腹痛、呕吐、皮肤紫癜、血压下降和休克，可很快死亡。多发于10岁以下儿童，经呼吸道和直接接触传播。

03.1006　软性下疳　chancroid
由杜克雷嗜血杆菌经直接接触引起的一种性病。多继发于HIV感染者，表现为外生殖器皮肤和黏膜红色斑丘疹，易形成溃疡，伴有疼痛感，通过性交或直接接触传播。

03.1007　毛囊性软下疳　follicular chancroid
原发于毛囊，属于不典型的软下疳。常由炎症发展成溃疡，多见于生殖器周围阴毛部。

03.1008　矮小软下疳　dwarf chancroid
不典型的软下疳。皮损小，似生殖器疱疹所致的糜烂。

03.1009　一过性软下疳　transient chancroid
不典型的软下疳。早期表现为典型软下疳，数天后消失，2~5周后在腹股沟处发展成典型的炎症性横痃。

03.1010　丘疹性软下疳　papular chancroid
不典型的软下疳。早期出现溃疡，以后隆起，似二期梅毒的扁平湿疣。

03.1011　巨大软下疳　giant chancroid
不典型的软下疳。早期是小溃疡，扩展迅速，侵犯相当大的范围。

03.1012　崩蚀性软下疳　phagedenic chancroid
不典型的软下疳。早期溃疡很小，逐渐变大，引起广泛的组织坏死，致使外阴部破坏。

03.1013　匐行性软下疳　serpiginous chancroid
不典型的软下疳。主要形成一长而窄的浅溃疡。

03.1014　加德纳菌　Gardnerella
属革兰氏阴性小球杆菌。无鞭毛，无菌毛，无芽孢，培养时营养要求高，毒力低。通过性交传播，可引起非特异性非化脓性阴道炎。

03.1015　阴道加德纳菌　*Gardnerella vaginalis*
属加德纳菌属，但有革兰氏阳性菌样细胞壁。可引起非特异性阴道炎。

03.1016　动弯杆菌　mobiluncus
革兰氏染色阴性，呈纤细弯杆状，但细胞壁结构似革兰氏阳性菌。运动活泼，有多根侧生或亚极性鞭毛，不产芽孢，严格厌氧，菌落无色、透明、光滑、凸起。分离于人的阴道，可能与阴道炎有关。

03.1017　柯氏动弯杆菌　*Mobiluncus curtisii*
属动弯杆菌属，含有两个亚种。与阴道病有关。

03.1018　羞怯动弯杆菌　*Mobiluncus mulieris*
属动弯杆菌属。与非特异性细菌性阴道炎有关。

03.1019　布鲁氏菌　Brucella
一组微小的球状、球杆状、短杆状细菌。不活动，无鞭毛、无芽孢，光滑型菌株有荚膜，革兰氏染色阴性，专性需氧，在严格厌氧环境中不生长。可分为6个生物种、19个生物型。宿主包括家畜、家禽和野生动物。通过污染皮毛、土壤、水源等间接感染人、畜，引起人兽共患的布鲁氏菌病，主要表现为发热、多汗、关节痛等。

03.1020 马耳他布鲁氏菌 *Brucella melitensis*
属布鲁氏菌6个生物种中的羊种。致病力最强，感染后症状较重，可引起暴发流行。是中国主要流行菌种。

03.1021 猪种布鲁氏菌 *Brucella suis*
属布鲁氏菌6个生物种中的猪种。强毒株致病力强，弱毒株致病力弱。

03.1022 流产布鲁氏菌 *Brucella abortus*
属布鲁氏菌6个生物种中的牛种。对牛致病，引起流产，对人致病力弱，感染后症状较轻，甚至无症状。常呈散发。

03.1023 犬种布鲁氏菌 *Brucella canis*
属布鲁氏菌6个生物种中的犬种。犬感染率高，引起流产。偶感染人。

03.1024 木鼠布鲁氏菌 *Brucella neotomae*
属布鲁氏菌6个生物种中的沙林鼠种。不感染人。

03.1025 羊种布鲁氏菌 *Brucella ovis*
属布鲁氏菌6个生物种中的绵羊附睾种。引起公羊附睾炎、母羊流产。不感染人。

03.1026 弗朗西丝菌 Francisella
革兰氏染色阴性小杆菌。类球状到椭圆形，呈多形性，不运动，专性需氧。

03.1027 土拉热弗朗西丝菌 *Francisella tularensis*
属弗朗西丝菌属。球杆菌，需氧，无芽孢和动力，耐受低温。主要经接触或呼吸道传播，可引起兔热病，表现为发热、头痛、关节痛等。

03.1028 兔热病 rabbit fever
又称"土拉菌病(tularemia)"。由土拉热弗朗西丝菌所致的急性传染病。表现为发热、皮肤溃疡、局部淋巴结肿大、呼吸道症状、眼结膜充血及毒血症状。土拉热弗朗西丝菌最初由受感染的野兔等野生动物中获得。

03.1029 巴斯德菌 Pasteurella
属于巴斯德菌科。革兰氏阴性小杆菌，卵形或杆状，无芽孢和鞭毛，不运动，发酵性代谢，接触酶阳性，兼性厌氧。可在血培养基上生长，菌落呈白色透明，微隆起，边缘整齐，不溶血。寄居于哺乳动物和鸟类体内。对细菌噬菌体具有很强的敏感性，易被噬菌体解体。

03.1030 多杀巴斯德菌 *Pasteurella multocida*
属巴斯德菌属。球杆菌，有荚膜，无芽孢，无鞭毛，为动物源性细菌。可引起动物败血症和鸡霍乱，人类通过被猫或犬咬伤而感染。

03.1031 产气巴斯德菌 *Pasteurella aerogenes*
属巴斯德菌属，具有产气特性。可引起人类严重感染。

03.1032 耶尔森菌 Yersinia
属于肠杆菌科细菌，为一组革兰氏染色阴性、卵圆形短小杆菌。无芽孢，无荚膜，兼性厌氧，营养要求一般，生化反应能力较弱。

03.1033 鼠疫耶尔森菌 *Yersinia pestis*
属耶尔森菌属，为卵圆形粗短杆菌。有荚膜，无芽孢，无鞭毛，兼性厌氧，在普通培养基上生长良好但缓慢，对环境抵抗力弱。主要传染源是鼠类和其他啮齿类动物，经鼠蚤传播，在一定条件下通过疫鼠、疫蚤传播至人，可造成人间鼠疫。

03.1034　鼠疫　plague
由鼠疫耶尔森菌引起的烈性传染病。为中国甲类法定传染病。属自然疫源性疾病，流行于鼠类和其他啮齿类动物间，可引起人发热、严重毒血症状、淋巴结肿大、肺炎和出血倾向，传染性强，通过鼠—蚤类—人传播，人群普遍易感。治疗常用药物是链霉素及四环素。

03.1035　小肠结肠炎耶尔森菌　*Yersinia enterocolitica*
属耶尔森菌属，革兰氏阴性短杆菌。单个存在或呈短链排列，广泛分布于自然界，是能在冷藏温度下生长的少数几种肠道致病菌之一。主要通过进食受污染的食物和水传播，表现为腹痛、腹泻等消化道症状，还能引起呼吸系统、心血管系统、骨骼结缔组织等感染，甚至引起败血症，造成死亡。

03.1036　耶尔森菌肠炎　Yersinia enteritis
由耶尔森菌感染引起的肠道炎症。病变主要累及回肠及结肠，表现为发热、恶心、呕吐、腹痛、腹泻等急性胃肠炎症状。尚可出现肠外表现，如结节性红斑、关节炎等，少数可并发败血症。

03.1037　假结核耶尔森菌　*Yersinia pseudotuberculosis*
属耶尔森菌属。存在于多数动物的肠道中，形态和培养特性似小肠结肠炎耶尔森菌。能在患病动物的脏器中形成粟粒状的结核结节。人类主要通过食用被患病动物污染的食物而受感染，可在感染部位形成结核样肉芽肿。常发生于5～15岁的学龄儿童，多表现为胃肠炎、肠系膜淋巴结肉芽肿或回肠末端

炎等，偶尔会发展为败血症。

03.1038　弗氏耶尔森菌　*Yersinia frederiksenii*
耶尔森菌属的一种细菌。革兰氏阴性杆菌，可分解鼠李糖和蔗糖。主要自淡水鱼类中分离，可导致人胃肠道感染。

03.1039　中间耶尔森菌　*Yersinia intermedia*
属耶尔森菌属。可引起外伤性感染。

03.1040　鲁氏耶尔森菌　*Yersinia ruckeri*
属耶尔森菌属。革兰氏阴性杆菌，可分解鼠李糖、蜜二糖和棉子糖。主要自淡水鱼类中分离，但未见致临床疾病。

03.1041　鲍特菌　Bordetella
一类革兰氏阴性小球杆菌。两端着色较深，多次传代后形态呈多形性，无鞭毛，不形成芽孢，毒株有荚膜和菌毛。专性需氧，常寄居于人和动物的上呼吸道。为哺乳动物寄生菌和呼吸道病原菌。

03.1042　百日咳鲍特菌　*Bordetella pertussis*
又称"百日咳杆菌"。革兰氏阴性小杆菌，有荚膜，不能运动，需氧，无芽孢，无鞭毛，能产生许多毒性因子，抵抗力弱。以人类为唯一宿主。是人类百日咳的病原菌，通过呼吸道飞沫传播，传染源为早期患者和带菌者，儿童易感。

03.1043　百日咳　pertussis, whooping cough
由百日咳鲍特菌引起的急性呼吸道传染病。典型临床表现为阵发性痉挛性咳嗽，并出现如鸡鸣样的吸气声，外周血液中淋巴细胞增多，未经治疗可迁延2～3个月。经呼吸道飞沫传播，主要感染5岁以下儿童，治疗首选红霉素。

03.1044　百日咳毒素　pertussis toxin

百日咳鲍特菌产生的外毒素。具有细胞毒、组胺致敏、激活胰岛细胞等作用。

03.1045　气管细胞毒素　tracheal cytotoxin
百日咳鲍特菌产生的毒素。特异性地损伤气管纤毛上皮细胞，使之变性、坏死。

03.1046　支气管败血鲍特菌　*Bordetella bronchiseptica*
属鲍特菌属。主要引起动物呼吸道疾病，对人的致病性不强，但可感染免疫功能低下者。

03.1047　副百日咳鲍特菌　*Bordetella parapertussis*
属鲍特菌属。和百日咳鲍特菌一样，引起呼吸道感染，表现为阵发性痉挛性咳嗽和鸡鸣样吸气声。治疗首选红霉素。

03.1048　念珠状链杆菌　*Streptobacillus moniliformis*
属链杆菌属。呈高度多形性，需氧，无动力，无芽孢，无荚膜，不耐热，为人类鼠咬热的病原菌。通过鼠咬或食物传播至人，表现为发热、皮肤溃疡、皮疹、局部淋巴结肿大，可有严重的多发性关节炎等合并症。

03.1049　军团菌　legionella
属军团菌科军团菌属。至少有42个种，呈显著多形性，常呈梭形，无荚膜，无芽孢，有端生鞭毛，需氧，存在于土壤和污水中。引起人类感染者主要是嗜肺军团菌和麦氏军团菌。

03.1050　军团病　legionellosis, legionella disease
由军团菌引起的感染性疾病。通过吸入军团菌污染的尘粒、气溶胶而传播，表现为肺炎、流感样症状，肺部有明显的实变体征，严重者有发绀，个别患者发生休克。

03.1051　嗜肺军团菌　*Legionella pneumophila*
军团菌中最具代表性的菌种。需氧，有鞭毛，有动力，生长条件复杂，有6种血清型，均具致病性。通过呼吸道传播，可引起肺炎、胸膜炎、呕吐、腹泻，甚至休克和死亡。

03.1052　庞蒂亚克热　Pontiac fever
军团病的一种临床类型，由军团菌感染引起。起病急，主要表现为发热、头痛、肌痛，部分患者有干咳、喉部和胸骨后不适感、恶心、腹泻和眩晕，肺部无炎症表现。病情一般较轻，呈自限性。

03.1053　麦氏军团菌　*Legionella micdadei*
军团菌中另一常见的致病菌种。形态和生化特性与嗜肺军团菌相似。主要经飞沫传播，引起肺炎。

03.1054　牙龈二氧化碳嗜纤维菌　*Capnocytophaga gingivalis*
中等大小的梭形杆菌。形态与梭杆菌相似，营养要求高，存在于人口腔，为条件致病菌。可引起青少年牙周炎。

03.1055　肉芽肿荚膜杆菌　*Calymmatobacterium granulomatis*
不能活动的革兰氏阴性多形短杆菌。主要通过性接触传播，引起外生殖器部位的损害。

03.1056　产碱杆菌　alcaligenes
属于葡萄糖非发酵菌，革兰氏阴性球杆菌。周身有鞭毛，有动力，无芽孢，多数无荚膜，营养要求不高，专性需氧，为人和动物肠道正常菌群。常造成机会性感染和医源性感染，可引起心内膜炎、败血症、创伤感染和脑膜炎等。对磺胺类药物敏感。

03.1057 粪产碱杆菌 *Alcaligenes faecalis*
产碱杆菌属中的主要菌种。无荚膜、有动力、专性需氧的不发酵糖类革兰氏阴性短杆菌。成对或链状排列，为肠道正常菌群，可在人与动物的粪便中分离到，偶亦存在于呼吸道、皮肤及水中。常造成机会性感染、终末期感染和菌群交替症等，临床表现多样，包括败血症(常有迁徙病灶)、脑膜炎、心内膜炎、尿路感染及伤口感染等。

03.1058 黄杆菌 *flavobacterium*
属于葡萄糖非发酵革兰氏阴性杆菌。呈杆状或球杆状，无鞭毛，无动力，需氧生长，以产黄色素为主要特征。菌落圆形，光滑，透明或半透明，稍凸起，从淡黄到橙黄色。氧化酶、过氧化氢酶阳性，可发酵葡萄糖、果糖、麦芽糖，不发酵木糖和蔗糖。广泛存在于自然界及医院内的水龙头、阴沟、制冰机、冰水、加湿器、呼吸机、浴盆、药瓶及多种导管中。一般引起散发感染，偶可引起医院感染的流行。

03.1059 脑膜脓毒性黄杆菌 *Flavobacterium meningosepticum*
黄杆菌属中有临床意义的菌种。为致病菌。可引起新生儿及早产儿化脓性脑膜炎，常见症状为发热、精神萎靡、少动、少哭、拒食、呕吐及腹胀等中毒症状，常损害神经系统，引起脑积水，病死率高。成人感染后可出现败血症、肺炎、心内膜炎等。

03.1060 芳香黄杆菌 *Flavobacterium odoratum*
黄杆菌属中有临床意义的菌种。非发酵菌，生长过程中产生黄色素，使菌落呈黄色，为条件致病菌。可引起医院感染、伤口感染、亚急性心内膜炎、败血症等。

03.1061 短黄杆菌 *Flavobacterium breve*

黄杆菌属中有临床意义的菌种。菌体呈杆状或球杆状，无芽孢，无动力，需氧生长，生长过程中产生黄色素，为条件致病菌。可引起医院感染、肺部感染、亚急性心内膜炎等。

03.1062 梅毒螺旋体 *Microspironema pallidum*
又称"苍白密螺旋体(*Treponema pallidum*)"。梅毒的病原体。是一种小而柔软、纤细的螺旋状厌氧微生物，长4～14 μm、宽0.2 μm，由8～14个整齐规则、固定不变、折光性强的螺旋构成，活动性较强。因其透明不易着色，用吉姆萨染色可染成桃红色。离开人体不易生存，煮沸、干燥、日光、肥皂水和普通消毒剂均可迅速将其杀灭，但其耐寒力强，4℃可存活3天，−78℃保存数年仍具有传染性。

03.1063 品他密螺旋体 *Treponema carateum*
形态及生物学性状上颇似梅毒螺旋体的致病菌。特点为运动方式多样，对苯胺染剂不易着染，也不能在无生命的培养基上生长，但可感染人及黑猩猩，引起皮肤品他病。

03.1064 品他病 *pinta*
由品他密螺旋体所致的慢性皮肤感染性疾病。临床上以皮肤鳞状丘疹、可变性色素沉着及角化过度为特征。只发生在西半球，主要发病年龄为10～20岁。目前认为是通过人与人直接接触传播。

03.1065 品他疹 *pintid*
品他病患者的典型皮损。表现为皮肤扁平环形红斑，直径可达10 cm，边缘不规则，上覆有鳞屑，间有角化过度，并有红棕色、灰蓝色或浅色等多种色泽。

03.1066 雅司病 *yaws*
又称"热带梅疮"。由梅毒螺旋体极细亚种

所致的接触性皮肤感染病。临床特征为杨梅样皮肤损害，柔软而无浸润的皮疹，晚期可致皮肤及骨骼的破坏而毁容。

03.1067　母雅司　primary yaws
雅司病的典型皮损。位于螺旋体入侵部位，好发于四肢两侧及面部。初起为单个扁平或半球状隆起的丘疹，逐渐增大、突起，直径可达2～5 cm，表面覆以黄褐色厚痂，除掉痂皮可见皮损呈淡红色肉芽，凹凸不平似杨梅，其中含有大量的纤细密螺旋体。局部常伴有淋巴结肿大，无压痛。数月后可自然消退，留下萎缩性瘢痕或色素减退斑。

03.1068　子雅司　secondary yaws
在母雅司发生后的1～3个月，出现广泛的雅司疹。形态与母雅司相似，但较小，数目较多，主要分布于颜面及四肢，有成群倾向，分布不对称。皮疹最初表面平滑，以后分泌物增加形成黄褐色痂皮，皮疹内含有大量纤细密螺旋体。局部淋巴结肿大，但不化脓。皮疹经数周或数月后可自然消失，不留痕迹或留有色素沉着。

03.1069　钩端螺旋体　leptospira
钩端螺旋体病的病原体。呈细长丝状，有12～18个螺旋，菌体的一端或两端弯曲成钩状。革兰氏染色阴性，在光学显微镜下，银染色易查见。在暗视野显微镜或相差显微镜下，可看见其沿长轴旋转运动。有较强的穿透力。电镜观察到的结构包括圆柱形菌体、轴丝和外膜三部分，外膜具有抗原性和免疫原性，其相应抗体为保护性抗体。

03.1070　钩端螺旋体病　leptospirosis
简称"钩体病"。由各种不同型别的致病性钩端螺旋体引起的一种自然疫源性急性传染病。鼠类和猪是主要传染源。临床特点为早期有钩端螺旋体败血症，中期为各脏器损

害和功能障碍，后期为各种变态反应后发症，重症患者有明显的肝、肾、中枢神经系统损害和肺弥漫性出血，危及生命。

03.1071　柯氏培养基　Korthof medium
用于钩端螺旋体培养的溶液。由蛋白胨0.4 g，NaCl 0.7 g，KCl 0.02 g，$NaHCO_3$ 0.01 g，$CaCl_2$ 0.02 g，KH_2PO_4 0.12 g，NaH_2PO_4 0.44 g，蒸馏水500 ml，无菌兔血清40 ml配制而成。用该培养基，在pH 7.2及28～30 ℃有氧条件下1周可长出钩端螺旋体。

03.1072　稻田型钩体病　rice field type leptospirosis
主要由黄疸出血群钩端螺旋体引起的钩体病。通过鼠类传播，多见于我国南方水稻耕作区。

03.1073　雨水型钩体病　rain type leptospirosis
主要由波摩那群钩端螺旋体引起的钩体病。通过猪多与犬传播，多见于暴雨积水后地势低洼地区。

03.1074　洪水型钩体病　flood type leptospirosis
主要由波摩那群钩端螺旋体引起的钩体病。通过猪传播，多见于洪水泛滥区。

03.1075　钩体败血症　leptospiremia
机体感染钩端螺旋体后，在3天内引起的以全身感染中毒症状为主的败血症样表现。

03.1076　肺弥漫性出血型钩体病　massive pulmonary hemorrhage type leptospirosis
一种突然恶化，进展迅速的钩体病类型。临床上先有钩体败血症早期表现，于病程2～5天突然发展成出血性肺炎表现，患者常有胸

闷、咳嗽、咯血、发绀等，病情凶险。患者常死于窒息或血压下降、呼吸循环衰竭，是近几年黄疸出血型钩体病的常见死因。

03.1077 黄疸出血型钩体病 jaundice hemorrhage type leptospirosis
又称"魏尔病(Weil disease)"。钩体病的一种类型。患者经过钩体败血症期，于病程4～5天后出现进行性加重的黄疸、出血和肾损害。轻者仅轻度黄疸，无明显出血。重者可见深度黄疸，出血明显如皮下瘀斑、鼻出血、咯血、呕血与便血，少尿至急性肾衰竭，肝性脑病。重病例可因尿毒症、大出血或肝性脑病而死亡。

03.1078 后发热 recurrence of fever in the phase of convalescence
急性期钩体病经治疗后体温下降或正常1～5天后又再次出现的发热。体温多在38℃左右，经1～3天可自行退热。主要与人体Ⅳ型变态反应有关。

03.1079 眼后发症 late ocular complication
波摩那群型钩体病常见的眼部症状。退热后1周至1个月出现，以葡萄膜炎、虹膜睫状体炎常见，也可表现为虹膜表层炎、球后视神经炎或玻璃体混浊等。

03.1080 反应性脑膜炎 reactive meningitis
少数患者在病后发热的同时出现的脑膜炎表现。如头痛、呕吐、脑膜刺激征，但脑脊液钩端螺旋体培养阴性，预后良好。

03.1081 闭塞性脑动脉炎 occlusive cerebral arteritis
波摩那群型钩体病的神经系统后发症表现之一。多在钩体病后半个月至5个月出现，表现为偏瘫、失语、反复短暂肢体瘫痪等脑缺血症状，脑血管造影证实有脑基底部多发性动脉狭窄。

03.1082 显微凝集试验 microscopic agglutination test, MAT
钩体病最为常用的血清学检查方法。将钩端螺旋体标准活菌株与患者血清混合，然后在暗视野显微镜下检查，如血清中存在特异性抗体，即可见到钩端螺旋体被凝集。一般在病后1周出现阳性，15～20天达高峰。

03.1083 赫氏反应 Herxheimer reaction
钩体病经抗生素治疗后出现的病情加重现象。多见于青霉素治疗后，表现为突然出现寒战、高热、头痛、身痛、心率和呼吸加快，原有症状加重，部分患者出现体温骤降、四肢厥冷。一般持续30 min～1 h，因可诱发肺弥漫性出血，须高度重视。

03.1084 钩端螺旋体疫苗 leptospirosis vaccine
一种预防钩端螺旋体病的单价或多价灭活全菌疫苗。通常取各地区钩端螺旋体主要流行菌型的菌株，经培养、杀菌后，按型别而配成。

03.1085 回归热螺旋体 *Borrelia recurrentis*
虱传回归热的病原体，属于疏螺旋体属或包柔螺旋体属。长10～20 μm，宽0.3～0.5 μm，有4～30个粗大而不规则的螺旋，两端尖锐，运动活泼，以横断分裂增殖。革兰氏染色阴性，瑞氏或吉姆萨染色呈紫红色。培养较为困难，需用加血清、腹水或兔肾脏碎片的培养基在微氧条件下培养才能增殖。接种于幼小白鼠腹腔或鸡胚绒毛尿囊膜容易繁殖。耐寒，但对热及化学消毒剂敏感。回归热螺旋体壁不含脂多糖，但有内毒素样活性。体表抗原极易变异。

03.1086 虱传回归热 louse-borne relapsing

fever

又称"流行性回归热"。由回归热疏螺旋体引起的自然疫源性传染病。潜伏期为7～8天，起病急骤，可有1～2天前驱期，如头痛、乏力、低热等。体温迅速高达40℃，大多呈稽留热。剧烈头痛及全身肌肉骨骼疼痛为突出症状，尤以腓肠肌为著。高热持续3～7天后骤然下降，伴大汗转入间歇期。未经治疗的患者经6～9天间歇后，再发高热，症状复现。

03.1087　蜱传回归热　tick-borne relapsing fever

通过蜱叮咬传播的自然疫源性传染病。潜伏期4～9天，临床表现与虱传回归热基本相同，但较轻。蜱叮咬局部初为斑丘疹，刺口有出血或小水疱，伴痒感，局部淋巴结可肿大。肝、脾增大较虱传回归热为少且缓慢，复发次数较多。

03.1088　莱姆病　Lyme disease

由蜱传伯氏疏螺旋体引起的自然疫源性疾病。是一种全身性、慢性炎性病变，临床上表现为皮肤、心血管、神经及关节等多脏器、多系统受损。

03.1089　伯氏疏螺旋体　Borrelia burgdorferi

莱姆病的病原体。革兰氏染色阴性，有3～10个稀疏的螺旋，电镜下可见每端有7～15条鞭毛。微需氧，在含酵母、矿盐和还原剂的培养基中生长良好，在潮湿、低温情况下抵抗力较强，但对热、干燥和一般消毒剂均较敏感。

03.1090　慢性萎缩性肢端皮炎　acrodermatitis chronica atrophicans, ACA

莱姆病晚期的皮损表现。好发于前臂或小腿皮肤，常在游走性红斑出现6个月或几年后，皮肤变为蓝色或紫红色，并伴有水肿。随着病情发展，受损皮肤逐渐纤维化和萎缩，皮肤皱纹增加，变薄的皮肤呈半透明状，可见皮下血管。

03.1091　脆弱拟杆菌　Bacteroides fragilis

属拟杆菌属，革兰氏阴性无芽孢厌氧菌。人类口腔、肠道及女性生殖道的正常菌群。条件致病菌，可引起菌血症、败血症、生殖系统感染、胸腔感染、颅内感染等。

03.1092　梭形杆菌　fusobacterium

一群革兰氏阴性无芽孢专性厌氧杆菌。形态细长、两端尖细如梭状，故名。正常寄生于人或动物的口腔、上消化道、肠道及泌尿生殖道中，以口腔最多见。营养要求较高，在血平板上生长良好。代表菌种如核梭形杆菌和坏死梭形杆菌。

03.1093　具核梭形杆菌　Fusobacterium nucleatum

属梭杆菌属，革兰氏阴性无芽孢厌氧杆菌。是临床上最常见的梭杆菌。寄生于人体的口腔、上呼吸道、肠道和泌尿生殖道，可引起口腔、肺、泌尿道、腹腔脏器等部位的感染，也可侵入血流引起菌血症或败血症。

03.1094　二氧化碳嗜纤维菌　capnocytophaga

分离自健康和炎性牙周的龈沟菌斑中的革兰氏阴性兼性厌氧杆菌。特征是只能在含有二氧化碳的厌氧环境中生长，并具有滑行运动。临床上常见的菌种有黄褐二氧化碳嗜纤维菌、牙龈二氧化碳嗜纤维菌和生痰二氧化碳嗜纤维菌，可引起人体口腔等部位的感染。

03.1095　黄褐二氧化碳嗜纤维菌　Capnocytophaga ochracea

临床上常见的二氧化碳嗜纤维菌。革兰氏染色阴性，无芽孢，兼性厌氧，主要寄生于人口腔中，临床上常从青少年牙周炎标本中分离到本菌。

03.1096 卟啉单胞菌 porphyromonas
从拟杆菌属分出的一个新菌属，革兰氏阴性无芽孢厌氧杆菌。与人类健康有关的有不解糖卟啉单胞菌、牙髓卟啉单胞菌和牙龈卟啉单胞菌。

03.1097 不解糖卟啉单胞菌 Porphyromonas asaccharolytica
属卟啉单胞菌属的革兰氏阴性无芽孢厌氧杆菌。主要寄生于人口腔、肠道和泌尿生殖道，可引起牙周、泌尿生殖道等部位的感染。

03.1098 产黑素普雷沃菌 Prevotella mela-ninogenica
属普雷沃菌属的革兰氏阴性无芽孢厌氧杆菌。主要寄生于人口腔、女性生殖道，可经内源性或外源性途径感染，引起牙周病和女性生殖道炎症。

03.1099 消化链球菌 peptostreptococcus
一群革兰氏阳性专性厌氧球菌。人体口腔、上呼吸道、肠道和女性生殖道的正常菌群，可引起人体各部位组织和器官感染。代表菌种有厌氧消化链球菌和大消化链球菌等。

03.1100 厌氧消化链球菌 Peptostreptococcus anaerobius
属消化链球菌属。主要寄生于人口腔、肠道和女性生殖道中，可通过多种途径引起肺、腹腔、盆腔等部位的感染。

03.1101 黑色消化球菌 Peptococcus niger
属消化球菌属的革兰氏阳性厌氧球菌。由于可产生黑色素，故名。主要寄生于女性生殖道，可与其他细菌引起各部位的混合感染。

03.1102 韦荣球菌 Veillonella
革兰氏阴性厌氧球菌。主要寄生于喉部，代表菌种有小韦荣球菌、非典型韦荣球菌和殊异韦荣球菌。

03.1103 小韦荣球菌 Veillonella parvula
属韦荣球菌属的革兰氏阴性厌氧球菌。是口腔、肠道、女性生殖道和上呼吸道的正常寄生菌之一。可引起口腔、肺部感染，也可引起一过性菌血症或败血症，多与其他厌氧菌混合感染。

03.1104 梭菌 clostridium
能产生芽孢、厌氧生长的革兰氏阳性大杆菌。因芽孢常比菌体大，致使菌体呈梭状而得名。大多数菌种为腐物寄生菌，少数菌种可产生毒性很强的外毒素或侵袭性酶类，对人或动物致病。临床常见的梭菌有产气荚膜梭菌、破伤风梭菌、肉毒梭菌和艰难梭菌等。

03.1105 产气荚膜梭菌 Clostridium per-fringens
属梭菌属，是气性坏疽的主要病原菌。能分解肌肉和结缔组织中的糖，产生大量气体，导致组织严重气肿，影响血液供应，造成组织大面积坏死，在体内能形成荚膜。

03.1106 败毒梭菌 Clostridium septicum
革兰氏阳性厌氧芽孢杆菌，为梭菌性肌坏死的病原菌之一。

03.1107 诺维梭菌 Clostridium novyi
革兰氏阳性厌氧芽孢杆菌。在外界环境中分布较广泛，感染后表现为伤口局部严重水肿和疼痛，有腐败恶臭味。

03.1108 索氏梭菌 Clostridium sordellii
革兰氏阳性厌氧芽孢杆菌。分布于外界环境中，也是人类肠道的正常菌群之一，可引起气性坏疽和假膜性肠炎。

03.1109　破伤风梭菌　*Clostridium tetani*
革兰氏阳性厌氧芽孢杆菌，是破伤风的病原菌。大量存在于人和动物的肠道中，由粪便污染土壤，经伤口感染引起疾病。破伤风梭菌能产生溶血毒素和痉挛毒素，后者是主要致病物质。感染后临床上主要表现为骨骼肌痉挛和强直。

03.1110　肉毒梭菌　*Clostridium botulinum*
革兰氏阳性厌氧芽孢杆菌，是肉毒中毒和婴儿肉毒病的病原菌。主要存在于土壤中，在厌氧环境下能产生肉毒毒素而引起疾病。感染后临床上主要表现为神经麻痹症状。

03.1111　艰难梭菌　*Clostridium difficile*
革兰氏阳性粗大杆菌，是抗生素相关性腹泻的主要病原菌。对分子氧非常敏感，分离培养很困难。

03.1112　丙酸杆菌　*propionibacterium*
革兰氏阳性无芽孢厌氧菌。主要存在于皮肤正常菌群中，因发酵葡萄糖产生丙酸而得名。与临床相关的有痤疮丙酸杆菌、贪婪丙酸杆菌和颗粒丙酸杆菌。

03.1113　痤疮丙酸杆菌　*Propionibacterium acnes*
属于丙酸杆菌属，革兰氏阳性无芽孢厌氧菌。为人体皮肤表面的正常菌群，也可存在于鼻腔、口腔、肠道和下尿道，是诱发痤疮的病原菌之一。

03.1114　嗜酸乳杆菌　*Lactobacillus acidophilus*
无芽孢、无荚膜的革兰氏阳性厌氧菌。临床上最常见的乳杆菌，主要寄生于人体的肠道、口腔和女性生殖道。寄生于肠道和女性生殖道的嗜酸乳杆菌对维持肠道与阴道的微生态平衡起着重要作用，而寄生于口腔的嗜酸乳杆菌可参与龋齿的形成。

03.1115　两歧双歧杆菌　*Bifidobacterium bifidum*
革兰氏阳性无芽孢厌氧杆菌。是人和动物肠道中的正常菌群，也可寄生于口腔和女性生殖道内。具有维持机体微生态平衡、提供维生素B等营养物质的生理功能。相关的制剂可用于治疗肠道菌群失调。

03.1116　迟缓真杆菌　*Eubacterium lentum*
革兰氏阳性无芽孢厌氧杆菌。主要寄生于人类的肠道内，对人体无明显的毒性作用，单独很少引起感染，可与其他细菌混合感染，引起心内膜炎等。

03.1117　口腔纤毛菌　*Leptotrichia buccalis*
革兰氏阴性无芽孢厌氧长杆菌。是寄生于人类口腔的正常菌群，也可从阴道、宫颈和女性尿道周围皮肤上分离到，可引起牙髓、牙周等部位的感染。

03.1118　破伤风　tetanus
破伤风梭菌侵入人体伤口后，在厌氧环境下生长繁殖，产生嗜神经外毒素而引起的急性感染性疾病。发病后机体呈强直性痉挛、抽搐，可因窒息或呼吸衰竭死亡，死亡率在30%～50%。

03.1119　新生儿破伤风　neonatal tetanus
破伤风梭菌侵入新生儿脐部，并产生痉挛毒素而引起的以牙关紧闭和全身肌肉强直性痉挛为特征的急性感染性疾病。

03.1120　破伤风痉挛毒素　tetanospasmin
破伤风梭菌产生的外毒素之一。是引起破伤风的主要致病物质，可被局部神经细胞吸收或经淋巴、血液到达中枢神经系统而致病。

03.1121 破伤风溶血素 tetanolysin
破伤风梭菌产生的外毒素之一。可引起溶血、局部组织坏死和心肌损害。

03.1122 破伤风类毒素 tetanus toxoid
用破伤风梭菌经减毒加工处理后制成的疫苗。用于预防破伤风。

03.1123 破伤风抗毒素 tetanus antitoxin, TAT
由经破伤风类毒素免疫的人或动物血清加工精制而成的特异性抗体。用于预防和治疗破伤风。

03.1124 肉毒毒素 clostridium botulinum toxin
肉毒梭菌产生的含有高分子蛋白的神经毒素。是已知最剧烈的毒物,主要抑制神经末梢释放乙酰胆碱,引起肌肉松弛麻痹,特别是呼吸肌麻痹是致死的主要原因。

03.1125 肉毒抗毒素 botulinum antitoxin
由经肉毒类毒素免疫的动物血浆制备而成的特异性抗体。具有中和相应型肉毒毒素的作用,可用于肉毒中毒的预防和治疗。

03.1126 梭菌性肌坏死 clostridial myonecrosis
又称"气性坏疽(gas gangrene)"。由各种气性坏疽梭菌侵入伤口引起的广泛性肌肉坏死的一种发展迅速的感染。伴随着肌肉广泛性坏死,可有气体产生,并可有严重的毒血症。多见于战伤、大面积创伤的工伤、车祸等。致病菌主要有产气荚膜梭菌、水肿梭菌、败毒梭菌、梭状梭菌和溶组织梭菌等,多为混合感染。

03.1127 结核菌素试验 tuberculin test
给人接种一定量结核菌素后,测定机体对结核菌素有无IV型变态反应,判断其是否受到结核菌感染或接种卡介苗后是否产生变态反应的一种试验。

03.1128 分枝杆菌 mycobacterium
一类细长、略弯曲的杆菌。有时有分枝或出现丝状体。

03.1129 分枝菌酸 mycolic acid
组成分枝杆菌细胞壁的一种长链脂肪酸。有一个短的β羟基侧链和长的α烷基侧链,每个分子含有60~90个碳原子,包围在肽聚糖层的外面。

03.1130 机会性分枝杆菌 opportunistic mycobacterium
平时对机体无害的或毒力甚弱的分枝杆菌。在机体免疫功能降低时造成人体感染。

03.1131 非结核分枝杆菌 nontuberculous mycobacteria
又称"非典型分枝杆菌"。除人型结核分枝杆菌、牛分枝杆菌及麻风分枝杆菌以外的分枝杆菌群。多存在于自然界,形态染色酷似结核分枝杆菌,但毒力较弱。特性有别于结核分枝杆菌,如对酸、碱比较敏感;对常用的抗结核菌药物较耐受;生长温度不如结核分枝杆菌严格;为条件致病菌。

03.1132 鸟-胞内分枝杆菌复合群 *Myco-bacterium avium-intracellular* complex
由鸟分枝杆菌、胞内分枝杆菌、瘰疬分枝杆菌、副结核分枝杆菌等组成的杆菌复合群。艾滋病患者的常见机会致病菌,可引起结核样病变,多见于肺和肾。

**03.1133　人型结核分枝杆菌　human Myco-
bacterium tuberculosis**
人类结核病的病原菌。革兰氏阳性抗酸杆
菌，生长缓慢，一般形成粗糙隆起、淡黄色
菌落，常含有由成行杆菌组成的索状因子。
甘油刺激其生长，最适温度为37℃，pH为
6.5～7.0。

03.1134　牛分枝杆菌　Mycobacterium bovis
又称"牛型结核分枝杆菌"。形态、染色和
生长特性与人型结核分枝杆菌基本相似的
病原菌。对牛和其他家畜有致病性。与人型
结核分枝杆菌有相同的抗原结构，因而可用
减毒的牛分枝杆菌（即卡介苗）接种，预防人
感染结核分枝杆菌。

**03.1135　非洲分枝杆菌　Mycobacterium afri-
canum**
结核分枝杆菌复合群的一个亚群。在西非国
家较多见，感染后引发的症状与人型结核分
枝杆菌相似。

**03.1136　鼠麻风分枝杆菌　Mycobacterium
lepraemurium**
又称"田鼠麻风分枝杆菌"。结核分枝杆菌
复合群的一个亚群。鼠类麻风病的病原菌。

03.1137　麻风病　leprosy, lepriasis
由麻风分枝杆菌引起的慢性传染病。主要侵
犯周围神经，如治疗不及时，可引起眼、手、
足的残疾。

03.1138　瘤型麻风病　lepromatous leprosy
麻风病典型的临床类型。由麻风分枝杆菌引
起皮肤结节、斑疹、丘疹等弥散性肉芽肿病
变，可有"狮面"，边缘不清，表面油亮光
滑，呈红色、红黄色、棕黄色。眉毛对称脱
落。外周神经系统呈对称性受损，神经干粗
大、较软，有明显的感觉障碍和闭汗。病程

晚期可出现肌萎缩、畸形和残疾等后遗症。
病程多呈慢性进行性，因患者免疫力低下，
导致病变广泛，多为开放性，细菌侵犯皮肤、
黏膜、神经等部位，传染性强。

03.1139　结核样型麻风病　tuberculoid leprosy
又称"良性麻风"。麻风病典型的临床类型。
病变主要在皮肤，亦可累及外周神经，不侵
犯内脏，早期皮肤出现斑疹，表现为浅色斑、
红斑组成的环状或片状损害，表面干燥附鳞
屑，皮肤损害局限且界限分明，周围神经由
于细胞浸润变粗变硬，感觉功能障碍。晚期
可发生勾手、垂足和兔眼等。查菌阴性。患
者的细胞免疫正常，能使感染局灶化，疾病
常呈自限性过程，细胞内很少见有麻风分枝
杆菌，传染性小，与瘤型麻风病不同的是该
型的患者麻风菌素试验呈阳性。该型稳定，
极少演变为瘤型。

**03.1140　界线类麻风病　borderline form lep-
rosy**
兼有瘤型和结核样型的特点，但程度可以不
同，能向两型分化。

**03.1141　未定类麻风病　indeterminate form
leprosy**
各型麻风的共同早期临床表现，属麻风病的前
期病变。根据机体免疫状态的变化，病变可自
愈或分别向其他各型发展。演变为何型麻风，
取决于机体免疫力的强弱，大多数病例最后转
变为结核样型。麻风菌素试验大多阳性。

03.1142　麻风菌素试验　lepromin test
将麻风菌素注入患者皮内的试验。早期反应
出现于注射后3～4天，表明患者对麻风菌素
过敏；出现于3～4周则为后期反应，表明患
者对麻风有免疫力。因与结核病有交叉反
应，因而对诊断没有重要意义，主要用于麻
风的分型和了解预后。可部分反映机体对麻

风杆菌细胞免疫反应的有无和强弱。

03.1143 结核分枝杆菌 *Mycobacterium tuber-culosis*
引起结核病的病原体。为细长、略带弯曲的杆菌,抗酸染色阳性,专性需氧,最适温度为37℃,在罗氏(Lowenstein-Jensen)培养基上,2~4周见菌落生长,呈颗粒、结节或花菜状,乳白色或米黄色,不透明。可侵犯全身各器官,但以肺结核最为多见。

03.1144 龟分枝杆菌 *Mycobacterium chelonei*
非结核分枝杆菌,为需氧菌,按鲁尼恩(Runyon)分类法属于Ⅳ群,为快速生长菌。常见于土壤中,偶尔在痰中分离出。在25~45℃生长,生长快,培养5~7天即可见到菌落,菌落粗糙,有些也能产色。是条件致病菌,可引起术后切口感染和臀部感染。

03.1145 汇合分枝杆菌 *Mycobacterium con-fluentis*
非结核分枝杆菌,抗酸球杆菌。生长迅速,不运动,不产生孢子、被膜或气生菌丝,耐热。

03.1146 诡诈分枝杆菌 *Mycobacterium fallax*
非结核分枝杆菌,属于快速生长类分枝杆菌。为条件致病菌。

03.1147 微黄分枝杆菌 *Mycobacterium fla-vescens*
非结核分枝杆菌,按鲁尼恩分类法属Ⅱ群。为暗产色菌,在37℃生长缓慢,无鞭毛,不能运动,在罗氏培养基上形成橙黄色奶油样菌落。

03.1148 马达加斯加分枝杆菌 *Mycobacte-rium madagascariense*
快速生长的非结核分枝杆菌,为条件致病菌。在罗氏培养基上形成橙色或黄色带闪光

的菌落。

03.1149 偶然分枝杆菌 *Mycobacterium for-tuitum*
非结核分枝杆菌,按鲁尼恩分类法属于Ⅳ群。为快速生长菌,不产色菌,在20~25℃、30℃及37℃时,2~5天能形成明显的菌落,略显灰色,呈黏液性。触酶反应强阳性,烟酸及中性红试验均阳性,抗酸染色阳性。在土壤、人体注射部位、家畜和冷血动物都曾分离到。条件致病菌,可引起创伤后肺部、骨骼或软组织病变。

03.1150 草分枝杆菌 *Mycobacterium phlei*
非结核分枝杆菌,暗产色、腐生的分枝杆菌。52℃下能生长,存在于土壤和草上。为条件致病菌。

03.1151 耻垢分枝杆菌 *Mycobacterium smegmatis*
非结核分枝杆菌,按鲁尼恩分类法属于Ⅳ群。为快速生长菌,在25~45℃生长,培养5~8天即可见到菌落,菌落粗糙,有的能产色。经常在外阴部皮脂中存在。为条件致病菌。

03.1152 亚洲分枝杆菌 *Mycobacterium asia-ticum*
非结核分枝杆菌,按鲁尼恩分类法属Ⅰ群。为光产色菌,菌落在暗处为奶油色,曝光1 h后再培养即成橘黄色,生长缓慢,菌落光滑。为非致病菌。

03.1153 库氏分枝杆菌 *Mycobacterium cookii*
一种缓慢生长的非结核分枝杆菌。为条件致病菌。

03.1154 日内瓦分枝杆菌 *Mycobacterium genavense*
非结核分枝杆菌。生长缓慢,血标本在

BACTEC13A培养基中59天才生长。仅能通过分子学方法进行检测。环境宿主未确定，与猿分枝杆菌有相关性，能引起播散性感染，仅合并于严重艾滋病病例。

03.1155　爱尔兰分枝杆菌　*Mycobacterium hiberniae*
非结核分枝杆菌，按鲁尼恩分类法属Ⅱ群。为暗产色菌，在37℃生长缓慢，产玫瑰粉红色素。在爱尔兰的土壤中发现，能在22℃、31℃、37℃生长，不能在45℃生长，能还原硝酸盐，对小鼠等不致病。

03.1156　中间分枝杆菌　*Mycobacterium intermedium*
非结核分枝杆菌，按鲁尼恩分类法属Ⅰ群。为光产色菌。从肺部疾病患者痰中分离出，生长于22℃、31℃、37℃和41℃，用17S rRNA测序，位于速生菌和缓生菌之间。

03.1157　堪萨斯分枝杆菌　*Mycobacterium kansasii*
非结核分枝杆菌，按鲁尼恩分类法属Ⅰ群。为光产色菌，生长缓慢。37℃为最适生长温度，1~3周可形成菌落，45℃不能生长；在鸡蛋固体培养基上可形成S型菌落，偶有R型，易于乳化。在暗处培养不产生色素菌落，经光照射后可产生红色结晶样胡萝卜素样色素。烟酸试验阴性，硝酸盐试验阳性。主要侵犯肺部，病情较轻，临床症状与肺结核相似。偶尔还可侵及皮肤。

03.1158　海分枝杆菌　*Mycobacterium marinum*
非结核分枝杆菌，按鲁尼恩分类法属Ⅰ群。为光产色菌，生长缓慢。光照下或短时间受光，幼龄菌落鲜黄色；生长温度25~35℃，通常37℃不生长。天然宿主为鱼类、两栖类，在宿主体内产生类似结核分枝杆菌在人肺部产生的肉芽肿，导致宿主死亡。对人而言，是机会致病菌，可引起人的传染性皮肤病变，即"游泳池肉芽肿"病，表现为肢体皮疹，尤其在肘、膝及手足背部，可能发展至浅溃疡和瘢痕形成，也有肺部感染的报道。

03.1159　副结核分枝杆菌　*Mycobacterium paratuberculosis*
非结核分枝杆菌，为暗产色菌，属于禽分枝杆菌副结核亚种。是一种细长杆菌，有的呈短棒状，有的呈球杆状，不形成芽孢、荚膜和鞭毛。可引起反刍兽的慢性消化道疾病，与人的克罗恩病相关，但因果关系不明。

03.1160　猿分枝杆菌　*Mycobacterium simiae*
非结核分枝杆菌，按鲁尼恩分类法属Ⅰ群。为光产色菌，生长缓慢。烟酸试验阴性，触酶和过氧化物酶试验阳性，而对硝酸盐、酯酶、酰胺酶反应不定。

03.1161　土地分枝杆菌　*Mycobacterium terrae*
非结核分枝杆菌，按鲁尼恩分类法属Ⅲ群。为不产色菌，生长缓慢。在改良罗氏培养基上37℃培养8天或更长时间，可见光滑无色菌落。可引起肺部感染、淋巴结炎、关节炎及脑膜炎等。

03.1162　溃疡分枝杆菌　*Mycobacterium ulcerans*
非结核分枝杆菌，按鲁尼恩分类法属Ⅲ群。为不产色菌，生长缓慢。在改良罗氏培养基上32℃培养28~60天，可见光滑无色菌落。病变部位无痛性疖逐步变成溃疡，并有可能进展为缺血性凝固坏死。

03.1163　金色分枝杆菌　*Mycobacterium aurum*
革兰氏阳性抗酸球杆菌。生长快，28℃和37℃生长，45℃和53℃不生长，为暗产色菌，菌落呈显著橙色。触酶试验阳性，硝酸钠还原试验阴性。为条件致病菌。

03.1164 迪氏分枝杆菌 *Mycobacterium diernhoferi*

革兰氏阳性抗酸杆菌。大小为（2～6）μm×0.5μm，3天内生长，28℃和37℃生长，42℃不生长，为暗产色菌，形成白色光滑菌落。为条件致病菌。

03.1165 产鼻疽分枝杆菌 *Mycobacterium farcinogenes*

非结核分枝杆菌，按鲁尼恩分类法属于Ⅳ群。为快速生长菌，菌体呈短或长的丝状体，弯曲而有分枝，呈团簇或交织成网状。可在病变的脓液内分离得到。

03.1166 外来分枝杆菌 *Mycobacterium peregrinum*

非结核分枝杆菌，按鲁尼恩分类法属于Ⅳ群。为快速生长菌，在大部分分枝杆菌培养基上稀释接种，2～4天后可见生长，22～37℃生长，40℃不生长。

03.1167 塞内加尔分枝杆菌 *Mycobacterium senegalense*

革兰氏阳性抗酸杆菌。呈短到长丝状、弯曲、有分枝、堆集成团，在多数培基上25～37℃、1～2天出现无色至淡黄色回旋状粗糙菌落，牢固附着于培养基，周围有彩虹晕环。引起鼻疽病的抗酸菌之一，可引起非洲牛类皮肤和淋巴疾病。

03.1168 抗热分枝杆菌 *Mycobacterium thermoresistibile*

非结核分枝杆菌，按鲁尼恩分类法属Ⅲ群。为不产色菌，生长快。触酶试验阳性，硝酸钠还原试验阳性，28℃不生长；37℃、45℃和53℃生长。

03.1169 鸟分枝杆菌复合群 *Mycobacterium avium complex*

非结核分枝杆菌，是2种分枝杆菌的复合体，按鲁尼恩分类法属Ⅲ群。为不产色菌，生长缓慢，在改良罗氏培养基上37℃培养7天或更长时间，可见光滑无色菌落。为禽类结核病的致病菌，很少为健康人群的结核病致病菌，是人类免疫缺陷病毒感染者的常见机会性感染病原体，常引起颈淋巴结炎。

03.1170 胃分枝杆菌 *Mycobacterium gastri*

非结核分枝杆菌，中等长至长杆菌，常见交叉。浓厚蛋培养基上稀释接种，37℃培育7天或更长的时间，菌落白色，光滑至粗糙，生长温度25～40℃。

03.1171 隐藏分枝杆菌 *Mycobacterium celatum*

非结核分枝杆菌，缓慢生长型，生化反应似鸟分枝杆菌，分枝菌酸与蟾分枝杆菌相仿。通过16S rRNA测序可将其分为1型和2型。为条件致病菌，主要感染免疫缺陷者，可致播散性感染、颈淋巴结炎、阴茎感染。

03.1172 戈登分枝杆菌 *Mycobacterium gordonae*

非结核分枝杆菌，按鲁尼恩分类法属Ⅱ群。为暗产色菌，在37℃生长缓慢，菌落光滑。可引起儿童颈部淋巴结炎、肺部或肺外感染及擦伤性脓肿等。

03.1173 胞内分枝杆菌 *Mycobacterium intracellulare*

非结核分枝杆菌，按鲁尼恩分类法属Ⅲ群。为不产色菌，生长缓慢，在改良罗氏培养基上37℃培养7～21天，可见光滑无色菌落。对生化检测无反应，需通过基因探针进行鉴定。可引起艾滋病后期患者播散性病变，免疫力正常、抽烟的老年女性感染后症状与结核病相似。

03.1174　玛尔摩分枝杆菌　*Mycobacterium malmoense*
非结核分枝杆菌，按鲁尼恩分类法属Ⅲ群。为不产色菌，生长缓慢，在改良罗氏培养基上37℃培养7天或更长时间，可见光滑无色菌落。可引起肺部感染、淋巴结炎、关节炎及脑膜炎等。

03.1175　瘰疬分枝杆菌　*Mycobacterium scrofulaceum*
又称"淋巴结核分枝杆菌"。非结核分枝杆菌，按鲁尼恩分类法属Ⅱ群。为暗产色菌，在37℃生长缓慢，10～14天可见光滑黄色菌落。烟酸/硝酸盐试验阴性，耐热过氧化氢酶和脲酶试验阳性。可引起儿童颈部淋巴结炎，极少引起肺部感染。

03.1176　苏加分枝杆菌　*Mycobacterial szulgai*
非结核分枝杆菌，按鲁尼恩分类法属Ⅱ群。为暗产色菌，在37℃生长缓慢，12～25天可见光滑菌落。可引起肺部感染。

03.1177　蟾分枝杆菌　*Mycobacterium xenopi*
非结核分枝杆菌，按鲁尼恩分类法属Ⅱ群。为暗产色菌。最适生长温度为42℃，巢样菌落。烟酸/硝酸盐试验阴性。常见于人体正常分泌物中，偶见于有基础肺疾病的患者。

03.1178　腐物寄生性分枝杆菌　saprophytic mycobacteria
存在于人和自然界中的腐物寄生性分枝杆菌（如耻垢分枝杆菌）。通常无致病性。

03.1179　星形诺卡菌　*Nocardia asteroides*
革兰氏阳性需氧杆菌。抗酸染色阳性，50℃8 h存活实验阳性。主要引起原发性化脓性肺

部感染，出现类似肺结核症状。从肺部病灶转移至皮下组织，形成脓肿和多发性瘘管，也可扩散至其他脏器，引起脑脓肿或胸膜炎。

03.1180　巴西诺卡菌　*Actinomyces brasiliensis*
又称"巴西放线菌"。革兰氏染色阳性需氧杆菌。为多形态，有球状、杆状、丝状，菌体大小0.6 μm×（3～4）μm，无运动性，有些菌种呈弱抗酸性；在普通琼脂平板上培养3天后可见菌落，7～11天后菌落凸起，气生菌丝形成后，表面呈绒毛状。对人致病，可引起暴发流行；可因外伤侵入皮下组织而产生慢性化脓性肉芽组织，表现为肿胀、脓肿及多发性瘘管，如足和腿部的足分枝菌病。

03.1181　豚鼠诺卡菌　*Nocardia caviae*
革兰氏阳性需氧杆菌。为多形态，有球状、杆状、丝状，菌体大小0.6 μm×（3～4）μm，无运动性，抗酸染色可呈弱阳性，专性需氧，营养要求一般。能分解黄嘌呤，50℃ 8 h时存活实验阳性。在普通琼脂平板上培养3天后可见菌落，7～11天后菌落凸起，气生菌丝形成后，表面呈绒毛状。可引起足分枝菌病。

03.1182　皮疽诺卡菌　*Nocardia farcinica*
革兰氏阳性需氧杆菌。为多形态，有球状、杆状、丝状，菌体大小0.6 μm×（3～4）μm，无运动性，有些菌种呈弱抗酸性，专性需氧，营养要求一般。在普通琼脂平板上培养3天后可见菌落，7～11天后菌落凸起，气生菌丝形成后，表面呈绒毛状。可引起牛的皮疽病。

03.1183　放线菌　actinomyces
革兰氏阳性、无芽孢、无荚膜、无鞭毛的非抗酸性丝状菌。正常寄居于人和动物的口腔、上呼吸道、胃肠道和泌尿生殖道，常见菌种有衣氏放线菌、牛型放线菌和内氏放线

菌等，其中衣氏放线菌为主要致病菌。

03.1184 衣氏放线菌 *Actinomyces israelii*
又称"以色列放线菌"。革兰氏阳性厌氧到微需氧菌，一类不含分枝菌酸致病性的放线菌。不形成孢子，菌落为分叶状或磨牙状，常形成有分枝的长丝，菌丝横径比真菌细。常存在于土壤和腐烂的有机物，如潮湿的干草和秸秆中，也可寄居于人的口腔、牙斑和哺乳动物的胃肠道，致病性较弱。与其他放线菌鉴别的特点是过氧化物酶阴性，能发酵甘露醇、甘露糖、木糖、蜜三糖产酸。

03.1185 牛放线菌 *Actinomyces bovis*
革兰氏阳性厌氧菌，一类不含分枝菌酸致病性的放线菌。菌落常凸起、发亮、有扇形边缘，常形成有分枝的长丝。对常用的抗细菌抗生素敏感。正常寄居于人和动物的口腔、上呼吸道、胃肠道和泌尿生殖道，致病性较弱，主要引起牛、猪的放线菌病。与其他放线菌鉴别的特点是过氧化物酶阴性，能水解淀粉，可发酵甘露糖、木糖产酸。

03.1186 内氏放线菌 *Actinomyces naeslundii*
革兰氏阳性厌氧菌，一类不含分枝菌酸的致病性放线菌。菌落常凸起、发亮、粒状、有扇形边缘，常形成有分枝的长丝。对常用的抗细菌抗生素敏感。主要寄居于人的口腔，与人的继发性釉质龋和原发性根面龋密切相关，同时也与牙齿的健康密切相关。与其他放线菌鉴别的特点是过氧化物酶阴性，能发酵甘露醇和蜜三糖产酸。

03.1187 黏性放线菌 *Actinomyces viscosus*
革兰氏阳性菌，微需氧，一类不含分枝菌酸的致病性放线菌。菌落为黏性乳酪样，常形成有分枝的长丝。对常用的抗细菌抗生素敏感，正常寄居于人和仓鼠的口腔，曾在放线菌致病的猪、猫和犬的病灶中分离，是常见的动物致病菌。与其他放线菌鉴别的特点是过氧化物酶阳性，能发酵甘露醇和蜜三糖产酸。

03.1188 丙酸蛛网菌 *Arachnia propionica*
又称"丙酸放线菌"。革兰氏阳性无芽孢杆菌。寄生于人口腔中，可引起面、颈部感染。

03.07 真 菌 感 染

03.1189 真菌病 mycosis
由各种真菌（包括致病性和条件致病性）侵犯黏膜、皮肤和内脏器官等引起的感染性疾病。

03.1190 深部真菌病 deep mycosis
由各种真菌（包括致病性和条件致病性）侵犯黏膜、皮肤深层和内脏器官等引起的感染性疾病。

03.1191 念珠菌病 candidiasis
由念珠菌属菌种所引起的急性或亚急性真菌性疾病。不仅可以侵犯表皮、毛发、指（趾）甲引起浅部真菌病，还可以侵犯黏膜和内脏，甚至发生心内膜炎、脑膜炎或败血症等深部真菌病。

03.1192 慢性黏膜皮肤念珠菌病 chronic mucocutaneous candidiasis
一种细胞免疫缺陷病。特征是黏膜、头皮、皮肤、指甲发生顽固性念珠菌感染，并常伴有内分泌系统疾病，特别是甲状旁腺和肾上腺功能低下。

03.1193 食管念珠菌感染 candidiasis of esophagus

人体免疫系统被削弱或损伤时而出现的食管念珠菌感染。临床多表现为吞咽疼痛、吞咽困难、胸骨后疼痛不适及烧灼感等，可累及食管任何部位。

03.1194　鹅口疮　thrush
又称"急性假膜型念珠菌性口炎(acute pseudomembranous candidiasis)""雪口病"。念珠菌属感染所引起的口腔黏膜急性假膜性损害。以口腔、舌上布满白屑为主要临床表现。

03.1195　青霉菌病　penicilliosis
常由马尔尼菲青霉菌引起的一种少见的皮肤和内脏真菌病。组织病理学类似美洲组织胞浆菌病。可呈局限性，也可呈播散性，通过呼吸道进入人体引起肺部感染，之后经血行播散可导致皮肤、肝、脾及淋巴结等感染。可发生于正常人，但主要见于有严重免疫功能缺陷的基础疾病(如艾滋病)患者或长期应用广谱抗生素及肾上腺皮质激素的患者，流行于亚热带地区，主要表现为发热、皮疹、肺部病变、肝脾肿大、淋巴结肿大等，可有脓肿形成及溶骨性损害，极少累及中枢神经系统及肾上腺等内分泌腺。

03.1196　真菌性菌尿症　fungal bacteriuria
白念珠菌等真菌引起的特殊类型尿路感染。患者有真菌感染易患因素，出现尿路感染症状和(或)白细胞尿。尿镜检有真菌，可疑诊。洁尿真菌培养≥1000 CFU/ml即可确诊。

03.1197　曲霉病　aspergillosis
由曲霉属真菌引起的感染。常发生于免疫受损者。

03.1198　脑曲霉病　brain aspergillosis
由曲霉属真菌感染肺部后经血行播散或由鼻窦直接侵入而导致脑部感染的真菌性疾病。

03.1199　皮肤曲霉病　cutaneous aspergillosis
由曲霉属真菌感染免疫受损者的皮肤而引起的感染性疾病。可为曲霉病血行播散所致，亦可为创伤性或医院设备相关感染所致。

03.1200　耳曲霉病　aural aspergillosis
由曲霉属真菌感染耳后引起的以耳道堵塞、听力部分丧失、耳鸣及晕眩等为主要症状的感染性疾病。

03.1201　播散性曲霉病　disseminated aspergillosis
由曲霉属真菌在免疫受损者肺内大量繁殖，并播散至身体其他器官而引起的感染性疾病。常伴有消化道受累，表现为食管、胃肠道溃疡、出血或穿孔等症状。

03.1202　毛霉病　mucormycosis
由毛霉菌目真菌感染引起的感染性疾病。可侵犯易感人群的鼻、脑、肺、胃肠道、皮肤等部位，也可通过血行播散至全身。

03.1203　鼻脑毛霉病　accessory nasal cavity mucormycosis
由毛霉菌感染引起的，始于鼻窦然后波及眼眶、面部、腭和(或)大脑的感染性疾病。具有明显的临床特征，进展快速而凶险的感染，发病率占毛霉病的20%～40%。

03.1204　肺毛霉病　pulmonary mucormycosis
由毛霉菌目致病菌自呼吸道侵入肺所致，或因吸入鼻脑毛霉病的分泌物而继发的肺部感染性疾病。

03.1205　播散性毛霉病　disseminated mucormycosis
由毛霉菌目致病菌感染而引起的多器官广泛播散的感染性疾病。常见于伴有中性粒细胞减少的肺部感染患者，脑是最常见的播散部位。

03.1206 卡氏肺孢菌 *Pneumocystis carinii*
曾称"卡氏肺孢子虫"。广泛存在于人和其他哺乳动物的肺组织内，可引起呼吸系统机会性感染。

03.1207 隐球菌病 cryptococcosis
由隐球菌属中某些种或变种引起的一种深部真菌病。可侵犯皮肤、肺、骨骼等各种器官，但80%以上侵犯中枢神经系统，引起隐球菌性脑膜炎。

03.1208 肺外隐球菌感染 extrapulmonary cryptococcosis
隐球菌从肺部经由血行播散到皮肤、黏膜、中枢神经系统及骨骼、肝、脾、淋巴结等肺外组织器官，引起组织和器官的炎症性与增生性反应。其中以皮肤和中枢神经系统感染多见。宿主细胞免疫功能不全是极其重要的发病因素。

03.1209 肺隐球菌病 pulmonary cryptococcosis
由吸入空气中的新型隐球菌孢子感染引起的一种亚急性或慢性肺部真菌病。

03.1210 孢子丝菌病 sporotrichosis
由申克孢子丝菌引起的一种慢性真菌病。主要侵犯皮肤，多见于四肢的暴露部位，亦可侵犯黏膜、骨骼、淋巴结、内脏。临床上分皮肤淋巴管型、皮肤固定型、血源性皮肤播散型。

03.1211 着色芽生菌病 chromoblastomycosis
主要由着色真菌属、瓶霉菌属等引起的足部和腿部皮肤及皮下组织播散性的鳞片状丘疹或疣状增生性真菌性皮肤病。下肢可能变得肿胀，远端部分覆盖不同的结节状、瘤状、疣

状病灶。在极少数情况下，病变会首先波及手或手腕，然后累及整个上肢。

03.1212 硬壳细胞 sclerotic cell
着色芽生菌病患者组织中形成的暗色、厚壁、分隔的细胞。可以单个或集落存在于多核巨细胞内或者胞外。

03.1213 表皮排除现象 transepithelial elimination, TE
着色芽生菌病患者真皮中受损的结缔组织、异物和致病菌在愈合过程中从真皮通过表皮排出体外，在损害表面形成"黑点"的现象。这些黑点中查菌的阳性率较高。

03.1214 新型隐球菌 *Cryptococcus neoformans*
又称"溶组织酵母菌"。在组织液或培养物中呈较大球形，直径可达5～20 μm，菌体周围有肥厚的荚膜，用墨汁负性显影法镜检，可见到具透明荚膜的菌细胞，常有出芽，但不生成假菌丝。在沙保琼脂及血琼脂培养基上培养数天后形成酵母型菌落，初呈白色，1周后转淡黄或棕黄，湿润黏稠，状似胶汁，分解尿素。是土壤、鸽类、牛乳、水果等的腐生菌，对人类是条件致病菌，感染后发生脑膜炎、脑炎、脑肉芽肿等，还可侵入骨骼、肌肉、淋巴结、皮肤、黏膜，引起慢性炎症和脓肿。

03.1215 荚膜组织胞浆菌 *Histoplasma capsulatum*
酵母菌中的一种，属双相菌。在组织中及37℃培养基中呈酵母型，直径2～4 μm，卵圆形，在室温下和泥土中呈菌丝型。常通过呼吸道进入人体，主要侵犯单核吞噬细胞系统，引起肺炎和败血症样临床表现。

03.1216 粗球孢子菌 *Coccidioides immitis*

为双相菌，在组织中形成小球体。从呼吸道或皮肤侵入，引起肺部和皮肤感染，多数自愈，少数引起继发性或播散性病变。

03.1217　球孢子菌病　coccidioidomycosis
又称"球孢子菌肉芽肿"。由粗球孢子菌引起人和多种动物的真菌病。主要有2种发病形式，主要形式是因吸入孢子的严重程度不同而引起的不同程度的急性、良性、自限性的呼吸系统感染；次要形式是慢性进行性累及全身的恶性、严重的肉芽肿性疾病。

03.1218　原发性肺球孢子菌病　primary pulmonary coccidioidomycosis
球孢子菌病的主要临床表型之一。感染10～16天后出现流感样症状，干咳，偶有血丝痰，常有胸痛，胸部体征常阴性，可有结膜炎、变形性红斑、结节性红斑等过敏性皮肤损害，以及多发性浆膜炎表现，感染初期易发生真菌血症。病程呈自限性，6～8周症状可消退，但引起肺外破坏性病变的甚少，主要见于皮肤、关节、骨骼和脑膜。

03.1219　散发性肺球孢子菌病　diverging pulmonary coccidioidomycosis
原发性肺球孢子菌病的严重合并症。病原菌经血行播散至全肺野及肺外其他器官，常在原发性肺孢子菌病病程早期出现，亦可为慢性进行性的晚期并发症。易感人群为免疫抑制者和有严重基础病及某些易感种族。

03.1220　副球孢子菌病　paracoccidioidomycosis
又称"副球孢子菌性肉芽肿"。由巴西副球孢子菌引起的皮肤、黏膜、淋巴结和内脏器官的进行性肉芽肿性损害的真菌病。

03.1221　慢性肺副球孢子菌病　chronic pulmonary paracoccidioidomycosis
由副球孢子菌侵犯肺部而引起的一种慢性隐匿性疾病。

03.1222　黏膜皮肤副球孢子菌病　mucous membrane and skin paracoccidioidomycosis
由副球孢子菌经由口腔黏膜或皮肤进入人体所致的播散性感染。可由黏膜损害蔓延而来，或经内脏血行播散，或由表浅淋巴结溃破形成溃疡。

03.1223　播散性副球孢子菌病　disseminate paracoccidioidomycosis
由副球孢子菌经血源性和淋巴源性播散而导致广泛播散的感染。

03.1224　组织胞浆菌病　histoplasmosis
由吸入或摄入荚膜组织胞浆菌孢子引起的真菌性疾病。可引起原发性肺部病变，并经血流播散。

03.1225　肺组织胞浆菌病　pulmonary histoplasmosis
由双相型荚膜组织胞浆菌引起的一类肺部真菌感染病。

03.1226　浅部真菌病　superficial mycosis
皮肤、趾甲和毛发发生的真菌感染。主要的致病真菌包括皮肤癣菌、马拉色菌和念珠菌。

03.1227　癣　tinea
皮肤真菌病的总称。

03.1228　花斑癣　tinea versicolor
由糠秕马拉色菌引起的轻微的、通常无症状的慢性皮肤角质层真菌感染。皮损有糠秕样鳞屑，色素减退或增加。

03.1229　皮肤癣菌　*Dermatophyte*

子囊菌类真菌。主要特点是有光滑的子囊孢子。主要寄生于皮肤角蛋白组织。

03.1230　发癣菌　*Trichophyton*
皮肤分节真菌的变种，有丝分裂孢子真菌属。培养可见呈棒形大分子孢子、壁光滑的一类皮肤癣菌。有20种，其中13种对人致病，侵犯皮肤、毛发和甲。中国常见的毛癣菌有红色毛癣菌、紫色毛癣菌、须毛癣菌、断发毛癣菌和许兰毛癣菌等。

03.1231　表皮癣菌　*Epidermophyton*
生长于体表，培养可见呈杵状或梨形大分子孢子样的一类皮肤癣菌。侵犯皮肤和甲。其中对人致病的只有絮状表皮癣菌。

03.1232　小孢子癣菌　*Microsporum*
生长于体表，培养可见呈梭形大分子孢子、壁有刺的一类皮肤癣菌。侵犯毛发及皮肤，共有15种，对人致病的有8种。中国常见的有铁锈色小孢子菌、石膏样小孢子菌和犬小孢子菌等。

03.1233　足菌肿　mycetoma
又称"马杜拉足（Madura foot）""马杜拉菌病（maduromycosis）"。由自然环境中的真菌或放线菌侵入真皮深层或皮下组织而引起的、以菌体包裹形成颗粒为特征的慢性化脓性肉芽肿性疾病。

03.1234　皮炎芽生菌病　blastomycetic derma-titidis
又称"北美芽生菌病"。由皮炎芽生菌引起的一种以肺、皮肤和骨骼感染为主的慢性化脓性、肉芽肿性病变。主要流行于北美洲，在英国和墨西哥等地也有散发，但患者以往都有居住在美国或接触过本菌污染物的历史。

03.08　寄生虫与节肢动物感染

03.1235　寄生虫病　parasitic disease
寄生虫侵入宿主，并在宿主体内寄生、发育所引起的疾病。严重程度取决于寄生虫和宿主之间关系的平衡程度，一般来说，寄生的时间越久，和宿主的关系越平衡，对宿主的危害就越小，产生的症状、病理变化就越轻。

03.1236　超寄生　superparasitism
被寄生物寄生的宿主是另一种寄生物而形成的重叠寄生现象。

03.1237　原虫　protozoan
单细胞真核动物。虫体微小而能独立完成运动、摄食、呼吸、排泄、生殖及对外界刺激产生反应等生命活动的全部功能。多为寄生型，也有共栖型（如结肠内阿米巴）和自由生活型（如福氏耐格里阿米巴）。

03.1238　原虫感染　protozoan infection
致病与非致病性原虫寄生于人体的一种状态。常见感染人体的有阿米巴、疟原虫、弓形体、隐孢子虫、利什曼原虫等。

03.1239　原虫病　protozoan disease
寄生在人体的腔道、体液、组织或细胞内的多种致病性原虫所引发的各种疾病的总称。常见的有阿米巴病、疟疾、黑热病、弓形体病和隐孢子虫病等，可对人体造成严重危害。

03.1240　中枢神经系统原虫感染　central nervous system protozoal infection
致病与非致病性原虫寄生于人体中枢神经系统的一种状态。常见的中枢神经系统原虫感染为耐格里阿米巴感染引起的原发性阿米巴脑膜脑炎。

03.1241 宿主特异性 host specificity
同一寄生虫通常只在某种或某几种生物体内生活的特性。

03.1242 储存宿主 reservoir host
人以外的终末宿主。

03.1243 阿米巴 Amoebida
属肉足鞭毛门叶足纲下的一目。根据生活不同可分为内阿米巴和自由生活阿米巴。特点为细胞核含一个核内体及大小均匀呈环状附着在核膜上的颗粒，表皮很薄，可自由变化成多种形状。部分寄生于脊椎动物的肠道内，如溶组织内阿米巴，可导致阿米巴痢疾。

03.1244 内阿米巴 Entamoebidae
属叶足纲阿米巴目下的一科。多为营寄生生活的虫种。可寄生或共栖于脊椎动物和节肢动物的消化道内。

03.1245 包囊 cyst
阿米巴未成熟阶段，仅在肠腔内形成，多见于隐性感染者及慢性患者粪便中，一般10～20 μm，为圆形或卵圆形，包有厚被膜，胞核一般1～4个，偶为8个。溶组织阿米巴以此型存在于自然界中，为疾病传染的主要来源。

03.1246 滋养体 trophozoite
溶组织阿米巴的致病型，寄生在组织中，一般为12～60 μm，分为大滋养体和小滋养体。大滋养体有侵袭力；小滋养体寄生在肠腔内，以细菌及真菌为食，当宿主抵抗力降低时，便侵入肠壁组织转变为大滋养体而致病。

03.1247 寄生世代 parasitic generation
幼虫在宿主体内发育为成虫，产卵后孵化为

幼虫，再随粪便排出体外，完成整个生活周期的过程。

03.1248 节片 proglottid
绦虫的任何体节，由虫体颈区节裂的过程所形成。包括雄雌两性生殖器官，从节裂体脱掉后可短暂生存。

03.1249 未成熟节片 immature proglottid
根据绦虫节片内生殖器官的成熟情况可分为未成熟节片、成熟节片和孕卵节片3种，其中宽大于长、内部构造尚未发育的节片。

03.1250 成熟节片 mature proglottid
根据绦虫节片内生殖器官的成熟情况可分为未成熟节片、成熟节片和孕卵节片3种，其中内部构造发育完全的节片。

03.1251 孕卵节片 gravid proglottid
又称"妊娠节片"。根据绦虫节片内生殖器官的成熟情况可分为未成熟节片、成熟节片和孕卵节片3种，其中呈长方形、产生虫卵的节片。

03.1252 头节 scolex
绦虫最前端的一个部分。呈圆球形，直径约为1 mm。

03.1253 顶突 rostellum
绦虫头节前端中央的部位。上有25～50个小钩，大小相间或分内外两圈排列，下有4个圆形的吸盘，均为适应寄生的附着器官。

03.1254 缩小膜壳绦虫 *Hymenolepis deminuta*
又称"长膜壳绦虫"。鼠类常见的寄生虫。偶寄生于人体，引起缩小膜壳绦虫病。

03.1255 缩小膜壳绦虫病 hymenolepiasis

diminuta

缩小膜壳绦虫寄生于人体引起的寄生虫病。大多无明显的临床症状，或仅有轻微的神经系统和胃肠道症状，如头痛、失眠、磨牙、恶心、腹胀和腹痛等。严重感染者可出现眩晕、贫血等。

03.1256 犬复孔绦虫 *Dipylidium caninum*

犬和猫的常见寄生虫。偶可感染人体，引起复孔绦虫病。

03.1257 犬复孔绦虫病 dipylidiasis

由犬复孔绦虫感染人体引起的寄生虫病。临床表现主要与感染的数量有关，一般可无明显症状。

03.1258 曼氏裂头蚴病 sparganosis mansoni

由曼氏迭宫绦虫引起的人兽共患寄生虫病。裂头蚴可在体内移行，侵犯多种组织器官，引起相应的临床症状。

03.1259 曼氏迭宫绦虫 *Spirometra mansoni*

又称"孟氏裂头绦虫"。成虫主要寄生在猫科动物，偶寄生于人体，但中绦期裂头蚴可在人体寄生，导致曼氏裂头蚴病的寄生虫。

03.1260 钩球蚴 coracidium

曼氏迭宫绦虫卵自虫体子宫孔中产出，随宿主粪便排出体外，在水中适宜的温度下，经过3～5周发育孵出的椭圆形或近圆形、周身被有纤毛的蚴。

03.1261 原尾蚴 procercoid

钩球蚴常在水中做无定向螺旋式游动，当其主动碰击到剑水蚤时即被其吞食，随后脱去纤毛，穿过肠壁入血腔，经3～11天发育成蚴。

03.1262 实尾蚴 plerocercoid

含有原尾蚴的剑水蚤被第2中间宿主吞食后发育而成的蚴。

03.1263 裂头蚴 sparganum

又称"条带蚴"。实尾蚴已经没有小钩，具有成虫样的头节，但链体及生殖器官尚未发育的状态。

03.1264 中绦期 metacestode

绦虫在中间宿主体内的时期。此时幼虫主要寄生在中间宿主的实质脏器内，危害性大。多数绦虫属于此类。

03.1265 六钩蚴 oncosphere

绦虫纲个体发育中的一种幼体。因幼体具有6个角质小钩，故名。

03.1266 纤维素型 cysticercus cellulose

囊尾蚴的一种形态。因常位于皮下结缔组织而得名。圆形或卵圆形无色透明囊泡，囊膜分为3层：外层为皮层，系嗜酸性玻璃状薄膜；中间层为细胞核层；内层为实质层，较厚，由细纤维网组成。

03.1267 中间型 intermediate form cysticercus

囊尾蚴的一种形态。在人脑中发现，体节较大，呈分节状，生长出一至数个囊泡。特征为可见头节，位于囊内或部分由囊内伸出。

03.1268 神经囊尾蚴病 neurocysticercosis

猪囊尾蚴寄生于脑内引起的寄生虫病。经由多种途径进入胃的绦虫卵，在十二指肠中孵化成囊尾蚴，钻入肠壁经肠系膜静脉进入体循环和脉络膜而进入脑实质、蛛网膜下腔和脑室系统，引起各种损害。

03.1269 幼虫移行症 larva migrans

一些动物寄生蠕虫的幼虫在人体皮肤及各种器官中移行、寄生所引起的传染病。可分为皮肤幼虫移行症和内脏幼虫移行症。

03.1270　皮肤幼虫移行症　cutaneous larva migrans
由动物蠕虫侵入皮肤和移行时产生的皮肤损害。

03.1271　巴西钩虫　*Ancylostoma braziliense*
钩虫的一种。仅感染期幼虫能侵入人体，引起皮肤幼虫移行症，不发育为成虫。

03.1272　内脏幼虫移行症　visceral larva migrans
动物蠕虫幼虫在人体内移行时侵入肺、肝、脑、眼等引起的病变。以发热、嗜酸性粒细胞增高、肝大为主要临床表现。

03.1273　眼幼虫移行症　ocular larva migrans
动物蠕虫幼虫在人体内移行时侵犯眼部引起的病变。可出现眼部肿胀、眼球突出、视力障碍甚至失明等。

03.1274　芽殖裂头蚴病　sparganosis proliferans
芽殖裂头蚴感染人体引起的寄生虫病。

03.1275　舌形虫病　linguatulosis
由舌形虫引起的人兽共患寄生虫病。重度感染可引起严重症状，常表现为咳嗽、突发头痛、发热数月，急性胃肠炎、恶心呕吐，剧烈、持续腹泻或腹痛，甚至出现腹水与腹膜炎、败血症、心包炎、虹膜炎、继发性青光眼和视力下降等表现，病情恶化可致死。

03.1276　异尖线虫病　anisakiasis
由海生异尖线虫或单纯异尖线虫引起的寄生虫病。幼虫钻入胃或小肠黏膜而形成嗜酸性粒细胞性肉芽肿，但不能发育成熟。

03.1277　猪巨吻棘头虫　*Macracanthorhyn-*

chus hirudinaceus
又称"蛭形棘头虫"。棘头动物门、巨吻目、寡棘吻科、巨吻棘头虫属的一种。主要寄生在猪小肠内，偶可寄生于人体引起猪巨吻棘头虫病。

03.1278　猪巨吻棘头虫病　macracanthorhyn-chosis
猪巨吻棘头虫寄生于人体小肠而引起的寄生虫病。患者可有恶心、厌食及腹痛等症状。

03.1279　感染性棘头体　cystacanth
存活于甲虫发育各阶段的体内，并保持对终宿主感染力的一种寄生虫。当猪等动物吞食含有感染性棘头体的甲虫（包括幼虫、蛹或成虫）后，在其小肠内经1～3个月发育为成虫。人则因误食了含活感染性棘头体的甲虫而受到感染。

03.1280　广州管圆线虫　*Angiostrongylus cantonensis*
寄生于大鼠肺动脉的一种线虫。偶可寄生于人体，引起嗜酸性粒细胞增多性脑膜脑炎或脊髓炎。

03.1281　广州管圆线虫病　angiostrongyliasis cantonensis
又称"嗜酸性粒细胞增多性脑脊髓膜炎"。因进食了含有广州管圆线虫幼虫的生或半生的螺肉而引起的人兽共患寄生虫病。其幼虫主要侵犯人体中枢神经系统，表现为脑膜脑炎、脊髓膜炎和脊髓炎。

03.1282　肾膨结线虫病　dioctophymiasis renale
肾膨结线虫感染人体引起的一种寄生虫疾病。临床表现主要有腰痛、肾绞痛、血尿、尿频，可并发肾盂肾炎、肾结石、肾功能障碍等。

03.1283 肾膨结线虫 *Dioctophyma renale*
俗称"巨肾虫"。一种大型寄生线虫。在世界各地分布广泛，寄生于犬、水貂、狼和褐家鼠等20多种动物的肾脏及腹腔内，偶可感染人体，引起肾膨结线虫病。

03.1284 筒线虫病 gongylonemiasis
由筒线虫引起的人兽共患寄生虫病。虫体在人口腔内的寄生部位依次为上下唇、颊部、舌部、硬软腭、齿龈、扁桃体附近，引起相应症状。

03.1285 美丽筒线虫病 gongylonemiasis pulchrum
由美丽筒线虫引起的人兽共患寄生虫病。主要寄生于反刍动物的口腔及食管黏膜下组织，偶可寄生于人的口腔。

03.1286 菲律宾毛线虫病 capillariasis philippinensis
由菲律宾毛线虫感染人体的寄生虫疾病。主要症状是腹痛、腹泻、消瘦，可自身反复感染，严重者常继发心功能衰竭或细菌感染而死亡。

03.1287 毛圆线虫 *Trichostrongylus*
寄生在动物消化道的一种线虫。自然宿主为草食动物，主要经口感染，也可经皮肤感染。感染性幼虫经皮肤入侵，其移行路线与钩虫相似，随血液至肺，经气管、咽、食管、胃到达寄生部位。

03.1288 毛圆线虫病 trichostrongyliasis
由毛圆线虫寄生于人体十二指肠及空肠引起的人兽共患寄生虫病。牲畜为主要传染源，患病牲畜常经粪便排出虫卵。人群普遍易感。轻者多无明显症状，重者可有乏力、头晕、失眠、易疲劳，常伴不同程度的食欲缺乏、腹胀、腹痛和腹泻等症状。大量成虫吸血可出现贫血。

03.1289 粪类圆线虫 *Strongyloides stercoralis*
一种兼性寄生虫。生活史包括自生世代和寄生世代。在寄生世代中，成虫主要寄生在宿主小肠，幼虫可侵入肺、脑、肝、肾等组织器官，引起粪类圆线虫病。

03.1290 粪类圆线虫病 strongyloidiasis stercoralis
由粪类圆线虫寄生于小肠上段而引起的寄生虫病。临床症状复杂多样，轻者无症状，重者出现小肠和结肠溃疡性炎症，甚至发生死亡。

03.1291 镰刀星隙吸虫 *Stellantchasmus falcatus*
存在于日本鲻鱼体内的寄生虫。曾经从此吸虫体内分离出腺热埃立克体。

03.1292 自生世代 free-living generation
不需宿主，在体外完成整个生活周期的过程。

03.1293 钩虫病 hookworm disease
十二指肠钩口线虫或美洲钩口线虫寄生于小肠内所引起的疾病。当人体接触钩虫的传染期幼虫(丝状蚴)时，幼虫即钻入皮肤而引起感染。临床上以贫血、营养不良、胃肠功能失调为主要表现，重者可致发育障碍及心功能不全。

03.1294 毛首鞭形线虫 *Trichuris trichiura*
简称"鞭虫"。人体常见的寄生线虫之一。成虫外形似马鞭，前端细长，约占虫体长的3/5，后端明显粗大。成虫寄生于人体盲肠，可以引起鞭虫病。

03.1295 鞭虫病 trichuriasis
由鞭虫的成虫寄生于人体盲肠及阑尾部，有时也寄生于结肠、直肠而引起的疾病。是肠道常见的寄生虫病之一。轻者常无症状，重者出现腹痛、腹泻、便血、直肠脱垂、贫血、瘙痒等。

03.1296　等孢球虫病　isosporiasis
等孢球虫寄生于人肠黏膜上皮，造成肠道黏膜损伤的一种寄生性原虫感染性疾病。寄生于人类的等孢球虫有贝氏等孢球虫和纳氏等孢球虫两种，以贝氏等孢球虫多见。临床表现主要为腹泻、水样便、消瘦、恶心、腹痛、体重下降等，少数患者有小肠吸收不良表现。免疫力低下者及艾滋病患者易患此病。

04. 特殊感染及感染相关问题

04.01　医源性感染

04.0001　医源性感染　iatrogenic infection
在医学服务中，因病原体传播引起的感染。

04.0002　医院[内]感染　nosocomial infection
又称"医院获得性感染（hospital-acquired infection, HAI）"。发生在医院中的一切感染。包括在医院内感染而在院外发病或转院后发病的患者，但不包括在医院外感染而在医院内发病的患者。广义地讲，医院感染的对象包括住院患者、医院工作人员、门急诊就诊患者、探视者和患者家属等。

04.0003　医院感染发病率　incidence of noso-comial infection
在一定时间内，住院患者中发生医院感染新发病例的频率。中国普遍采用每百住院患者发生医院感染的人数即百分率来表示。

04.0004　医院感染漏报率　rate of leakage report of nosocomial infection
医院感染漏报病例数占漏报病例数与已经报告病例数之和的比例。

04.0005　医院感染病原体　pathogen of noso-comial infection
能引起医院感染的所有病原体。包括细菌、真菌、病毒、衣原体、支原体和寄生虫等。

04.0006　医院感染病原菌　pathogenic bacteria of nosocomial infection
能引起医院感染的细菌和真菌。可分为致病菌和条件致病菌，其中大部分是耐药的条件致病菌，如抗甲氧西林金黄色葡萄球菌、抗甲氧西林表皮葡萄球菌、大肠埃希菌、鲍曼不动杆菌等。

04.0007　社区获得性感染　community-ac-quired infection
简称"社区感染"。在社区内获得的感染。住院前获得的感染，住院时正值潜伏期，住院后才发病者属社区感染而非医院感染。

04.0008　实验室感染　laboratory infection
从事实验室工作时，因接触病原体所致的感染。

04.0009　医院感染零发病　zero incidence of nosocomial infection
在一定时间内住院患者中发生医院感染病例的频率为零。

04.0010　医院感染现患率　prevalence rate of

nosocomial infection
在一定时间内某医院发生医院感染病例(包括新、老病例)的频率。可分为点现患率(point prevalence)和阶段现患率(period prevalence)。点现患率是把某一时间过程作为一点，如全国医院感染监控网每年调查网上医院某24 h内全部住院患者发生医院感染病例数，占相同时间全部住院患者数的比例。由于医院感染现患率调查包括了医院感染新、老患者，故现患率总是大于发病率。

04.0011　医院感染散发　sporadic of nosocomial infection
在某地区或某医院住院患者中医院感染病例数为历年(情况大致相同的年份)的一般水平。

04.0012　医院感染流行　epidemic of nosocomial infection
某医院或某科室医院感染发病率显著超过历年散发发病率水平，或为前一年同期2～3倍的情况。

04.0013　医院感染暴发　outbreak of nosocomial infection
在医疗机构或其科室的患者中，短时间内发生3例以上同种同源感染病例的现象。是医院感染流行的特殊形式。

04.0014　疑似医院感染暴发　outbreak of suspected nosocomial infection
在医疗机构或其科室的患者中，短时间内出现3例以上临床综合征相似、怀疑有共同感染源的感染病例，或者3例以上怀疑有共同感染源或感染途径的感染病例现象。

04.0015　医院感染监测　monitoring of nosocomial infection
长期、系统、连续地观察、收集、分析医院感染在一定人群中的发生、分布及其影响因素的工作。如医院感染发病率、医院感染卫生学监测等。监测结果报告有关部门，反馈相关科室，为医院感染管理和控制提供科学依据。

04.0016　综合性监测　comprehensive monitoring
对所有住院患者和工作人员的医院感染及其相关因素进行监测的工作。常用于监测工作开始阶段。能获得全院医院感染的全面情况，及早发现医院感染聚集性发生或暴发流行的迹象，收集和分析大量的资料等，但花费大、耗时、工作强度大。

04.0017　目标性监测　objective monitoring
又称"靶位监测"。先对监测项目设定目标，然后开展监测工作达到预定目标的过程。常建立在综合性监测基础上。如外科切口感染、细菌耐药性与抗生素合理使用等均可作为监测目标。

04.0018　环境监测　environmental monitoring
对医疗机构的环境卫生学进行监测。包括对空气、物体表面、医护人员手等的病原微生物监测。

04.0019　全国监测　national surveillance
国家公共卫生行政机关对已有或新发的感染性疾病进行检测和监控。所获得的资料用于调配卫生资源，指导和评价疾病预防控制。

04.0020　医院感染管理　administration of nosocomial infection
针对在诊疗活动(如疾病的预防、诊断或治疗)中存在的医院感染及与之相关的危险因素，进行科学的控制活动，以预防、减少医院感染。

04.0021 医院感染管理委员会 Hospital Infection Control Committee
组织、指导、协调和监督本机构医院感染的预防与控制工作的委员会或小组。

04.0022 医院感染管理科 administration department of nosocomial infection
专门从事医院感染管理工作的科室。二级以上医院应当设置独立的医院感染管理科，其他医疗机构应当设立医院感染管理专职人员。在医院感染管理委员会领导下，负责日常工作。主要职责包括提出感染控制具体计划，组织医院感染监测、督促检查、资料汇总等。

04.0023 科室医院感染管理小组 group of nosocomial infection administration
医疗机构的临床科室负责医院感染管理工作的小组。一般由医疗副主任担任组长。主要职责是落实医院感染管理规章制度，负责本科室医院感染的预防、诊断、治疗和控制等工作。

04.0024 全国医院感染监控网 National Nosocomial Infection Surveillance System
管理包括全国各省、自治区、直辖市各级医院的网络。定期汇总分析医院报告的医院感染管理监测资料，为政府卫生主管部门相关决策提供参考。

04.0025 医院感染控制 control of nosocomial infection
根据科学理论，按照相关规章制度，采用正确的措施，对医院感染的发生或流行进行有效的控制，尽可能降低医院感染的风险和危害。

04.0026 医院感染管理专职人员 full-time personnel of administration of noso-comial infection
专门从事医院感染管理的工作人员。如医院感染管理医师等。必须经过省级以上卫生行政部门指定的医院感染管理培训单位的培训，取得省级以上卫生行政部门颁发的《医院感染管理专业岗位培训证书》，考核合格才能上岗。

04.0027 医院感染监控专职人员 full-time personnel of supervising of nosocomial infection
专门从事医院感染监测与控制工作的人员。如医院感染实验技师等。必须经过省级以上卫生行政部门指定的医院感染监控培训单位的培训，取得省级以上卫生行政部门颁发的医院感染监控岗位培训证书，考核合格才能上岗。

04.0028 医院感染监控兼职人员 part-time personnel of administration of noso-comial infection
在从事临床医疗、护理工作的同时，根据需要承担部分医院感染监控工作的人员。如临床科室医院感染监控护士等。

04.0029 控制医院感染规划 nosocomial infection control plan
控制医院感染的规划。如医院感染控制年度计划及降低医院感染发病率、合理使用抗菌药物、卫生学监测规划等。

04.0030 医院感染教育 education on noso-comial infection
医院感染相关知识的教育。包括对医务人员的医院感染防治与控制知识培训教育，以及对人民群众进行医院感染相关知识的宣传教育等。

04.0031 医院感染培训 knowledge training

of nosocomial infection

对各类人员进行医院感染相关知识的培训。如全体员工的职业道德规范、医院感染管理法律法规培训、医护人员的医院感染防治专业知识培训、无菌技术培训等。有利于使医院感染的风险降到最低程度。

04.0032　诊断标准　diagnostic code
由卫生行政主管部门或专业协会制定、获得同行专家普遍认可的、专门用于诊断某一疾病的统一行业标准。

04.0033　隔离　isolation
采用科学方法和有效措施，把处于传染期的患者、可疑患者或病原携带者与其他人群分开，防止病原体从患者及携带者传播给他人。

04.0034　隔离目的　isolation aim
隔离需要达到的目标。包括把传染病控制在最小范围；集中处理病原体，控制交叉感染及感染扩散；杜绝探视，以免探视者接触传染源，或带入其他病原体感染隔离者。

04.0035　隔离标志　isolation sign
在隔离区或隔离病室的周边，用以警示医护人员、患者及来访者必须严格遵守的隔离规章制度的图案或文字。

04.0036　隔离方式　isolation method
根据隔离类目、疾病种类选用适宜的隔离方式。如以类目为特点的隔离系统(A系统)、以疾病为特点的隔离系统(B系统)、体内物质隔离系统(C系统)、普通隔离和标准预防隔离等。

04.0037　隔离系统 A　isolation system A
又称"A系统"。按传播途径分类的隔离系统。包括7类：严密隔离、接触隔离、呼吸道隔离、结核病隔离、肠道隔离、引流物–分泌物隔离预防、血液–体液隔离。

04.0038　隔离系统 B　isolation system B
又称"B系统"。按疾病特征而定的隔离系统。按疾病需要选择隔离方式，可以减少某些不需要的隔离措施，节约费用，但要求医护人员对疾病充分了解，具有较高的业务水平和责任感。

04.0039　隔离系统 C　isolation system C
又称"C系统"。按照被隔离者体内物质而定的隔离系统。医务工作人员可按照规定，确定何时使用隔离服、手套，如何处理患者使用过的物品等。

04.0040　隔离原则　isolation principle
医疗防疫机构应遵循严格管理感染源、切断传播途径和保护易感人群的基本准则。切实做到患者与健康人严格分开，确诊者与疑似病患者分别收治，清洁物品与污染物品严格区分。

04.0041　隔离技术　isolation skill
为了达到隔离预防目的而采取的一系列操作和措施。医务人员应正确采用隔离防护技术，包括正确的手卫生，合理使用口罩、手套、隔离衣、防护服等隔离防护用品。

04.0042　隔离病房　isolation ward
具有采取相应隔离措施、有效防止病原体从感染者传播给其他患者及医务人员的功能的病房。如隔离病房应设立单独通往室外的通道或阳台等。

04.0043　区域隔离　area isolation
将感染源(患者或病原携带者)安置在指定地点或特殊环境中，使其与普通患者分开，并对指定的地点或特殊环境及时消毒处理，以防止疾病的传播和不同病种间交叉感染的措施。

04.0044 严密隔离 absolute isolation
对高度传染性、致命性、强毒力病原体所致传染病的隔离。适用于霍乱、肺鼠疫、肺炭疽等。隔离要点：患者住单间，禁止陪伴和探视；医务人员戴口罩、帽子、手套，穿隔离衣或防护服，换鞋；患者分泌物、排泄物、污染物、敷料等消毒；室内空气及地面喷消毒液或照紫外线等。

04.0045 呼吸道隔离 respiratory tract isolation
对呼吸道传播疾病的隔离。适用于流感、麻疹、白喉、水痘等疾病。隔离要点：同类患者可同住一室，门窗关闭；室内喷洒消毒液或紫外线照射；患者口鼻、呼吸道分泌物应消毒；进病室者戴口罩、帽子，穿隔离衣等。

04.0046 消化道隔离 digestive tract isolation
对消化道传播疾病的隔离。适用于伤寒、细菌性痢疾、甲型肝炎、戊型肝炎等粪–口传播疾病。隔离要点：接触患者时穿隔离衣、换鞋及手清洗消毒；患者粪便及排泄物严格消毒，日用品、餐具、便器等定期消毒，地面洒消毒液；室内防杀苍蝇和蟑螂等。

04.0047 血液隔离 blood isolation
对经血液传播疾病的隔离。适用于乙型肝炎、丙型肝炎及艾滋病等。隔离要点：使用一次性注射器等医疗用品；严格消毒用过的医疗器械；接触患者后手清洗与消毒，必要时戴手套；尽可能避免输血及血制品等。

04.0048 接触隔离 contact isolation
对能通过接触开放创口传播的疾病的隔离。适用于狂犬病、破伤风、肠道感染、多重耐药菌感染、皮肤感染等。隔离要点：医务人员接触患者时穿隔离衣、戴口罩，必要时戴手套；患者用过的污染物品严格消毒灭菌或焚烧。

04.0049 引流物–分泌物隔离 drain-secretion isolation
对直接或间接接触脓液或感染部位引流物传播疾病的隔离。适用于轻型脓肿、烧伤感染、结膜炎、小面积感染性溃疡等。隔离要点：接触患者可能污染工作服时穿隔离衣，接触污染物时戴手套；污染物品消毒灭菌或焚烧等。

04.0050 昆虫隔离 insect isolation
对以昆虫为媒介传播的疾病的隔离。适用于经蚊、蚤、虱、蜱、恙螨等叮咬引起的疾病，如疟疾、乙型脑炎、肾综合征出血热等。隔离要点：室内有完善的防蚊设施等以防叮咬；杀灭医学昆虫等。

04.0051 标准预防 standard precaution
基于患者的血液、体液、分泌物(不包括汗液)、排泄物、非完整皮肤和黏膜均可能具有传染性的原则，针对医院所有患者和医务人员采取的一组预防感染的措施。包括手卫生，并根据预期可能的暴露选用手套、面罩、隔离衣、口罩、护目镜或防护面屏。也包括穿戴合适的防护用品处理患者环境中污染的物品与医疗器械。

04.0052 隔离期 isolation period
自隔离之日起到解除隔离之间的时间。根据传染病的传播途径和病原体排出方式与时间而确定。某种传染病的隔离期，一般不得短于该病的平均潜伏期。如甲型肝炎的隔离期最短为4周。

04.0053 解除隔离 disisolation
当被隔离者的隔离期已满、传染性已消除且

接触隔离者无感染证据时，被隔离者按规定离开隔离病房或隔离区的措施。解除隔离后可酌情出院或转往普通病房继续治疗。

04.0054 消毒 disinfection
运用物理、化学、生物学方法杀灭或清除传播媒介上可能引起人和动物致病的微生物的措施。是切断传染病传播途径的有效措施之一，借此可以阻止、控制传染病及医院感染的发生和流行。

04.0055 消毒程序 disinfection program
根据污染物品的传染性强度采取的消毒工作顺序。被甲类传染病及艾滋病、肝炎、结核、炭疽等患者的排泄物、分泌物、血液等污染的器材和物品，先消毒再清洗，然后按物品危险程度，选择合理的方法进行消毒或灭菌处理。普通患者用过的物品可先清洗后消毒。

04.0056 化学消毒剂 chemical disinfectant
简称"消毒剂"。能使微生物和病原体的蛋白质变性，失去正常功能而死亡的化学药物。按照其作用的水平可分为高效消毒剂、中效消毒剂、低效消毒剂。

04.0057 高效消毒剂 high effect disinfectant
又称"灭菌剂"。能杀灭一切细菌的繁殖体（包括结核分枝杆菌）、细菌芽孢、病毒、真菌及其孢子在内的各种微生物的消毒剂。如2%碘酊、戊二醛、过氧乙酸、甲醛、环氧乙烷等。

04.0058 中效消毒剂 moderate effect disinfectant
能杀灭除了细菌芽孢以外的各种微生物的消毒剂。如乙醇、部分含氯制剂、氧化剂、溴剂等。

04.0059 低效消毒剂 low effect disinfectant
可杀灭细菌繁殖体和亲脂病毒，达到消毒要求的制剂。如醋酸氯己定、葡萄糖酸氯己定和聚六亚甲基胍。有些低效消毒剂对真菌也有一定作用，如汞、氯己定及某些季铵盐类消毒剂等。

04.0060 化学消毒 chemical disinfection
采用化学消毒剂进行消毒的方法。

04.0061 物理消毒 physical disinfection
通过机械（如流动水冲洗）、热、光、电、微波和辐射（如射线）等物理学手段对某些污染物品进行消毒的方法。

04.0062 焚烧消毒 flame disinfection
通过火力烧毁病原体对细菌芽孢污染器具等进行消毒的方法。如破伤风患者伤口换药碗用95%乙醇燃烧后，再进行高压蒸汽灭菌消毒等。

04.0063 热力消毒 heating disinfection
通过高温高热进行消毒的方法。如煮沸消毒、高压蒸汽灭菌、预真空型压力蒸汽灭菌等。

04.0064 煮沸消毒 boiling disinfection
通过煮沸使病原体蛋白质变性达到消毒目的的方法。煮沸100℃ 5 min可杀死细菌繁殖体；细菌芽孢耐热力强，故需延长煮沸时间；对乙型肝炎病毒污染物品需延至15～20 min。常用于一般外科器械、胶管和注射器、饮水和食具的消毒。

04.0065 高压蒸汽消毒 high-pressure steam disinfection
采用高压、蒸汽进行灭菌消毒的方法。可杀死一般的细菌、真菌等微生物，对芽孢、孢子也有杀灭效果，是最可靠、应用最普遍的物理消毒法。主要用于能耐高温的物品，如培养基、金属器械、玻璃、搪瓷、敷料、橡胶及一些药物的灭菌。

04.0066 预真空压力消毒 pro-vacuum pressure disinfection

用预真空型压力蒸汽法进行消毒的方法。先使灭菌器形成负压，再导入蒸汽，能加强蒸汽对消毒物品的穿透力，2 min内能杀灭细菌芽孢，物品亦能迅速干燥。

04.0067 巴氏消毒 Pasteur disinfection

利用大部分病原体对温度变化耐受性不高的特点，用适当的温度和保温时间处理，将其杀灭进行消毒的方法。适用于一些不耐高温物品和器械的消毒。方法：①利用热水杀菌；②利用蒸汽通入密闭柜内进行消毒，一般温度为65～75℃（亦有报道为60～70℃），10～15 min，可杀死细菌繁殖体、结核分枝杆菌、真菌、病毒，但不能杀死细菌芽孢。

04.0068 辐射消毒 radiation disinfection

采用电辐射进行消毒的方法。在医院常用的有电离辐射消毒和非电离辐射消毒。辐射可在常温下对不耐热物品灭菌，杀菌谱广，灭菌效果可靠。对人及物品有一定损害，故多用于医疗器械等的灭菌消毒。

04.0069 电离辐射消毒 ionizing radiation disinfection

利用电离辐射杀灭病原体（包括病毒），以消除其毒害的方法。主要通过紫外线的杀菌作用，使菌体蛋白发生光解、变性，导致细菌死亡。用于消毒的有β射线和γ射线。杀菌谱广，剂量易控制，灭菌效果可靠，但设备昂贵，多用于精密医疗器械及生物医学制品等灭菌。

04.0070 非电离辐射消毒 non-ionizing radiation disinfection

采用非电离辐射或低能量电磁波辐射进行消毒的方法。如紫外线消毒、红外线消毒和微波消毒等。操作简便，应用广泛。

04.0071 紫外线消毒 ultraviolet light disinfection

用紫外线照射进行消毒的方法。机制主要是引起病原体嘧啶核苷酸的二聚作用，从而抑制病原体核酸及蛋白质的合成。紫外线为低能量电磁波辐射，杀菌作用强、谱广，但对真菌孢子、细菌芽孢效果差，对乙型肝炎病毒无效。常用于室内空气和一般物品表面消毒。

04.0072 红外线消毒 infrared disinfection

采用红外线照射进行消毒的方法。原理为被照射物体的分子或原子振动或转动加剧，导致物体本身发热达数百摄氏度，从而杀灭病原体，但其效能仅限于物体表面。适用于医疗器械快速灭菌。

04.0073 微波消毒 microwave disinfection

通过照射微波从而达到杀菌消毒目的的消毒方式。杀菌原理为微波照射后使物体发热、脱水及产生冲击波效应而致病原体死亡。杀菌快、物体内外温度加热均匀。用于消毒的微波频率一般为(2450±50)MHz与(915±25)MHz。

04.0074 臭氧消毒 ozonization disinfection

采用氧化剂臭氧进行消毒的方法。机制主要是通过氧化反应发挥消毒灭菌的作用。因其有较强的腐蚀性与刺激性，故主要用于医疗器械的消毒。

04.0075 预防性消毒 prophlactical disinfection

未发现传染源而对可能受到病原体污染的场所、环境、物品和人体所进行的消毒。如饮水消毒、餐具消毒、手术室消毒及医护人员手消毒等。

04.0076　床单位消毒　bed unit disinfection
传染病患者出院、转院或死亡后，对其所用过的病床、床上用品、衣物及接触过的物体表面进行的清洁与消毒。

04.0077　经常性消毒　routine disinfection
对传染源（如患者）的排泄物、呕吐物、分泌物及污染的垃圾、下水道的污水、便器、痰盂、被单、用具、医疗器械、医用药品等，进行定期或随时消毒的工作。

04.0078　终末消毒　final disinfection
传染源离开疫源地后进行的彻底消毒。如医院内的感染症患者出院、转院或死亡后对其住过的病室及污染物品进行的消毒。

04.0079　疫源地消毒　epidemic focus of infection disinfection
对目前或曾经存在传染病及其病原体的地区进行的消毒。目的是杀灭由传染源排到外界环境中的病原生物体，切断传播途径，以防止其感染人群或动物。包括终末消毒和随时消毒。

04.0080　灭菌　sterilization
运用物理、化学、生物方法杀灭物体上的一切微生物（包括细菌芽孢），达到无菌程度的消毒。

04.0081　灭菌原则　sterilization principle
使用经政府部门批准的消毒灭菌药械，按照批准使用的范围和方法，根据物品污染后的危害程度，污染微生物种类、数量，污染物品的性质进行消毒灭菌。

04.0082　医院废物　hospital waste
医院在疾病检查、诊断、治疗等医疗过程中，以及非医疗活动中产生的所有不再进一步利用的废弃物。包括生物性废物、非生物性废物、医疗废物、非医疗废物等。

04.0083　医疗废物　medical waste
医疗卫生机构在医疗、预防、保健及其他相关活动中产生的具有直接或间接感染性、毒性及其他危害性的废物。包括感染性废物、病理性废物、药物性废物及化学性废物等。是医院废物的重要组成部分，需按规定处理。

04.0084　感染性废物　infectious waste
携带病原微生物，具有引发感染性疾病传播危险的医疗废物。包括被患者血液、体液、排泄物污染的物品，传染病患者产生的垃圾等。

04.0085　病理性废物　pathologic waste
诊疗过程中产生的人体废弃物或医学实验动物尸体等废物。包括手术及其他诊疗过程中产生的废弃人体组织、器官等，医学实验动物的组织、尸体，病理切片后废弃的人体组织、病理蜡块等。其中常含有大量病原体，必须采用焚烧的方法进行处理。

04.0086　药物性废物　drug waste
过期、淘汰、变质或被污染的废弃药品。包括废弃的一般性药品，废弃的细胞毒性药物和遗传毒性药物及不能再使用的疫苗、血清、蛋白质及其制剂等。

04.0087　化学性废物　chemical waste
在诊断、试验、清洁、管理、消毒过程中产生的，具有毒性、腐蚀性、易燃性、反应性或遗传毒性的化学废弃物品。包括固体、液体、气体废物，如废弃的化学试剂、化学消毒剂、汞血压计、汞温度计等。

04.0088　细胞毒性废物　cytotoxic waste
能杀死或阻碍特定细胞生长的医疗废弃物。如用于肿瘤化学治疗的药物残余，以及在器官移植、免疫性疾病治疗中的免疫抑制剂残余物等。

04.0089　放射性废物　radioactive waste
含有放射性核素或被放射性核素污染，其浓度或活度大于国家审管部门规定的清洁解控水平，并且预计不再利用的医疗废弃物。如低活性的固体废物（吸收纸、拖把、玻璃器皿、注射器、小药皿等）、放置放射性物质容器内的残余物、诊断试剂等。

04.0090　高危物品　high risk article
高度危险性的医用物品。是穿过皮肤或黏膜进入无菌组织或器官内部的器材，或与破损的组织、皮肤、黏膜密切接触的器材和用品，如手术器械、穿刺针、输血器材、输液器、输注的药物和液体、血液及血制品、透析器、腹腔镜、脏器移植物、活检钳等。

04.0091　中危物品　middle risk article
中度危险性的医用物品。仅与破损的组织、皮肤、黏膜相接触，而不进入无菌组织。如呼吸机管道、胃肠道内镜、气管镜、麻醉机管道、喉镜、压舌板、避孕环等。

04.0092　低危物品　low risk article
低度危险性的医用物品。只有当受到一定量微生物污染时才造成危害。仅直接或间接与健康无损皮肤接触，包括患者生活、医护人员工作环境中的物品。如毛巾、痰杯、便器、餐具、听诊器、血压计袖带等。

04.0093　无机垃圾　inorganic refuse
医疗机构在基本建设、暖气供应、生活活动等过程中产生的垃圾。如碎砖瓦、建筑残渣、燃料灰烬和院区内废土等。

04.0094　有机垃圾　organic refuse
由有机物组成或含有机物的医疗垃圾。如手术（人体组织、器官等切除物）、治疗（纱布、脱脂棉、血或血液制品包装袋等）、化验检查（细菌培养基、血液或体液标本或病理标本残余）产生的垃圾等。

04.0095　生活垃圾　life refuse
食用垃圾、环境垃圾和工作垃圾的总称。菜皮果壳、废塑料制品、包装材料、废旧纸张、蛋壳、剩余食物和动植物尸体等适用于生活焚烧炉处理的生活垃圾，不包括固体金属和燃爆物品在内的其他各种生活垃圾。

04.0096　医院废物管理　administration of hospital waste
有计划、有组织地对医院废物的收集、转运、处理等实行科学管理。要求建立健全医疗废物管理责任制，医疗废物安全处置规章制度，防止和处理医疗废物流失、泄漏、扩散等。

04.0097　医疗废物处理原则　disposal principle of medical waste
按照《医疗废物处理条例》规定的原则处理：①分类收集，可减少有害有毒废物和传染性废物的数量，有利于废物处理；②通过破碎、压缩、焚烧等手段，减少固体废物的体积和数量；③废物处理须遵守环保和卫生法规要求；④分类收集的废物分别进行处理。

04.0098　污水净化　sewage purification
医疗机构排出的有害污水，经处理后使之成为符合排放标准的水。污水的净化处理，按工艺流程一般可分为一级处理、二级处理和三级处理。

04.0099　一级处理　primary management

又称"机械处理"。采用过滤或沉淀的方法净化污水。可去除悬浮物40%～70%、有机物15%～24%、细菌90%～95%、病毒3%。

04.0100 二级处理 secondary management
又称"生化处理"。用生物氧化法净化污水。利用需氧微生物自身新陈代谢过程，使污水中的有机物分解、氧化成为无机物，从而去除污水中溶解的胶状有机物和病原体。常用设施有生物滤池等。可去除有机物50%～80%、细菌90%～95、病毒90%～96%。

04.0101 三级处理 tertiary treatment
采用过滤、混凝、活性炭吸附、离子交换等物理与化学净化法使污水无害化。只用于排放条件要求很高的污水处理。

04.0102 加速器处理技术 accelerator processing technique
用加速器造成的电子束对污水的消毒。电子束的粒子微粒可消灭水中的各种细菌、病毒和其他病原微生物，也可分解、中和某些有害物质。处理后的污泥不需另行处理。但设备较贵，有条件的医院可以使用。

04.0103 加氯消毒 chlorination disinfection
加氯液或次氯酸钠等含氯消毒剂进行污水消毒。费用低，杀菌效率高，产生的保护性余氯便于保持和测定。氯液使用方便，但毒性较大。次氯酸钠消毒效果可靠，设备使用安全，适合一般医院使用。

04.0104 医院污水排放标准 hospital effluent discharge standard
医院污水排放必须达到国家《污水综合排放标准》（GB 8978—1996）。排入GB 3838Ⅲ类水域和排入GB 3097中Ⅱ类海域的综合医院的污水，处理后达到一级标准：粪大肠菌群数低于500/L，总余氯低于0.5 mg/L。

04.0105 血管内器械 intravascular device
用于预防、诊断、治疗疾病的血管内装置。如中心动静脉插管、静脉营养插管、保留静脉插管、动脉球囊、冠状动脉插管、人工瓣膜和人造血管等。

04.0106 静脉导管相关菌血症 intravascular catheter-associated bacteremia
静脉导管放置或保留过程污染，导致导管内少量细菌进入血循环，但被人体免疫功能迅速清除而未引起明显的毒血症状。

04.0107 导管定植 catheter colonization
导管尖、皮下插管段、接口等部位细菌定量或半定量培养有细菌生长，但无明显临床症状。可能是导管相关细菌感染的早期征象。

04.0108 导管相关血流感染 catheter-associated bloodstream infection，CRBSI
带有血管内导管或者拔除血管内导管48 h内的患者出现菌血症或真菌血症，并伴有发热（＞38℃）、寒战或低血压等感染表现。除血管导管外没有其他明确的感染源。外周静脉血培养细菌或真菌阳性；或者从导管段和外周血培养出相同种类、相同药敏结果的致病菌。发生此类感染的危险因素与导管类型、医院规模、服务质量、导管放置部位及放置时间等均密切相关。

04.0109 医院内血流感染 nosocomial bloodstream infection
疾病诊断或治疗使用的血管内器械、输入的液体或药物等沾染病原微生物，或原有感染病灶扩散，随着患者血流引起的感染。包括原发性医院内血流感染和继发性医院内血流感染。

04.0110 原发性医院内血流感染 primary nosocomial bloodstream infection

由输入液体、药物、血液、血液制品，以及静脉或动脉放置器械等引起的医院内血流感染。不能从其他部位找到血培养阳性的来源。原发性血流感染中约30%由血管内器械引起。

04.0111　继发性医院内血流感染　secondary nosocomial bloodstream infection
患者体内已经存在明确的细菌感染病灶，然后才出现的由相同致病菌引起的血流感染。如胆道感染未能有效控制，细菌扩散引起血流感染等。

04.0112　输入液体相关感染　infusate-associated infection
输入被污染的液体、血液或血液制品等所引起的感染。确定条件：剩余的液体、血液或血液制品与经皮肤穿刺取血培养，获得同一种细菌而无其他感染来源。

04.0113　复数菌败血症　multiple septicemia
在败血症病程中，同时或先后从患者的血液或骨髓中培养分离出2种或2种以上致病菌（包括真菌）。病情常较重，预后较差。

04.0114　厌氧菌败血症　anaerobic septicemia
由厌氧菌所致的败血症。常见病原菌为脆弱拟杆菌、消化球菌、真杆菌、产黑色素杆菌等。病情轻重不一。严重者可发生感染性休克或弥散性血管内凝血、中毒性肝损害等，预后不良。

04.0115　社区获得性败血症　community-acquired septicemia, CAS
在医院外罹患的全身性严重感染。临床表现为发热、严重毒血症状、皮疹、肝脾肿大和白细胞数增高等。

04.0116　医院获得性败血症　hospital-acquired
septicemia, HAS
在医院内罹患的全身性严重感染。表现为发热、严重毒血症状、皮疹、肝脾肿大和白细胞数增高等。

04.0117　静脉炎　phlebitis
导管插入或输液针、静脉穿刺针插入位点，或沿输入液体走行的静脉发炎。表现为局部皮肤及软组织变硬、红肿热痛，或有压痛等。是导管相关性感染表现形式之一。

04.0118　锐器污染　contaminant sharp instrument
因消毒不严、操作不正规或操作意外，致使针头、穿刺针、刀片等锐利器械沾染了病原微生物。是引起医院感染的重要原因。

04.0119　导管污染　catheter contamination
用于诊治疾病的静脉或动脉穿刺管等血管内导管，被金黄色葡萄球菌等病原微生物所沾污的情况。导管严重污染常可引起病原菌扩散，导致全身性感染。

04.0120　导管出口处感染　catheter exit-site infection
插入导管的出口处周围2 cm范围内的感染。表现为局部红肿、发硬、压痛或出口处有脓，可有发热等表现。微生物学证实导管出口渗出物有细菌，可伴或不伴血流感染。

04.0121　导管隧道感染　catheter tunnel infection
沿着隧道性导管皮下路径的细菌感染。表现为局部出现红肿、压痛等。可伴或不伴血流感染。

04.0122　储袋感染　pocket infection
全植入器械（如心脏起搏器、心室辅助装置、脑室分流管、人工瓣膜、人造血管等）的皮下储袋内发生储液感染。可有自发性破裂引流，可伴血流感染。

04.0123 导管接头污染 catheter joint contamination

导管接口处被致病菌或条件致病菌等所沾染的情况。多见于长期放置导管者，细菌主要来源于医护人员或患者的手。导管接头污染的细菌常沿导管内径迁移进入血管内，引起血流感染。

04.0124 导管针尖污染 catheter needle contamination

检查或治疗用各种导管的针尖被致病菌或条件致病菌所沾染的情况。常引起医院内血流感染，必须尽量避免导管针尖污染。

04.0125 导管留置时间 time of indwelling catheter

检查或治疗用导管在患者动脉或静脉血管内存留的时间。导管留置时间越长，发生血流感染的机会越多。因而应尽可能缩短导管留置时间。

04.0126 导管相关败血症 catheter-associated septicemia

导管插管或导管在患者血管内留置过程中引起的败血症。病原菌来源于插管处的蜂窝织炎、感染性血栓性静脉炎、导管内或导管壁定植的细菌。尤其是凝固酶阴性葡萄球菌较易黏附于各类导管而引起败血症。

04.0127 针刺意外 needlestick accident

在医疗操作的过程中被患者污染的针头意外刺伤皮肤的事件。

04.0128 医院感染败血症 nosocomial infection septicemia

患者住院期间发生的败血症。病原菌以大肠埃希菌等革兰氏阴性杆菌为主，近年厌氧菌及真菌引起者呈上升趋势。病原菌可来源于原发感染灶、损伤的黏膜、血管内操作或导管穿刺、静脉输入污染的药液或血液等。病情严重，死亡率较高。

04.0129 新生儿败血症 neonatal septicemia

新生儿住院期间发生的败血症。常见病原菌为大肠埃希菌、B群溶血性链球菌、金黄色葡萄球菌、凝固酶阴性葡萄球菌。原发病灶主要是分娩时吸入性肺炎、脐带或皮肤、黏膜感染。临床表现常不典型，可无发热，常出现精神萎靡、不吸奶、呕吐、腹泻、烦躁等。在足月儿和早产儿中发病率分别为0.1%和0.4%。使用抗生素治疗后，病死率有所下降，但发病率却下降甚少。

04.0130 老年人败血症 senile septicemia

主要是60岁以上患者发生的败血症。病原菌以金黄色葡萄球菌、大肠埃希菌、铜绿假单胞菌等为主，念珠菌、厌氧菌等有增多趋势。原发灶常为呼吸道或泌尿道感染。表现为体温可高或不高，常有多器官功能损害或衰竭等，病情重，预后差。

04.0131 真菌败血症 fungous septicemia

一类由真菌引起的败血症。基本上为医院内感染的疾病，患者多为免疫功能低下者，大多发生在严重原发疾病的后期。病情进展缓慢，临床毒血症症状可被原发病及伴发的细菌感染掩盖，部分病例仅尸检时发现。多数为播散型，病变累及心内膜、肝、脾、肺等。

04.0132 皮肤污染 skin contamination

患者的皮肤被金黄色葡萄球菌或凝固酶阴性葡萄球菌等有害微生物所沾污的情况。破损皮肤被污染可引起病原菌扩散，导致皮下组织感染或全身性感染。

04.0133 输液污染 transfusion contamination
用于治疗疾病的静脉输入液体被细菌(克雷伯菌、阴沟肠杆菌等)、真菌(如念珠菌)等致病微生物所沾污的情况。是医院内血流感染的常见原因,所致严重感染可危及患者的生命。

04.0134 社区获得性肺炎 community-acquired pneumonia, CAP
在医院外罹患的感染性肺实质(含肺泡壁,即广义上的肺实质)炎症。包括具有明确潜伏期的病原体感染而在入院后平均潜伏期内发病的肺炎。

04.0135 医院[内]肺炎 nosocomial pneumonia, NP
又称"医院获得性肺炎(hospital-acquired pneumonia, HAP)"。患者入院时不存在也不处于感染潜伏期,而于入院48 h后在医院(包括老年护理院、康复院等)内发生的肺炎。包括在医院内获得感染而于出院后48 h内发生的肺炎、住院期间感染(未发病)而出院后发生的肺炎,或在原有感染基础上又培养分离出新的病原体。病情常较重。

04.0136 医院[内]军团菌肺炎 nosocomial legionella pneumonia
住院患者在自身免疫力低下的情况下受到军团杆菌感染所致的肺炎。占医院肺炎的30%,常集中发病。主要累及肺脏,亦可产生多系统损害,病情轻重不一。临床表现多样,轻者仅有流感样症状,2~5天可自愈,重者表现为以肺部感染为主的全身多脏器损害,严重时出现呼吸衰竭和周围循环衰竭。

04.0137 带菌气溶胶吸入 germ-carrying aerosol inhalation
呼吸机雾化器、氧气湿化瓶内液等污染致病菌(葡萄球菌、白念珠菌、军团杆菌等),随呼吸布散气溶胶而吸入肺部。是医院肺炎发病的重要原因之一。

04.0138 定植菌吸入 colonized bacteria inhalation
存在于呼吸道但未引起炎症的细菌(如葡萄球菌、厌氧菌及革兰氏阴性杆菌等)在睡眠、咳嗽反射减弱等情况下吸入下呼吸道。是医院肺炎发生最主要的原因。

04.0139 口咽细菌定植 colonization bacteria on oral pharynx
存在于口咽部但未引起炎症的细菌,如葡萄球菌、厌氧菌及革兰氏阴性杆菌等。吸入口咽分泌物或经气管插管气囊周围渗漏是细菌进入下呼吸道的主要途径。口咽部定植菌吸入是医院肺炎发生的重要原因。

04.0140 消化道反流物误吸 aspiration of regurgitation of digestive tract
含胃内定植菌(大肠埃希菌等)的胃液或胃内容物反流误吸入呼吸道的情况。患者平卧、意识障碍、气管插管、鼻胃管保留、头颈胸或上腹部手术,以及严重创伤等导致患者活动受限,均可增加消化道反流物误吸发生,是医院肺炎发生的原因之一。

04.0141 胸膜腔感染 pleural cavity infection
由呼吸道或血循环至胸膜腔的细菌、真菌等所致的感染。是常见的呼吸系统医院感染之一。临床可有发热、胸痛,胸腔积液呈脓性,或带臭味,白细胞增高,胸腔积液培养分离到病原菌,或胸腔积液普通培养无细菌生长,但涂片查见细菌。

04.0142 厌氧菌肺部感染 anaerobic pulmonary infection
多由寄居于人体内的正常厌氧菌群发生变

化离开原处转移到肺部引起的感染。多发生于气管插管、长期鼻饲、神志不清及延髓麻痹患者，常与需氧菌肺炎混合存在。致病菌主要是梭状芽孢杆菌、梭杆菌等厌氧菌，多来源于误吸口腔内分泌物。可有发热、消瘦、多汗、贫血、咳黄色脓痰等表现。常迁延不愈。

04.0143 肺曲霉感染 pulmonary infection of aspergillus

由各种曲霉菌引起的肺部病变。可发生在任何年龄、性别和种族，尤以农民、园艺工人及免疫力低下人群多见。由于宿主的免疫状况不同，临床表现也各不相同，主要表现为侵袭性病变和非侵袭性病变，其中侵袭性病变包括侵袭性肺曲霉病和慢性肺曲霉病，非侵袭性病变包括变应性支气管肺曲霉病、曲霉致敏的严重支气管哮喘、外源性变应原性肺泡炎等。

04.0144 奴卡菌肺部感染 pulmonary infection of nocardia

由奴卡菌引起的亚急性或者慢性化脓性肉芽肿性病变。表现为肺炎、肺脓肿或肺结核样的症状，少数可穿过胸膜波及胸壁，引起瘘管，偶可经血源播散。常继发于白血病、淋巴瘤、结缔组织病、肺结核及大量使用激素等免疫功能降低情况。表现为胸痛、无力、咳嗽，开始无痰，以后咳脓性黏痰或带血，体温升高，但无寒战。症状、体征及胸部X线片均无特异性。

04.0145 真菌性肺炎 fungal pneumonia

由各种真菌如隐球菌、曲霉、念珠菌等引起的肺部感染。多见于免疫功能缺陷或大量使用激素、抗菌药物、免疫抑制剂等患者。临床表现缺乏特异性。上述患者出现发热、痰量增多或性状改变、原发肺部病变久治不愈等应考虑真菌性肺炎的可能。

04.0146 毛霉菌肺部感染 pulmonary infection of mucor

多见于抵抗力极低的终末期患者，如机械通气及介入操作或老年患者等，因吸入毛霉孢子或毛霉分泌物，或为毛霉血流感染引起的肺部病变。表现为出血性梗死或支气管肺炎，可有高热、胸痛、血性痰等。病变易波及脑、消化道及大动脉血管壁。病情重，预后差。

04.0147 尿道操作 urethral canal procedure

导尿、放置留尿管、膀胱镜检查、输尿管内支架安放、前列腺网状支架放置，以及经尿道行前列腺手术或膀胱手术等的操作。可能诱发或导致医院内尿路感染。

04.0148 留置导尿 reserved urethral catheter

因意识障碍等不能自行排尿而留置导尿管，以便定时排放膀胱内尿液的方法。停留的尿管可因膀胱排空功能受限、尿道壁受压、尿道周围腺管排出受阻，细菌排出体外障碍而发生尿路感染。

04.0149 膀胱镜检查 cystoscopy

一种特制有光源器械经尿道插入膀胱观察膀胱内部改变的检查。有助于膀胱炎症、结核、肿瘤、结石、前列腺病变、输尿管口病变的确定等。可继发尿路感染或尿道损伤。

04.0150 肾周炎 perinephritis

肾周脂肪、结缔组织之间发生的感染性炎症。常由肾脏手术、肾脓肿蔓延或肾实质感染经淋巴管扩散至肾周所致。多表现为体温升高，局部疼痛加重，肌肉痉挛，或压痛加剧等。

04.0151 输血后肝炎 post-transfusion hepatitis, PTH

输血或血制品所致的病毒性肝炎。确定条

件：受血者输血前无病毒性肝炎的证据；输血后出现肝功能异常的时间超过肝炎的平均潜伏期，可有消化道症状，血清肝炎病毒感染标志物阳性；供血者相应的肝炎病毒感染标志物也呈阳性。

04.0152 输血后乙型肝炎 post-transfusion hepatitis B

输血或血制品所致的乙型病毒性肝炎。确定条件：受血者输血前无乙型肝炎证据；输血后4～24周出现肝功能异常（如谷丙转氨酶升高），可有尿黄、纳差等表现，血清乙型肝炎病毒感染标志物（如HBsAg、HBeAg）阳性；供血者乙型肝炎病毒感染标志物也呈阳性。

04.0153 输血后丙型肝炎 post-transfusion hepatitis C

输血或血制品所致的丙型病毒性肝炎。确定条件：受血者输血前无丙型肝炎证据；输血后2～24周出现肝功能异常（如谷丙转氨酶升高），可有食欲缺乏、腹胀等表现，血清丙型肝炎病毒感染标志物（如HCV RNA）阳性；供血者丙型肝炎病毒感染标志物也呈阳性。

04.0154 输血后疟疾 post-transfusion malaria

输入带疟原虫滋养体的血液后所引起的疟疾。输血后疟疾潜伏期为7～10天，中国主要为间日疟。临床表现与蚊传疟疾相同，但因无肝细胞内繁殖阶段，无迟发型子孢子，故无复发。

04.0155 输血后艾滋病 post-transfusion AIDS

输血或血液制品所致的艾滋病。确定条件：受血者输血前无艾滋病证据；输血后血清抗人类免疫缺陷病毒及确证试验阳性，CD4$^+$T细胞降低，继发机会性感染等，排除其他途径人类获得性免疫缺陷病毒感染；供血者获得性免疫缺陷病毒标志物也呈阳性。

04.0156 输血后弓形体病 post-transfusion toxoplasmosis

输入弓形体血症期血液所致的弓形体病。确定条件：受血者输血前无弓形体病证据；输血后弓形体感染标志物如弓形体循环抗原（CAg）、IgM型抗体阳性，病理组织查到弓形体滋养体或包囊，排除其他途径感染；供血者弓形体感染标志物也呈阳性。

04.0157 输血后梅毒 post-transfusion syphilis

输血所致的梅毒螺旋体病。确定条件：受血者输血前无梅毒证据；输血后3～90天出现二期梅毒（多无一期损害）表现，梅毒螺旋体、梅毒血清反应阳性，或梅毒螺旋体血凝试验（TPHA）阳性，排除其他途径感染；供血者梅毒感染标志物也为阳性。

04.0158 输血后巨细胞病毒感染 post-transfusion cytomegalovirus infection

输血或血制品所致的巨细胞病毒（CMV）感染。确定条件：受血者输血前无CMV潜伏感染或活动性感染证据；输血一定时间后血清CMV感染标志物（如IgM型抗体）阳性，感染部位可出现相应症状，排除其他途径感染；供血者CMV感染标志物也为阳性。

04.0159 输血后菌血症 post-transfusion bacteremia

输入少量细菌污染的血液或血液制品所致的菌血症。可有一过性发热（或无发热）等毒血症状。确定条件：剩余血液或血制品与经皮肤穿刺取血培养，获得同一种菌而无其他感染来源。

04.0160 输血后真菌败血症 post-transfusion

fungal septicemia

输血或血制品所引起的真菌全身性感染。常见的是白念珠菌败血症。确定条件：从剩余的血液或血液制品与经皮肤穿刺取血培养，获得同一种真菌而无其他感染来源。严重者可发生感染性休克、多器官衰竭而死亡。

04.0161　输血相关性感染　transfusion-associated infection

输血或血制品发生相关的病原体感染。确定条件：从输血至发病，或从输血至血中出现病原体的时间超过该病原体感染平均潜伏期；受血者输血前无该病原体感染证据；供血者存在相应病原体感染，如血中查到病原体或免疫标志物、病原DNA或RNA阳性。

04.0162　血液污染　blood contamination

血液被细菌、病毒、真菌或疟原虫等微生物所沾染。常见细菌为大肠埃希菌、铜绿假单胞菌、变形杆菌、葡萄球菌及链球菌等。危害极大，必须杜绝污染，避免发生血液污染所致的医院感染。

04.0163　血液制品污染　blood product contamination

白蛋白、血浆、红细胞悬液、浓缩粒细胞、血小板、免疫球蛋白、凝血酶原复合物、血液Ⅷ因子等血制品被细菌或病毒，以及其他病原微生物等所沾染的情况。可引起严重的医院感染。

04.0164　血液制品灭菌　blood product sterilization

对血液制品的消毒灭菌。方法有湿热灭菌法、干热灭菌法、物理化学灭菌法等。如紫外线（254～265 nm）的短波照射，可使细菌的核酸和蛋白质合成障碍而死亡。有利于避免医院感染，保证医疗安全。

04.0165　输血指征　transfusion indication

输入血液或血液制品的适应证。如急性大量失血时输入血液是抢救生命所必需。应防止滥输血或滥用血制品。严格掌握输血指征有利于避免因输血感染病原微生物。

04.0166　筛选献血者　screening blood donor

对献血者进行经血液传播疾病病原体标志物HBVM、抗HCV、抗HIV、梅毒试验、血清氨基转移酶、血型、血比重7项指标的检测。筛选出合格者献血，是预防输血传播疾病的重要措施之一。

04.0167　职业暴露　occupational exposure

医务人员在诊疗、护理等工作中意外暴露于人类免疫缺陷病毒等病原体感染者的血液或体液，或被含人类免疫缺陷病毒等病原体的血液、体液污染了的针头及其他锐器刺破皮肤。有可能导致人类免疫缺陷病毒等病原体感染。

04.0168　职业防护　occupational protection

医务工作者在医疗、护理等临床工作中对带人类获得性免疫缺陷病毒等传染病病原体的血液、体液、分泌物或器械等所致污染的预防规避。如为人类免疫缺陷病毒感染者采血时戴手套等。

04.0169　防护措施　protection measure

医务人员防止受到病原生物体感染所采取的规避措施。如为呼吸道传染病患者查体时戴口罩；接触烈性传染病患者时穿防护服，为患者吸痰、气管切开、气管插管等应戴面罩或全面型呼吸防护器等。

04.0170　暴露评估　exposure estimation

医务人员意外发生人类获得性免疫缺陷病毒职业暴露后对传染该病毒危险性的评估。依据包括暴露物质的类型、暴露途径和暴露严重程度等。

04.0171　暴露类型　exposure type
人类免疫缺陷病毒职业意外暴露的类型。包括暴露源（如沾染了有损伤的皮肤或黏膜、刺伤或割伤皮肤）、暴露量大小及暴露时间长短等。

04.0172　暴露级别　grade of exposure
医务人员意外显露于含人类免疫缺陷病毒的血液、体液，可能感染艾滋病的危险程度。人类免疫缺陷病毒职业暴露级别可分为一级、二级、三级。

04.0173　一级暴露　primary exposure
人类免疫缺陷病毒职业暴露情形：①暴露源为体液、血液或含体液、血液的医疗器械、物品；②暴露类型为暴露源沾染了有损伤的皮肤或黏膜，暴露量小，暴露时间较短。

04.0174　二级暴露　secondary exposure
人类免疫缺陷病毒职业暴露情形：①暴露源为体液、血液或含体液、血液的医疗器械、物品；②暴露类型为暴露源沾染了有损伤的皮肤或黏膜，暴露量大且暴露时间较长，或暴露源刺伤或割伤皮肤，但损伤程度较轻，为表皮擦伤或针刺伤。

04.0175　三级暴露　tertiary exposure
人类免疫缺陷病毒职业暴露情形：①暴露源为体液、血液或含体液、血液的医疗器械、物品；②暴露类型为暴露源刺伤或割伤皮肤，损伤程度较重，为深部伤口或割伤物有明显可见的血液。

04.0176　暴露方式　exposure mode
医务人员意外显露于带人类免疫缺陷病毒的血液、体液或器械等的方式。如针头刺伤、手术刀片割伤等。

04.0177　暴露源　exposure source

医务人员人类免疫缺陷病毒职业暴露的来源。如人类免疫缺陷病毒感染者的体液、血液，或含体液、血液的医疗器械、物品等。其人类免疫缺陷病毒载量水平可分为轻度、中度和暴露源不明。

04.0178　轻度暴露源　low-grade exposure source
暴露源为人类免疫缺陷病毒(HIV)阳性，但为感染初期或经高效抗反转录病毒治疗(HAART)后HIV RNA滴度低、HIV感染者无症状、CD4$^+$ T细胞计数正常者。

04.0179　中度暴露源　moderate exposure source
暴露源为HIV阳性，但HIV RNA滴度高、HIV感染者有症状（如发热、咳嗽、消瘦等）、CD4$^+$ T细胞计数降低者。

04.0180　暴露源不明　unknown origin exposure source
根据流行病学相关资料、临床症状、体征及现有的化验检查结果，不能确定暴露源是否为HIV阳性者。

04.0181　暴露源评估　exposure source estimation
医务人员HIV职业暴露后对暴露源的HIV感染状况进行评价。如尽快检测暴露源的抗HIV抗体，抗HIV阳性须做确证试验，再测HIV RNA载量等。

04.0182　暴露后随访　post-exposure follow-up
HIV职业意外暴露后的随访。内容包括暴露后第4周、第8周、第12周、第24周时分别检测HIV，对服用药物者进行毒性监控和处理，观察、记录HIV感染的早期症状等。

04.0183　随访　follow-up

医疗机构或研究部门采用现场、通信或其他方式，定期了解感染者或研究对象的病情变化并进行保健指导的一种方法。

04.0184 职业安全 occupation safety
医务人员在医疗、护理等工作过程中的安全。要保证医务人员的职业安全，避免意外感染人类获得性免疫缺陷病毒等病原微生物，必须严格执行《中华人民共和国传染病防治法》《医院感染管理办法》，以及各种预防措施。

04.0185 预防用药方案 schedule of preventive medication

人类免疫缺陷病毒职业意外暴露后的预防性用抗人类免疫缺陷病毒药物方案。包括基本用药程序和强化用药程序。

04.0186 基本用药程序 basic medication procedure
一级暴露且暴露源为中度或二级暴露且暴露源为轻度暴露者的基本用药方案。

04.0187 强化用药程序 intensive schedule of medication
二级暴露且暴露源为中度或三级暴露的高危暴露者的强化用药方案。

04.02 特殊宿主感染

04.0188 免疫妥协宿主 immunocompromised host
非特异性（皮肤、黏膜、补体、吞噬细胞、细胞因子）和（或）特异性（细胞、体液）免疫因有程度不同的缺陷而容易发生感染者。如人类免疫缺陷病毒感染、器官移植后、癌症、胶原血管病等机体免疫系统受到损害者尤其容易发生细菌、真菌、病毒等病原体感染。

04.0189 机会病原体 opportunistic agent
又称"条件病原体"。有些微生物在正常情况下是不致病的，在体内与人体相互依存，而在特定条件下可引起疾病（如人体免疫功能下降时）。

04.0190 真菌血症 fungemia
由真菌引起的菌血症。常见于长期接受肾上腺皮质激素、广谱抗生素治疗者及肿瘤患者，以及经插管输液（特别是高营养治疗）、透析疗法等的患者。以白念珠菌最为多见，多数伴细菌感染。

04.0191 重症联合免疫缺陷病 severe combined immunodeficiency, SCID
一种严重的原发性免疫缺陷病。患者均具有T细胞和B细胞系统明显缺陷，多为新生儿和婴幼儿，出生不久即可反复发生严重感染，某些感染可以威胁生命。

04.0192 血管内装置感染 intravascular device-associated infection
病原体通过污染的血管内装置，经血液从局部远距离播散引起的感染。所有类型的血管内装置，特别是导管均有造成被置入者血流感染的危险。

04.0193 器官移植 organ transplantation
以治疗的目的，将有活力的器官通过外科手术从机体中取下后，在保持良好活力的情况下，经过必要的处理，再移植到机体的某一部位，使该器官继续发挥正常功能。

04.0194 细菌干扰 bacterial interference
一种菌系定植以后阻止另一种菌系定植的状态。

04.0195　肺动脉栓塞　pulmonary embolism
由各种栓子阻塞肺动脉引起的疾病。临床表现为突然气促、胸痛、咯血甚至休克、意识丧失、发绀、心律失常等，死亡率高。

04.0196　脂肪栓塞　fat embolism
各种病因所形成的脂肪栓子，进入血循环所引起的栓塞。常见于长骨骨折或手术及外伤时所形成的脂肪栓子，通过破损的血管进入血循环，或将含有脂质的药物误注入血管而引起。

04.0197　选择性肠道去污　selective digestive decontamination, SDD
消化道预先给予不被吸收的抗生素，杀伤肠道中潜在致病菌，同时不影响肠黏膜中厌氧菌，以达到减少肠道菌群移位的目的。

04.0198　感染性动脉瘤　infectious aneurysm
发生于动脉壁局部、由细菌或真菌感染所致的继发性动脉瘤。通常为败血症转移性感染所引起，最常见的病因为感染性心内膜炎。

04.0199　脾切除后败血症　postsplenectomy sepsis, PSS
又称"脾切除术后暴发性感染"。脾切除后或脾功能低下相关的严重感染。病情进展迅速，抗生素治疗效果不佳，短时间可致死亡。

04.03　外科和创伤相关感染

04.0200　伤口感染　wound infection
无菌伤口和轻度沾染伤口因细菌、病毒、真菌、寄生虫等病原体侵入所引起的局部组织和全身性炎症反应。感染率一般为3%～4%。广义上是指包括重度沾染伤口和感染伤口在内的所有伤口发生的感染。感染率一般为10%～20%。

04.0201　腹腔感染　abdominal infection
病原体（主要是微生物）侵入宿主腹腔且造成明显损害而引起的感染性疾病。

04.0202　呼吸道感染　respiratory tract infection
致病微生物侵入呼吸道并进行繁殖导致的感染。根据其部位分为上呼吸道感染和下呼吸道感染。

04.0203　上呼吸道感染　upper respiratory tract infection, URTI
鼻腔、咽或喉部急性炎症的总称。常见病原体为病毒，仅少数由细菌引起。其患者不分年龄、性别、职业和地区，具有较强的传染性，主要有普通感冒、病毒性咽炎、喉炎和支气管炎、疱疹性咽峡炎、咽结膜热、细菌性咽扁桃体炎等类型，多数预后良好，极少数年老体弱、有严重并发症的患者，可因并发症而预后不良。

04.0204　下呼吸道感染　lower respiratory tract infection, LRTI
声门以下的气道炎症的总称。主要有急性气管炎与支气管炎、慢性支气管炎合并感染、支气管扩张合并感染，也包括肺炎。

04.0205　人工膝关节感染　total knee replacement infection
全膝关节置换术后引起的感染。最常见的致病菌是金黄色葡萄球菌、表皮葡萄球菌和链球菌。临床表现主要是疼痛，可伴有全身感染症状。

04.0206　烧伤创面脓毒症　burn wound sepsis
每克烧伤焦痂下坏死组织中的细菌数量超

过10⁵个，向邻近未烧伤组织侵袭引起全身的中毒症状。

04.0207　烫伤样皮肤综合征　scalded skin syndrome
通常认为由 Ⅱ 群噬菌体型金黄色葡萄球菌产生表皮溶解毒素，引起新生儿和婴幼儿皮肤呈弥漫性红斑和水疱形成，继以表皮上层大片脱落的综合征。

04.0208　慢性游走性红斑　erythema chronicum migrans, ECM
莱姆病患者在蜱叮咬处出现的环形红斑。是莱姆病的临床标志性症状，见于90%以上病例。为莱姆病的典型皮损。表现在蜱叮咬处的大圆形或椭圆形充血性皮损，外缘呈鲜红色，中心部渐趋苍白，有的中心部可起水疱或坏死，周围皮肤有显著的充血和皮肤变硬，局部灼热或痒痛感。常见于腋下、大腿、腹部和腹股沟。

04.04　动物传染病

04.0209　人兽共患病　zoonosis
在脊椎动物与人类之间自然传播感染的疫病。病原体包括细菌、病毒、支原体、衣原体、螺旋体、立克次体、真菌、原生动物和内外寄生虫等，可通过直接接触或以节肢动物、啮齿动物为媒介及病原污染的空气、水等传播，重要者为炭疽、结核病、布鲁氏菌病、狂犬病、口蹄疫及旋毛虫病等。

04.0210　人兽共患传染病　anthropo zoonosis
人与脊椎动物共同罹患的传染病。如鼠疫、狂犬病、血吸虫病等。

04.0211　炭疽　anthrax
由炭疽杆菌引起的人兽共患急性传染病。因可引起皮肤等组织发生黑炭性坏死，故名。人通过接触牛、羊、马等病畜或病畜皮毛，或吸入带芽孢的尘埃，食用受污染的食物感染。通过接触、吸入、食用等方式分别发生皮肤炭疽、肺炭疽、肠炭疽，严重者可继发炭疽性脑膜炎、炭疽性败血症，病死率高。

04.0212　F1抗原　F1 antigen
鼠疫耶尔森菌的一种抗原。病菌在动物体内有荚膜，膜上存在一种外膜蛋白抗原。可用于本病的血清学诊断，其抗体有保护作用。

04.0213　鼠毒素　murine toxin
鼠疫耶尔森菌的毒性蛋白质。加热处理后可解除其毒性而变为类毒素，故类似外毒素，但存在于细胞内，菌体裂解或自溶释出，可引起局部坏死和毒血症，有良好的抗原性，动物和人感染后可产生抗毒素，又不同于外毒素，仅对鼠类有毒性。

04.0214　腺鼠疫　bubonic plague
鼠疫的基本类型，多见于流行初期，主要表现为严重的急性淋巴结炎，蚤叮咬处引流区淋巴结迅速肿大，坚实、无波动，疼痛、压痛，拒触摸，患者不能活动，被迫采取强迫体位，同时患者骤起寒战、高热及头痛。继而淋巴结肿大，多见于腹股沟，其次为腋下和颈部。

04.0215　肺鼠疫　pneumonic plague
主要损害呼吸系统的鼠疫。通过飞沫传播，潜伏期短，感染者有危重的全身中毒症状及呼吸道感染特有症状。分为原发性和继发性，前者先得腺鼠疫，经血行蔓延至肺部造成肺炎；后者吸入其他肺鼠疫患者的痰与飞沫染病，不慎接触脓液、餐具、口罩唾液飞沫而感染。

04.0216　暴发性鼠疫　fulminant plague

又称"败血型鼠疫"。各型鼠疫所共有的菌血症继发而来，血液含大量病菌，可由血涂片检出。极少数患者可无明显淋巴结炎和肺炎称"原发性暴发性鼠疫(primary fulminant plague)"。患者急起高热、寒战或体温不升、谵妄、昏迷、广泛出血、循环和呼吸衰竭，常在2～3天因感染性休克、弥散性血管内凝血及出血而死亡。亦可因严重循环衰竭使皮肤呈黑紫色而称"黑死病(black death)"。

04.0217　禽流行性感冒　avian influenza
简称"禽流感"。一种由甲型流感病毒的一种亚型(又称禽流感病毒)引起的传染性疾病。可感染人类，分为高致病性禽流感、低致病性禽流感和无致病性禽流感。感染后的症状主要为高热、咳嗽、流涕、肌痛等。

04.0218　啮齿动物　rodent
属于哺乳纲、啮齿目、啮齿类属的动物。占哺乳动物的40%～50%，个体数目远超过其他哺乳动物的总和。是咬食性动物，上下颌只有一对门齿，门齿无根，能终身生长。

04.0219　动物源性　zoonotic
病原体来源于动物或经由动物传播引起疾病的方式。

04.0220　黑线姬鼠　*Apodemus agrarius*
又称"田姬鼠"。体重21～28 g，体长72～132 mm，尾长57～109 mm，背部黄褐色，通常有一显著黑色纵纹的小型鼠。是汉坦病毒的啮齿动物宿主。

04.0221　欧洲棕背鼠平　*Clethrionomys glareolus*
一种红棕色的小田鼠。是北欧肾综合征出血热病原体普马拉病毒的储存宿主。

04.0222　黑家鼠　*Rattus rattus*
家栖鼠中较大的一种大鼠。多生活在顶棚上、地板下或墙洞内。是汉坦病毒的啮齿动物宿主。可传播鼠疫、鼠型斑疹伤寒、恙虫病等疾病，对人类危害极大。

04.0223　褐家鼠　*Rattus norvegicus*
又称"大家鼠"。家、野两栖鼠种。栖息场所广泛，是中国广大农村和城镇的主要害鼠。是汉坦病毒的啮齿动物宿主。

04.0224　鹿鼠　deer mouse, *Peromyscus maniculatus*
白足鼠属53种小型啮齿动物的统称。体重15～110 g，体长80～170 mm。尾部依种类而不同，有的短于头和身体，有的则明显长。眼突出，耳大，背毛均柔软，但不同种和同种间毛色皆异。是汉坦病毒的主要宿主之一，传播肾综合征出血热。

04.0225　白足鼠　white-footed mouse, *Peromyscus leucopus*
属哺乳纲、啮齿目、仓鼠科。体长90～105 mm，尾长60～100 mm。眼很大，耳突出，足和腹部均为白色，背部棕色，还有一条有鳞的长尾巴。是汉坦病毒的主要宿主之一，传播肾综合征出血热。

04.0226　家鼠　common house mouse
啮齿目、鼠科、大家鼠属和小家鼠属中一些种类的通称。因主要栖居在城镇、乡村，与人关系密切，故名。

04.0227　多乳鼠　*Mastomys natalensis*
鼠属的一种啮齿类动物，为拉沙病毒的主要传染源和动物宿主。感染拉沙病毒后并不发病，但可将病毒排放到其排泄物(尿和粪便)中。

04.0228　小鼷鼠　*Mus minutoides*

拉沙病毒次要传染源和动物宿主，是自然界中最小的啮齿动物。

04.0229　白尾鹿　*Odocoileus virginianus*
属偶蹄目鹿科空齿鹿属，是北美洲最小的鹿种。分布于加拿大南部、美国大部和南美洲北部。可传播人埃立克体病和莱姆病等。

04.0230　美洲飞鼠　*Glaucomys volans*
属啮齿目松鼠科美洲飞鼠属。分布范围从阿拉斯加到洪都拉斯。可传播流行性斑疹伤寒等。

04.0231　小家鼠　*Minus musculus*
属啮齿目、鼠科、鼹鼠属。身体小，吻部尖而长，耳较大，尾细长，全身灰黑色或灰褐色。可传播鼠疫、钩端螺旋体病、恙虫病、蜱传回归热等。

04.0232　社鼠　*Rattus niviventer*
俗称"白尾巴鼠"，又称"硫磺腹鼠"。属于啮齿目、鼠科、鼠属。中国除东北外，大部分地区均有发现，是丘陵山地林区常见的鼠。可传播恙虫病、钩端螺旋体病等。

04.0233　飞行松鼠　flying squirrel
普氏立克次体的储存宿主。分布于美国东部及中部。虱或蚤可能是飞行松鼠之间传播普氏立克次体的媒介，但使人感染的途径尚不明确。

04.0234　东方田鼠　Reed vole
又称"沼泽田鼠""远东田鼠""大田鼠"。属于啮齿目、鼠科、田鼠属。分布于欧亚大陆的北部及中部，包括中国北部及朝鲜半岛。可传播恙虫病等。

04.0235　黄毛鼠　*Rattus rattoides*
又称"罗赛鼠""园鼠"。属啮齿目、鼠科、家鼠属。中国长江以南地区均有分布，一般广泛栖息于田野。可传播恙虫病、钩端螺旋体病、鼠疫等。

04.0236　针毛鼠　*Rattus fulvescens*
又称"山鼠""赤鼠""刺毛黄鼠"。属啮齿目、鼠科、白腹鼠属。分布于尼泊尔、中国等地，主要生活于丛林，可传播恙虫病、钩端螺旋体病等。

04.0237　板齿鼠　*Rattus eloquens*
又称"印度板齿鼠"。属于啮齿目、鼠科、板齿鼠属。分布于印度、缅甸、泰国、印度尼西亚、中国等。主要生活于竹林、草地、沼泽边、甘蔗田。可传播鼠疫、出血热、钩端螺旋体病、恙虫病等。

04.0238　豚鼠　guinea pig
又称"天竺鼠""荷兰猪"。属啮齿目、豚鼠科。对多种疾病的病原体易感，如鼠疫、钩端螺旋体病、部分斑疹伤寒和Q热等。常用于病原微生物的分离、诊断及药物的筛选和病理研究。

04.0239　黄胸鼠　*Rattus flavipectus*
又称"黄腹鼠""长尾鼠"。属啮齿目、鼠科、家鼠属。是中国西南及华南部分地区的主要家栖鼠种之一。可传播鼠疫、钩端螺旋体病、恙虫病等。

04.0240　血红家鼠螨　*Liponyssoide sanguineus*
叮咬大鼠、小鼠和其他家鼠的一种螨。偶尔也会叮咬人，是立克次体痘的传播媒介。

04.0241　长尾黄鼠　*Citellus undulates*
松鼠科黄鼠种中尾最长的一种，属于啮齿目、松鼠科。可传播鼠疫、蜱传斑疹伤寒及布鲁氏菌病等传染病。

04.0242 耶尔森菌病 Yersiniosis
由小肠结肠炎耶尔森菌引起的一种人兽共患的自然疫源性疾病及地方性动物病。临床表现较为复杂，约2/3的患者以急性胃肠炎、小肠结肠炎为主，约1/3的患者以败血症为主，伴随肝脓肿。部分病例有慢性化趋向。

04.0243 鼠咬热 rat-bite fever
由鼠类或其他啮齿类动物咬伤后所致的一种急性自然疫源性疾病。病原体有小螺菌和念珠状链杆菌，据此临床上分为小螺菌型和念珠状链杆菌型。临床表现主要有急性或慢性复发性发热，常有斑点或瘀点出现，可累及手掌或足掌，伴有淋巴结肿大，约半数患者有非化脓性关节炎。以小螺菌相对较多。

04.0244 小螺菌 spirillum minus
又称"鼠咬热螺旋体"。小螺菌鼠咬热的病原菌。外形较僵直，无荚膜及芽孢，革兰氏染色阴性。在暗视野显微镜下可见菌体有2～5个粗而规则的螺旋，运动迅速而不规则。镀银染色在顶端可见1～2根鞭毛。人工培养尚未获得成功，但动物接种可以繁殖。鼠类感染率高达20%，犬、猫、猪、黄鼠狼、松鼠及雪貂等也可感染，受感染后血清能产生特异性抗体。

04.0245 动物宿主 animal host
为病原体提供营养和生活场所的动物。

04.0246 野生型毒株 wild virus
简称"野毒株"。在野生群体中观察到的最高频率的表型。在很多情况下，是相对于突变型毒株而言。

04.0247 布鲁氏菌病 brucellosis
由布鲁氏杆菌引起的人兽共患性全身传染病。临床特点为长期发热、多汗、关节痛及肝脾肿大等。

04.0248 棘球蚴病 echinococcosis
又称"包虫病(hydatidosis)"。一种人兽共患寄生虫病。由棘球绦虫幼虫寄生于人体组织器官肝、肺等而致病。

04.0249 细粒棘球蚴病 echinococcosis granulosa
又称"囊型棘球蚴病(cystic enchinococcosis)"。人体感染细粒棘球绦虫的幼虫所致的疾病，犬是终宿主，羊、牛是中间宿主。人因误食虫卵也可成为中间宿主。临床表现视其寄生部位不同，分为肝细粒棘球蚴病、肺细粒棘球蚴病和脑细粒棘球蚴病。

04.0250 细粒棘球绦虫 Acephalocystis granulosus
带科绦虫中最小的一种。虫体由头节、颈、幼节、成节及孕节各1节组成。虫卵呈圆形、棕黄色，有双层囊胚，含六钩蚴，成虫寄生在犬的小肠内，动物和人感染虫卵后引起细粒棘球蚴病。

04.0251 犬绦虫 dog tapeworm
在犬的肠道中寄生的一种绦虫。种类多，对犬的危害大，可造成犬营养不良、消瘦、贫血、胃肠道症状及神经症状，重者可导致全身衰弱死亡。

04.0252 棘球蚴 echinococcus
又称"包虫"。棘球属绦虫的幼虫。中国常见的棘球绦虫有细粒棘球绦虫和多房棘球绦虫。

04.0253 包虫皮内试验 Casoni test
又称"卡索尼试验"。诊断包虫病的免疫学检测方法。用包虫囊液经加热后做皮试，阳性率达70%～75%。

04.0254 多房棘球蚴病 echinococcosis mul-

tilocularis

又称"泡型棘球蚴病(alveolar echinococcosis)"。多房棘球绦虫的幼虫(泡型棘球蚴)寄生于人体所致的疾病。

04.0255 猪囊尾蚴病 cysticercosis
俗称"囊虫病"。猪肉绦虫的幼虫(囊尾蚴或称囊虫)寄生于人体所致的疾病。危害程度因囊尾蚴寄生的部位和数量而异。

04.0256 纳虫空泡 parasitophorous vacuole
人和许多动物都是隐孢子虫的易感宿主,当宿主吞食成熟卵囊后,在消化液的作用下,子孢子在小肠脱囊而出,先附着于肠上皮细胞,再侵入其中,在被侵入的胞膜下与胞质之间形成的空泡。

04.05 感染性休克

04.0257 休克 shock
一种由于有效循环血量锐减、全身微循环障碍引起重要生命器官(脑、心、肺、肾、肝)严重缺血、缺氧的综合征。典型表现是面色苍白、四肢湿冷、血压降低、脉搏微弱、神志模糊。

04.0258 感染性休克 infectious shock
又称"脓毒症休克(septic shock)"。由各种病原体感染及所产毒素引起的全身微循环障碍、血流动力学异常、细胞缺血、缺氧、代谢紊乱、重要脏器及多个脏器功能障碍的综合征。

04.0259 脓毒症综合征 sepsis syndrome
严重创(烧)伤、休克、感染、外科大手术后常见的并发症,是由于感染而导致的全身性炎症反应的临床表现。如得不到有效的控制,进一步发展可导致感染性休克、多器官功能障碍综合征。

04.0260 暖休克 warm shock
又称"高排低阻型休克"。表现为发作时伴颜面潮红、四肢温暖、脉搏有力等症状及体征的休克。血流动力学表现为外周血管扩张、动静脉短路开放。

04.0261 冷休克 cold shock
又称"低排高阻型休克"。表现为发病时伴面色苍白、四肢厥冷、脉搏细速、尿少等症状及体征的休克。血流动力学表现为心排血量降低,外周血管阻力增加。

04.0262 难治性休克 refractory shock
又称"微循环衰竭(microcirculation failure)"。应用一般抗休克的治疗措施,如扩充血容量、纠正酸中毒和应用血管活性药物等疗效不好的休克。常为感染性休克的晚期。微循环功能的严重障碍。常发生在感染性休克的晚期阶段。

04.0263 内毒素性休克 endotoxin shock
革兰氏阴性菌感染产生大量内毒素,导致的全身微循环障碍、血流动力学异常、细胞缺血和缺氧、代谢紊乱、重要脏器及多个脏器功能障碍的综合征。

04.0264 中毒休克综合征 toxic shock syndrome, TSS
一种特殊类型的感染性休克。常由金黄色葡萄球菌毒素引起,起病急骤、进展迅速,以发热、皮疹、病后脱皮和脱屑、低血压及多器官受损为特征的严重感染性疾病。伴有较高病死率。

04.0265 中毒休克综合征毒素 toxic shock

syndrome toxin, TSST

由噬菌体Ⅰ群金黄色葡萄球菌产生的一种毒素。可引起发热，增加对内毒素的敏感性，增强毛细血管通透性，引起心血管系统功能紊乱而导致休克。

04.0266 中毒休克综合征毒素-1 toxic shock syndrome toxin-1

由非侵袭性金黄色葡萄球菌产生的外毒素。包括致热原性外毒素C和肠毒素F。可引起金黄色葡萄球菌中毒性休克综合征。

04.0267 再灌注损伤 reperfusion injury

各种原因造成的组织血流量减少可使细胞发生缺血性损伤，再灌注后，部分患者细胞功能代谢障碍及结构破坏反而加重的现象。

04.0268 微循环 microcirculation

循环系统中在微动脉和微静脉之间的部分。是循环系统的最末梢部分，也是脏器的重要组成部分，既是循环的通路，又是血液和组织之间进行物质交换的场所，受全身神经、体液的调节。

04.0269 微循环障碍 microcirculation disturbance

微血管、微血流发生形态及功能紊乱，导致组织灌注不足而引起一系列缺血、缺氧的病理改变。

04.0270 微血管 capillary vessel

血管壁最薄的血管。只有一层细胞的厚度，利于细胞之间物质交换，弹性差，管腔最小，血流速度最慢，血压介于动脉和静脉之间，包括微动脉和微静脉。主要功能在于物质交换。

04.0271 微动脉 arteriole

最小动脉的分支。直径一般为几十微米，功能上属于毛细血管前阻力血管。

04.0272 微静脉 veinule

最小静脉的分支。因管径小，对血流也产生一定的阻力，功能上属于毛细血管后阻力血管。

04.0273 微血管痉挛 capillary vessel spasm

感染性休克中，当病原体和毒素进入人体后，首先刺激血管内皮细胞及交感神经系统释放大量缩血管物质，引起毛细血管括约肌收缩，微血管血流灌注减少。临床表现为面色皮肤苍白。

04.0274 微血管扩张 capillary vessel distension

微循环痉挛期后如休克未得到及时纠正而进一步发展时，由于细胞缺血、缺氧加重，发生乏氧代谢，使乳酸等酸性代谢产物大量产生和蓄积，可以引起微动脉、微静脉扩张的现象。

04.0275 微血管麻痹 capillary vessel plegia

在休克的微循环衰竭期，微动脉、微静脉麻痹性扩张，毛细血管内血流淤滞，产生大量微血栓，形成弥散性血管内凝血的现象。

04.0276 缺血性坏死 ischemic necrosis

组织器官血液供应受阻而导致的细胞死亡。严重程度取决于循环系统的受损程度。

04.0277 动静脉短路 arterio-venous shunt

动脉血液不经毛细血管直接流入静脉的现象。见于严重感染性休克的微循环障碍。

04.0278 顽固性低血压 refractory hypotension

在感染性休克后期，由于弥散性血管内凝血和微循环障碍，血压持续维持在较低状态，采用升压药物不能纠正的情况。

04.0279　栓塞　embolism
心脏或血管内已形成的血栓脱落，顺血流堵塞其他重要脏器血管的病理过程。

04.0280　缺血　ischemia
维持组织器官正常代谢所需的血液供应不足的现象。

04.0281　缺氧　hypoxia
当组织的氧供应不足或利用氧障碍时，导致组织的代谢、功能和形态结构发生异常变化的病理过程。

04.0282　低血容量性休克　hypovolemic shock
有效血容量急剧减少所致的血压降低和微循环障碍。临床表现为头晕、面色苍白、出冷汗、肢端湿冷、烦躁不安或表情淡漠，严重者昏厥甚至昏迷，脉搏细速、血压下降、呼吸急促、发绀、尿少甚至无尿。

04.0283　中毒性菌痢　toxic bacillary dysentery
由痢疾志贺菌感染引起的，以突起高热（39～40℃或更高）、烦躁、谵妄、反复惊厥，继而出现面色苍白、四肢厥冷、迅速发生中毒性休克为主要表现的疾病。多见于2～7岁儿童，根据临床表现不同分为休克型（外周循环衰竭型）、脑型（呼吸衰竭型）和混合型。

04.0284　中毒性肺炎　toxic pneumonia
又称"休克型肺炎（pneumonia with shock）"。细菌性肺炎时的毒血症引起的以微循环障碍为主要表现的一种重症肺炎。病原体多为肺炎链球菌、金黄色葡萄球菌、溶血性链球菌等。多见于年长体弱儿，临床症状主要有肺部感染和休克的表现。

04.0285　低氧血症　hypoxemia
各种原因引起的血液中氧含量下降的现象。动脉血氧分压与血氧饱和度低于同龄人正常下限时，可导致机体呼吸、循环、神经系统和器官发生一系列功能和代谢变化的综合征。临床上常根据动脉血氧分压（PaO_2）的高低将低氧血症分为轻度（$PaO_2 > 60$ mmHg）、中度（40 mmHg $< PaO_2 < 60$ mmHg）和重度（$PaO_2 < 40$ mmHg）。

04.0286　代谢紊乱　metabolic disorder, metabolic disturbance
机体代谢功能失调的现象。常见的有糖代谢障碍、生物合成或转化功能障碍。

04.0287　内环境　internal environment
机体内部的环境。包括组织液、血浆和淋巴液等。正常情况下内环境保持相对稳定。

04.0288　内源性介质　endogenous medium
由机体自身在代谢过程中产生的介导各种代谢反应的介质。如前列腺素、内皮素等。

04.0289　肝素　heparin
N-硫酸化程度高和艾杜糖醛酸含量较多的一种糖胺聚糖。主要由肥大细胞释放，具有抗凝血作用，作用于补体系统的多个环节，以抑制系统过度激活，还具有抗炎、抗过敏的作用。

04.0290　整合素　integrin
又称"整联蛋白"。细胞膜上的一组糖蛋白。是一类黏附分子，为α、β链组成的异源二聚体。大多为亲异性细胞黏附分子，作用依赖于Ca^{2+}。介导细胞与细胞间的相互作用及细胞与细胞外基质间的相互作用，几乎所有动植物细胞均表达整合素。

04.0291　选择素　selectin

又称"选择凝集素"。白细胞和内皮细胞表面含有凝集素样功能域的具有细胞黏合功能的糖蛋白。主要参与白细胞与血管内皮细胞之间的识别与黏着。

04.0292　组胺　histamine
广泛存在于生物组织中的一种血管活性胺类物质。特别是在肥大细胞和嗜碱性粒细胞中含量较高，在变态反应过程中释放，可引起血管舒张、毛细血管通透性提高和平滑肌收缩。

04.0293　趋化因子　chemotactic factor
参与炎症过程的一种小的分泌蛋白。具有吸引白细胞移行到感染部位的作用，在炎症反应中具有重要作用。

04.0294　前列腺素 E　prostaglandin E
一种小分子多肽。作用为扩张血管，增加器官血流量，降低血管外周阻力。在炎症过程中也有较多前列腺素E释放入血。

04.0295　前列环素　prostacyclin
花生四烯酸(二十碳四烯酸)的一种衍生物，一种抗血栓物质。主要由内皮细胞合成。具有强大的扩血管作用和抗血小板聚积作用。前列环素生成减少可能在异种移植血栓形成过程中起着重要作用。

04.0296　花生四烯酸　arachidonic acid
属于不饱和脂肪酸。是合成前列腺素、血栓素和白三烯等二十碳衍生物的直接前体，属于不饱和脂肪酸。具有酯化胆固醇、增加血管弹性、降低血液黏度、调节血细胞功能等作用。

04.0297　环加氧酶　cyclo-oxygenase
一种双功能酶。具有环加氧酶和过氧化氢酶活性。是催化花生四烯酸转化为前列腺素的

关键酶。

04.0298　酪氨酸激酶　tyrosine kinase
特异地将蛋白质底物上的某些酪氨酸残基磷酸化，从而调节其功能的酶。可分为3类：①受体酪氨酸激酶，为单次跨膜蛋白；②胞质酪氨酸激酶；③核内酪氨酸激酶。

04.0299　丝裂原活化蛋白激酶　mitogen-activated protein kinase
生物体内重要的信号转导系统之一。受细胞外刺激而激活，在所有真核细胞中高度保守，调节许多重要的细胞生理、病理过程。

04.0300　核因子 κB　nuclear factor-κB, NF-κB
一种广泛存在于各种细胞、具有多种调节作用的转录因子。在正常情况下在细胞质内与抑制蛋白(IκB)结合而呈非活性状态，当细胞受到各种刺激时，与抑制蛋白解离并进入细胞核与特定的启动子结合，从而调控各种基因的表达，如细胞因子、炎症因子、黏附分子等。在炎症发生时复杂的细胞因子网络中起着中心调节作用，在细胞增殖、分化和凋亡及肿瘤发生中也扮演着重要角色。

04.0301　蛋白激酶 C　protein kinase C
催化蛋白质磷酸化的酶类。在跨膜信号传递过程中起着重要作用。能调节多种细胞的代谢、生长、增殖和分化。

04.0302　炎症反应　inflammatory reaction
机体对致炎因子的一种防御反应。是临床常见的一个病理过程，急性炎症时具有红、肿、热、痛等表现，同时常伴有发热、白细胞增多等全身反应。

04.0303　炎症介质　inflammatory mediator
炎症过程中形成或释放，并参与炎症反应的活性物质。包括组胺、白三烯和花生四烯酸

代谢产物等。

04.0304 脂多糖结合蛋白 lipopolysaccharide binding protein, LBP
存在于正常人和动物血清中一种糖蛋白。因其对细菌内毒素，即脂多糖中的类脂体A具有高度亲和性，易与脂多糖结合而得名。是介导炎症反应和抗炎反应的首要环节，还可作为调理素发挥调理作用。

04.0305 酸中毒 acidosis
体内HCO_3^-/H_2CO_3值降低，血液pH降低的一种病理现象。可分为代谢性酸中毒和呼吸性酸中毒，二者均导致体内的酸碱平衡紊乱。

04.0306 交感-肾上腺髓质系统 sympathetico-adrenomedullary system
用于调节/增强交感神经及肾上腺素和去甲肾上腺素的系统。作用机制为交感神经与肾上腺髓质直接刺激髓质嗜铬细胞释放肾上腺素和去甲肾上腺素，通过血循环分布于全身许多组织、器官，引起类似交感神经兴奋的作用。

04.0307 儿茶酚胺 catecholamine
一种含有儿茶酚和氨基的神经类物质。包括多巴胺、去甲肾上腺素和肾上腺素，三者都是由酪氨酸结合。主要生理作用是兴奋血管的α受体，使血管收缩，主要是小动脉和小静脉收缩，在皮肤和黏膜比较明显。

04.0308 肾素-血管紧张素-醛固酮系统 renin-angiotensin-aldosterone system
通过肾素、血管紧张素、醛固酮的相互关联构成的一个生理网络系统。可调节人体血压、水分、电解质和保持人体内环境稳定性。

04.0309 血栓素A2 thromboxane A2
血小板花生四烯酸的代谢物。主要由血小板

和白细胞分泌，具有高效收缩血管和促血小板聚集的作用。

04.0310 缓激肽 bradykinin
一种血管活性肽。可增加毛细血管对液体和蛋白的通透性，引起炎性反应。

04.0311 内皮素 endothelin
由内皮细胞释放的一组二十一肽激素。由21个氨基酸组成的多肽，相对分子质量为24 000。不仅存在于血管内皮，也广泛存在于各种组织和细胞中，是调节心血管功能的重要因子，对维持基础血管张力与心血管系统稳态起重要作用。

04.0312 血小板活化因子 platelet activating factor
一种强效生物活性磷脂。由白细胞、血小板、内皮细胞、肺、肝和肾等多种细胞和器官产生。通过与靶细胞膜上的血小板活化因子受体结合而发挥作用。可引起血小板聚集，中性粒细胞聚集和释放产生大量活性氧、白三烯等炎性介质。

04.0313 心肌抑制因子 myocardial depressant factor
可使心肌功能受到抑制和损伤的一种类似内毒素的递质。可引起心肌收缩力减弱、心脏排血量减少而加重休克。

04.0314 乳酸 lactic acid
无氧糖酵解的终产物，人体代谢过程中的一种重要中间产物。与糖代谢、脂类代谢、蛋白质代谢及细胞内的能量代谢关系密切，是糖酵解过程的代谢产物。

04.0315 磷脂酶A2 phospholipase A2
催化水解磷脂酰化合物、溶血磷脂酰化合物中的羧酸酯键、磷酸酯键和磷酸与胆碱之间的酯键。在炎症反应过程中具有重要作用，为磷脂sn2位脂酰基水解酶,能水解细胞膜磷脂，释放花生四烯酸，再进一步代谢生成前列腺素和白三烯而释放大量的炎性介质，导致炎症发生。

04.0316　溶酶体　lysosome
一组具有水解酶并起消化作用的细胞器。由高尔基体产生，含有60多种能够水解多糖、蛋白质、核酸的酸性酶。

04.0317　Toll 样受体　toll-like receptor
生物的一种模式识别受体。因细胞外段与一种果蝇蛋白Toll同源而得名。是一种Ⅰ型跨膜蛋白，主要通过识别病原相关分子模式来启动免疫反应。在炎症、细胞信号转导、细胞凋亡、肿瘤等发生过程中扮演重要角色。在天然免疫中可发挥重要的抗感染免疫功能，并参与免疫耐受和特异性抗感染免疫。

04.0318　活性氧代谢产物　metabolite of active oxygen
氧分子的部分还原代谢产物的总称。如超氧阴离子、过氧化氢、羟自由基。作为第二信使，在多种细胞因子生物活性的启动过程中发挥着重要的作用。

04.0319　自由基　free radical
最外层轨道含有不成对电子的分子、离子、原子或原子团。具有较活泼的化学性质。人类生存环境中存在许多自由基。有许多种。人体内的自由基约95%是氧自由基。

04.0320　氧自由基　oxyradical
氧原子最外层轨道含有不成对电子的自由基。人体内的自由基约95%是氧自由基，由于外层电子不成对，所以化学性质十分活跃。体内适量的氧自由基对身体有益，但过多则可对人体造成伤害。

04.0321　肺水肿　pulmonary edema
肺脏内血管与组织之间液体交换功能紊乱所致的肺含水量增加的现象。临床表现为极度呼吸困难、端坐呼吸、发绀、大汗淋漓、阵发性咳嗽伴大量白色或粉红色泡沫痰、双肺对称性布满湿啰音，胸部X线片可见两肺蝶形片状模糊阴影，晚期可出现休克甚至死亡，是临床上急性呼吸衰竭的常见原因。

04.0322　发绀　cyanosis
又称"紫绀"。由于血氧含量不足，血液中还原性血红蛋白增多，导致口唇等黏膜呈现青紫色的现象。

04.0323　急性呼吸窘迫综合征　acute respiratory distress syndrome, ARDS
肺内、外严重疾病导致以肺毛细血管弥漫性损伤、通透性增强为基础，以肺水肿、透明膜形成和肺不张为主要病理变化，以进行性呼吸窘迫和难治性低氧血症为临床特征的综合征。是急性肺损伤发展到后期的典型表现。起病急骤，发展迅猛，预后极差。

04.0324　急性心功能不全　acute cardiac insufficiency
由不同病因引起的急性心脏舒缩功能障碍，发展到使心排血量在循环血量与血管舒缩功能正常时不能满足全身代谢对血流的需要，从而导致具有血流动力学异常和神经激素系统激活两方面特征的临床综合征。

04.06　多器官功能衰竭

04.0325　多器官功能衰竭　multiple organ failure, MOF

又称"多脏器功能衰竭""多器官功能障碍综合征(multiple organ dysfunction syndrome, MODS)""多系统器官功能衰竭(multiple system organ failure, MSOF)""序贯性系统衰竭(sequential system failure, SSF)"。一个以上的系统(或器官)发生功能衰竭,所涉及的系统或器官包括心血管、呼吸、肾脏、肝脏、血液、胃肠、代谢、中枢神经和免疫等。严重创伤、感染等原发病发生24 h后,同时或序贯发生2个或以上脏器功能失常以致衰竭的临床综合征。严重感染、严重实质器官疾病、严重老年性疾病等引起的2个及以上的器官或系统依次或同时发生功能衰竭,死亡率极高。

04.0326　代谢性损伤　metabolizability injury

由严重感染、创伤、烧伤、手术等导致代谢功能障碍。如在严重感染等引起休克时,各脏器血流减少,有氧代谢降低,细胞缺乏能量来维持其正常功能,而使各器官陷入衰竭。是引起多器官功能衰竭的原因之一。

04.0327　临床失误　clinical misplay

因临床处置不当引起的失误。是引起多器官功能衰竭的原因之一。

04.0328　中毒　poisoning

机体过量或大量接触化学毒物,引起组织结构和功能损害、代谢障碍而发生疾病或死亡。与多器官功能衰竭发生有关的有急性药物或毒物中毒、毒蛇咬伤及鱼胆中毒等。

04.0329　一氧化氮作用　nitrogen monoxide effect

多器官功能衰竭的发病机制学说之一。一氧化氮由人体各种细胞合成,是一种新型生物信使分子,可快速透过生物膜扩散,在心脑血管、神经、免疫调节等方面有重要的生物学作用。在败血症休克模型中,一氧化氮合成抑制剂可逆转内毒素和肿瘤坏死因子引起的低血压,提示可能有治疗作用。

04.0330　微循环障碍与微聚集学说　micro-aggregate theory

关于多器官功能衰竭的发病机制的学说之一。在弥散性血管内凝血过程中,广泛的血小板微聚物形成,不仅引起机体重要脏器毛细血管机械性梗阻,还可释放5-羟色胺、组胺等生物活性物质,使毛细血管通透性增加、内皮损伤和血管收缩,造成组织缺氧;由栓塞组织释放的物质和补体活化引起白细胞聚集加重了这一过程,导致多器官功能衰竭。

04.0331　弥散性血管内凝血　disseminated inravascular coagulation, DIC

在败血症、创伤和出血等引起的休克患者中,损伤组织释放出大量的组织因子、细菌、内毒素、补体和免疫复合物等,激活凝血机制,使血小板聚集形成微血栓的过程。

04.0332　级联效应　cascade effect

包括内毒素、TNF-α、IL-1、IL-6、IL-8等参与启动全身炎症反应综合征,炎症启动后激发机体产生众多的继发性炎症介质,加重全身炎症反应综合征。

04.0333　免疫复合物学说　immune complex theory

关于多器官功能衰竭发病机制的学说之一。认为形成多器官功能衰竭的基本问题在于局部免疫反应太弱或无效，不能控制炎症（细菌感染或其他阳性刺激）；而过度的全身性免疫反应也可导致多脏器损伤。

04.0334　多器官功能衰竭急进期　acute phase of multiple organ failure

多器官功能衰竭的临床第一期。此期病情急剧发展、各脏器序贯出现衰竭综合征。通常在感染性疾病中迅速发生，外伤等非感染性疾病中多在7～9天发生。

04.0335　多器官功能衰竭感染期　infection phase of multiple organ failure

多器官功能衰竭的临床第二期。患者若能度过多器官功能衰竭急进期，则进入以继发感染为突出表现的多器官功能衰竭感染期，主要表现为免疫消耗、抗感染能力低下。持续10天至2周。

04.0336　多器官功能衰竭营养低下期　hypo-nutrition phase of multiple organ failure

多器官功能衰竭的临床第三期。此期临床营养不良和代谢紊乱的症状突出，患者表现无力、淡漠，可能出现合并高尿钠的难治性低钠血症。持续2～3周。

04.0337　低血压　hypotension

体循环动脉压力低于正常的状态。一般认为成年人上肢动脉血压低于12/8 kPa（90/60 mmHg），或收缩压较原先降低5.3 kPa（40 mmHg）的状态。临床表现为头晕、头痛、食欲缺乏、疲劳、脸色苍白等，严重者表现为直立性眩晕、四肢冷、心悸、呼吸困难、共济失调、发音含糊甚至昏厥。

04.0338　多器官功能衰竭肺[功能]衰竭　respiretory failure of multiple organ failure

又称"成人呼吸窘迫综合征"。多器官功能严重损害时肺功能发生严重障碍。表现为呼吸困难、氧分压明显下降。

04.0339　多器官功能衰竭肾[功能]衰竭　renal failure of multiple organ failure

多器官功能严重损害时肾功能发生严重障碍。表现为尿量减少、血清肌酐及尿素氮升高。

04.0340　多器官功能衰竭肝[功能]衰竭　liver failure of multiple organ failure

多器官功能严重损害时肝功能发生严重障碍。表现为血清总胆红素＞171 μmol/L伴血清谷丙转氨酶增高5倍以上。

04.0341　多器官功能衰竭胃肠道功能衰竭　gastrointestinal failure of multiple organ failure

多器官功能严重损害时胃肠道功能发生严重障碍。因上消化道出血、24 h内需输血1000 ml以上、内镜或手术证实有应激性溃疡。

04.0342　多器官功能衰竭凝血功能衰竭　coagulation failure of multiple organ failure

多器官功能严重损害时凝血发生严重障碍。表现为血小板减少、凝血酶原时间延长、低纤维蛋白血症及出现纤维蛋白降解产物。

04.0343　多器官功能衰竭心脏[功能]衰竭　heart failure of multiple organ failure

多器官功能严重损害时心脏功能发生严重障碍。表现为无心肌梗死而出现低血压，心脏指数小于1.5 L/m²。

04.0344　多器官功能衰竭中枢神经系统衰竭　centre nerve system failure of multiple organ failure
多器官功能严重损害时中枢神经系统功能发生严重障碍。常表现为仅对疼痛刺激有反应或昏迷。

04.0345　多器官功能衰竭代谢改变　change of metabolism of multiple organ failure
多器官功能严重损害时常有的多种代谢紊乱。表现为低钠血症、高血糖、代谢性酸中毒等。

04.0346　重症监护病房　intensive care unit, ICU
又称"加强监护病房"。对收治的各类危重病患者，运用各种先进的医疗技术，现代化的监护和抢救设备，对其实施集中的加强治疗和护理。以最大限度地确保患者生存及随后的生命质量。

04.0347　营养支持　nutrition support
通过补充人体必需物质，达到维持正常代谢需要的方法。对危重病患者进行合理、有效的营养补充，能改善机体蛋白质合成及免疫功能，促进患者康复。

04.0348　机械辅助通气　machine support ventilation
在临床上利用呼吸机辅助患者换气的方法。以达到维持、改善和纠正急/慢性重症呼吸衰竭(通气/氧合衰竭)的一种治疗措施。

04.0349　血液净化　blood purification
利用半渗透膜来去除血液中的代谢毒物和多余水分，并维持体内的酸碱平衡的治疗方法。具体方式有血液透析、血液灌流、血浆吸附、血液滤过、血浆置换、连续性静脉–静脉血液滤过透析等。

04.0350　血液透析　blood dialysis
简称"血透"。血液净化技术的一种。透析时，血液流过半渗透膜组成的小间隙内，透析液在其外面流动，红细胞、白细胞和蛋白质等大的颗粒不能通过半渗透膜小孔，而水、电解质及血液中代谢产物，如尿素、肌酐、胍类等中小物质可通过半透膜弥散到透析液中，透析液中的物质如碳酸氢根和乙酸盐等也可以弥散到血液中，达到清除体内有害物质、补充体内所需物质的目的。

04.0351　腹膜透析　peritoneum dialysis
简称"腹透"。肾脏替代治疗手段之一。利用人体的腹膜作为通透膜，通过高渗腹透液清除毒素和水分，从而延长患者生命的疗法。

04.0352　连续性静脉–静脉血液滤过透析　continuous venous-venous hemofiltration, CVVH
采用中心静脉留置单针双腔导管建立血管通路，应用泵驱动进行体外血液循环。连续性血液净化治疗模式中的一种。与传统间歇性血液透析、滤过相比，在维护心血管的稳定性，控制高分解代谢，维持水、电解质和酸碱平衡等方面显示出独特的优势。

04.07　生　物　战

04.0353　生物战　biological warfare
又称"细菌战"。应用生物武器实施的军事行动。

04.0354　生物恐怖　bioterrorism
通过蓄意释放细菌、病毒或其他病原体，引发人群、动物、植物疾病或死亡，引起社会广泛恐慌或影响社会安定以达到政治或信仰目的的行为。

04.0355　生物战剂　biological warfare agent
在战争中用来伤害人或动植物的细菌、病毒、立克次体、真菌等致病微生物及其生物毒素和其他活性物质。

04.0356　基因武器　gene weapon
利用基因工程技术和方法，把特殊的致病基因移植到微生物体内，从而制造出的新型生物战剂。

英 汉 索 引

A

abacavir 阿巴卡韦 03.0517

abdominal infection 腹腔感染 04.0201

abnormal lymphocyte *异型淋巴细胞 01.0149

abortive type 顿挫型 01.0037

abortive venereal lymphogranuloma bubo 顿挫型性病
淋巴肉芽肿横痃 03.0572

abscess 脓肿 02.0433

absolute isolation 严密隔离 04.0044

absorption [病毒]吸附 03.0172

ACA 慢性萎缩性肢端皮炎 03.1090

accelerator processing technique 加速器处理技术
04.0102

accessory nasal cavity mucormycosis 鼻脑毛霉病
03.1203

AC-ELISA 抗原捕获酶联免疫吸附测定 01.0542

acellular vaccine 无细胞疫苗 01.0416

Acephalocystis granulosus 细粒棘球绦虫 04.0250

acetowhitening phenomenon 醋酸白现象 02.0221

Acholeplasma laidlawii 莱氏无胆甾原体 03.0591

aciclovir 阿昔洛韦，*无环鸟苷 01.0752

acidosis 酸中毒 04.0305

acinetobacter 不动杆菌 03.0965

Acinetobacter anitratum 硝酸盐阴性不动杆菌
03.0967

Acinetobacter baumanii 鲍曼不动杆菌 03.0968

Acinetobacter calcoaceticus 醋酸钙不动杆菌
03.0966

Acinetobacter haemolyticus 溶血性不动杆菌
03.0969

Acinetobacter johnsonii 约氏不动杆菌 03.0970

Acinetobacter junii 琼氏不动杆菌 03.0972

Acinetobacter lwoffii 洛菲不动杆菌 03.0971

Acomatacarus majesticus 巨多齿恙螨 03.0705

acquired immune deficiency syndrome vaccine 艾滋病
疫苗 01.0473

acquired immunity *获得性免疫 01.0251

acquired immunodeficiency syndrome 获得性免疫缺
陷综合征，*艾滋病 03.0467

acquired syphilis 获得梅毒 02.0223

acratia 乏力 01.0087

acrodermatitis chronica atrophicans 慢性萎缩性肢端
皮炎 03.1090

ACTG 艾滋病临床试验工作组 03.0477

actinomyces 放线菌 03.1183

Actinomyces bovis 牛放线菌 03.1185

Actinomyces brasiliensis 巴西诺卡菌，*巴西放线菌
03.1180

Actinomyces israelii 衣氏放线菌，*以色列放线菌
03.1184

Actinomyces naeslundii 内氏放线菌 03.1186

Actinomyces viscosus 黏性放线菌 03.1187

active immunity 主动免疫 01.0256

acupuncture and moxibustion 针灸 01.0622

acute adenoiditis 急性腺样体炎 02.0014

acute allergic epiglottitis 急性变态反应性会厌炎
02.0031

acute anicteric hepatitis 急性无黄疸性肝炎 03.0396

acute appendicitis 急性阑尾炎 02.0150

acute ascending flaccid paralysis 急性上行性弛缓性瘫
痪 03.0234

acute ascending spinal paralysis 急性上行性脊髓麻痹
03.0233

acute bacterial bronchitis 急性细菌性支气管炎
02.0063

acute bacterial conjunctivitis 急性细菌性结膜炎，*急
性卡他性结膜炎，*红眼病 02.0353

acute bacterial prostatitis 急性细菌性前列腺炎
02.0194

acute bronchitis 急性支气管炎 02.0062

acute cardiac insufficiency 急性心功能不全 04.0324

acute catarrhal tonsillitis　急性卡他性扁桃体炎 02.0009

acute cystitis　急性膀胱炎　02.0188

acute dacryoadenitis　急性泪腺炎　02.0385

acute dacryocystitis　急性泪囊炎　02.0383

acute diffuse cerebrospinal meningitis　急性弥漫性脑脊髓膜炎　02.0309

acute disseminated encephalomyelitis　急性播散性脑脊髓炎　02.0339

acute empyema　急性脓胸　02.0101

acute enteritis　急性肠炎　02.0118

acute epidemic haemorrhagic conjunctivitis　急性流行性出血性结膜炎　03.0194

acute epididymitis　急性附睾炎　02.0199

acute epiglottitis　急性会厌炎　02.0029

acute exacerbation of chronic obstructive pulmonary disease　慢性阻塞性肺[疾]病急性加重　02.0072

acute febrile disease　急性发热性疾病　03.0343

acute fever　急性发热　01.0047

acute fibrinous laryngotracheobronchitis　急性纤维蛋白性喉气管支气管炎　02.0027

acute flaccid paralysis　急性松弛性瘫痪,＊急性弛缓性瘫痪　03.0235

acute follicular tonsillitis　急性滤泡性扁桃体炎 02.0010

acute fulminant rhinomycosis　急性暴发性鼻真菌病 02.0046

acute gastroenteritis　急性胃肠炎　02.0126

acute gonococcal urethritis　急性淋球菌性尿道炎 02.0249

acute hematogenic osteomyelitis　急性血源性骨髓炎 02.0413

acute hemorrhagic conjunctivitis　急性出血性结膜炎 02.0362

acute hemorrhagic necrotizing enteritis　急性出血性坏死性肠炎　02.0125

acute hepatitis C　急性丙型肝炎　03.0403

acute hepatitis E　急性戊型肝炎　03.0406

acute hepatitis of unknown cause　不明原因急性肝炎 03.0408

acute icteric hepatitis　急性黄疸性肝炎　03.0395

acute infectious epiglottitis　急性感染性会厌炎 02.0030

acute infectious polyradiculoneuritis　急性感染性多发性神经根炎　02.0341

acute lacunar tonsillitis　急性隐窝性扁桃体炎 02.0012

acute laryngitis in children　小儿急性喉炎　02.0020

acute laryngotracheobronchitis　急性喉气管支气管炎 02.0025

acute liver failure　急性肝衰竭　03.0414

acute liver failure caused by varicella-herpes zoster virus　水痘–带状疱疹病毒致急性肝衰竭　03.0269

acute lymphadenitis　急性淋巴结炎　02.0440

acute lymphangitis　急性淋巴管炎　02.0444

acute meningitis　急性脑膜炎　02.0303

acute non-A, non-B, non-C, non-D, non-E hepatitis　急性非甲非乙非丙非丁非戊型肝炎　03.0407

acute nonparalytic poliomyelitis　急性非麻痹性脊髓灰质炎　03.0198

acute obstructive laryngotracheobronchitis　急性阻塞性喉气管支气管炎,＊哮吼　02.0026

acute osteomyelitis of jaw　急性颌骨骨髓炎　02.0053

acute paralytic poliomyelitis　急性麻痹性脊髓灰质炎 03.0197

acute peritonitis　急性腹膜炎　02.0174

acute pharyngitis　急性咽炎　02.0001

acute phase of multiple organ failure　多器官功能衰竭急进期　04.0334

acute phlegmonous gastritis　＊急性蜂窝织炎性胃炎 02.0131

acute pneumonia　急性肺炎　02.0080

acute pseudomembranous candidiasis　＊急性假膜型念珠菌性口炎　03.1194

acute purulent gastritis　急性化脓性胃炎　02.0131

acute pyelonephritis　急性肾盂肾炎　02.0204

acute renal failure　急性肾衰竭　03.0348

acute respiratory distress syndrome　急性呼吸窘迫综合征　04.0323

acute retinal necrosis syndrome　急性视网膜坏死综合征　02.0376

acute rhinitis　急性鼻炎　02.0041

acute simple laryngitis　急性单纯性喉炎　02.0019

acute suppurative sinusitis　急性化脓性鼻窦炎 02.0038

acute suppurative tonsillitis　急性化脓性扁桃体炎 02.0011

acute viral bronchitis　急性病毒性支气管炎　02.0064

acute viral hepatitis　急性病毒性肝炎　03.0394

adaptive immunity　*适应性免疫　01.0251

ADCC　依赖抗体的细胞毒性,*抗体依赖细胞介导的
细胞毒作用　01.0267

additive effect　累加作用　01.0646

adefovir　阿德福韦　01.0737

adefovir dipivoxil　阿德福韦酯　01.0738

adenoid hypertrophy　腺样体肥大　02.0015

adenovirus　腺病毒　03.0046

adenylate cyclase　腺苷酸环化酶　01.0246

adherence　黏附　01.0137

adhesin　黏附素　01.0138

adhesion factor　*黏着因子　01.0239

adhesion molecule　黏附分子　01.0239

adjuvant　佐剂　01.0364

administration department of nosocomial infection　医
院感染管理科　04.0022

administration of hospital waste　医院废物管理
04.0096

administration of nosocomial infection　医院感染管理
04.0020

adrenal corticalhormone　肾上腺皮质激素　01.0212

adult inclusion conjunctivitis　成人包涵体性结膜炎
02.0357

ADV　阿德福韦　01.0737

Aedes albopictus　白纹伊蚊,*亚洲虎蚊,*花斑蚊
03.0079

Aedes vigilax　伊蚊　03.0078

aerobe　需氧菌　03.0754

aerotolerance test　耐氧试验　03.0759

aerotolerant anaerobe　兼性厌氧菌　低 03.0758

affected area　疫区　01.0342

AFP　急性松弛性瘫痪,*急性弛缓性瘫痪　03.0235

AFP　甲胎蛋白　03.0438

African tick-bite fever　非洲蜱咬热　03.0638

African tick typhus　*非洲蜱传斑疹伤寒　03.0630

agammaglobulinemia　无丙种球蛋白血症,*严重低丙
种球蛋白血症　01.0109

agglutination reaction　凝集反应　01.0524

aggressin　攻击素　01.0143

AHC　急性出血性结膜炎　02.0362

AHF　阿根廷出血热　03.0374

AIDS　获得性免疫缺陷综合征,*艾滋病　03.0467

AIDS clinical trial group　艾滋病临床试验工作组

03.0477

AIDS-defining condition　艾滋病标志性病变
03.0494

AIDS dementia complex　艾滋病相关痴呆综合征
03.0498

AIDS vaccine　艾滋病疫苗　01.0473

airway hyperresponsiveness　气道高反应性　02.0066

albendazole　阿苯达唑,*丙硫咪唑　01.0778

alcaligenes　产碱杆菌　03.1056

Alcaligenes faecalis　粪产碱杆菌　03.1057

allergic fungal sinusitis　变应性真菌性鼻窦炎
02.0047

allergic reaction　变态反应　01.0277

Allodermanyssus sanguineus　血异刺皮螨　03.0746

allotype measles　异型麻疹　03.0242

alpha-fetoprotein　甲胎蛋白　03.0438

alphavirus　甲病毒,*A 组虫媒病毒　03.0066

ALSS　人工肝支持系统　03.0440

alveolar echinococcosis　*泡型棘球蚴病　04.0254

Alzheimer disease　阿尔茨海默病　03.0546

amantadine　金刚烷胺　01.0756

AmB　两性霉素 B　01.0719

Amblyomma americanum　美洲钝眼蜱　03.0741

Amblyomma cajennense　卡宴花蜱　03.0745

Amblyomma hebraeum　希伯来钝眼蜱　03.0726

Amblyomma maculatum　斑点钝眼蜱　03.0728

Amblyomma variegatum　彩饰钝眼蜱　03.0727

ambulatory type　逍遥型　01.0038

American dog tick　美洲犬蜱　03.0725

amikacin　阿米卡星,*丁胺卡那霉素　01.0690

aminotransferase　氨基转移酶　01.0247

Amoebida　阿米巴　03.1243

amoxicillin　阿莫西林,*羟氨苄青霉素　01.0662

amphotericin B　两性霉素 B　01.0719

amphotericin B liposomal　两性霉素 B 脂质体
01.0720

ampicillin　氨苄西林,*氨苄青霉素　01.0661

amyloidosis　淀粉样变性　03.0545

anaerobe　厌氧菌　03.0755

anaerobic pulmonary infection　厌氧菌肺部感染
04.0142

anaerobic septicemia　厌氧菌败血症　04.0114

anaerobiotic osteomyelitis　厌氧菌性骨髓炎　02.0419

analgesic　镇痛药　01.0659

anaphylactic shock　过敏性休克　01.0614

anaplasma　无形体　03.0660

Anaplasma marginale　边缘无形体　03.0670

Anaplasma phagocytophilum　嗜吞噬细胞无形体，* 嗜
吞噬细胞埃立克体　03.0661

Anaplasma platys　扁平无形体，* 扁平埃立克体
03.0672

Ancylostoma braziliense　巴西钩虫　03.1271

angiostrongyliasis cantonensis　广州管圆线虫病，* 嗜
酸性粒细胞增多性脑脊髓膜炎　03.1281

Angiostrongylus cantonensis　广州管圆线虫　03.1280

animal host　动物宿主　04.0245

animal vaccine　动物疫苗　01.0395

anisakiasis　异尖线虫病　03.1276

anogenitorectal syndrome　生殖器肛门直肠综合征
03.0573

antagonism　拮抗作用　01.0647

anthrax　炭疽　04.0211

anthrax aerosol bacterial vaccine　炭疽气雾菌苗
01.0506

anthrax bacterial vaccine　炭疽菌苗　01.0505

anthropo zoonosis　人兽共患传染病　04.0210

antibiotic　抗生素　01.0612

antibiotic-associated colitis　抗生素相关性肠炎
02.0168

antibody　抗体　01.0181

antibody-dependent cellular cytotoxicity　依赖抗体的细
胞毒性，* 抗体依赖细胞介导的细胞毒作用
01.0267

antibody to viral antigen　针对病毒抗原的抗体
03.0187

antigen　抗原　01.0174

antigen-antibody complex　* 抗原抗体复合物
01.0204

antigen-capture enzyme-linked immunosorbent assay
抗原捕获酶联免疫吸附测定　01.0542

antigenic determinant　抗原决定簇　01.0179

antigenic shift　抗原转变　01.0180

antigen-presenting cell　抗原提呈细胞　01.0160

anti-idiotype antibody　抗独特型抗体　01.0188

anti-infectious immunity　抗感染免疫　01.0358

anti-inflammatory cytokine　抗炎细胞因子　01.0788

antimicrobial agent　抗菌药物　03.0783

antimicrobial therapy　抗菌疗法　01.0624

antiphagocytic fraction 1 antigen　抗吞噬细胞因子 1 成
分抗原　03.0776

antipyretic analgesic　解热镇痛药　01.0657

antisense oligodeoxynucleotide technology　反义寡脱
氧核苷酸技术　01.0628

antisense oligonucleotide technology　反义寡核苷酸技
术　01.0627

antisense strand　反义链　01.0603

antitoxin　抗毒素　01.0613

antiviral drug　抗病毒药　01.0658

antiviral therapy　抗病毒治疗　01.0743

APC　抗原提呈细胞　01.0160

Apodemus agrarius　黑线姬鼠，* 田姬鼠　04.0220

apparent infection　显性感染　01.0015

apparent infection rate　显性感染率　01.0329

appendicitis　阑尾炎　02.0149

arachidonic acid　花生四烯酸　04.0296

Arachnia propionica　丙酸蛛网菌，* 丙酸放线菌
03.1188

arboviral encephalitis　虫媒病毒性脑炎　02.0326

arbovirus　虫媒病毒　03.0064

ARDS　急性呼吸窘迫综合征　04.0323

area isolation　区域隔离　04.0043

Arenaviridae　沙粒病毒科　03.0081

arenavirus　沙粒病毒　03.0083

ARF　急性肾衰竭　03.0348

Argentine hemorrhagic fever　阿根廷出血热　03.0374

artemether　蒿甲醚　01.0761

artemisinin　青蒿素　01.0760

arteriole　微动脉　04.0271

arterio-venous shunt　动静脉短路　04.0277

artesunate　青蒿琥酯　01.0762

arthritis　关节炎　02.0395

arthropathy caused by human parvovirus virus　人类细
小病毒感染关节病　03.0319

artificial active immunity　人工自动免疫　01.0361

artificial liver support system　人工肝支持系统
03.0440

artificially acquired immunity　人工获得性免疫
01.0360

artificial passive immunity　人工被动免疫　01.0362

ascending paralysis　上行性瘫痪　03.0232

ascites　腹水，* 腹腔积液　01.0084

Ascoschoengastia indica　印度囊棒恙螨　03.0703

aspergillosis 曲霉病 03.1197

aspergillosis of the nasal and paranasal sinus 鼻腔及鼻窦曲霉菌病 02.0045

aspiration of regurgitation of digestive tract 消化道反流物误吸 04.0140

assembly [病毒]装配 03.0176

asterixis 扑翼样震颤 03.0433

asthma 气喘 03.0216

Astrakhan fever 阿斯特拉罕热 03.0636

astrovirus 星状病毒 03.0020

asymptomatic bacteriuria 无症状菌尿症 02.0185

asymptomatic carrier 无症状携带者 01.0293

asymptomatic inflammatory prostatitis 无症状炎症性前列腺炎 02.0195

asymptomatic phase 艾滋病无症状期 03.0499

ataxia 共济失调 01.0086

atazanavir 阿扎那韦 03.0515

atrophic pharyngitis 萎缩性咽炎 02.0005

attenuated vaccine *减毒[活]疫苗 01.0403

atypical herpes zoster 不典型带状疱疹 03.0263

atypical lymphocyte 非典型淋巴细胞 01.0149

atypical measles 非典型麻疹 03.0241

atypical varicella 不典型水痘 03.0254

aural aspergillosis 耳曲霉病 03.1200

Australian spotted fever 澳大利亚斑疹热 03.0653

autogenous infection *自身性感染 01.0012

autoimmunity 自身免疫 01.0274

avastrovirus 禽星状病毒 03.0022

avian influenza 禽流行性感冒，*禽流感 04.0217

azathioprine 硫唑嘌呤 01.0795

azithromycin 阿奇霉素 01.0698

azlocillin 阿洛西林，*阿洛青霉素 01.0664

azotemia 氮质血症 02.0190

AZT 齐多夫定，*叠氮胸苷 03.0507

aztreonam 氨曲南 01.0687

B

BA 杆菌性血管瘤病 03.0686

Babinski sign 巴宾斯基征，*划足试验 02.0297

bacillary angiomatosis 杆菌性血管瘤病 03.0686

bacillary dysentery 细菌性痢疾 03.0991

bacillary peliosis 杆菌性紫癜 03.0689

bacillary phthisis DNA vaccine 结核病 DNA 疫苗 01.0508

bacillus 芽孢杆菌 03.0837

bacillus Calmette-Guérin vaccine 卡介苗 01.0424

Bacillus cereus 蜡样芽孢杆菌 03.0838

Bacillus cereus food poisoning 蜡样芽孢杆菌食物中毒 02.0143

Bacillus proteus 变形杆菌 03.0937

Bacillus proteus food poisoning 变形杆菌食物中毒 02.0140

bacteremia 菌血症 01.0091

bacterial aneurysm 细菌性动脉瘤 02.0272

bacterial capsule 细菌荚膜 03.0767

bacterial conjunctivitis 细菌性结膜炎 02.0351

bacterial culture 细菌培养 03.0780

bacterial esophagitis 细菌性食管炎 02.0153

bacterial food poisoning 细菌性食物中毒 02.0135

bacterial infection 细菌感染 03.0753

bacterial interference 细菌干扰 04.0194

bacterial keratitis 细菌性角膜炎，*细菌性角膜溃疡 02.0374

bacterial meningitis 细菌性脑膜炎 02.0305

bacterial pneumonia 细菌性肺炎 02.0082

bacterial species 菌种 01.0353

bacterial superantigen 细菌性超抗原 03.0770

bacterial vaccine 菌苗 01.0421

bacterial vaccine inoculation 菌苗接种 01.0386

bacterial vaginosis 细菌性阴道病 02.0254

bacteriocin 细菌素 03.0760

bacteriophage 噬菌体 01.0578

bacteriotoxin 细菌毒素 01.0128

bacterium 细菌 03.0752

bacteriuria 菌尿 02.0191

Bacteroides fragilis 脆弱拟杆菌 03.1091

balanitis 龟头炎 02.0217

Balint syndrome 巴林特综合征，*皮质性注视麻痹 03.0551

bartholinitis 前庭大腺炎 02.0215

Bartonella 巴尔通体 03.0673

Bartonella bacillitormis 杆[菌]状巴尔通体 03.0675

Bartonella elizabethae 伊丽莎白巴尔通体 03.0684

Bartonella endocarditis 巴尔通体性心内膜炎 03.0688

Bartonella grahamii 格拉汉姆巴尔通体 03.0685

Bartonella henselae 汉赛巴尔通体 03.0679

Bartonella quintana 五日热巴尔通体，* 五日热罗克利马体 03.0687

Bartonella vinsonii subsp. *berkhoffii* 文氏巴尔通体伯格霍夫亚种 03.0683

bartonellosis 巴尔通体病 03.0674

basic immunization 基础免疫 01.0369

basic medication procedure 基本用药程序 04.0186

basophil 嗜碱性粒细胞 01.0173

basophilic granulocyte 嗜碱性粒细胞 01.0173

BBB 血脑屏障 02.0344

BCG vaccine 卡介苗 01.0424

bed unit disinfection 床单位消毒 04.0076

benign lymphoreticulosis * 良性淋巴网状内皮细胞增生症 03.0680

bifendatatum 联苯双酯 03.0466

bifendate 联苯双酯 03.0466

Bifidobacterium bifidum 两歧双歧杆菌 03.1115

bifonazole 联苯苄唑 01.0729

binary serotyping system 二进制血清学分型系统 01.0534

biochip 生物芯片 01.0561

biofilm 生物膜 03.0774

biological warfare 生物战，* 细菌战 04.0353

biological warfare agent 生物战剂 04.0355

biosynthesis 生物合成 01.0585

bioterrorism 生物恐怖 04.0354

biotic area 生态区 01.0804

biovar trachoma 沙眼生物变种 03.0561

biphasic febrile disease 双相性发热性疾病 03.0361

bird flu vaccine 禽流感疫苗 01.0431

bithionol sulfoxide 硫氯酚，* 硫双二氯酚 01.0773

bitin * 别丁 01.0773

bivalent vaccine 双价疫苗 01.0398

black creek canal virus 黑港渠病毒 03.0094

black death * 黑死病 04.0216

blastomycetic dermatitidis 皮炎芽生菌病，* 北美芽生菌病 03.1234

blood-brain barrier 血脑屏障 02.0344

blood contamination 血液污染 04.0162

blood dialysis 血液透析，* 血透 04.0350

blood fluid transmission 血液传播 01.0310

blood gas analysis 血气分析 03.0218

blood isolation 血液隔离 04.0047

blood product contamination 血液制品污染 04.0163

blood product sterilization 血液制品灭菌 04.0164

blood purification 血液净化 04.0349

blood stream infection 血流感染 01.0090

Bockhart impetigo * 博克哈特脓疱疮 02.0426

body fluid transmission 体液传播 01.0309

body temperature regulating center 体温调节中枢 01.0062

boiling disinfection 煮沸消毒 04.0064

Bolivian hemorrhagic fever 玻利维亚出血热 03.0375

bone actinomycosis 骨放线菌病 02.0398

bone marrow stem cell 骨髓干细胞 01.0169

booster immunity 加强免疫 01.0370

borderline form leprosy 界线类麻风病 03.1140

Bordetella 鲍特菌 03.1041

Bordetella bronchiseptica 支气管败血鲍特菌 03.1046

Bordetella parapertussis 副百日咳鲍特菌 03.1047

Bordetella pertussis 百日咳鲍特菌，* 百日咳杆菌 03.1042

Borrelia burgdorferi 伯氏疏螺旋体 03.1089

Borrelia recurrentis 回归热螺旋体 03.1085

Boston exanthema * 波士顿皮疹热 03.0193

botulinum antitoxin 肉毒抗毒素 03.1125

botulism * 肉毒中毒 02.0137

boutonneuse fever 纽扣热 03.0630

bovine spongiform encephalopathy 牛海绵状脑病，* 疯牛病 03.0541

bowenoid papulosis 鲍恩样丘疹病 03.0336

bradykinin 缓激肽 04.0310

brain abscess 脑脓肿 02.0330

brain aspergillosis 脑曲霉病 03.1198

Brazilian hemorrhagic fever 巴西出血热 03.0377

Brazilian purpuric fever 巴西紫癜热 03.1005

Brazilian spotted fever * 巴西斑点热 03.0620

Brevibacterium flavum 黄色短杆菌 03.0832

bridging necrosis 桥接坏死 03.0437

Brill-Zinsser disease * 布里尔–津瑟病 03.0609

Brodie abscess * 布罗迪脓肿 02.0420

bronchial asthma 支气管哮喘 02.0068

bronchiectasis 支气管扩张症 02.0065

bronchiolitis 细支气管炎 02.0076

bronchopneumonia 支气管肺炎 02.0081

bronchospasm 支气管痉挛 02.0067

Brucella 布鲁氏菌 03.1019

Brucella abortus 流产布鲁氏菌 03.1022

Brucella bacterial vaccine 布鲁氏菌菌苗 01.0507

Brucella canis 犬种布鲁氏菌 03.1023

Brucella melitensis 马耳他布鲁氏菌 03.1020

Brucella neotomae 木鼠布鲁氏菌 03.1024

Brucella osteomyelitis 布鲁氏菌骨髓炎 02.0418

Brucella ovis 羊种布鲁氏菌 03.1025

Brucella suis 猪种布鲁氏菌 03.1021

brucellosis 布鲁氏菌病 04.0247

Brudzinski sign 布鲁津斯基征 02.0296

BSE 牛海绵状脑病, * 疯牛病 03.0541

BSI 血流感染 01.0090

bubo 横痃 03.0570

bubonic plague 腺鼠疫 04.0214

Bunyavirus hemorrhagic fever 布尼亚出血热 03.0370

Burkholderia 伯克霍尔德菌 03.0959

Burkholderia cepacia 洋葱伯克霍尔德菌 03.0963

Burkholderia cocovenenans 椰毒伯克霍尔德菌, * 椰毒假单胞菌 03.0964

Burkholderia mallei 鼻疽伯克霍尔德菌 03.0960

Burkholderia pseudomallei 类鼻疽伯克霍尔德菌 03.0961

burn wound sepsis 烧伤创面脓毒症 04.0206

BV 细菌性阴道病 02.0254

C

C 补体 01.0197

CA 尖锐湿疣, * 性病疣 02.0219

Caliciviridae 杯状病毒科 03.0018

California encephalitis 加利福尼亚脑炎 03.0366

Calymmatobacterium granulomatis 肉芽肿荚膜杆菌 03.1055

campylobacter 弯曲菌 03.0876

Campylobacter coli 结肠弯曲菌 03.0878

Campylobacter concisus 简明弯曲菌 03.0883

Campylobacter curvus 屈曲弯曲菌 03.0884

campylobacter enteritis 弯曲菌肠炎 03.0875

Campylobacter fetus 胎儿弯曲菌 03.0881

Campylobacter helveticus 瑞士弯曲菌 03.0885

Campylobacter hyointestinalis 猪肠弯曲菌 03.0888

Campylobacter jejuni 空肠弯曲菌 03.0877

Campylobacter lari 海鸥弯曲菌 03.0880

Campylobacter mucosalis 黏膜弯曲菌 03.0889

Campylobacter rectus 直肠弯曲菌 03.0879

Campylobacter showae 昭和弯曲菌 03.0886

Campylobacter sputorum 唾液弯曲菌 03.0882

Campylobacter upsaliensis 乌普萨拉弯曲菌 03.0887

candidal balanitis 念珠菌性龟头炎 02.0218

candidal vaginitis 念珠菌性阴道炎 02.0253

candidiasis 念珠菌病 03.1191

candidiasis of esophagus 食管念珠菌感染 03.1193

CAP 社区获得性肺炎 04.0134

capillariasis philippinensis 菲律宾毛线虫病 03.1286

capillaritis 毛细血管炎 02.0286

capillary vessel 微血管 04.0270

capillary vessel distension 微血管扩张 04.0274

capillary vessel plegia 微血管麻痹 04.0275

capillary vessel spasm 微血管痉挛 04.0273

capnocytophaga 二氧化碳嗜纤维菌 03.1094

Capnocytophaga gingivalis 牙龈二氧化碳嗜纤维菌 03.1054

Capnocytophaga ochracea 黄褐二氧化碳嗜纤维菌 03.1095

capsid 衣壳 03.0151

capsid protein 衣壳蛋白 03.0152

carbenicillin 羧苄西林, * 羧苄青霉素 01.0663

carbuncle 痈 02.0429

cardiac tamponade 心脏压塞, * 心包填塞 02.0279

cardiovascular syphilis 心血管梅毒 02.0233

carrier 携带者 01.0292

carrier state 病原携带状态 01.0028

Carrion disease 卡里翁病 03.0676

CAS 社区获得性败血症 04.0115

cascade effect 级联效应 04.0332

Casoni test 包虫皮内试验, * 卡索尼试验 04.0253

caspofungin 卡泊芬净 01.0730

Castleman disease 卡斯尔曼病, * 巨大淋巴结增生症 03.0324

catecholamine 儿茶酚胺 04.0307

category A infectious disease 甲类传染病, * 强制管理传染病 01.0348

category B infectious disease 乙类传染病, * 严格管理

传染病 01.0349

category C infectious disease 丙类传染病，*监测管理传染病 01.0350

cat flea-borne typhus 猫蚤传斑疹伤寒，*猫蚤传斑点热 03.0612

catheter-associated bloodstream infection 导管相关血流感染 04.0108

catheter-associated septicemia 导管相关败血症 04.0126

catheter colonization 导管定植 04.0107

catheter contamination 导管污染 04.0119

catheter exit-site infection 导管出口处感染 04.0120

catheter joint contamination 导管接头污染 04.0123

catheter needle contamination 导管针尖污染 04.0124

catheter tunnel infection 导管隧道感染 04.0121

cat-scratch disease 猫抓病 03.0680

cavernous sinus thrombosis 海绵窦血栓 02.0044

CCHF 克里米亚–刚果出血热 03.0368

C3 convertase C3 转化酶 01.0200

CCR5 coreceptor 趋化因子受体 5 辅助受体 03.0482

CD 卡斯尔曼病，*巨大淋巴结增生症 03.0324

CD4$^+$ cell depletion CD4$^+$细胞枯竭 01.0156

CD4$^+$ T cell CD4$^+$T 细胞 01.0155

CD8$^+$ T cell CD8$^+$T 细胞 01.0157

cefaclor 头孢克洛 01.0671

cefalexin 头孢氨苄，*先锋霉素 01.0669

cefamandole 头孢孟多 01.0672

cefazolin 头孢唑啉 01.0668

cefepime 头孢吡肟 01.0678

cefmetazole 头孢美唑 01.0681

cefoperazone 头孢哌酮 01.0676

cefotaxime 头孢噻肟 01.0673

cefotetan 头孢替坦 01.0682

cefoxitin 头孢西丁 01.0680

cefpirome 头孢匹罗 01.0677

ceftazidime 头孢他啶 01.0675

ceftriaxone 头孢曲松 01.0674

cefuroxime 头孢呋辛 01.0670

cell culture 细胞培养 01.0571

cell immunity 细胞免疫 01.0253

cell-mediated immunity *细胞介导的免疫 01.0265

cellular drinking 胞饮作用 01.0264

cellular immune response 细胞免疫应答 01.0265

cellular prion protein 细胞朊粒蛋白 03.0529

cellular prion protein gene 细胞朊粒蛋白基因 03.0530

cellular receptor 细胞受体 01.0241

cellulitis 蜂窝织炎 02.0431

central European encephalitis 中欧脑炎 03.0386

centrality distribution 向心性分布 03.0307

central nervous system infection 中枢神经系统感染 02.0292

central nervous system protozoal infection 中枢神经系统原虫感染 03.1240

centre nerve system failure of multiple organ failure 多器官功能衰竭中枢神经系统衰竭 04.0344

cephamycin 头霉素 01.0679

cerebellar tonsillar hernia 枕骨大孔疝，*小脑扁桃体疝 02.0346

cerebrospinal rhinorrhea 脑脊液鼻漏 02.0347

CFT 补体结合试验 01.0539

C gene C 基因 03.0460

chancre 硬下疳 02.0224

chancroid 软性下疳 03.1006

change of metabolism of multiple organ failure 多器官功能衰竭代谢改变 04.0345

characteristics of natural focus 自然疫源性 01.0285

chemical disinfectant 化学消毒剂，*消毒剂 04.0056

chemical disinfection 化学消毒 04.0060

chemical waste 化学性废物 04.0087

chemiluminescent enzyme immunoassay 化学发光酶免疫测定 01.0544

chemotactic factor 趋化因子 04.0293

chest distress 胸闷 03.0217

chest pain 胸痛 03.0317

chickenpox 水痘 03.0252

chigger mite 恙螨 03.0696

CHIK 基孔肯亚出血热 03.0369

Chikungunya fever 奇昆古尼亚热 03.0358

Chikungunya hemorrhagic fever 基孔肯亚出血热 03.0369

Chikungunya virus 基孔肯亚病毒 03.0072

Chinese traditional therapy for rehabilitation 中国传统康复治疗 01.0623

chlamydia 衣原体 03.0555

Chlamydia guinea-conjunctivitis 豚鼠结膜炎衣原体 03.0581

chlamydia infection　衣原体感染　03.0557

chlamydial conjunctivitis　衣原体性结膜炎　02.0355

chlamydia nucleic acid assay　衣原体核酸检测　03.0564

Chlamydia pneumoniae　肺炎衣原体　03.0559

Chlamydia pneumoniae infection　肺炎衣原体感染　03.0565

Chlamydia psittaci　鹦鹉热衣原体　03.0580

Chlamydia trachomatis　沙眼衣原体　03.0560

Chlamydia trachomatis cytorrhycte　沙眼衣原体包涵体　03.0579

Chlamydia trachomatis infection　沙眼衣原体感染　03.0566

chlamydiosis　衣原体病　03.0556

Chlamydophila abortus　羊牛流产衣原体　03.0582

chloramphenicol　氯霉素　01.0700

chlorination disinfection　加氯消毒　04.0103

chloroquine　氯喹，＊氯喹啉　01.0758

cholera　霍乱　03.0854

cholera and typhoid-paratyphoid A and B vaccine and tetanus toxoid complex　霍乱、伤寒、副伤寒甲乙菌苗及破伤风类毒素混合制剂　01.0492

cholera endotoxin　霍乱肠毒素　03.0858

choleragen　＊霍乱原　03.0858

cholera serotype O139 vaccine　霍乱 O139 疫苗　01.0478

cholera subunit B combined bacterial vaccine　霍乱 B 亚单位联合菌苗　01.0476

cholestatic hepatitis　淤胆型肝炎，＊毛细胆管性肝炎　03.0399

chromoblastomycosis　着色芽生菌病　03.1211

chromosome　染色体　01.0573

chromosome aberration　染色体畸变　01.0584

chronic appendicitis　慢性阑尾炎　02.0151

chronic bacterial conjunctivitis　慢性细菌性结膜炎　02.0354

chronic bacterial prostatitis　慢性细菌性前列腺炎　02.0196

chronic bronchitis　慢性支气管炎　02.0069

chronic dacryoadenitis　慢性泪腺炎　02.0386

chronic dacryoadenitis caused by tuberculosis　结核性慢性泪腺炎　02.0387

chronic dacryocystitis　慢性泪囊炎　02.0384

chronic empyema　慢性脓胸　02.0102

chronic enteritis　慢性肠炎　02.0119

chronic epididymitis　慢性附睾炎　02.0200

chronic eupyrexia　慢性微热　01.0050

chronic HBsAg carrier　慢性乙型肝炎表面抗原携带者　03.0452

chronic hepatitis　慢性肝炎　03.0398

chronic hypertrophic pharyngitis　慢性肥厚性咽炎　02.0004

chronic infection　慢性感染　01.0026

chronic liver failure　慢性肝衰竭　03.0416

chronic lymphadenitis　慢性淋巴结炎　02.0441

chronic meningitis　慢性脑膜炎　02.0304

chronic mucocutaneous candidiasis　慢性黏膜皮肤念珠菌病　03.1192

chronic obstructive pulmonary disease　慢性阻塞性肺[疾]病　02.0070

chronic osteomyelitis　慢性骨髓炎　02.0414

chronic osteomyelitis of jaw　慢性颌骨骨髓炎　02.0054

chronic pharyngitis　慢性咽炎　02.0002

chronic prostatitis/chronic pelvic pain syndrome　慢性前列腺炎/慢性骨盆疼痛综合征　02.0197

chronic pulmonary paracoccidioidomycosis　慢性肺副球孢子菌病　03.1221

chronic pyelonephritis　慢性肾盂肾炎　02.0205

chronic simple pharyngitis　慢性单纯性咽炎　02.0003

chronic suppurative sinusitis　慢性化脓性鼻窦炎　02.0039

chronic tonsillitis　慢性扁桃体炎　02.0013

cidofovir　西多福韦　01.0745

cilium　纤毛　01.0139

C1 inhibitor　C1 抑制物　01.0203

ciprofloxacin　环丙沙星，＊环丙氟哌酸　01.0709

cirrhosis　肝炎肝硬化　03.0409

Citellus undulates　长尾黄鼠　04.0241

citrobacter　柠檬酸杆菌　03.0936

CJD　克-雅病，＊皮质纹状体脊髓变性　03.0539

clarithromycin　克拉霉素　01.0699

classical biotype　古典生物型　03.0856

clean up immunization　扫荡免疫　01.0363

CLEIA　化学发光酶免疫测定　01.0544

Clethrionomys glareolus　欧洲棕背鼠平　04.0221

clevudine　克拉夫定　01.0742

clinical infection　＊临床感染　01.0015

clinical misplay 临床失误 04.0327

clostridial myonecrosis 梭菌性肌坏死 03.1126

clostridium 梭菌 03.1104

Clostridium botulinum 肉毒梭菌 03.1110

Clostridium botulinum antiserum 肉毒梭菌血清 01.0488

clostridium botulinum toxin 肉毒毒素 03.1124

Clostridium difficile 艰难梭菌 03.1111

Clostridium difficile associated diarrhea 艰难梭菌相关性腹泻 02.0170

Clostridium novyi 诺维梭菌 03.1107

Clostridium perfringens 产气荚膜梭菌 03.1105

Clostridium perfringens food poisoning 产气荚膜梭菌食物中毒 02.0142

Clostridium septicum 败毒梭菌 03.1106

Clostridium sordellii 索氏梭菌 03.1108

Clostridium tetani 破伤风梭菌 03.1109

clotrimazole 克霉唑 01.0732

CMI *细胞介导的免疫 01.0265

CNS 凝固酶阴性葡萄球菌 03.0802

coagglutination test 协同凝集试验 01.0527

coagulase 凝固酶 03.0788

coagulase-negative staphylococcus 凝固酶阴性葡萄球菌 03.0802

coagulation failure of multiple organ failure 多器官功能衰竭凝血功能衰竭 04.0342

coccidioides DNA vaccine 球孢子菌 DNA 疫苗 01.0509

Coccidioides immitis 粗球孢子菌 03.1216

coccidioidomycosis 球孢子菌病，*球孢子菌肉芽肿 03.1217

coccigenic stomatitis 球菌性口炎 02.0111

cocktail therapy *鸡尾酒疗法 01.0744

coding strand *编码链 01.0602

coinfection 同时感染，*共感染 01.0021

coinfection with HIV and HCV 人类免疫缺陷病毒和丙型肝炎病毒合并感染 03.0442

cold agglutination 冷凝集 03.0595

cold shock 冷休克，*低排高阻型休克 04.0261

colonization 定植 01.0124

colonization bacteria on oral pharynx 口咽细菌定植 04.0139

colonization resistance 定植抗力 01.0808

colonized bacteria inhalation 定植菌吸入 04.0138

colony stimulating factor 集落刺激因子 01.0231

Colorado tick fever 科罗拉多蜱传热 03.0360

combination therapy 联合治疗 01.0619

combined inactivated vaccine 联合灭活疫苗 01.0408

combined live vaccine 联合活疫苗 01.0409

combined modality therapy 综合治疗 01.0618

combined vaccine 联合疫苗 01.0399

common cold 普通感冒 03.0210

common house mouse 家鼠 04.0226

common wart 寻常疣 03.0332

communicable disease 传染病 01.0004

communicating hydrocephalus 交通性脑积水 02.0342

community-acquired infection 社区获得性感染 04.0007

community-acquired pneumonia 社区获得性肺炎 04.0134

community-acquired septicemia 社区获得性败血症 04.0115

community immunity 社区免疫 01.0371

compensatory cirrhosis 代偿性肝硬化 03.0410

complement 补体 01.0197

complement fixation 补体结合 01.0199

complement-fixation antibody 补体结合抗体 01.0195

complement fixation test 补体结合试验 01.0539

complement system 补体系统 01.0198

complex symmetry 复合对称 03.0146

complication 并发症 01.0116

complication of acute viral hepatitis 急性病毒性肝炎并发症 03.0418

comprehensive monitoring 综合性监测 04.0016

concentrated bacterial vaccine 浓缩菌苗 01.0422

concomitant immunity 伴随免疫 01.0338

condyloma lata 扁平湿疣 02.0210

condylomata acuminatum 尖锐湿疣，*性病疣 02.0219

congenital infection 先天性感染 01.0013

congenital latent syphilis 先天性潜伏梅毒 02.0240

congenital rubella syndrome 先天性风疹综合征 03.0250

congenital syphilis 先天性梅毒，*胎传梅毒 02.0237

congenital varicella syndrome 先天性水痘综合征 03.0260

conjunctivitis 结膜炎 02.0350

constrictive pericarditis 缩窄性心包炎 02.0282

contact isolation 接触隔离 04.0048

contact transmission 接触传播 01.0303

contagious disease 传染病 01.0004

contaminant sharp instrument 锐器污染 04.0118

continued fever 稽留热 01.0051

continuous inoculation 连续接种 01.0380

continuous venous-venous hemofiltration 连续性静脉–静脉血液滤过透析 04.0352

contraindication to vaccination 接种禁忌证 01.0387

control of nosocomial infection 医院感染控制 04.0025

convalescent period 恢复期 01.0034

convalescent serum 恢复期血清 01.0644

Coombs test 库姆斯试验 01.0523

COPD 慢性阻塞性肺[疾]病 02.0070

coracidium 钩球蚴 03.1260

core 核心 03.0153

co-receptor 辅助受体 01.0242

coreless particle C 颗粒 03.0140

coronavirus 冠状病毒 03.0048

coronavirus infection 冠状病毒感染 03.0311

cortin *皮质素 01.0212

corynebacterium 棒状杆菌 03.0824

Corynebacterium diphtheriae 白喉棒状杆菌 03.0828

Corynebacterium glutamicum 谷氨酸棒状杆菌 03.0829

Corynebacterium pseudotuberculosis 假结核棒状杆菌 03.0833

Corynebacterium pyogenes 化脓棒状杆菌 03.0834

cough 咳嗽 03.0214

Councilman body 康斯尔曼体，*嗜酸性椭圆形小体 03.0434

counter immunoelectrophoresis 对流免疫电泳 01.0538

covalently closed circular DNA 共价闭合环状 DNA 03.0458

covert infection 隐性感染 01.0016

Cowdria ruminantium 反刍动物考德里体，*反刍动物埃立克体 03.0669

cowpox 牛痘 01.0432

coxiella 柯克斯体 03.0597

Coxiella burnetii 贝纳柯克斯体 03.0655

Coxsackie virus 柯萨奇病毒 03.0028

Coxsackie virus live vaccine 柯萨奇病毒活疫苗 01.0456

Coxsackievirus meningitis 柯萨奇病毒性脑炎 03.0204

CRBSI 导管相关血流感染 04.0108

cremaster reflex 提睾反射 02.0301

Creutzfeldt-Jakob disease 克–雅病，*皮质纹状体脊髓变性 03.0539

Crimean-Congo hemorrhagic fever 克里米亚–刚果出血热 03.0368

cross immunity 交叉免疫 01.0359

cross infection 交叉感染 01.0023

cross protection 交叉保护作用 01.0276

CRS 先天性风疹综合征 03.0250

cryoglobulin 冷[免疫]球蛋白 01.0184

cryoglobulinemia 冷球蛋白血症 01.0110

cryptococcal neoformans meningitis 新型隐球菌性脑膜炎 02.0319

cryptococcosis 隐球菌病 03.1207

Cryptococcus neoformans 新型隐球菌，*溶组织酵母菌 03.1214

Cryptococcus neoformans DNA vaccine 新型隐球菌 DNA 疫苗 01.0511

cryptogenic 隐源性，*特发性 01.0089

CSF 集落刺激因子 01.0231

Ctenocephalides canis 犬栉头蚤 03.0713

Ctenocephalides felis 猫栉头蚤 03.0712

Culex melanura 黑赛尾库蚊 03.0076

Culex tarsalis 环跗库蚊 03.0077

Culture-negative endocarditis 培养阴性的心内膜炎 02.0271

cutaneous anthrax 皮肤炭疽 03.0841

cutaneous aspergillosis 皮肤曲霉病 03.1199

cutaneous herpes 皮肤疱疹 03.0276

cutaneous larva migrans 皮肤幼虫移行症 03.1270

CVVH 连续性静脉–静脉血液滤过透析 04.0352

cyanosis 发绀，*紫绀 04.0322

cyclo-oxygenase 环加氧酶 04.0297

cyclophosphamide 环磷酰胺 01.0796

cyclosporine A 环孢素 A 01.0797

cyst 包囊 03.1245

cystacanth 感染性棘头体 03.1279

cystic enchinococcosis *囊型棘球蚴病 04.0249

cysticercosis 猪囊尾蚴病，* 囊虫病 04.0255

cysticercus cellulose 纤维素型 03.1266

cystic fibrosis 囊性纤维化 02.0106

cystoscopy 膀胱镜检查 04.0149

cytokine 细胞因子 01.0206

cytomegalic inclusion disease 巨细胞包涵体病 03.0327

cytomegalovirus 巨细胞病毒 03.0131

cytomegalovirus infection 巨细胞病毒感染 03.0326

cytomegalovirus retinitis 巨细胞病毒性视网膜炎 03.0521

cytopathic effect 致细胞病变 03.0435

cytoplasmic vacuolization 细胞质空泡化，* 气球样变 01.0587

cytotoxic T cell 细胞毒性 T[淋巴]细胞 01.0150

cytotoxic T-cell response to viral antigen 针对病毒抗原的细胞毒性 T 细胞反应 01.0268

cytotoxic T lymphocyte 细胞毒性 T[淋巴]细胞 01.0150

cytotoxic T-lymphocyte-mediated response 细胞毒性 T 细胞介导的反应 01.0266

cytotoxic waste 细胞毒性废物 04.0088

D

dacryoadenitis caused by trachoma 沙眼性泪腺炎 02.0388

Dane granule 丹氏颗粒 03.0141

DC 树突状细胞 01.0161

ddC 双脱氧胞苷 01.0746

deafness 耳聋 02.0394

decompensatory cirrhosis 失代偿性肝硬化 03.0411

deep mycosis 深部真菌病 03.1190

deep neck infection 颈深部感染 02.0056

deer mouse 鹿鼠 04.0224

defervescence 体温下降期 01.0044

delirium 谵妄，* 急性脑综合征 02.0336

dementia 痴呆 03.0549

dendritic and geographic keratitis 树枝状和地图状角膜炎 02.0369

dengue fever 登革热 03.0342

dengue hemorrhagic fever 登革出血热 03.0345

dengue shock syndrome 登革休克综合征 03.0346

dengue virus 登革病毒 03.0098

dense particle D 颗粒 03.0139

dentritic cell 树突状细胞 01.0161

Dermacentor 革蜱 03.0723

Dermacentor andersoni 安得逊革蜱 03.0735

Dermacentor-borne-necrosis-erythema-lymphadenopathy 边缘革蜱传淋巴结病 03.0648

Dermacentor marginatus 边缘革蜱 03.0731

Dermacentor nuttallii 纳氏革蜱 03.0729

Dermacentor parumapertus 兔革蜱，* 红棕色革蜱 03.0738

Dermacentor reticulatus 网纹革蜱 03.0732

Dermacentor sylvarum 森林革蜱 03.0730

Dermacentor variabilis 变异革蜱 03.0736

dermatitis exfoliative neonatorum * 新生儿剥脱性皮炎 03.0795

Dermatophyte 皮肤癣菌 03.1229

diagnosis 诊断 01.0515

diagnostic code 诊断标准 04.0032

diarrhea 腹泻 02.0157

DIC 弥散性血管内凝血 04.0331

didanosine 去羟肌苷，* 二脱氧肌苷 03.0509

dideoxycytidine 双脱氧胞苷 01.0746

diethylcarbamazine 乙胺嗪 01.0775

diffused empyema 全脓胸 02.0104

diffusion and exacerbation magnetic resonance 弥散加权磁共振 03.0554

digestive tract isolation 消化道隔离 04.0046

digestive tract transmission 消化道传播 01.0300

digitate wart 指状疣 03.0334

dihydroarteannuin * 双氢青蒿素 01.0760

diloxanide furoate 二氯尼特 01.0771

Dioctophyma renale 肾膨结线虫，* 巨肾虫 03.1283

dioctophymiasis renale 肾膨结线虫病 03.1282

diphtheria 白喉 03.0823

diphtheria antitoxin 白喉抗毒素 03.0827

diphtheria toxin 白喉毒素 03.0826

diphtheria toxoid 白喉类毒素 03.0825

dipylidiasis 犬复孔绦虫病 03.1257

Dipylidium caninum 犬复孔绦虫 03.1256

direct contact transmission 直接接触传播 01.0304

direct immunofluorescence technique 直接免疫荧光技术 01.0547

disaccharidase 双糖酶 01.0244

disciform keratitis 盘状角膜炎 02.0372

disease prevention and control agency 疾病预防控制机构 01.0345

disinfection 消毒 04.0054

disinfection program 消毒程序 04.0055

disisolation 解除隔离 04.0053

disposal principle of medical waste 医疗废物处理原则 04.0097

disseminated aspergillosis 播散性曲霉病 03.1201

disseminated herpes simplex virus infection 播散性单纯疱疹病毒感染 03.0274

disseminated inravascular coagulation 弥散性血管内凝血 04.0331

disseminated mucormycosis 播散性毛霉病 03.1205

disseminated syndrome of varicella-zoster virus 播散性水痘–带状疱疹病毒综合征 03.0270

disseminated varicella 播散性水痘 03.0255

disseminate paracoccidioidomycosis 播散性副球孢子菌病 03.1223

diuretic phase 多尿期 03.0350

diverging pulmonary coccidioidomycosis 散发性肺球孢子菌病 03.1219

DNA polymerase DNA 聚合酶 01.0595

DNA recombinant pertussis vaccine DNA 重组百日咳

菌苗 01.0481

DNA virus DNA 病毒 03.0002

Dobrava virus 多布拉伐病毒 03.0092

dog tapeworm 犬绦虫 04.0251

dot blot 斑点杂交 01.0569

dot immunoassay 斑点免疫测定 01.0545

double immunodiffusion 双相免疫扩散 01.0536

double peak fever 双峰热 01.0057

double-stranded DNA virus 双链 DNA 病毒 03.0004

double-stranded RNA virus 双链 RNA 病毒 03.0007

doxycycline 多西环素，*强力霉素 01.0703

drain-secretion isolation 引流物–分泌物隔离 04.0049

droplet transmission 飞沫传播 01.0312

drug dependence 药物依赖性 01.0638

drug resistance 耐药性，*抗药性 01.0635

drug resistance test 耐药检测 03.0486

drug susceptibility test 药物过敏试验 01.0642

drug waste 药物性废物 04.0086

DSS 登革休克综合征 03.0346

duration immunity 持久免疫力 01.0340

dwarf chancroid 矮小软下疳 03.1008

dyspnea 呼吸困难 02.0073

dysuria 尿痛 02.0187

E

EAEC 肠集聚性大肠埃希菌 03.0925

early congenital syphilis 早期先天性梅毒 02.0238

early impairment phase of external genitalia 外生殖器早期损害期 03.0569

eastern equine encephalitis 东方马脑炎 03.0364

eastern equine encephalitis virus 东方马脑炎病毒 03.0068

Ebola hemorrhagic fever 埃博拉出血热 03.0356

Ebola virus 埃博拉病毒 03.0101

EBV EB 病毒 03.0124

ecchymosis 瘀斑 01.0077

echinococcosis 棘球蚴病 04.0248

echinococcosis granulosa 细粒棘球蚴病 04.0249

echinococcosis multilocularis 多房棘球蚴病 04.0254

echinococcus 棘球蚴，*包虫 04.0252

ECHO virus 埃可病毒 03.0029

Echovirus meningitis 埃可病毒性脑炎 03.0206

ECM 慢性游走性红斑 04.0208

ecthyma gangrenosum 坏疽性深脓疱 01.0101

eczema 湿疹 02.0430

eczema herpeticum 湿疹样疱疹 03.0283

eczema vaccinia 湿疹痘 03.0300

edema factor *水肿因子 01.0135

edema promoting toxin 致水肿毒素 01.0135

education on nosocomial infection 医院感染教育 04.0030

EEE 东方马脑炎 03.0364

EEE virus 东方马脑炎病毒 03.0068

EF *水肿因子 01.0135

efavirenz 依非韦仑 03.0514

effervescence 体温上升期 01.0043

efficacy rate of inoculation 接种有效率 01.0388

EFV 依非韦仑 03.0514

EHEC 肠出血性大肠埃希菌，*细胞毒素大肠埃希菌 03.0926

EHEC O157:H7 肠出血性大肠埃希菌 O157:H7

03.0928

EHF 埃博拉出血热 03.0356

ehrlichia 埃立克体 03.0599

Ehrlichia canis 犬埃立克体 03.0666

Ehrlichia chaffeensis 查菲埃立克体 03.0663

Ehrlichia equi 马埃立克体 03.0668

Ehrlichia ewingii 尤因埃立克体 03.0667

EIA 酶免疫测定 01.0543

EID 新发感染病 01.0006

EIEC 肠侵袭性大肠埃希菌 03.0924

elementary body 原体 03.0562

elephantiasis of external genitalia 外生殖器象皮肿 03.0575

elimination of pathogen 清除病原体 01.0027

ELISA 酶联免疫吸附测定 01.0540

ELISPOT assay 酶联免疫斑点试验 01.0541

El Tor biotype 埃尔托生物型 03.0857

embolism 栓塞 04.0279

emergent inoculation 应急接种 01.0381

emerging infectious disease 新发感染病 01.0006

emetine 依米丁，*吐根碱 01.0769

EMP 马麻疹病毒性肺炎 02.0088

empyema 脓胸 02.0100

emtricitabine 恩曲他滨 01.0740

enanthem 黏膜疹，*内疹 01.0071

encephalitis 脑炎 02.0322

encephalitis B virus 乙型脑炎病毒 03.0071

encephalomyelitis 脑脊髓炎 02.0338

endemic 地区性 01.0337

endemic syphilis 地方性梅毒 02.0241

endemic typhus 地方性斑疹伤寒 03.0611

endogenous cryogen 内生致冷物 01.0068

endogenous infection 内源性感染 01.0012

endogenous medium 内源性介质 04.0288

endogenous pyrogen 内源性热原 01.0066

endothelial cell 内皮细胞 01.0168

endothelin 内皮素 04.0311

endotoxin 内毒素 01.0130

endotoxin-like substance 内毒素样物质 01.0131

endotoxin shock 内毒素性休克 04.0263

end-stage liver disease 终末期肝病 03.0412

energy parasite 能量寄生物 01.0119

enfuvirtide 恩夫韦肽 03.0513

enhancing antibody 促进性抗体 01.0187

Entamoebidae 内阿米巴 03.1244

entecavir 恩替卡韦 01.0739

enteric bacterial over-growth syndrome 小肠菌群过度生长综合征 02.0148

enteric fever *肠热病 03.0988

enteritis 肠炎 02.0117

enteroaggregative *Escherichia coli* 肠集聚性大肠埃希菌 03.0925

enterobacter 肠杆菌 03.0903

Enterobacter aerogenes 产气肠杆菌 03.0905

Enterobacter agglomerans 聚团肠杆菌 03.0907

Enterobacter amnigenus 河生肠杆菌 03.0906

Enterobacter asburiae 阿氏肠杆菌 03.0908

Enterobacter cancerogenus 生癌肠杆菌 03.0909

Enterobacter cloacae 阴沟肠杆菌 03.0904

Enterobacter dissolvens 溶解肠杆菌 03.0910

Enterobacter gergoviae 日勾维肠杆菌 03.0911

Enterobacter sakazakii 阪崎肠杆菌，*黄色阴沟肠杆菌 03.0912

enterococcus 肠球菌 03.0821

enterocytopathogenic human orphan virus 埃可病毒 03.0029

enterohemorrhagic *Escherichia coli* 肠出血性大肠埃希菌，*细胞毒素大肠埃希菌 03.0926

enterohemorrhagic *Escherichia coli* induced infection 肠出血性大肠埃希菌感染 03.0927

enteroinvasive *Escherichia coli* 肠侵袭性大肠埃希菌 03.0924

enteropathogenic *Escherichia coli* 肠致病性大肠埃希菌 03.0922

enterotoxigenic *Escherichia coli* 肠产毒性大肠埃希菌 03.0923

enterotoxin 肠毒素 01.0132

enteroviral encephalomyelitis 肠病毒性脑脊髓炎 03.0191

enteroviral exanthematous fever 肠病毒性发疹热 03.0193

enteroviral lymphonodular pharyngitis 肠病毒性淋巴结节性咽炎 03.0205

enteroviral meningitis 肠病毒性脑炎 03.0192

enterovirus 肠道病毒 03.0024

envelope 包膜 03.0147

envelope antigen 包膜抗原 03.0150

environmental monitoring 环境监测 04.0018

enzymatic fragment of antibody molecule 抗体分子酶
解片段 01.0185

enzyme immunoassay 酶免疫测定 01.0543

enzyme-linked immunosorbent assay 酶联免疫吸附测
定 01.0540

enzyme-linked immunospot assay 酶联免疫斑点试验
01.0541

eosinophil 嗜酸性粒细胞 01.0172

eosinophilic granulocyte 嗜酸性粒细胞 01.0172

eosinophilic inclusion body 嗜酸性包涵体 03.0137

EPEC 肠致病性大肠埃希菌 03.0922

eperythrozoon 附红细胞体 01.0104

eperythrozoonosis 附红细胞体病 01.0103

epidemic 流行 01.0326

epidemic cerebrospinal meningitis 流行性脑脊髓膜
炎，＊流脑 02.0310

epidemic diarrhea 流行性腹泻 02.0161

epidemic encephalitis B 流行性乙型脑炎，＊乙脑
02.0327

epidemic encephalitis B inactivated vaccine 流行性乙
型脑炎灭活疫苗 01.0457

epidemic encephalitis B live vaccine 流行性乙型脑炎
活疫苗 01.0458

epidemic febrile polyarthritis 流行性发热性多关节炎
03.0362

epidemic focus 疫点 01.0343

epidemic focus of infection disinfection 疫源地消毒
04.0079

epidemic hemorrhagic conjunctivitis 流行性出血性结
膜炎 02.0361

epidemic hemorrhagic fever ＊流行性出血热
03.0347

epidemic keratoconjunctivitis 流行性角膜结膜炎
02.0360

epidemic meningitis A, C polysaccharide vaccine 流脑
A、C群多糖菌苗 01.0497

epidemic meningitis A polysaccharide vaccine 流脑A
群多糖菌苗，＊A群脑膜炎球菌多糖菌苗 01.0496

epidemic myalgia 流行性肌痛 03.0202

epidemic of nosocomial infection 医院感染流行
04.0012

epidemic outbreak 暴发流行 01.0333

epidemic parotitis 流行性腮腺炎 03.0222

epidemic parotitis encephalitis 流行性腮腺炎性脑炎

03.0225

epidemic parotitis meningitis 流行性腮腺炎性脑膜炎
03.0223

epidemic parotitis orchitis 流行性腮腺炎性睾丸炎
03.0224

epidemic parotitis pancreatitis 流行性腮腺炎性胰腺炎
03.0226

epidemic parotitis with other complication 伴其他并发
症的流行性腮腺炎 03.0227

epidemic parotitis without complication 无并发症的流
行性腮腺炎 03.0228

epidemic process 流行过程 01.0330

epidemic typhus 流行性斑疹伤寒，＊典型斑疹伤寒
03.0607

epidemic typhus live vaccine 流行性斑疹伤寒活疫苗
01.0487

epidemic typhus vaccine 流行性斑疹伤寒疫苗
01.0486

epidemic viral gastroenteritis ＊流行性病毒性胃肠炎
02.0128

epidemiologic feature 流行病学特征 01.0280

epidemiologic study 流行病学调查 01.0341

epidemiology 流行病学 01.0278

epidermolytic toxin 表皮溶解毒素 01.0134

Epidermophyton 表皮癣菌 03.1231

epididymitis 附睾炎 02.0198

epidural abscess 硬膜外脓肿 02.0334

epiglottic cyst 会厌囊肿 02.0032

epilepsia 癫痫 03.0231

epizootic outbreak 源于动物的暴发流行 01.0334

Epstein-Barr virus EB病毒 03.0124

Epstein-Barr virus chemical vaccine EB病毒化学疫苗
01.0462

Epstein-Barr virus live vaccinum EB病毒活疫苗
01.0461

equine morbillivirus ＊马麻疹病毒 03.0043

equine morbillivirus pneumonia 马麻疹病毒性肺炎
02.0088

eruption 发疹 01.0069

eruptive stage 出疹期 03.0305

erysipelas 丹毒 02.0443

erysipeloid 类丹毒 03.0845

erysipelothrix 丹毒丝菌 03.0843

erysipelothrix infection 丹毒丝菌感染 03.0847

Erysipelothrix rhusiopathiae 猪红斑丹毒丝菌 03.0844

erythema chronicum migrans 慢性游走性红斑 04.0208

erythema infectiosum 传染性红斑 03.0321

erythema infectiosum caused by human parvovirus virus 人类细小病毒感染传染性红斑 03.0318

erythema migrans 游走性红斑 02.0422

erythrocyte aplastic crisis 红细胞再生障碍性贫血危象 03.0320

erythrocyte extravasation 红细胞外渗 01.0105

erythrogenic toxin *红疹毒素 03.0814

erythromycin 红霉素 01.0695

erythrophagocytosis 吞噬红细胞作用 01.0262

ESBL 超广谱 β-内酰胺酶 03.0921

eschar 焦痂 03.0839

Escherichia 埃希菌 03.0919

Escherichia coli 大肠埃希菌 03.0920

Escherichia coli food poisoning 大肠埃希菌食物中毒 02.0141

esophagitis 食管炎 02.0152

ETEC 肠产毒性大肠埃希菌 03.0923

ethmoid sinusitis 筛窦炎 02.0034

etiologic treatment 病原治疗，*对因治疗 01.0610

ETV 恩替卡韦 01.0739

Eubacterium lentum 迟缓真杆菌 03.1116

Ewart sign 尤尔特征，*左肺受压迫征 02.0281

exanthem 皮疹，*外疹 01.0070

exanthema subitum 幼儿急疹，*婴儿玫瑰疹 03.0230

exfoliative toxin *表皮剥脱毒素 01.0134

exogenous infection 外源性感染 01.0011

exogenous pyrogen 外源性热原 01.0065

exotoxin 外毒素 01.0129

exposure estimation 暴露评估 04.0170

exposure mode 暴露方式 04.0176

exposure source 暴露源 04.0177

exposure source estimation 暴露源评估 04.0181

exposure type 暴露类型 04.0171

extended spectrum β lactamase 超广谱 β-内酰胺酶 03.0921

extrahepatic syndrome 肝外表现综合征 03.0419

extraintestinal infection 肠外感染 02.0172

extrapulmonary cryptococcosis 肺外隐球菌感染 03.1208

extrapulmonary histoplasmosis 肺外组织胞浆菌感染 03.0522

exudative diarrhea 渗出性腹泻 02.0160

F

faciocervical purulent lymphadenitis 面颈部化脓性淋巴结炎 02.0057

Faget sign *法盖征 01.0100

famciclovir 泛昔洛韦 01.0754

F1 antigen F1 抗原 04.0212

fascial space infection of oral and maxillofacial region 口腔颌面部间隙感染 02.0114

fastigium 极期 01.0045

fat embolism 脂肪栓塞 04.0196

5-FC *5-氟胞嘧啶 01.0711

FCM 流式细胞术 01.0550

fecal-oral transmission 粪-口途径传播 01.0298

feline infectious peritonitis virus 猫传染性腹膜炎病毒 03.0056

fever 发热 01.0042

fever of unknown origin 不明原因发热 01.0046

fibrilla 纤毛 01.0139

fibronectin 纤维连接蛋白，*纤连蛋白 01.0248

fibrosis 纤维化 03.0429

filiform wart 丝状疣 03.0333

filoviral hemorrhagic fever 丝状病毒出血热 03.0354

filovirus 丝状病毒 03.0100

final disinfection 终末消毒 04.0078

first class laboratory 一级生物实验室 01.0354

fixed virus 固定毒株 03.0106

flagella 鞭毛 01.0140

flame disinfection 焚烧消毒 04.0062

flat wart 扁平疣 03.0335

flavivirius 黄病毒 03.0084

flavobacterium 黄杆菌 03.1058

Flavobacterium breve 短黄杆菌 03.1061

Flavobacterium meningosepticum 脑膜脓毒性黄杆菌 03.1059

Flavobacterium odoratum 芳香黄杆菌 03.1060

flea 蚤 03.0711

flea-borne typhus *蚤传斑疹伤寒 03.0611

Flinders island spotted fever　弗林德斯岛斑点热　03.0624

flocculation precipitation　絮状沉淀反应　01.0533

flood type leptospirosis　洪水型钩体病　03.1074

flora derangement　菌群紊乱　01.0811

flow cytometry　流式细胞术　01.0550

fluconazole　氟康唑　01.0726

flucytosine　氟胞嘧啶　01.0711

fluorescent treponemal antibody absorption test　荧光密螺旋体抗体吸收试验　02.0244

5-fluorocytosine　* 5-氟胞嘧啶　01.0711

flying squirrel　飞行松鼠　04.0233

follicle　滤泡　01.0606

follicular chancroid　毛囊性软下疳　03.1007

follicular impetigo　毛囊性脓疱疮，* 浅表性脓疱性毛囊炎　02.0426

folliculitis　毛囊炎　02.0425

follow-up　随访　04.0183

food poisoning　食物中毒　02.0134

foot-and-mouth disease　口蹄疫　03.0338

foot-and-mouth disease virus　口蹄疫病毒　03.0103

forest encephalitis　森林脑炎　02.0325

forest encephalitis inactivated vaccine　森林脑炎灭活疫苗　01.0472

forest encephalitis virus　森林脑炎病毒　02.0324

forth venereal disease　* 第四性病　02.0212

fosamprenavir　福沙那韦　03.0516

foscarnet　膦甲酸　03.0130

fourth class laboratory　四级生物实验室　01.0357

Francisella　弗朗西丝菌　03.1026

Francisella tularensis　土拉热弗朗西丝菌　03.1027

free-living generation　自生世代　03.1292

free radical　自由基　04.0319

frontal sinusitis　额窦炎　02.0035

FTA-ABS　荧光密螺旋体抗体吸收试验　02.0244

FTC　恩曲他滨　01.0740

full-time personnel of administration of nosocomial infection　医院感染管理专职人员　04.0026

full-time personnel of supervising of nosocomial infection　医院感染监控专职人员　04.0027

fulminant disease　暴发性疾病　01.0323

fulminant epidemic cerebrospinal meningitis　暴发性流行性脑脊髓膜炎　02.0308

fulminant hepatic failure　暴发性肝衰竭，* 急性肝萎缩，* 急性肝坏死　03.0417

fulminant plague　暴发性鼠疫，* 败血型鼠疫　04.0216

fulminant type　暴发型　01.0040

fundamental immunity　基础免疫　01.0369

fungal arthritis　真菌性关节炎　02.0409

fungal bacteriuria　真菌性菌尿症　03.1196

fungal enteritis　真菌性肠炎　02.0121

fungal esophagitis　真菌性食管炎　02.0156

fungal food poisoning　真菌性食物中毒　02.0145

fungal pneumonia　真菌性肺炎　04.0145

fungemia　真菌血症　04.0190

fungous septicemia　真菌败血症　04.0131

furamide　* 糠酯酰胺　01.0771

furapyrimidone　呋喃嘧酮　01.0776

furious period　[狂犬病]兴奋期　03.0340

furuncle　疖　02.0428

furuncle of nose　鼻疖　02.0043

fusion protein　融合蛋白　03.0164

fusobacterium　梭形杆菌　03.1092

Fusobacterium nucleatum　具核梭形杆菌　03.1093

G

ganciclovir　更昔洛韦，* 丙氧鸟苷　01.0753

gangrene　坏疽　02.0437

gangrenous cellulitis　坏疽性蜂窝织炎　02.0432

gangrenous stomatitis　坏疽性口炎　02.0112

gangrenous vaccinia　坏疽痘　03.0301

Gardnerella　加德纳菌　03.1014

Gardnerella vaginalis　阴道加德纳菌　03.1015

Garré osteomyelitis　* 加雷骨髓炎　02.0415

gas gangrene　* 气性坏疽　03.1126

gastric syphilis　胃梅毒　02.0133

gastric tuberculosis　胃结核　02.0132

gastritis　胃炎　02.0130

gastroesophageal reflux pharyngo-laryngeal disease　胃食管反流性咽喉病　02.0028

gastrointestinal failure of multiple organ failure　多器官功能衰竭胃肠道功能衰竭　04.0341

gastrointestinal type food poisoning　胃肠型食物中毒　02.0136

GBS *吉兰-巴雷综合征 02.0341
gene chip technique 基因芯片技术 01.0563
gene engineering vaccine 基因工程疫苗 01.0400
gene knock out 基因敲除 01.0592
generalized vaccinia 泛化痘 03.0299
general treatment 一般治疗 01.0608
gene-recombinant vaccine 基因重组疫苗 01.0415
gene-recombinant vaccine combined with inactivated
    agent 灭活疫苗与基因重组联合疫苗 01.0410
gene therapy 基因治疗 01.0625
genetic epidemiology 遗传流行病学 01.0279
genetic susceptibility 遗传易感性 01.0588
gene weapon 基因武器 04.0356
genital candidiasis 生殖器念珠菌感染 02.0252
genital warts *生殖器疣 02.0219
genome 基因组 01.0572
genomic homology 基因同源性 01.0601
genotype 基因型 01.0575
genotypic resistance 基因型耐药 03.0490
genotypic susceptibility testing 基因型敏感性检测
    03.0489
genotyping 基因分型 01.0518
gentamicin 庆大霉素 01.0689
germ-carrying aerosol inhalation 带菌气溶胶吸入
    04.0137
Gerstmann-Straussler-Scheinker syndrome 格斯特曼–
    施特劳斯勒–沙因克综合征 03.0540
Gerstmann syndrome 格斯特曼综合征 03.0542
GI 腹股沟肉芽肿 02.0213
giant cell hepatitis 巨细胞性肝炎 03.0328
giant chancroid 巨大软下疳 03.1011
glandgenic infection 腺源性感染 02.0051
Glaucomys volans 美洲飞鼠 04.0230
global pandemic 全球大流行 01.0332

glycoprotein 糖蛋白 01.0235
glycyrrhizic acid 甘草酸，*甘草甜素，*甘草皂苷
    03.0465
GM-CSF 粒细胞–巨噬细胞集落刺激因子 01.0232
gnotobiology 悉生生物学 01.0802
gongylonemiasis 筒线虫病 03.1284
gongylonemiasis pulchrum 美丽筒线虫病 03.1285
gonococcal arthritis 淋球菌性关节炎 02.0401
gonococcal cervicitis 淋球菌宫颈炎 02.0257
gonococcal infection 淋球菌感染 03.0850
gonorrhoea 淋病 02.0248
grade of exposure 暴露级别 04.0172
Gram negative bacillus 革兰氏阴性杆菌 03.0765
Gram negative bacterium 革兰氏阴性菌 03.0762
Gram positive bacillus 革兰氏阳性杆菌 03.0764
Gram positive bacterium 革兰氏阳性菌 03.0761
Gram positive coccobacteria septicemia 革兰氏阳性球
    菌败血症 03.0784
Gram positive coccus 革兰氏阳性球菌 03.0763
granulocyte 粒细胞，*有粒白细胞 01.0170
granulocyte-macrophage colony stimulating factor 粒
    细胞–巨噬细胞集落刺激因子 01.0232
granuloma inguinale 腹股沟肉芽肿 02.0213
gravid proglottid 孕卵节片，*妊娠节片 03.1251
griseofulvin 灰黄霉素 01.0722
gross hematuria *肉眼血尿 02.0189
group A rotavirus A 组轮状病毒 03.0062
group of nosocomial infection administration 科室医院
    感染管理小组 04.0023
GSS 格斯特曼综合征 03.0542
Guarnieri body 瓜尔涅里小体，*顾氏小体 03.0135
Guillain-Barré syndrome *吉兰-巴雷综合征
    02.0341
guinea pig 豚鼠，*天竺鼠，*荷兰猪 04.0238

H

HAART 高效抗反转录病毒治疗 01.0744
habitat 生境，*栖境 01.0805
Haemaphysalis 血蜱 03.0722
Haemaphysalis concinna 嗜群血蜱 03.0733
Haemaphysalis leporispalustris 兔血蜱 03.0737
Haemaphysalis punctata 长棘血蜱 03.0734
haemophilus 嗜血杆菌 03.0997
Haemophilus aphrophilus 嗜沫嗜血杆菌 03.1002

Haemophilus ducreyi 杜克雷嗜血杆菌 03.1000
Haemophilus haemoglobinophilus 嗜血红蛋白嗜血杆
    菌 03.1001
Haemophilus haemolyticus 溶血性嗜血杆菌 03.1003
Haemophilus influenzae 流感嗜血杆菌 03.0998
Haemophilus influenzae type b conjugate vaccine 流感
    嗜血杆菌 b 结合疫苗 01.0498
Haemophilus parahaemolyticus 副溶血性嗜血杆菌

03.1004

Haemophilus parainfluenzae 副流感嗜血杆菌
03.0999

haemophilus test medium 嗜血杆菌培养基 03.0781

HAI * 医院获得性感染 04.0002

half-life time 半衰期 01.0641

hand-feet-mouth disease 手足口病 03.0203

hantavirus 汉坦病毒属 03.0091

Hantavirus cardio-pulmonary syndrome *汉坦病毒心
肺综合征 03.0392

Hantavirus pulmonary syndrome 汉坦病毒肺综合征
03.0392

HAP * 医院获得性肺炎 04.0135

hard-shelled tick 硬蜱，*草爬子 03.0719

HAS 医院获得性败血症 04.0116

HAV 甲型肝炎病毒 03.0111

HAV RNA 甲型肝炎病毒 RNA 03.0443

HBcAb 乙型肝炎核心抗体 03.0457

HBcAg 乙型肝炎核心抗原 03.0456

HBeAb 乙型肝炎 e 抗体 03.0455

HBeAg 乙型肝炎 e 抗原 03.0454

HBIG 乙型肝炎免疫球蛋白 01.0445

HBsAb 乙型肝炎表面抗体 03.0453

HBsAg 乙型肝炎表面抗原，*澳大利亚抗原
03.0451

HBV 乙型肝炎病毒 03.0112

HCPS *汉坦病毒心肺综合征 03.0392

HCV 丙型肝炎病毒 03.0113

HCV RNA 丙型肝炎病毒 RNA 03.0444

HDV 丁型肝炎病毒 03.0114

healing 痊愈 01.0799

healthy pathogen carrier 健康病原携带者 01.0294

heart failure of multiple organ failure 多器官功能衰竭
心脏[功能]衰竭 04.0343

heating disinfection 热力消毒 04.0063

heat-labile enterotoxin 热不稳定肠毒素 03.0930

heat sensor 热感受器 01.0063

heat shock protein 热激蛋白，*热休克蛋白 01.0605

heat-stable enterotoxin 热稳定肠毒素 03.0931

hectic fever 消耗热 01.0058

HEE 人尤因埃立克体病 03.0665

helical symmetry 螺旋对称 03.0144

helicobacter 螺杆菌 03.0890

Helicobacter bizzozeronii 毕氏螺杆菌 03.0896

Helicobacter canis 犬螺杆菌 03.0898

Helicobacter cinaedi 同性恋螺杆菌，*同性恋弯曲杆
菌 03.0901

Helicobacter felis 猫螺杆菌 03.0895

Helicobacter fennelliae 芬纳尔螺杆菌 03.0900

Helicobacter helimannii 人胃螺杆菌 03.0897

helicobacter infection 螺杆菌感染 03.0891

Helicobacter muridarum 鼷鼠螺杆菌 03.0894

Helicobacter mustelae 鼬鼠螺杆菌 03.0893

Helicobacter pametensis 帕美特螺杆菌 03.0899

Helicobacter pylori 幽门螺杆菌 03.0892

Helicobacter pylori bacterial vaccine 幽门螺杆菌菌苗
01.0503

helper T cell 辅助性 T[淋巴]细胞 01.0151

helper T lymphocyte 辅助性 T[淋巴]细胞 01.0151

hemagglutination-inhibition antibody 红细胞凝集抑制
抗体 01.0530

hemagglutination inhibition test 血凝抑制试验
01.0529

hemagglutinin 血细胞凝聚素，*血凝素 03.0034

hemagglutinin-inhibiting antibody 血凝抑制抗体
01.0194

hematogenous lung abscess 血源性肺脓肿 02.0096

hematuria 血尿 02.0189

α-hemolytic streptococcus 甲型溶血性链球菌
03.0809

β-hemolytic streptococcus 乙型溶血性链球菌
03.0810

γ-hemolytic streptococcus 丙型溶血性链球菌
03.0811

Hemophilus influenzae meningitis 流感杆菌脑膜炎
02.0311

hemorrhagic enteritis *出血性肠炎 02.0124

hemorrhagic fever 出血热 03.0344

hemorrhagic fever virus 出血热病毒 03.0090

hemorrhagic fever with renal syndrome 肾综合征出血
热 03.0347

hemorrhagic fever with renal syndrome gene-recombina-
tion vaccine 基因重组肾综合征出血热疫苗
01.0439

hemorrhagic fever with renal syndrome inactivated
vaccine 肾综合征出血热灭活疫苗 01.0438

hemorrhagic gastroenteritis 出血性胃肠炎 02.0127

hemorrhagic necrotizing enteritis 出血性坏死性肠炎

02.0124

hemorrhagic smallpox　出血性天花，＊黑色天花
　　03.0295

hemorrhagic varicella　出血性水痘　03.0266

Hendra virus　亨德拉病毒　03.0043

Hendra virus infection　亨德拉病毒感染　03.0380

heparin　肝素　04.0289

heparnavirus　嗜肝 RNA 病毒　03.0117

hepatic encephalopathy　肝性脑病，＊肝性昏迷
　　03.0420

hepatitis A　甲型肝炎　03.0400

hepatitis A gene engineering vaccine　甲型肝炎基因工
　　程疫苗　01.0444

hepatitis A inactivated vaccine　甲型肝炎灭活疫苗
　　01.0443

hepatitis A live vaccine　甲型肝炎活疫苗　01.0442

hepatitis A vaccine　甲型肝炎疫苗　01.0441

hepatitis A virus　甲型肝炎病毒　03.0111

hepatitis A virus antigen　甲型肝炎病毒抗原　03.0448

hepatitis A virus genotype　甲型肝炎病毒基因型
　　03.0446

hepatitis A virus IgG antibody　甲型肝炎病毒 IgG 抗体
　　03.0450

hepatitis A virus IgM antibody　甲型肝炎病毒 IgM 抗
　　体　03.0449

hepatitis A virus RNA　甲型肝炎病毒 RNA　03.0443

hepatitis B　乙型肝炎　03.0401

hepatitis B core antibody　乙型肝炎核心抗体
　　03.0457

hepatitis B core antigen　乙型肝炎核心抗原　03.0456

hepatitis B e antibody　乙型肝炎 e 抗体　03.0455

hepatitis B e antigen　乙型肝炎 e 抗原　03.0454

hepatitis B gene engineering vaccine　乙型肝炎基因工
　　程疫苗　01.0451

hepatitis B immunoglobulin　乙型肝炎免疫球蛋白
　　01.0445

hepatitis B surface antibody　乙型肝炎表面抗体
　　03.0453

hepatitis B surface antigen　乙型肝炎表面抗原，＊澳大
　　利亚抗原　03.0451

hepatitis B vaccine　乙型肝炎疫苗　01.0446

hepatitis B vaccine from human plasma　乙型肝炎血源
　　疫苗　01.0450

hepatitis B vaccine made by recombinant DNA technique
重组乙型肝炎疫苗　01.0447

hepatitis B vaccine made by recombinant DNA technique
　　in CHO cell　重组中国仓鼠卵巢细胞乙型肝炎疫
　　苗，＊重组 CHO 细胞乙肝疫苗　01.0449

hepatitis B vaccine made by recombined DNA technique
　　in yeast　重组酵母乙型肝炎疫苗　01.0448

hepatitis B virus　乙型肝炎病毒　03.0112

hepatitis C　丙型肝炎　03.0402

hepatitis C virus　丙型肝炎病毒　03.0113

hepatitis C virus antibody　丙型肝炎病毒抗体
　　03.0463

hepatitis C virus genotype　丙型肝炎病毒基因型
　　03.0447

hepatitis C virus RNA　丙型肝炎病毒 RNA　03.0444

hepatitis D　丁型肝炎　03.0404

hepatitis D virus　丁型肝炎病毒　03.0114

hepatitis E　戊型肝炎　03.0405

hepatitis E virus　戊型肝炎病毒　03.0115

hepatitis E virus antibody　戊型肝炎病毒抗体
　　03.0464

hepatitis E virus RNA　戊型肝炎病毒 RNA　03.0445

hepatitis G virus　庚型肝炎病毒　03.0116

hepatitis virus　肝炎病毒　03.0110

hepatocellular carcinoma　肝细胞癌　03.0423

hepatocyte growth-promoting factor　促肝细胞生长素
　　03.0439

hepato-pulmonary syndrome　肝肺综合征　03.0422

hepato-renal syndrome　肝肾综合征　03.0421

hepatovirus　肝炎病毒　03.0110

herd immunity　＊群体免疫　01.0371

herd susceptibility　人群易感性　01.0318

hereditary prion disease　遗传性朊粒病　03.0535

herpes　疱疹　01.0078

herpes progenitalis　生殖器单纯疱疹，＊阴部疱疹
　　02.0211

herpes simplex　单纯疱疹　03.0275

herpes simplex conjunctivitis　单纯疱疹性结膜炎
　　02.0363

herpes simplex encephalitis　单纯疱疹性脑炎
　　03.0287

herpes simplex esophagitis　单纯疱疹性食管炎
　　03.0289

herpes simplex hepatitis　单纯疱疹性肝炎　03.0292

herpes simplex keratitis　单纯疱疹性角膜炎　02.0367

herpes simplex meningitis 单纯疱疹性脑膜炎 03.0290

herpes simplex meningoencephalitis 单纯疱疹性脑膜脑炎 03.0291

herpes simplex pneumonia 单纯疱疹性肺炎 03.0288

herpes simplex stomatitis 单纯疱疹性口炎 03.0280

herpes simplex virus 单纯疱疹病毒 03.0121

herpes simplex virus DNA vaccine 单纯疱疹病毒DNA疫苗 01.0474

herpes simplex virus infection 单纯疱疹病毒感染 03.0271

herpes virus 疱疹病毒 03.0120

herpes zoster 带状疱疹 03.0261

herpes zoster encephalitis 带状疱疹性脑炎 03.0264

herpes zoster keratitis 带状疱疹性角膜炎 02.0368

herpetic angina 疱疹性咽峡炎 03.0199

herpetic encephalitis 疱疹性脑炎 03.0286

herpetic laryngitis 疱疹性喉炎 02.0023

herpetic paronychia 疱疹性甲沟炎 03.0285

herpetic pharyngitis 疱疹性咽炎 02.0007

herpetic proctitis 疱疹性直肠炎 03.0284

Herxheimer reaction 赫氏反应 03.1083

heterophil agglutination test 嗜异性凝集试验 01.0528

heterophil antibody 嗜异性抗体 01.0186

hetrazan *海群生 01.0775

HeV 亨德拉病毒 03.0043

HEV 戊型肝炎病毒 03.0115

HEV RNA 戊型肝炎病毒RNA 03.0445

HGV 庚型肝炎病毒 03.0116

HHV 人类疱疹病毒 03.0122

HHV-3 *人类疱疹病毒3型 03.0123

HHV-4 *人类疱疹病毒4型 03.0124

HHV-6 人类疱疹病毒6型 03.0125

HHV-7 人类疱疹病毒7型 03.0126

HHV-8 人类疱疹病毒8型 03.0127

hidradenitis suppurative 化脓性汗腺炎 02.0435

high effect disinfectant 高效消毒剂，*灭菌剂 04.0057

highly active anti-retroviral therapy 高效抗反转录病毒治疗 01.0744

high pathogenicity microorganism 高致病性病原微生物 01.0282

high potency respiratory syncytial virus immunoglobulin 呼吸道合胞病毒高效价免疫球蛋白 01.0426

high-pressure steam disinfection 高压蒸汽消毒 04.0065

high risk article 高危物品 04.0090

high-risk population 高危人群 01.0321

histamine 组胺 04.0292

histiocyte 组织细胞 03.0428

Histoplasma capsulatum 荚膜组织胞浆菌 03.1215

histoplasmosis 组织胞浆菌病 03.1224

HIV 人类免疫缺陷病毒 03.0468

HIV-1 人类免疫缺陷病毒1型 03.0469

HIV-2 人类免疫缺陷病毒2型 03.0471

HIV-associated dementia 人类免疫缺陷病毒相关性痴呆 03.0496

HIV-associated nephropathy 人类免疫缺陷病毒相关性肾病 03.0495

HIV immunologic failure HIV免疫学失败 03.0520

HIV incidence 人类免疫缺陷病毒发病率 03.0484

HIV infected people 人类免疫缺陷病毒感染者 03.0476

HIV infection risk behavior 人类免疫缺陷病毒感染危险行为 03.0478

HIV prevalence 人类免疫缺陷病毒患病率 03.0483

HIV-related complication 人类免疫缺陷病毒相关并发症 03.0473

HIV-related lipodystrophy HIV相关性脂肪分布异常 03.0518

HIV specific antibody 人类免疫缺陷病毒特异性抗体 03.0472

HIV-1 subtype 人类免疫缺陷病毒1亚型 03.0470

HIV vaccine 人类免疫缺陷病毒疫苗 03.0525

HIV VCT 艾滋病自愿咨询检测 03.0485

HIV virologic failure HIV病毒学失败 03.0519

HIV voluntary counseling and testing 艾滋病自愿咨询检测 03.0485

HLA 人类白细胞抗原 01.0237

hMPV induced infection 人偏肺病毒感染 02.0089

H1N1 influenza split virion vaccine 甲型H1N1流行性感冒病毒裂解疫苗 01.0430

hookworm disease 钩虫病 03.1293

horizontal transmission 水平传播 01.0315

hospital-acquired infection *医院获得性感染 04.0002

hospital-acquired pneumonia *医院获得性肺炎

04.0135

hospital-acquired septicemia　医院获得性败血症
04.0116

hospital effluent discharge standard　医院污水排放标准　04.0104

Hospital Infection Control Committee　医院感染管理委员会　04.0021

hospital waste　医院废物　04.0082

host specificity　宿主特异性　03.1241

Hoyne sign　霍伊内征　03.0237

HPS　汉坦病毒肺综合征　03.0392

HPV　人乳头状瘤病毒　02.0220

HSE　单纯疱疹性脑炎　03.0287

HSK　单纯疱疹性角膜炎　02.0367

HSP　热激蛋白，* 热休克蛋白　01.0605

HTLV　人类嗜 T[淋巴]细胞病毒　03.0107

HTLV-1　人类嗜 T[淋巴]细胞病毒-1　03.0108

HTLV-2　人类嗜 T[淋巴]细胞病毒-2　03.0109

HTM　嗜血杆菌培养基　03.0781

HTV　汉坦病毒属　03.0091

human diploid cell rabies vaccine　人二倍体细胞狂犬病疫苗　01.0466

human ehrlichiosis　人埃立克体病　03.0605

human Ewingii ehrlichiosis　人尤因埃立克体病
03.0665

human granulocytic anaplasmosis　人嗜粒细胞无形体病　03.0662

human granulocytotropic ehrlichiosis　* 人嗜粒细胞埃立克体病　03.0662

human herpes virus　人类疱疹病毒　03.0122

human herpes virus 3　* 人类疱疹病毒 3 型　03.0123

human herpes virus 4　* 人类疱疹病毒 4 型　03.0124

human herpes virus 6　人类疱疹病毒 6 型　03.0125

human herpes virus 7　人类疱疹病毒 7 型　03.0126

human herpes virus 8　人类疱疹病毒 8 型　03.0127

human immunodeficiency virus　人类免疫缺陷病毒
03.0468

human immunodeficiency virus type 1　人类免疫缺陷病毒 1 型　03.0469

human immunodeficiency virus type 2　人类免疫缺陷病毒 2 型　03.0471

human infection with the highly pathogenic avian influenza　人感染高致病性禽流感　01.0351

humanized monoclonal antibody　人源单克隆抗体
01.0193

human leukocyte antigen　人类白细胞抗原　01.0237

human metapenumovirus induced infection　人偏肺病毒感染　02.0089

human monocytotropic ehrlichiosis　人单核细胞埃立克体病　03.0664

human Mycobacterium tuberculosis　人型结核分枝杆菌　03.1133

human papilloma virus　人乳头状瘤病毒　02.0220

human papillomavirus vaccine　人乳头状瘤病毒疫苗
01.0452

human parvovirus B19　人类细小病毒 B19　03.0133

human serum globulin　人血球蛋白　01.0183

human Streptococcus suis disease　人类猪链球菌病
03.0806

human T-cell lymphotropic virus　人类嗜 T[淋巴]细胞病毒　03.0107

human T-cell lymphotropic virus type-1　人类嗜 T[淋巴]细胞病毒-1　03.0108

human T-cell lymphotropic virus type-2　人类嗜 T[淋巴]细胞病毒-2　03.0109

human-to-human transmission　人与人之间传播
01.0316

humoral factor　体液因子　01.0207

humoral immunity　体液免疫　01.0252

Hyalomma　璃眼蜱　03.0720

hyaluronic acid capsule　透明质酸荚膜　03.0771

hyaluronidase　透明质酸酶　03.0816

hydatidosis　* 包虫病　04.0248

hydrophobia　* 恐水症　03.0339

hydroxystilbamidine isethionate　羟脒替　01.0767

hymenolepiasis diminuta　缩小膜壳绦虫病　03.1255

Hymenolepis deminuta　缩小膜壳绦虫，* 长膜壳绦虫
03.1254

hyperacute bacterial conjunctivitis　超急性细菌性结膜炎　02.0352

hyperbaric oxygen therapy　高压氧治疗　01.0621

hyperemia maculopapule　充血性斑丘疹　03.0306

hypersensitivity　* 超敏反应　01.0277

hypogammaglobulinemia　低丙种球蛋白血症
01.0108

hypoglycemia　低血糖症　01.0107

hyponutrition phase of multiple organ failure　多器官功能衰竭营养低下期　04.0336

hypotension 低血压 04.0337

hypovolemic shock 低血容量性休克 04.0282

hypoxemia 低氧血症 04.0285

hypoxia 缺氧 04.0281

HZK 带状疱疹性角膜炎 02.0368

I

iatrogenic infection 医源性感染 04.0001

IC 免疫复合物 01.0204

ICC 免疫活性细胞 01.0146

icosahedral symmetry 二十面体对称 03.0143

ICU 重症监护病房，*加强监护病房 04.0346

idiopathic myocarditis 特发性心肌炎 02.0277

idoxuridine 碘苷，*碘脱氧尿苷 03.0308

IFAT 间接免疫荧光抗体试验 03.0694

IFN 干扰素 01.0225

IFN-α α干扰素 01.0226

IFN-β β干扰素 01.0227

IFN-γ γ干扰素 01.0228

IFN-γ inducing factor *γ干扰素诱生因子 01.0221

Ig 免疫球蛋白 01.0182

IHA 间接血凝试验 01.0522

IL 白[细胞]介素 01.0213

IL-1 白介素-1 01.0214

IL-2 白介素-2 01.0215

IL-4 白介素-4 01.0216

IL-6 白介素-6 01.0217

IL-8 白介素-8 01.0218

IL-10 白介素-10 01.0219

IL-12 白介素-12 01.0220

IL-18 白介素-18 01.0221

imipenem 亚胺培南 01.0684

imipenem-cilastatin 亚胺培南–西司他丁 01.0686

immature proglottid 未成熟节片 03.1249

immune complex 免疫复合物 01.0204

immune complex-like syndrome 免疫复合物样综合征 01.0205

immune complex theory 免疫复合物学说 04.0333

immune escape 免疫逃逸 01.0272

immune inoculation 免疫接种 01.0374

immune reconstitution 免疫功能重建 03.0492

immune reconstitution inflammatory syndrome 免疫重建炎症综合征 03.0493

immune regulation 免疫调节 01.0273

immune response 免疫应答 01.0249

immunity 免疫 01.0145

immunocompetent cell 免疫活性细胞 01.0146

immunocompromised host 免疫妥协宿主 04.0188

immunoelectrophoresis 免疫电泳 01.0537

immunoenhancer 免疫增强剂 01.0785

immunofluorescence technique 免疫荧光技术 01.0546

immunofluorescent antibody 免疫荧光抗体 01.0196

immunogenic RNA 免疫核糖核酸 01.0793

immunoglobulin 免疫球蛋白 01.0182

immunohistochemical stain for hepatitis antigen 肝炎抗原的免疫组织化学染色 03.0430

immunological injury 免疫损伤 01.0271

immunological memory 免疫记忆 01.0258

immunological tolerance 免疫耐受 01.0270

immunomodulator 免疫调节剂 01.0784

immunoprophylaxis 免疫预防 01.0365

immunosuppresant 免疫抑制剂 01.0786

immunosuppressive therapy 免疫抑制治疗 01.0611

immunotherapy 免疫治疗 01.0366

impaired consciousness 意识损害 02.0298

impedin 阻抗素 01.0144

impetigo 脓疱病 02.0424

inactivated vaccine 灭活疫苗 01.0406

inactivate purification subunit 灭活提纯亚单位 01.0392

incidence of nosocomial infection 医院感染发病率 04.0003

inclusion body 包涵体 03.0134

inclution conjunctivitis 包涵体结膜炎 03.0567

incompatibility 配伍禁忌 01.0648

indeterminate form leprosy 未定类麻风病 03.1141

India ink staining 墨汁染色 02.0320

Indian tick-borne typhus 印度蜱传斑疹伤寒 03.0632

indinavir 茚地那韦 03.0511

indirect agglutination inhibition test 间接凝集抑制试验 01.0526

indirect contact transmission 间接接触传播 01.0305

indirect hemagglutination assay 间接血凝试验 01.0522

indirect immunofluorescence technique　间接免疫荧光技术　01.0548

indirect immunofluorescent antibody test　间接免疫荧光抗体试验　03.0694

infection　传染　01.0009，感染　01.0010

infection phase of multiple organ failure　多器官功能衰竭感染期　04.0335

infection with prostheses in bone and joint　骨关节假体相关性感染　02.0421

infectious aneurysm　感染性动脉瘤　04.0198

infectious arthritis　感染性关节炎　02.0399

infectious atypical pneumonia　*传染性非典型肺炎　03.0312

infectious bronchitis virus　传染性支气管炎病毒　03.0051

infectious cavernous sinus thrombosis　海绵窦血栓形成　02.0380

infectious diarrhea　感染性腹泻　02.0162

infectious disease　感染病　01.0003

infectious diseases　感染病学　01.0001

infectious endocarditis　感染性心内膜炎　02.0267

infectious enteritis　感染性肠炎　02.0120

infectious keratitis　感染性角膜炎　02.0365

infectious lymphocytosis　传染性淋巴细胞增多症　03.0323

infectious mononucleosis　传染性单核细胞增多症　03.0322

infectious prion disease　传染性朊粒病　03.0536

infectious shock　感染性休克　04.0258

infectious waste　感染性废物　04.0084

infectivity　传染性　01.0121

infiltration　浸润　01.0117

inflammatory cell　炎症细胞　03.0427

inflammatory mediator　炎症介质　04.0303

inflammatory reaction　炎症反应　04.0302

influenza　流行性感冒，*流感　03.0209

influenza DNA vaccine　流行性感冒 DNA 疫苗　01.0429

influenza inactivated vaccine　流行性感冒灭活疫苗　01.0427

influenza live vaccine　流行性感冒活疫苗　01.0428

influenza virus　流行性感冒病毒，*流感病毒　03.0033

infraorbital space infection　眶下间隙感染　02.0048

infrared disinfection　红外线消毒　04.0072

infusate-associated infection　输入液体相关感染　04.0112

infusion inhibitor　融合抑制剂　03.0505

inhalation lung abscess　*吸入性肺脓肿　02.0094

initial body　始体，*网状小体　03.0563

initiating factor　诱发因子　01.0209

injection drug user　注射药瘾者　03.0481

innate immune system　先天性免疫系统　01.0259

innate immunity　*固有免疫　01.0250

inoculating needle　接种针　01.0384

inoculation　接种　01.0373

inoculation dosage　接种剂量　01.0376

inoculation object　接种对象　01.0375

inoculation time　接种次数　01.0377

inorganic refuse　无机垃圾　04.0093

insect-borne transmission　虫媒传播　01.0306

insect isolation　昆虫隔离　04.0050

in situ hybridization　原位杂交　01.0568

in situ PCR　原位聚合酶链反应，*原位 PCR　01.0556

integrase　整合酶　03.0500

integrase inhibitor　整合酶抑制剂　03.0506

integrin　整合素，*整联蛋白　04.0290

intensive care unit　重症监护病房，*加强监护病房　04.0346

intensive schedule of medication　强化用药程序　04.0187

interferon　干扰素　01.0225

interferon-α　α干扰素　01.0226

interferon-β　β干扰素　01.0227

interferon-γ　γ干扰素　01.0228

interleukin　白[细胞]介素　01.0213

interleukin-1　白介素-1　01.0214

interleukin-2　白介素-2　01.0215

interleukin-4　白介素-4　01.0216

interleukin-6　白介素-6　01.0217

interleukin-8　白介素-8　01.0218

interleukin-10　白介素-10　01.0219

interleukin-12　白介素-12　01.0220

interleukin-18　白介素-18　01.0221

intermediate form cysticercus　中间型　03.1267

intermission　间歇期　01.0036

intermittent fever　间歇热　01.0053

internal environment　内环境　04.0287

interstitial keratitis 角膜基质炎 02.0370

intestinal anthrax 肠炭疽 03.0842

intestinal flora dysregulation 肠道菌群失调 01.0810

intra-abdominal infection 腔内感染 02.0173

intracerebral ventricle injection 脑室内注射 02.0349

intracranial pressure 颅内压 02.0291

intrathecal injection 鞘内注射 02.0348

intravascular catheter-associated bacteremia 静脉导管相关菌血症 04.0106

intravascular device 血管内器械 04.0105

intravascular device-associated infection 血管内装置感染 04.0192

intraveneous drug user 静脉吸毒者 03.0479

intravenous pyelogram 静脉肾盂造影 02.0206

intussusception 肠套叠 02.0171

invasiveness 侵袭力 01.0126

invirase 沙奎那韦 01.0750

ionizing radiation disinfection 电离辐射消毒 04.0069

IRIS 免疫重建炎症综合征 03.0493

iRNA 免疫核糖核酸 01.0793

irregular fever 不规则热 01.0056

irritable bowel syndrome 肠易激综合征 02.0166

ischemia 缺血 04.0280

ischemic necrosis 缺血性坏死 04.0276

isolation 隔离 04.0033

isolation aim 隔离目的 04.0034

isolation method 隔离方式 04.0036

isolation period 隔离期 04.0052

isolation principle 隔离原则 04.0040

isolation sign 隔离标志 04.0035

isolation skill 隔离技术 04.0041

isolation system A 隔离系统 A，*A 系统 04.0037

isolation system B 隔离系统 B，*B 系统 04.0038

isolation system C 隔离系统 C，*C 系统 04.0039

isolation ward 隔离病房 04.0042

isosporiasis 等孢球虫病 03.1296

Israeli spotted fever 以色列斑点热 03.0634

itraconazole 伊曲康唑 01.0728

ivermectin 依维菌素 01.0777

Ixodes holocyclus 全环硬蜱 03.0739

Ixodes pacificus 太平洋硬蜱 03.0743

Ixodes ricinus 蓖籽硬蜱 03.0744

Ixodes scapularis 肩突硬蜱 03.0742

J

Janeway lesion 詹韦损害，*詹韦皮损 02.0275

Japanese encephalitis *日本脑炎 02.0327

Japanese encephalitis virus *日本脑炎病毒 03.0071

Japanese spotted fever 日本斑点热 03.0640

jaundice 黄疸 01.0082

jaundice hemorrhage type leptospirosis 黄疸出血型钩体病 03.1077

JC virus JC 病毒 03.0129

joint tuberculosis 全关节结核 02.0405

K

kanamycin 卡那霉素 01.0693

Kaposi sarcoma 卡波西肉瘤 03.0325

Kenya tick typhus *肯尼亚蜱传斑疹伤寒 03.0630

Kernig sign 克尼格征，*克氏征 02.0295

ketoconazole 酮康唑 01.0727

Klebsiella 克雷伯菌 03.0932

Klebsiella ozaenae 臭鼻克雷伯菌，*臭鼻杆菌 03.0934

Klebsiella pneumoniae 肺炎克雷伯菌 03.0933

Klebsiella rhinoscleromatis 硬鼻结克雷伯菌，*硬鼻杆菌 03.0935

knowledge training of nosocomial infection 医院感染培训 04.0031

Koplik-Filatov spot 科氏斑，*麻疹黏膜斑 03.0240

Koplik spot 科氏斑，*麻疹黏膜斑 03.0240

Korthof medium 柯氏培养基 03.1071

Kupffer cell 库普弗细胞，*肝巨噬细胞 01.0165

Kuru disease 库鲁病 03.0538

Kussmaul sign 库斯莫尔征 02.0284

Kyasanur forest disease 基萨那森林病 03.0383

laboratory infection　实验室感染　04.0008

lab-transmission　实验室传播　01.0313

La Crosse virus　拉克罗斯病毒　03.0097

lactic acid　乳酸　04.0314

lactic acid dehydrogenase　乳酸脱氢酶　03.0314

lactic acidosis　乳酸酸中毒　01.0115

Lactobacillus acidophilus　嗜酸乳杆菌　03.1114

lactobacillus-containing compound　乳酸杆菌化合物　01.0114

LAM　拉米夫定　01.0736

laminin　层粘连蛋白　01.0233

lamivudine　拉米夫定　01.0736

Langerhans cell　朗格汉斯细胞　02.0316

large polyprotein　大多聚蛋白　03.0168

larva migrans　幼虫移行症　03.1269

laryngeal abscess　喉脓肿　02.0024

larynx perichondritis　喉软骨膜炎　02.0021

Lasègue sign　拉塞格征　03.0238

Lassa fever　拉沙热　03.0372

Lassa virus　拉沙病毒　03.0082

late congenital syphilis　晚期先天性梅毒　02.0239

late latent syphilis　晚期潜伏梅毒　02.0236

latent infection　潜伏性感染，＊潜在性感染　01.0025

latent period　潜伏期　01.0031

latent syphilis　潜伏梅毒　02.0235

latent type　隐匿型　01.0039

late ocular complication　眼后发症　03.1079

late syphilis　＊晚期梅毒　02.0230

latex agglutination test　乳胶凝集试验　01.0525

LBP　脂多糖结合蛋白　04.0304

LCM　淋巴细胞脉络丛脑膜炎　02.0318

LCMV　淋巴细胞[性]脉络丛脑膜炎病毒　03.0058

LdT　替比夫定　01.0741

LDV　拉米夫定　01.0736

Leber stellate retinopathy　莱贝尔星状视网膜病　03.0682

legionella　军团菌　03.1049

legionella disease　军团病　03.1050

Legionella micdadei　麦氏军团菌　03.1053

legionella pneumonia　军团菌肺炎　02.0092

Legionella pneumophila　嗜肺军团菌　03.1051

legionellosis　军团病　03.1050

lemology　传染病学　01.0002

lentivirus　慢病毒　03.0012

lepriasis　麻风病　03.1137

lepromatous leprosy　瘤型麻风病　03.1138

lepromin test　麻风菌素试验　03.1142

leprosy　麻风病　03.1137

leptospira　钩端螺旋体　03.1069

leptospiral adventitial bacterial vaccine　钩端螺旋体外膜菌苗　01.0483

leptospiral inactivated bacterial vaccine　钩端螺旋体灭活菌苗　01.0482

leptospiral live vaccine　钩端螺旋体活疫苗　01.0484

leptospiremia　钩体败血症　03.1075

leptospirosis　钩端螺旋体病，＊钩体病　03.1070

leptospirosis vaccine　钩端螺旋体疫苗　03.1084

Leptotrichia buccalis　口腔纤毛菌　03.1117

Leptotrombidium akamushi　红纤恙螨　03.0697

Leptotrombidium autumnalis　秋纤恙螨　03.0709

Leptotrombidium deliensis　德里纤恙螨，＊地里纤恙螨　03.0698

Leptotrombidium imphalum　英帕纤恙螨　03.0708

Leptotrombidium insularae　海岛纤恙螨　03.0707

Leptotrombidium jishoum　吉首纤恙螨　03.0710

Leptotrombidium kaohuense　高湖纤恙螨　03.0702

Leptotrombidium pallidum　苍白纤恙螨　03.0699

Leptotrombidium palpale　须纤恙螨　03.0700

Leptotrombidium rubellum　微红纤恙螨　03.0706

Leptotrombidium scutellare　小盾纤恙螨，＊小板纤恙螨　03.0701

lethal factor　致死因子　01.0607

leucocytopenia　白细胞减少[症]　01.0111

leucopenia　白细胞减少[症]　01.0111

leukocidin　杀白细胞素　03.0798

leukotriene　白三烯　01.0230

levamisole　左旋咪唑　01.0782

levofloxacin　左旋氧氟沙星　01.0708

LF　致死因子　01.0607

LGV　性病淋巴肉芽肿，＊腹股沟淋巴肉芽肿　02.0212

lichen planus　扁平苔藓　03.0293

life refuse　生活垃圾　04.0095

lincomycin　林可霉素，＊洁霉素　01.0718

linguatulosis　舌形虫病　03.1275

linkage analysis　连锁分析　01.0591

lipid envelope　脂质包膜　03.0149

Liponyssoide sanguineus　血红家鼠螨　04.0240

lipopolysaccharide　脂多糖　01.0136

lipopolysaccharide binding protein　脂多糖结合蛋白　04.0304

lipoteichoic acid　脂磷壁酸　01.0141

Listeria monocytogenes　单核细胞性李斯特菌　03.0836

listeriosis　李斯特菌病　03.0835

live bacterial vaccine　活菌苗，* 减毒活菌苗　01.0405

liver biopsy　肝活体组织检查，* 肝活检　03.0425

liver failure　肝衰竭　03.0413

liver failure of multiple organ failure　多器官功能衰竭肝[功能]衰竭　04.0340

liver function　肝功能　01.0081

liver histology　肝组织学　03.0424

liver palm　肝掌　03.0431

live vaccine　活疫苗　01.0403

live virus vaccine　活病毒疫苗　01.0404

localized bone abscess　局限性骨脓肿　02.0420

localized empyema　局限性脓胸　02.0103

localized herpes zoster　局部带状疱疹　03.0262

long-term fever　长程发热　01.0048

long-term immunity　持久免疫　01.0372

lopinavir　洛匹那韦　03.0512

louping ill　* 羊跳跃病　03.0390

louping ill virus　羊跳跃病病毒　03.0389

louse-borne relapsing fever　虱传回归热，* 流行性回归热　03.1086

louse-borne typhus　* 虱传斑疹伤寒　03.0607

low effect disinfectant　低效消毒剂　04.0059

lower respiratory tract infection　下呼吸道感染　04.0204

lower urinary tract infection　下尿路感染　02.0182

low-grade exposure source　轻度暴露源　04.0178

low risk article　低危物品　04.0092

LPS　脂多糖　01.0136

LRTI　下呼吸道感染　04.0204

LT　白三烯　01.0230

LT　热不稳定肠毒素　03.0930

LTA　脂磷壁酸　01.0141

Ludwig angina　脓性颌下炎，* 路德维希咽峡炎　02.0113

lung abscess　肺脓肿　02.0093

Lutzomyia　罗蛉　03.0748

Lutzomyia verrucarum　疣肿罗蛉　03.0747

Lyme borreliosis vaccine　莱姆[疏螺旋体]病疫苗　01.0485

Lyme disease　莱姆病　03.1088

lymphangitis-associated rickettsiosis　淋巴管炎立克次体病　03.0645

lymphatic tissue　淋巴组织　01.0148

lymphocyte　淋巴细胞　01.0147

lymphocytic choriomeningitis　淋巴细胞脉络丛脑膜炎　02.0318

lymphocytic choriomeningitis virus　淋巴细胞[性]脉络丛脑膜炎病毒　03.0058

lymphocytic infiltrate　淋巴细胞性浸润　02.0264

lymphogranuloma venereum　性病淋巴肉芽肿，* 腹股沟淋巴肉芽肿　02.0212

lymphokine　淋巴因子　01.0208

lysosome　溶酶体　04.0316

lysozyme　溶菌酶　01.0243

M

Macchiavello staining　麦氏染色　03.0657

machine support ventilation　机械辅助通气　04.0348

macracanthorhynchosis　猪巨吻棘头虫病　03.1278

Macracanthorhynchus hirudinaceus　猪巨吻棘头虫，* 蛭形棘头虫　03.1277

macrophage　巨噬细胞　01.0164

macrophage chemotactic factor　巨噬细胞趋化因子　01.0210

macula　斑疹　01.0072

maculopapule　斑丘疹　01.0074

Madura foot　* 马杜拉足　03.1233

maduromycosis　* 马杜拉菌病　03.1233

major histocompatibility complex　主要组织相容性复合体　01.0236

malaria DNA vaccine　疟疾 DNA 疫苗　01.0513

malathion　马拉硫磷，* 马拉松　03.0750

malignant smallpox　恶性天花　03.0296

mamastrovirus　哺乳动物星状病毒　03.0021

Marberg hemorrhagic fever　马尔堡出血热　03.0355

Marberg virus　马尔堡病毒　03.0102

Marburg virus disease　马尔堡病毒病，* 马尔堡病　03.0367

Marseilles fever　＊马赛热　03.0630

masseteric space infection　嚼肌间隙感染　02.0049

massive pulmonary hemorrhage type leptospirosis　肺弥漫性出血型钩体病　03.1076

mast cell　肥大细胞　01.0167

Mastomys natalensis　多乳鼠　04.0227

MAT　显微凝集试验　03.1082

maternal transmission　＊母婴传播　01.0314

matrix protein　基质蛋白　03.0165

mature proglottid　成熟节片　03.1250

maxillary sinusitis　上颌窦炎　02.0036

Mayaro virus　马雅罗病毒　03.0074

MCF　巨噬细胞趋化因子　01.0210

MCS　多克隆位点　01.0586

MDR　多重耐药　01.0636

MDR-TB　耐多药结核病　01.0655

measles　麻疹　03.0239

measles conjunctivitis　麻疹性结膜炎　02.0364

measles encephalitis　麻疹脑炎　03.0246

measles inactivated vaccine　麻疹灭活疫苗　01.0433

measles laryngitis　麻疹性喉炎　02.0022

measles live vaccine　麻疹活疫苗　01.0434

measles-mumps-rubella combined live vaccine　麻疹–流行性腮腺炎–风疹活疫苗　01.0435

measles-rubella bivalence vaccine　麻疹–风疹二价疫苗　01.0469

measles virus　麻疹病毒　03.0042

mebendazole　甲苯咪唑，＊甲苯达唑　01.0779

medical institution　医疗机构　01.0346

medical waste　医疗废物　04.0083

Mediterranean spotted fever　＊地中海斑疹热　03.0630

melioidosis　类鼻疽　03.0962

membrane protein　膜蛋白　01.0598

meningeal irritation sign　脑膜刺激征　02.0294

meningismus　虚性脑膜炎，＊假性脑膜炎　02.0321

meningitis　脑膜炎　02.0293

meningococcal infection　脑膜炎球菌感染　03.0849

meningococcus　脑膜炎球菌　02.0307

meningoencephalitis　脑膜脑炎　02.0335

mepartricin　美帕曲星　01.0723

meropenem　美洛培南　01.0685

MERS　中东呼吸综合征　03.0313

MERS-CoV　中东呼吸[系统]综合征冠状病毒

03.0050

metabolic disorder　代谢紊乱　04.0286

metabolic disturbance　代谢紊乱　04.0286

metabolite of active oxygen　活性氧代谢产物　04.0318

metabolizability injury　代谢性损伤　04.0326

metacestode　中绦期　03.1264

methicillin-resistant coagulase-negative staphylococcus　耐甲氧西林凝固酶阴性葡萄球菌　03.0803

metronidazole　甲硝唑　01.0768

mezlocillin　美洛西林　01.0665

MHC　主要组织相容性复合体　01.0236

MIC　最低抑菌浓度　01.0643

miconazole　咪康唑　01.0725

microaerophilic bacteria　微需氧菌　03.0757

microaggregate theory　微循环障碍与微聚集学说　04.0330

microcirculation　微循环　04.0268

microcirculation disturbance　微循环障碍　04.0269

microcirculation failure　＊微循环衰竭　04.0262

microcommunity　微菌落　01.0803

microecologics　微生态制剂，＊微生态调节剂　01.0813

microecology　微生态学　01.0800

microecosystem　微生态系统　01.0801

microenviroment　微环境　01.0812

micropopulation　微种群　01.0806

microscopic agglutination test　显微凝集试验　03.1082

microscopic hematuria　＊镜下血尿　02.0189

Microspironema pallidum　梅毒螺旋体　03.1062

Microsporum　小孢子癣菌　03.1232

microwave disinfection　微波消毒　04.0073

Middle East respiratory syndrome　中东呼吸综合征　03.0313

Middle East respiratory syndrome coronavirus　中东呼吸[系统]综合征冠状病毒　03.0050

middle risk article　中危物品　04.0091

midecamycin　麦迪霉素　01.0696

Mikulicz syndrome　米库利兹综合征　02.0393

minimal inhibitory concentration　最低抑菌浓度　01.0643

minocycline　米诺环素　01.0704

Minus musculus　小家鼠　04.0231

mitogen-activated protein kinase　丝裂原活化蛋白激酶　04.0299

mixed infection　混合感染　01.0020

mobiluncus　动弯杆菌　03.1016

Mobiluncus curtisii　柯氏动弯杆菌　03.1017

Mobiluncus mulieris　羞怯动弯杆菌　03.1018

moderate effect disinfectant　中效消毒剂　04.0058

moderate exposure source　中度暴露源　04.0179

MODS　*多器官功能障碍综合征　04.0325

MOF　多器官功能衰竭，*多脏器功能衰竭　04.0325

molluscum body　软疣小体　03.0330

molluscum contagiosum　传染性软疣　02.0214

molluscum contagiosum virus　传染性软疣病毒　03.0132

monitoring of nosocomial infection　医院感染监测　04.0015

monkeypox　猴痘　03.0304

monoclonal antibody　单克隆抗体　01.0192

monocyte　单核细胞　01.0163

Monongahela virus　莫农加希拉病毒　03.0095

mononuclear phagocyte system　单核巨噬细胞系统　01.0162

Moraxella　莫拉菌　03.0852

Moraxella catarrhalis　卡他莫拉菌　03.0853

morbidity　发病率　01.0328

Morganella morganii　摩氏摩根菌　03.0940

morula　桑葚胚　03.0603

mouth herpes　口腔疱疹　03.0278

MPC　黏液脓性宫颈炎　02.0256

MPS　单核巨噬细胞系统　01.0162

MRCNS　耐甲氧西林凝固酶阴性葡萄球菌　03.0803

MSOF　*多系统器官功能衰竭　04.0325

mucocutaneous herpes　皮肤黏膜疱疹　03.0277

mucocutaneous vasculitis　黏膜皮肤血管炎　02.0287

mucopurulent cervicitis　黏液脓性宫颈炎　02.0256

mucormycosis　毛霉病　03.1202

mucous membrane and skin paracoccidioidomycosis　黏膜皮肤副球孢子菌病　03.1222

multidrug resistant　多重耐药　01.0636

multidrug-resistant tuberculosis　耐多药结核病　01.0655

multiple cloning site　多克隆位点　01.0586

multiple idiopathic hemorrhagic sarcoma　*多发性特发性出血性肉瘤　03.0325

multiple organ dysfunction syndrome　*多器官功能障碍综合征　04.0325

multiple organ failure　多器官功能衰竭，*多脏器功能衰竭　04.0325

multiple sclerosis　多发性硬化　03.0553

multiple septicemia　复数菌败血症　04.0113

multiple system organ failure　*多系统器官功能衰竭　04.0325

multiplex PCR　多重聚合酶链反应，*多重 PCR　01.0558

mumps live vaccine　流行性腮腺炎活疫苗　01.0440

mumps virus　流行性腮腺炎病毒　03.0041

murine toxin　鼠毒素　04.0213

murine typhus　*鼠型斑疹伤寒　03.0611

murine virus hepatitis　鼠肝炎病毒　03.0119

Murray valley encephalitis　墨累山谷脑炎　03.0385

Mus minutoides　小鼷鼠　04.0228

mutant　突变体，*突变型　01.0582

mutator phage　诱变噬菌体，*Mu 噬菌体　01.0579

MVD　马尔堡病毒病，*马尔堡病　03.0367

mycetoma　足菌肿　03.1233

Mycobacterial szulgai　苏加分枝杆菌　03.1176

mycobacterium　分枝杆菌　03.1128

Mycobacterium africanum　非洲分枝杆菌　03.1135

Mycobacterium asiaticum　亚洲分枝杆菌　03.1152

Mycobacterium aurum　金色分枝杆菌　03.1163

Mycobacterium avium complex　鸟分枝杆菌复合群　03.1169

Mycobacterium avium-intracellular complex　鸟-胞内分枝杆菌复合群　03.1132

Mycobacterium bovis　牛分枝杆菌，*牛型结核分枝杆菌　03.1134

Mycobacterium celatum　隐藏分枝杆菌　03.1171

Mycobacterium chelonei　龟分枝杆菌　03.1144

Mycobacterium confluentis　汇合分枝杆菌　03.1145

Mycobacterium cookii　库氏分枝杆菌　03.1153

Mycobacterium diernhoferi　迪氏分枝杆菌　03.1164

Mycobacterium fallax　诡诈分枝杆菌　03.1146

Mycobacterium farcinogenes　产鼻疽分枝杆菌　03.1165

Mycobacterium flavescens　微黄分枝杆菌　03.1147

Mycobacterium fortuitum　偶然分枝杆菌　03.1149

Mycobacterium gastri　胃分枝杆菌　03.1170

Mycobacterium genavense　日内瓦分枝杆菌　03.1154

Mycobacterium gordonae 戈登分枝杆菌 03.1172

Mycobacterium hiberniae 爱尔兰分枝杆菌 03.1155

Mycobacterium intermedium 中间分枝杆菌 03.1156

Mycobacterium intracellulare 胞内分枝杆菌 03.1173

Mycobacterium kansasii 堪萨斯分枝杆菌 03.1157

Mycobacterium lepraemurium 鼠麻风分枝杆菌，* 田鼠麻风分枝杆菌 03.1136

Mycobacterium madagascariense 马达加斯加分枝杆菌 03.1148

Mycobacterium malmoense 玛尔摩分枝杆菌 03.1174

Mycobacterium marinum 海分枝杆菌 03.1158

Mycobacterium paratuberculosis 副结核分枝杆菌 03.1159

Mycobacterium peregrinum 外来分枝杆菌 03.1166

Mycobacterium phlei 草分枝杆菌 03.1150

Mycobacterium scrofulaceum 瘰疬分枝杆菌，* 淋巴结核分枝杆菌 03.1175

Mycobacterium senegalense 塞内加尔分枝杆菌 03.1167

Mycobacterium simiae 猿分枝杆菌 03.1160

Mycobacterium smegmatis 耻垢分枝杆菌 03.1151

Mycobacterium terrae 土地分枝杆菌 03.1161

Mycobacterium thermoresistibile 抗热分枝杆菌 03.1168

Mycobacterium tuberculosis 结核分枝杆菌 03.1143

Mycobacterium ulcerans 溃疡分枝杆菌 03.1162

Mycobacterium xenopi 蟾分枝杆菌 03.1177

mycolic acid 分枝菌酸 03.1129

mycoplasma 支原体 03.0585

Mycoplasma fermentans 发酵支原体 03.0592

Mycoplasma genitalium 生殖支原体 03.0589

Mycoplasma hominis 人型支原体 03.0588

mycoplasmal pneumonia 支原体肺炎 02.0085

mycoplasmal urethritis 支原体尿道炎 03.0594

Mycoplasma pneumoniae 肺炎支原体 03.0587

mycoplasmosis 支原体病 03.0586

mycosis 真菌病 03.1189

mycostatin 制霉菌素 01.0721

mycotoxicosis * 真菌中毒症 02.0145

myelitis 脊髓炎 02.0337

myocardial depressant factor 心肌抑制因子 04.0313

myocarditis 心肌炎 02.0276

myoclonus 肌阵挛 02.0438

N

NA 核苷类似物 01.0735

naïve T lymphocyte 初始 T[淋巴]细胞 01.0153

nasal obstruction 鼻塞 03.0213

nasal vestibulitis 鼻前庭炎 02.0042

National Nosocomial Infection Surveillance System 全国医院感染监控网 04.0024

national surveillance 全国监测 04.0019

native valve endocarditis 自体瓣膜心内膜炎 02.0269

natural barrier 天然屏障 01.0260

natural epidemic focus 自然疫源地 01.0284

natural focal disease 自然疫源性疾病 01.0286

natural focus 自然疫源地 01.0284

natural host 自然宿主 01.0287

natural killer cell 自然杀伤细胞 01.0159

NBM 新生儿脑膜炎 02.0313

necrotizing enterocolitis 坏死性小肠结肠炎 02.0165

necrotizing fasciitis 坏死性筋膜炎 02.0436

necrotizing stromal keratitis 坏死性角膜基质炎 02.0373

necrotizing vasculitis 坏死性血管炎 02.0289

needle sharing 注射器共用 03.0480

needlestick accident 针刺意外 04.0127

negative-stranded single-stranded RNA virus 负链单链 RNA 病毒 03.0008

Negri body 内氏小体，* 内基小体 03.0136

Neill-Mooser reaction 豚鼠阴囊肿胀反应 03.0613

Neisseria 奈瑟菌 03.0848

Neisseria gonorrhoeae 淋病奈瑟球菌，* 淋球菌 03.0851

Neisseria intracellularis *脑膜炎奈瑟菌 02.0307

neonatal calf diarrhea coronavirus 新生小牛腹泻冠状病毒 03.0054

neonatal herpes simplex virus infection 新生儿单纯疱疹病毒感染 03.0272

neonatal inclusion conjunctivitis 新生儿包涵体性结膜炎 02.0358

neonatal septicemia 新生儿败血症 04.0129

neonatal tetanus　新生儿破伤风　03.1119

neorickettsia　新立克次体　03.0659

Neorickettsia helminthoeca　蠕虫样新立克次体　03.0671

Neorickettsia rickettsii　立氏新立克次体，＊立氏埃立克体　03.0619

neotype enterovirus　新型肠道病毒　03.0030

nested-PCR　巢式聚合酶链反应，＊巢式 PCR　01.0557

neural type food poisoning　神经型食物中毒　02.0137

neuramidinase　神经氨酸酶　03.0035

neurocysticercosis　神经囊尾蚴病　03.1268

neurodegenerative disease　神经退行性变性疾病　03.0550

neuronophagia　嗜神经现象　02.0328

neuropsychiatric symptom　神经精神症状　02.0299

neurosyphilis　神经梅毒　02.0234

neurotoxin　神经毒素　01.0133

neutralization antibody　中和抗体　01.0189

neutralization antigen　中和抗原　01.0178

neutropenia　中性粒细胞减少[症]　01.0112

neutrophil　中性粒细胞　01.0171

neutrophil count with a left shift　中性粒细胞核左移　01.0113

neutrophilic granulocyte　中性粒细胞　01.0171

nevirapine　奈韦拉平　03.0510

new born meningitis　新生儿脑膜炎　02.0313

Newcastle conjunctivitis　新城疫病毒结膜炎　03.0211

new variant Creutzfeldt-Jakob disease　新变异型克-雅病，＊人类疯牛病　03.0544

New York virus　纽约病毒　03.0096

NF-κB　核因子 κB　04.0300

NGU　非淋菌性尿道炎　02.0250

Nipah virus　尼帕病毒　03.0044

Nipah virus disease　尼帕病毒病　03.0379

nitrogen monoxide effect　一氧化氮作用　04.0329

NK cell　自然杀伤细胞　01.0159

NNRTI　非核苷类反转录酶抑制剂　03.0503

Nocardia asteroides　星形诺卡菌　03.1179

Nocardia caviae　豚鼠诺卡菌　03.1181

Nocardia farcinica　皮疽诺卡菌　03.1182

nodular syphilis　结节性梅毒　02.0231

noma　坏疽性口炎　02.0112

non-A–E hepatitis　急性非甲非乙非丙非丁非戊型肝炎　03.0407

non-agglutinating vibrio　不凝集弧菌　03.0874

non-bacterial gastroenteritis　非细菌性胃肠炎　02.0129

noncommunicable disease　非传染性感染病　01.0005

non-gonococcal urethritis　非淋菌性尿道炎　02.0250

non-infectious enteritis　非感染性肠炎　02.0123

non-ionizing radiation disinfection　非电离辐射消毒　04.0070

non-necrotizing stromal keratitis　非坏死性角膜基质炎　02.0371

nonnucleoside reverse transcriptase inhibitor　非核苷类反转录酶抑制剂　03.0503

non-pathogenic heat-induced temperature rise　非病理性致热原性体温升高　01.0061

nonresponder　无应答者　01.0654

non-specific immunity　非特异性免疫　01.0250

non-specificity perivascular infiltration　非特异性血管周围浸润　02.0265

non-specific reaction　非特异性反应　01.0517

non-specific urethritis　＊非特异性尿道炎　02.0250

nonsteroidal anti-inflammatory agent　非甾体抗炎药　01.0656

nonstructural polypeptide　非结构多肽　03.0162

nonstructural protein　非结构蛋白　03.0161

non-*Treponema pallidum* antigen serologic test　非梅毒螺旋体抗原血清试验，＊类脂质血清反应　02.0246

nontuberculous mycobacteria　非结核分枝杆菌，＊非典型分枝杆菌　03.1131

norfloxacin　诺氟沙星，＊氟哌酸　01.0706

normal endogenous flora　正常菌群　01.0809

North Asian tick-borne typhus　＊北亚蜱传斑疹伤寒　03.0643

North Asia tick rickettsiosis　北亚蜱传立克次体病　03.0643

Northern blotting　RNA 印迹法　01.0552

Norwalk viral gastroenteritis　诺沃克病毒性胃肠炎　03.0208

Norwalk virus　诺沃克病毒　03.0019

Norwalk virus infection　诺沃克病毒感染　03.0207

nosocomial bloodstream infection　医院内血流感染　04.0109

nosocomial infection　医院[内]感染　04.0002

nosocomial infection control plan　控制医院感染规划

04.0029

nosocomial infection septicemia　医院感染败血症
　04.0128

nosocomial legionella pneumonia　医院[内]军团菌肺炎
　04.0136

nosocomial pneumonia　医院[内]肺炎　04.0135

novel coronavirus　*新型冠状病毒　03.0050

NP　医院[内]肺炎　04.0135

NRTI　核苷类反转录酶抑制剂　03.0502

nuclear factor-κB　核因子κB　04.0300

nuclear protein　核蛋白　01.0599

nucleic acid hybridization　核酸杂交　01.0565

nucleocapsid　核衣壳　03.0154

nucleocapsid protein　核衣壳蛋白　03.0155

nucleoside drug　核苷类药物　01.0734

nucleotide analogue　核苷类似物　01.0735

nucleotide reverse transcriptase inhibitor　核苷类反转
　录酶抑制剂　03.0502

null response　无效应答　01.0653

nutrition support　营养支持　04.0347

nvCJD　新变异型克–雅病，*人类疯牛病　03.0544

NVD　尼帕病毒病　03.0379

NVP　奈韦拉平　03.0510

nystatin　制霉菌素　01.0721

O

objective monitoring　目标性监测，*靶位监测
　04.0017

obligate anaerobe　专性厌氧菌　03.0756

obligate cytozoic parasite　专性细胞内寄生物
　03.0558

obstructive hydrocephalus　阻塞性脑积水，*非交通性
　脑积水　02.0343

occlusive cerebral arteritis　闭塞性脑动脉炎　03.1081

occupational exposure　职业暴露　04.0167

occupational protection　职业防护　04.0168

occupation safety　职业安全　04.0184

ocular herpes　眼角膜疱疹　03.0282

ocular larva migrans　眼幼虫移行症　03.1273

ocular tenonitis　眼球筋膜炎　02.0381

Odocoileus virginianus　白尾鹿　04.0229

odontogenic infection　牙源性感染　02.0115

ofloxacin　氧氟沙星，*氟嗪酸　01.0707

oliguric phase　少尿期　03.0349

Omsk hemorrhagic fever　鄂木斯克出血热　03.0384

oncosphere　六钩蚴　03.1265

O'nyong-nyong fever　阿良良热，*奥绒绒热　03.0359

O'nyong-nyong virus　阿良良病毒　03.0073

open reading frame　可读框　01.0593

opportunistic agent　机会病原体，*条件病原体
　04.0189

opportunistic infection　机会性感染　01.0014

opportunistic mycobacterium　机会性分枝杆菌
　03.1130

opsonin　调理素　01.0238

OPV　口服脊髓灰质炎疫苗　01.0453

oral candidiasis　口腔念珠菌病　02.0109

oral cholera live vaccine　口服霍乱活菌苗　01.0477

oral hairy leukoplakia　口腔毛状白斑　03.0524

oral herpes simplex　口腔单纯性疱疹　02.0107

oral herpes zoster　口腔带状疱疹　02.0108

oral poliovirus live vaccine　口服脊髓灰质炎活疫苗
　01.0454

oral poliovirus vaccine　口服脊髓灰质炎疫苗
　01.0453

oral rehydration salt　口服补液盐　02.0147

oral rehydration therapy　口服补液疗法　02.0146

oral Salmonella live vaccine　口服沙门菌活菌苗
　01.0495

oral Shigella live bacterial vaccine　口服志贺菌活菌苗
　01.0491

oral tuberculosis　口腔结核　02.0110

oral vaccine　口服疫苗　01.0411

orbital abscess　眼眶脓肿　02.0379

orbital cellulitis　[眼]眶蜂窝织炎　02.0378

orbital infection　眼眶感染，*眶周感染　02.0377

orbital tuberculosis　眼眶结核　02.0382

orbivirus　环状病毒　03.0063

orchitis　睾丸炎　02.0202

ORF　可读框　01.0593

organic refuse　有机垃圾　04.0094

organ transplantation　器官移植　04.0193

oriental spotted fever　*东方斑点热　03.0640

orientia　东方体　03.0598

Orientia tsutsugamushi　*恙虫病东方体　03.0614

ornithosis　*鸟疫　03.0583

Oroya fever 奥罗亚热 03.0677
ORT 口服补液疗法 02.0146
orthomyxovirus 正黏病毒 03.0032
orthoreovirus 正呼肠病毒 03.0060
oseltamivir 奥司他韦 01.0751
oseltamivir phosphate 磷酸奥司他韦 03.0036
Osler node 奥斯勒结节 02.0274
osmotic diarrhea 渗透性腹泻 02.0159
osseous syphilis 骨梅毒 02.0407
osteoarticular tuberculosis 骨关节结核 02.0402
osteoclast 破骨细胞 01.0166
osteomyelitis 骨髓炎 02.0411

osteomyelitis of jaw 颌骨骨髓炎 02.0052
otogenic brain abscess 耳源性脑脓肿 02.0331
outbreak 暴发 01.0325
outbreak of nosocomial infection 医院感染暴发
    04.0013
outbreak of suspected nosocomial infection 疑似医院
    感染暴发 04.0014
outer membrane protein 原核细胞外膜蛋白 03.0775
overt infection 显性感染 01.0015
oxyradical 氧自由基 04.0320
oxytetracycline 土霉素 01.0702
ozonization disinfection 臭氧消毒 04.0074

P

PA 保护性抗原 01.0176
pancarditis 全心炎 03.0201
pancreatic cholera syndrome 胰性霍乱综合征
    02.0167
pandemic 大流行 01.0331
papillary hyperplasia 乳头状增生 03.0577
papular chancroid 丘疹性软下疳 03.1010
papule 丘疹 01.0073
paracoccidioides DNA vaccine 副球孢子菌 DNA 疫苗
    01.0510
paracoccidioidomycosis 副球孢子菌病，*副球孢子菌
    性肉芽肿 03.1220
paradoxical pulse 奇脉，*吸停脉 02.0283
parainfluenza virus 副流感病毒 03.0038
paralytic period [狂犬病]麻痹期 03.0341
paramyxovirus 副黏病毒 03.0037
parapharyngeal abscess 咽旁脓肿 02.0017
parasitic disease 寄生虫病 03.1235
parasitic enteritis 寄生虫性肠炎 02.0122
parasitic generation 寄生世代 03.1247
parasitophorous vacuole 纳虫空泡 04.0256
paratyphoid fever 副伤寒 03.0989
paravaccinia 副痘 03.0297
parenchymal inflammation 实质性炎症 03.0426
parenteral transmission 胃肠道外传播 01.0301
paresthesia 感觉异常 01.0085
Parinaud oculoglandular syndrome 帕里诺眼–腺综合
    征 03.0681
paromomycin 巴龙霉素 01.0694
parotid gland 腮腺 03.0220

parotitis 腮腺炎 03.0221
parotitis live vaccine 流行性腮腺炎活疫苗 01.0440
partial immunity to reinfection 抗再感染的部分免疫
    力 01.0275
part-time personnel of administration of nosocomial
    infection 医院感染监控兼职人员 04.0028
passive immunity 被动免疫 01.0257
Pasteur disinfection 巴氏消毒 04.0067
Pasteurella 巴斯德菌 03.1029
Pasteurella aerogenes 产气巴斯德菌 03.1031
Pasteurella multocida 多杀巴斯德菌 03.1030
pathogen 病原体 01.0118
pathogenic bacteria of nosocomial infection 医院感染
    病原菌 04.0006
pathogenic bacterium 致病菌 03.0782
pathogenicity 致病力 01.0122
pathogenicity island 毒力岛 03.0778
pathogenic microorganism 病原微生物 01.0281
pathogen of nosocomial infection 医院感染病原体
    04.0005
pathologic waste 病理性废物 04.0085
patient 患者，*病人 01.0289
Paul-Bunnell test 嗜异性凝集试验 01.0528
PBP 青霉素结合蛋白 03.0800
PCR 聚合酶链反应 01.0553
PCV 肺炎球菌结合疫苗 01.0500
PDR 泛耐药 01.0637
pediculosis pubis 阴虱病 02.0216
Pediculus humanus 人虱，*体虱 03.0717
PEG-IFN 聚乙二醇干扰素 01.0229

pelvic inflammatory disease　盆腔炎症　02.0259

penetration　[病毒]穿入，* [病毒]侵入　03.0173

penicillin　青霉素，* 苄青霉素　01.0660

penicillinase　青霉素酶　03.0799

penicillin-binding protein　青霉素结合蛋白　03.0800

penicilliosis　青霉菌病　03.1195

pentamidine　喷他脒　01.0766

pentomer　[病毒]五邻体　03.0145

penton　[病毒]五邻体　03.0145

peplomer body　包膜突起　03.0148

peptidoglycan　肽聚糖　03.0773

Peptococcus niger　黑色消化球菌　03.1101

peptostreptococcus　消化链球菌　03.1099

Peptostreptococcus anaerobius　厌氧消化链球菌
　　03.1100

pericardial friction rub　心包摩擦音　02.0280

pericardial knock　心包叩击音　02.0285

pericarditis　心包炎　03.0200

pericoronitis of wisdom tooth　智齿冠周炎　02.0116

perinephritis　肾周炎　04.0150

periodic fever　周期热　01.0059

periodicity　周期性　01.0335

periodic sharp wave complex　周期性尖锐复合波
　　03.0552

period of apparent manifestation　症状明显期
　　01.0033

period prevalence　* 阶段现患率　04.0010

perirenal abscess　肾周[围]脓肿　02.0208

peristomatous herpes　口周疱疹，* 唇疱疹　03.0281

peritoneal irritation sign　腹膜刺激征　02.0179

peritoneum dialysis　腹膜透析，* 腹透　04.0351

peritonsillar abscess　扁桃体周脓肿　02.0016

peritonsillar space infection　扁桃体周围间隙感染
　　02.0058

perivascular cuffing　血管套　02.0290

perivascular edema　血管周水肿　02.0266

perivascular hemorrhage　血管周围出血　02.0262

perivascular mononuclear cell infiltration　血管周围单
　　核细胞浸润　02.0261

permethrin　扑灭司林，* 氯菊酯　03.0751

Peromyscus leucopus　白足鼠　04.0225

Peromyscus maniculatus　鹿鼠　04.0224

persistent infection　持续性感染　01.0024

person living with AIDS　艾滋病患者　03.0475

pertussis　百日咳　03.1043

pertussis acellular bacterial vaccine　百日咳无细胞菌苗
　　01.0480

pertussis diphtheria tetanus mixed vaccine　百白破混合
　　疫苗　01.0436

pertussis toxin　百日咳毒素　03.1044

pertussis vaccine　百日咳菌苗　01.0479

petechia　瘀点　01.0076

pet-originated infectious disease　宠物源性感染病
　　01.0008

PFP　质粒指纹图　01.0570

P gene　*P* 基因　03.0461

phagedenic chancroid　崩蚀性软下疳　03.1012

phagocytosis　吞噬作用　01.0261

phagosome　吞噬体　01.0263

pharmacodynamics　药效学　01.0639

pharmacokinetics　药代动力学　01.0633

pharyngeal space infection　咽旁间隙感染　02.0059

pharyngoconjunctival fever　咽眼结合膜热　03.0329

phase of external genitalia elephantiasis and rectal steno-
　　sis　外生殖器象皮肿和直肠狭窄期　03.0574

phase of inguinal bubo　腹股沟横痃期　03.0571

phase variation　抗原相变异　03.0695

phenotypic resistance　表型耐药　03.0491

phenotypic susceptibility testing　表型敏感性检测
　　03.0488

phlebitis　静脉炎　04.0117

Phlebotomus　白蛉　03.0749

phlebovirus　白蛉病毒　03.0086

phospholipase A2　磷脂酶 A2　04.0315

physical disinfection　物理消毒　04.0061

physical therapy　物理治疗，* 物理疗法　01.0620

physiotherapy　物理治疗，* 物理疗法　01.0620

PI　肺梗死　02.0097，蛋白酶抑制剂　03.0504

Picornaviridae　微小 RNA 病毒科　03.0023

PID　盆腔炎症　02.0259

piecemeal necrosis　碎屑样坏死　03.0436

pigmentation　色素沉着　03.0690

pilus　菌毛　03.0766

pinta　品他病　03.1064

pintid　品他疹　03.1065

piperacillin　哌拉西林　01.0666

piperazine　哌嗪　01.0783

plague　鼠疫　03.1034

plague bacterial vaccine　鼠疫菌苗　01.0504

planed immunization　计划免疫　01.0367

planned immunity for children　儿童计划免疫　01.0368

plantar wart　跖疣　03.0331

plaque　蚀斑，* 突斑　03.0177

plasma exchange　血浆置换　03.0441

plasma viral load　血浆病毒载量　03.0181

plasmid　质粒　01.0576

plasmid fingerprinting　质粒指纹图　01.0570

plasmocyte　浆细胞　01.0158

plasmodium sporozoite, merozoite, gametophyte vaccine　疟原虫子孢子、裂殖子、配子体疫苗　01.0514

platelet activating factor　血小板活化因子　04.0312

pleocytosis　脑脊液细胞增多　02.0302

plerocercoid　实尾蚴　03.1262

pleural cavity infection　胸膜腔感染　04.0141

pleural effusion　胸腔积液　02.0099

pleurisy　胸膜炎　02.0098

PLWA　艾滋病患者　03.0475

pneumococcal conjugate vaccine　肺炎球菌结合疫苗　01.0500

pneumococcal meningitis　肺炎球菌脑膜炎　02.0312

pneumococcal pneumonia　肺炎球菌性肺炎，* 大叶性肺炎　02.0083

pneumococcal polysaccharide vaccine　肺炎球菌多糖疫苗　01.0499

Pneumocystis carinii　卡氏肺孢菌，* 卡氏肺孢子虫　03.1206

Pneumocystis carinii pneumonia　* 卡氏肺孢菌肺炎　02.0091

Pneumocystis carinii vaccine　卡氏肺孢菌疫苗　01.0512

pneumocystosis　肺孢子虫病　02.0091

pneumonia　肺炎　02.0079

pneumonia with shock　* 休克型肺炎　04.0284

pneumonic plague　肺鼠疫　04.0215

pocket infection　储袋感染　04.0122

POGS　帕里诺眼-腺综合征　03.0681

point mutation　点突变　01.0583

point prevalence　* 点现患率　04.0010

poisoning　中毒　04.0328

polio-like syndrome　脊髓灰质炎样综合征　03.0195

poliomyelitis　脊髓灰质炎，* 小儿麻痹症　02.0340

poliomyelitis suum　* 猪脑脊髓灰质炎　03.0316

poliovirus　脊髓灰质炎病毒　03.0025

poliovirus inactivated vaccine　脊髓灰质炎灭活疫苗　01.0455

polyarthralgia　多关节痛　02.0396

polyarthritis　多关节炎　02.0397

polydrug resistant　泛耐药　01.0637

polyethylene glycol interferon　聚乙二醇干扰素　01.0229

polyhedrin　多角体蛋白　03.0158

polyhedron　多角体　03.0157

poly (I)∶poly(C)　多肌胞苷酸　01.0789

polyinosinic acid-polycytidylic acid　多肌胞苷酸　01.0789

polymerase chain reaction　聚合酶链反应　01.0553

polymixin　多黏菌素　01.0717

polymorphonuclear leukocyte　* 多形核白细胞　01.0170

polyneuritis　* 多发性神经炎　02.0341

polysaccharide vaccine　多糖疫苗　01.0402

Pontiac fever　庞蒂亚克热　03.1052

porphyromonas　卟啉单胞菌　03.1096

Porphyromonas asaccharolytica　不解糖卟啉单胞菌　03.1097

positive-stranded single-stranded RNA virus　正链单链 RNA 病毒　03.0009

post-antibiotic effect　抗生素后效应　01.0649

post-exposure follow-up　暴露后随访　04.0182

posthepatitic hyperbilirubinemia　肝炎后高胆红素血症　03.0397

postinfection immunity　感染后免疫　01.0339

postmeasles otitis media　麻疹中耳炎　03.0245

postmeasles pneumonia　麻疹肺炎　03.0244

postsplenectomy sepsis　脾切除后败血症，* 脾切除术后暴发性感染　04.0199

post-transfusion AIDS　输血后艾滋病　04.0155

post-transfusion bacteremia　输血后菌血症　04.0159

post-transfusion cytomegalovirus infection　输血后巨细胞病毒感染　04.0158

post-transfusion fungal septicemia　输血后真菌败血症　04.0160

post-transfusion hepatitis　输血后肝炎　04.0151

post-transfusion hepatitis B　输血后乙型肝炎　04.0152

post-transfusion hepatitis C　输血后丙型肝炎　04.0153

post-transfusion malaria　输血后疟疾　04.0154

post-transfusion syphilis　输血后梅毒　04.0157

post-transfusion toxoplasmosis　输血后弓形体病　04.0156

postvaccinial encephalitis　种痘后脑炎　03.0302

Powassan encephalitis　波瓦生脑炎　03.0391

PPV　肺炎球菌多糖疫苗　01.0499

praziquantel　吡喹酮　01.0772

prebiotic　益生元，* 益生原，* 益生素　01.0814

precipitation　沉淀反应　01.0531

pregnancy varicella　孕期水痘　03.0265

prevalence rate　流行率，* 现患率，*患病率　01.0327

prevalence rate of nosocomial infection　医院感染现患率　04.0010

Prevotella melaninogenica　产黑素普雷沃菌　03.1098

primaquine　伯氨喹　01.0763

primary central nervous system lymphoma　原发中枢神经系统淋巴瘤　03.0523

primary exposure　一级暴露　04.0173

primary fulminant plague　* 原发性暴发性鼠疫　04.0216

primary hamster renal cell rabies vaccine　原代地鼠肾细胞狂犬病疫苗　01.0467

primary infection　原发感染，* 首发感染　01.0017

primary infection of herpes simplex virus　单纯疱疹病毒原发感染　03.0273

primary lung abscess　原发性肺脓肿　02.0094

primary management　一级处理，* 机械处理　04.0099

primary nosocomial bloodstream infection　原发性医院内血流感染　04.0110

primary peritonitis　原发性腹膜炎，* 自发性腹膜炎　02.0177

primary pulmonary coccidioidomycosis　原发性肺球孢子菌病　03.1218

primary Sjögren syndrome　原发性干燥综合征　02.0391

primary syphilis　一期梅毒　02.0225

primary yaws　母雅司　03.1067

prion　朊粒，* 朊病毒　03.0526

prion disease　朊粒病　03.0533

prion protein　朊粒蛋白　03.0527

prion protein gene　朊粒蛋白基因　03.0528

probe　探针　01.0562

procercoid　原尾蚴　03.1261

prodromal period　前驱期　01.0032

proglottid　节片　03.1248

prognosis　预后　01.0798

progressive disseminated varicella　进展性播散性水痘　03.0256

progressive multifocal leukoencephalopathy　进行性多灶性白质脑病　03.0337

progressive rubella panencephalitis　进行性风疹全脑炎　03.0249

proinflammatory cytokine　前炎症细胞因子　01.0787

prokaryotic microorganism　原核细胞型微生物　01.0120

proliferative vasculitis　增生性血管炎　02.0288

prolonged low grade fever　长期低热　01.0049

properdin　备解素　01.0201

properdin convertase　备解素转换酶　01.0202

prophlactical disinfection　预防性消毒　04.0075

propionibacterium　丙酸杆菌　03.1112

Propionibacterium acnes　痤疮丙酸杆菌　03.1113

prostacyclin　前列环素　04.0295

prostaglandin E　前列腺素 E　04.0294

prostatitis　前列腺炎　02.0193

prosthetic valve endocarditis　人工瓣膜心内膜炎　02.0270

protease　蛋白酶　01.0604

protease inhibitor　蛋白酶抑制剂　03.0504

protection measure　防护措施　04.0169

protective antigen　保护性抗原　01.0176

proteinaceous infectious particle　* 感染性蛋白质粒子　03.0526

protein kinase C　蛋白激酶 C　04.0301

Proteus mirabilis　奇异变形杆菌　03.0939

Proteus vulgaris　普通变形杆菌　03.0938

prothrombin time　凝血酶原时间　01.0083

prototype　原型　01.0574

protozoan　原虫　03.1237

protozoan disease　原虫病　03.1239

protozoan infection　原虫感染　03.1238

pro-vacuum pressure disinfection　预真空压力消毒　04.0066

Providencia　普鲁威登菌　03.0941

Providencia alkalifaciens　产碱普鲁威登菌　03.0942

Providencia heimbachae 海氏普鲁威登菌 03.0943
Providencia rettgeri 雷氏普鲁威登菌 03.0944
Providencia rustigianii 拉氏普鲁威登菌 03.0945
Providencia stuartii 斯氏普鲁威登菌 03.0946
PrP 朊粒蛋白 03.0527
PrPc 细胞朊粒蛋白 03.0529
PrPsc 羊瘙痒病朊粒蛋白 03.0531
pseudomembranous colitis 假膜性结肠炎 02.0169
pseudomonas 假单胞菌 03.0947
Pseudomonas aeruginosa 铜绿假单胞菌 03.0948
Pseudomonas aeruginosa bacterial vaccine 铜绿假单
    胞菌菌苗 01.0501
Pseudomonas aeruginosa chemical vaccine 铜绿假单
    胞菌化学疫苗 01.0502
Pseudomonas alcaligenes 产碱假单胞菌 03.0956
Pseudomonas amygdali 扁桃假单胞菌 03.0949
Pseudomonas anguilliseptica 病鳝假单胞菌 03.0950
Pseudomonas chlororaphis 绿针假单胞菌 03.0951
Pseudomonas fluorescens 荧光假单胞菌 03.0952
Pseudomonas mendocina 曼多辛假单胞菌 03.0957
Pseudomonas pseudoalcaligenes 类产碱假单胞菌
    03.0955
Pseudomonas putida 恶臭假单胞菌 03.0953
Pseudomonas stutzeri 施氏假单胞菌 03.0954
pseudovirion 假病毒体 03.0142
psittacosis 鹦鹉热 03.0583
psittacosis pneumonia 鹦鹉热肺炎 03.0584
PSS 原发性干燥综合征 02.0391
PSS 脾切除后败血症，* 脾切除术后暴发性感染
    04.0199
psychrapostema 寒性脓肿，* 冷脓肿 02.0406
PT 凝血酶原时间 01.0083
pterygomandibular space infection 翼下颌间隙感染
    02.0050
PTH 输血后肝炎 04.0151
Pulex irritans 人蚤 03.0714
pulmonary anthrax 肺炭疽，* 吸入性炭疽 03.0840
pulmonary cryptococcosis 肺隐球菌病 03.1209
pulmonary edema 肺水肿 04.0321
pulmonary embolism 肺动脉栓塞 04.0195
pulmonary emphysema 肺气肿 02.0071
pulmonary histoplasmosis 肺组织胞浆菌病 03.1225
pulmonary infarction 肺梗死 02.0097
pulmonary infection of aspergillus 肺曲霉感染
    04.0143
pulmonary infection of mucor 毛霉菌肺部感染
    04.0146
pulmonary infection of nocardia 奴卡菌肺部感染
    04.0144
pulmonary mucormycosis 肺毛霉病 03.1204
pulmonary tuberculosis 肺结核 02.0078
purpura 紫癜 01.0106
purulent meningitis 化脓性脑膜炎，* 化脑 02.0306
pustule 脓疱疹 01.0079
pyelonephritis 肾盂肾炎 02.0203
pyemia 脓毒血症 01.0095
pyoderma 化脓性皮肤病 03.0785
pyogenic coccus 化脓性球菌，* 病原性球菌 02.0423
pyopneumothorax 脓气胸 02.0105
pyquiton 吡喹酮 01.0772
pyramidal sign 锥体束征 02.0300
pyrantel 噻嘧啶 01.0780
pyrexia 发热 01.0042
pyrimethamine 乙胺嘧啶 01.0764
pyrogenic exotoxin 致热外毒素 03.0814
pyuria 脓尿 02.0192

Q

Q fever Q 热 03.0656
quarantine 检疫 01.0632
quasispecies 准种 03.0184
quasispecies diversity 准种异源性 03.0185

Queensland tick-borne typhus 昆士兰蜱传斑疹伤寒
    03.0622
quinine 奎宁 01.0759
quinolone 喹诺酮类 01.0705

R

rabbit fever　兔热病　03.1028

rabies　狂犬病　03.0339

rabies antiserum　抗狂犬病血清　01.0465

rabies glycoprotein DNA vaccine　狂犬病毒糖蛋白
DNA 疫苗　01.0464

rabies vaccine　狂犬病疫苗　01.0463

rabies virus　狂犬病毒　03.0104

radiation disinfection　辐射消毒　04.0068

radioactive waste　放射性废物　04.0089

radioimmunoassay　放射免疫测定　01.0549

rain type leptospirosis　雨水型钩体病　03.1073

rapid plasma reagin circle card test　快速血浆反应素环
状卡片试验　02.0243

rapid virologic response　快速病毒学应答，＊4 周病毒
学应答　01.0651

rat-bite fever　鼠咬热　04.0243

rate of inoculation　免疫接种率　01.0378

rate of leakage report of nosocomial infection　医院感
染漏报率　04.0004

rat flea　鼠蚤　03.0716

Rattus eloquens　板齿鼠，＊印度板齿鼠　04.0237

Rattus flavipectus　黄胸鼠，＊黄腹鼠，＊长尾鼠
04.0239

Rattus fulvescens　针毛鼠，＊山鼠，＊赤鼠，＊刺毛黄
鼠　04.0236

Rattus niviventer　社鼠，＊白尾巴鼠，＊硫磺腹鼠
04.0232

Rattus norvegicus　褐家鼠，＊大家鼠　04.0223

Rattus rattoides　黄毛鼠，＊罗赛鼠，＊园鼠　04.0235

Rattus rattus　黑家鼠　04.0222

reaction of mononuclear phagocyte system　单核巨噬细
胞系统反应　01.0099

reactive meningitis　反应性脑膜炎　03.1080

real-time fluorescence PCR　实时荧光聚合酶链反应，
＊实时荧光 PCR　01.0559

real-time reverse transcription PCR　实时反转录聚合酶
链反应　01.0555

reassortment　重配　03.0183

receptor　受体　01.0240

recombinant nematode anti-coagulant protein　重组线虫
抗血凝蛋白质　03.0357

recombinant subunit vaccine　重组亚单位疫苗
01.0414

recombinant vector vaccine　重组载体疫苗　01.0401

recrudescent typhus　复发性斑疹伤寒　03.0609

rectal stenosis　直肠狭窄　03.0576

recurrence of fever in the phase of convalescence　后发
热　03.1078

recurrent persistent nongonococcal urethritis　复发性非
淋球菌性尿道炎　02.0251

recurrent secondary syphilis　二期复发梅毒　02.0227

Reed vole　东方田鼠，＊沼泽田鼠，＊远东田鼠，＊大
田鼠　04.0234

re-emerging infectious disease　再发感染病　01.0007

refined adenoviral antiserum　精制抗腺病毒血清
01.0475

refined botulism antitoxin　精制肉毒抗毒素　01.0489

refined gas-gangrene antitoxin　精制气性坏疽抗毒素
01.0490

refined toxoid　精制类毒素　01.0418

refractory hypotension　顽固性低血压　04.0278

refractory shock　难治性休克　04.0262

rehabilitation therapy　康复治疗　01.0617

reinfection　再感染　01.0019

Reiter syndrome　赖特综合征，＊结膜–尿道–滑膜综合
征　03.0568

relapse　复发　01.0035

relapsing fever　回归热　01.0055

relative infrequent pulse　相对缓脉　01.0100

remittent fever　弛张热　01.0052

renal abscess　肾脓肿　02.0207

renal failure of multiple organ failure　多器官功能衰竭
肾[功能]衰竭　04.0339

renin-angiotensin-aldosterone system　肾素–血管紧张
素–醛固酮系统　04.0308

Reoviridae　呼肠孤病毒科　03.0059

reperfusion injury　再灌注损伤　04.0267

report of infectious disease　疫情报告　01.0344

reserved urethral catheter　留置导尿　04.0148

reservoir host　储存宿主　03.1242

resistance mutation　耐药突变　03.0487

respiratory failure　呼吸衰竭　02.0075

respiratory syncytial virus　呼吸道合胞病毒，＊呼吸道
融合病毒　03.0039

respiratory tract infection　呼吸道感染　04.0202

respiratory tract isolation　呼吸道隔离　04.0045

respiratory tract transmission　呼吸道传播　01.0299

respiratory virus　呼吸道病毒　03.0031

respiretory failure of multiple organ failure　多器官功
　　能衰竭肺[功能]衰竭，*成人呼吸窘迫综合征
　　04.0338

retrograde degeneration　退行性变性　03.0547

retrograde infection　逆行感染，*上行感染　02.0183

retrograde urinary tract infection　泌尿系逆行感染
　　02.0184

retropharyngeal abscess　咽后脓肿　02.0018

retropharyngeal space infection　咽后间隙感染
　　02.0060

retrovirus　反转录病毒，*逆转录病毒　03.0010

reverse transcriptase　反转录酶，*逆转录酶　01.0597

reverse transcriptase inhibitor　反转录酶抑制剂
　　03.0501

reverse transcriptase-polymerase chain reaction　反转录
　　聚合酶链反应　01.0554

Rhabdoviridae　弹状病毒科　03.0099

rheumatic fever　风湿热　03.0807

rheumatoid factor　类风湿因子　03.0189

rhinitis　鼻炎　02.0040

rhinorrhea　鼻漏，*鼻液溢　03.0212

rhinovirus　鼻病毒　03.0040

Rhipicephalus　扇头蜱　03.0721

Rhipicephalus sanguineus　血红扇头蜱　03.0740

rhodococcus　红球菌　03.0830

Rhodococcus equi　马红球菌，*马棒状杆菌　03.0831

RIA　放射免疫测定　01.0549

ribavirin　利巴韦林，*病毒唑，*三氮唑核苷　01.0733

ribozyme　核酶　01.0626

rice field type leptospirosis　稻田型钩体病　03.1072

rickettsia　立克次体　03.0596

Rickettsia aeschlimannii　埃氏立克次体　03.0650

Rickettsia africae　非洲立克次体　03.0637

Rickettsia akari　小蛛立克次体　03.0616

Rickettsia australis　澳大利亚立克次体　03.0621

Rickettsia canada　加拿大立克次体　03.0654

Rickettsia conorii　康氏立克次体　03.0628

Rickettsia conorii subsp. astrakhan　康氏立克次体阿斯
　　特拉罕亚种　03.0635

Rickettsia conorii subsp. conorii　康氏立克次体康纳立
　　亚种　03.0629

Rickettsia conorii subsp. indica　康氏立克次体印度亚
　　种　03.0631

Rickettsia conorii subsp. israeli　康氏立克次体以色列
　　亚种　03.0633

Rickettsia heilongjiangii　黑龙江立克次体　03.0649

Rickettsia helvetica　瑞士立克次体　03.0626

Rickettsia honei　弗诺立克次体　03.0623

Rickettsia hulinii　虎林立克次体　03.0627

Rickettsia japonica　日本立克次体　03.0639

rickettsial agglutination test　立克次体凝集试验，*外
　　斐反应，*变形杆菌凝集试验　03.0693

rickettsial pneumonia　立克次体肺炎　02.0086

rickettsialpox　立克次体痘　03.0617

Rickettsia marmionii　马氏立克次体　03.0652

Rickettsia massiliae　马赛立克次体　03.0651

Rickettsia mooseri　*莫氏立克次体　03.0610

Rickettsia orteintalis　*东方立克次体　03.0614

Rickettsia parkeri　派氏立克次体　03.0625

Rickettsia prowazekii　普氏立克次体　03.0606

Rickettsia rickettsii　立氏立克次体　03.0618

Rickettsia siberica　西伯利亚立克次体　03.0641

Rickettsia siberica subsp. mongolotimonae　西伯利亚立
　　克次体内蒙古亚种　03.0644

Rickettsia siberica subsp. siberica　西伯利亚立克次体
　　西伯利亚亚种　03.0642

Rickettsia slovaca　斯洛伐克立克次体　03.0646

Rickettsia-specific palindromic element　立克次体类回
　　文序列　03.0691

Rickettsia tsutsugamushi　恙虫病立克次体　03.0614

Rickettsia typhi　地方性斑疹伤寒立克次体　03.0610

rickettsiosis　立克次体病　03.0601

RID　再发感染病　01.0007

rifampin　利福平　01.0716

Rift valley fever　裂谷热，*立夫特山谷热　03.0371

Rift valley fever virus　裂谷热病毒，*立夫特山谷热病
　　毒　03.0088

rimantadine　金刚乙胺　01.0757

ring precipitation　环状沉淀反应　01.0532

ritonavir　利托那韦　01.0749

RNA-dependent DNA polymerase　依赖于 RNA 的
　　DNA 聚合酶　01.0594

RNAi　RNA 干扰　01.0629

RNA interference　RNA 干扰　01.0629

RNA polymerase RNA 聚合酶 01.0596

RNA virus RNA 病毒 03.0005

Rocio encephalitis 罗氏脑炎，＊巴西病毒性脑炎 03.0388

rocket electrophoresis 火箭电泳 01.0535

Rocky mountain spotted fever 落基山斑点热 03.0620

Rocky Mountain wood tick 落基山林蜱，＊安氏革蜱 03.0724

rodent 啮齿动物 04.0218

rose spot 玫瑰疹 01.0075

Ross river fever virus 罗斯河热病毒 03.0047

Ross river virus 罗斯河病毒 03.0075

rostellum 顶突 03.1253

rotavirus 轮状病毒 03.0061

rotavirus vaccine 轮状病毒疫苗 01.0437

Roth spot 罗特斑 02.0273

rotula 糖丸 01.0420

route of transmission 传播途径 01.0297

routine disinfection 经常性消毒 04.0077

roxithromycin 罗红霉素 01.0697

RSV 呼吸道合胞病毒，＊呼吸道融合病毒 03.0039

RT-PCR 反转录聚合酶链反应 01.0554

rubella 风疹 03.0248

rubella live vaccine 风疹活疫苗 01.0468

rubella pancephalitis 风疹性全脑炎 02.0329

rubella virus 风疹病毒 03.0045

RVF 裂谷热，＊立夫特山谷热 03.0371

RVR 快速病毒学应答，＊4 周病毒学应答 01.0651

S

Salmonella 沙门菌 03.0973

Salmonella anatis 鸭沙门菌 03.0987

Salmonella arizonae 亚利桑那沙门菌 03.0980

Salmonella choleraesuis 猪霍乱沙门菌 03.0979

Salmonella derby 德尔卑沙门菌 03.0977

Salmonella dublin 都柏林沙门菌 03.0985

Salmonella enteritidis 肠炎沙门菌 03.0984

Salmonella food poisoning 沙门菌食物中毒 02.0138

Salmonella gallinarum 鸡沙门菌 03.0986

Salmonella newport 新港沙门菌 03.0982

Salmonella paratyphi A 甲型副伤寒沙门菌 03.0974

Salmonella paratyphi B 乙型副伤寒沙门菌 03.0975

Salmonella paratyphi C 丙型副伤寒沙门菌 03.0978

Salmonella thompson 汤卜逊沙门菌 03.0981

Salmonella typhi 伤寒沙门菌 03.0983

Salmonella typhimurium 鼠伤寒沙门菌 03.0976

salpingitis 输卵管炎 02.0260

sandfly fever virus 白蛉热病毒 03.0087

Sapporo virus 札幌病毒 03.0017

saprophytic mycobacteria 腐物寄生性分枝杆菌 03.1178

saquinavir 沙奎那韦 01.0750

sarcoidosis of the lacrimal gland 泪腺肉样瘤病 02.0389

SARS 严重急性呼吸综合征 03.0312

SARS vaccine ＊SARS 疫苗 01.0425

satellite virus 卫星病毒 03.0016

saturation of blood oxygen 血氧饱和度 03.0219

scAb 单链抗体 01.0191

scalded skin syndrome 烫伤样皮肤综合征 04.0207

scalp infection 头皮感染 02.0055

scarlet fever 猩红热 03.0808

scarlet fever toxin ＊猩红热毒素 03.0814

schedule of preventive medication 预防用药方案 04.0185

Schwartzman reaction 施瓦茨曼反应 01.0269

SCID 重症联合免疫缺陷病 04.0191

sclerosing osteomyelitis 硬化性骨髓炎 02.0415

sclerotic cell 硬壳细胞 03.1212

scolex 头节 03.1252

Scotland encephalitis 苏格兰脑炎 03.0390

scrapie 羊瘙痒病 03.0543

scrapie prion protein 羊瘙痒病朊粒蛋白 03.0531

scrapie prion protein gene 羊瘙痒病朊粒蛋白基因 03.0532

screening blood donor 筛选献血者 04.0166

scrub typhus ＊丛林斑疹伤寒 03.0615

sdAb 单域抗体 01.0190

SDD 选择性肠道去污 04.0197

seasonal 季节性 01.0336

seborrheic dermatitis 脂溢性皮炎 02.0434

secondary exposure 二级暴露 04.0174

secondary infection 继发感染 01.0018

secondary inoculation 再接种 01.0379

secondary lung abscess 继发性肺脓肿 02.0095

secondary management 二级处理，*生化处理 04.0100

secondary neurosyphilis 二期神经梅毒 02.0229

secondary nosocomial bloodstream infection 继发性医院内血流感染 04.0111

secondary ocular syphilis 二期眼梅毒 02.0228

secondary peritonitis 继发性腹膜炎 02.0178

secondary Sjögren syndrome 继发性干燥综合征 02.0392

secondary syphilis 二期梅毒 02.0226

зecondary yaws 子雅司 03.1068

second class laboratory 二级生物实验室 01.0355

secretory diarrhea 分泌性腹泻 02.0158

segregation analysis 分离分析 01.0590

selectin 选择素，*选择凝集素 04.0291

selective digestive decontamination 选择性肠道去污 04.0197

self-limitation 自限性 01.0088

senile septicemia 老年人败血症 04.0130

sennetsu neorickettsiosis 腺热新立克次体病 03.0658

sense strand 有义链 01.0602

sepsis 脓毒症 01.0096

sepsis syndrome 脓毒症综合征 04.0259

septicemia 败血症 01.0093

septicopyemia 脓毒败血症 01.0094

septic shock *脓毒症休克 04.0258

septic thrombophlebitis 脓毒性血栓性静脉炎 01.0102

sequelae 后遗症 01.0041

sequence analysis 序列分析 01.0560

serologic diagnosis 血清学诊断 01.0521

serologic response 血清学反应 01.0520

seronegative arthritis 血清阴性关节炎 03.0190

serotyping 血清分型 01.0519

serpiginous chancroid 匐行性软下疳 03.1013

Serratia 沙雷菌 03.0913

Serratia ficaria 无花果沙雷菌 03.0917

Serratia liquefaciens 液化沙雷菌 03.0915

Serratia marcescens 黏质沙雷菌 03.0914

serratia odorifera 气味沙雷菌 03.0918

Serratia rubidaea 红色沙雷菌 03.0916

serum amylase 血清淀粉酶 03.0229

serum disease 血清病 01.0615

set point theory 调定点学说 01.0064

severe acute respiratory syndrome 严重急性呼吸综合征 03.0312

severe acute respiratory syndrome coronavirus 严重急性呼吸综合征冠状病毒 03.0049

severe acute respiratory syndrome vaccine 严重急性呼吸综合征疫苗 01.0425

severe combined immunodeficiency 重症联合免疫缺陷病 04.0191

severe sepsis 严重脓毒症 01.0097

sewage purification 污水净化 04.0098

sexually transmitted disease 性传播疾病 02.0209

sexual transmission 性传播 01.0311

SFGR 斑点热群立克次体 03.0602

S gene S基因 03.0459

shiga toxin 志贺毒素 03.0996

Shigella 志贺菌 03.0990

Shigella boydii 鲍氏志贺菌 03.0993

Shigella dysenteriae 痢疾志贺菌 03.0992

Shigella flexneri 福氏志贺菌 03.0994

Shigella sonnei 宋氏志贺菌 03.0995

shigellosis *志贺菌病 03.0991

shock 休克 04.0257

short breath 气促，*呼吸急促 03.0215

sialidase *唾液酸酶 03.0035

Siberian tick-borne typhus *西伯利亚蜱传斑疹伤寒 03.0643

sicca pharyngitis 干燥性咽炎 02.0006

SIE 猪传染性脑脊髓炎 03.0316

sign 体征 01.0030

simple folliculitis 单纯性毛囊炎 02.0427

simple skeletal tuberculosis 单纯骨结核 02.0403

simple synovial tuberculosis 单纯滑膜结核 02.0404

Sindbis virus 辛德比斯病毒 03.0067

single chain antibody 单链抗体 01.0191

single domain antibody 单域抗体 01.0190

single nucleotide polymorphism 单核苷酸多态性 01.0589

single-stranded DNA virus 单链DNA病毒 03.0003

single-stranded RNA retrovirus 单链RNA反转录病毒 03.0011

single-stranded RNA virus 单链RNA病毒 03.0006

single-stranded RNA virus genome 单链RNA病毒基因 03.0178

Sin Nombre virus　辛诺柏病毒　03.0093

sinusitis　鼻窦炎　02.0033

siRNA　干扰小 RNA　01.0630

SIRS　全身炎症反应综合征　01.0098

Sjögren syndrome　干燥综合征　02.0390

skin contamination　皮肤污染　04.0132

slow virus　慢病毒　03.0012

slow virus infection　慢病毒感染　03.0310

small interfering RNA　干扰小 RNA　01.0630

smallpox　天花　03.0294

smallpox-like illness　天花样疾病，*猴天花病毒病　03.0303

smear　涂片　03.0779

SMZco　复方磺胺甲噁唑　01.0714

SMZ-TMP　磺胺甲噁唑–甲氧苄啶　01.0712

SNP　单核苷酸多态性　01.0589

SNV　辛诺柏病毒　03.0093

solid-phase hybridization　固相杂交　01.0566

soluble protein　可溶性蛋白　03.0166

solution hybridization　液相杂交　01.0567

source of infection　传染源　01.0288

Southern blotting　DNA 印迹法　01.0551

SPA　葡萄球菌蛋白质 A　03.0789

sparganosis mansoni　曼氏裂头蚴病　03.1258

sparganosis proliferans　芽殖裂头蚴病　03.1274

sparganum　裂头蚴，*条带蚴　03.1263

specific immune response　特异性免疫应答　01.0255

specific immunity　特异性免疫　01.0251

specific immunization　特异性免疫功能　01.0254

specific treatment　*特异性治疗　01.0610

spectinomycin　大观霉素，*奇霉素，*淋必治　01.0692

sphenoid sinusitis　蝶窦炎　02.0037

spider nevus　蜘蛛痣　03.0432

spike protein　突起蛋白　03.0163

spirillum minus　小螺菌，*鼠咬热螺旋体　04.0244

Spirometra mansoni　曼氏迭宫绦虫，*孟氏裂头绦虫　03.1259

sponge degeneration　海绵体化　03.0548

sporadic　散发　01.0324

sporadic of nosocomial infection　医院感染散发　04.0011

sporadic prion disease　散发性朊粒病　03.0534

sporotrichosis　孢子丝菌病　03.1210

spotted fever　斑点热　03.0604

spotted fever group rickettsia　斑点热群立克次体　03.0602

SS　干燥综合征　02.0390

SSS　继发性干燥综合征　02.0392

SSSS　葡萄球菌烫伤样皮肤综合征　03.0795

ST　热稳定肠毒素　03.0931

St. Louis encephalitis　圣路易斯脑炎　03.0387

standard precaution　标准预防　04.0051

staphylococcal food poisoning　葡萄球菌食物中毒　02.0144

staphylococcal hemolysin　葡萄球菌溶血素　03.0797

staphylococcal infection　葡萄球菌感染　03.0792

staphylococcal pneumonia　金黄色葡萄球菌性肺炎　02.0084

staphylococcal protein A　葡萄球菌蛋白质 A　03.0789

staphylococcal scalded skin syndrome　葡萄球菌烫伤样皮肤综合征　03.0795

staphylococcal toxoid　葡萄球菌类毒素　03.0794

staphylococcal vaccine　葡萄球菌菌苗　03.0793

staphylococcus　葡萄球菌　03.0786

Staphylococcus aureus　金黄色葡萄球菌　03.0787

Staphylococcus epidermidis　表皮葡萄球菌　03.0801

staphylococcus phage　葡萄球菌噬菌体　03.0796

staphyloenterotoxin　葡萄球菌肠毒素　03.0791

staphylolysin　葡萄球菌溶素，*溶细胞毒素　03.0790

stavudine d4T　司他夫定　03.0508

STD　性传播疾病　02.0209

Stellantchasmus falcatus　镰刀星隙吸虫　03.1291

Stenotrophomonas maltophilia　嗜麦芽窄食单胞菌　03.0958

sterilization　灭菌　04.0080

sterilization principle　灭菌原则　04.0081

stibogluconate sodium　葡萄糖酸锑钠　01.0765

street virus　街毒株　03.0105

Streptobacillus moniliformis　念珠状链杆菌　03.1048

streptococcal exotoxin　链球菌外毒素　03.0812

streptococcal infection　链球菌感染　03.0805

streptococcal pyrogenic exotoxin　链球菌致热外毒素　03.0813

streptococcal toxic shock syndrome　链球菌中毒性休克综合征　03.0819

streptococcus　链球菌　03.0804

Streptococcus anginosus　咽峡炎链球菌　03.0820

streptodornase 链球菌 DNA 酶，＊链道酶 03.0818

streptokinase 链激酶，＊溶栓酶 03.0817

streptolysin 链球菌溶血素 03.0815

streptomycin 链霉素 01.0688

Strongyloides stercoralis 粪类圆线虫 03.1289

strongyloidiasis stercoralis 粪类圆线虫病 03.1290

structural protein 结构蛋白 03.0160

STSS 链球菌中毒性休克综合征 03.0819

subacute liver failure 亚急性肝衰竭 03.0415

subacute sclerosing panencephalitis 亚急性硬化性全脑炎 03.0247

subclinical infection ＊亚临床感染 01.0016

subdural abscess 硬膜下脓肿 02.0333

submandibular space infection 下颌下间隙感染 02.0061

subphrenic abscess 膈下脓肿 02.0176

subunit bacterial vaccine 亚单位菌苗 01.0407

subunit-purified antigen vaccine 亚单位纯化抗原疫苗 01.0413

subunit vaccine 亚单位疫苗 01.0412

subviral agent 亚病毒因子 03.0013

sulbactam 舒巴坦 01.0667

sulfadiazine 磺胺嘧啶 01.0710

sulfamethoxazole 磺胺甲噁唑 01.0713

sulfamethoxazole complex 复方磺胺甲噁唑 01.0714

sulfamethoxazole-trimethoprim 磺胺甲噁唑–甲氧苄啶 01.0712

superantigen 超抗原 01.0175

superantigen motif 超抗原模体，＊超抗原基序 03.0769

superficial mycosis 浅部真菌病 03.1226

superinfection 重叠感染 01.0022

superparasitism 超寄生 03.1236

super spreader 超级传播者 01.0322

supportive treatment 支持治疗 01.0609

suppressor T cell 抑制性 T[淋巴]细胞 01.0152

suppressor T lymphocyte 抑制性 T[淋巴]细胞 01.0152

suppurative arthritis 化脓性关节炎 02.0400

suppurative myositis 化脓性肌炎 02.0439

suppurative osteomyelitis 化脓性骨髓炎 02.0412

suppurative parotitis 化脓性腮腺炎 02.0008

suppurative spondylitis 化脓性脊柱炎 02.0416

suppurative uveitis 化脓性葡萄膜炎 02.0375

susceptibility 易感性 01.0317

susceptibility of the crowd 人群易感性 01.0318

susceptible person 易感者 01.0319

susceptible population 易感人群 01.0320

suspected patient 疑似患者 01.0290

suspected patient of infectious disease 疑似传染病患者 01.0291

sustained virologic response 持续病毒学应答 01.0652

SVI 慢病毒感染 03.0310

SVR 持续病毒学应答 01.0652

swine erysipelas 猪丹毒 03.0846

swine haemagglutinating encephalomyelitis virus 猪血凝性脑脊髓炎病毒 03.0053

swine infectious encephalomyelitis 猪传染性脑脊髓炎 03.0316

swine transmissible gastroenteritis 猪传染性胃肠炎 03.0315

swine transmissible gastroenteritis virus 猪传染性胃肠炎病毒 03.0052

sylvan yellow fever 森林型黄热病 03.0382

symbiotic 合生元，＊合生原，＊合生素 01.0815

sympathetico-adrenomedullary system 交感 –肾上腺髓质系统 04.0306

symptom 症状 01.0029

symptomatic human immunodeficiency virus infection 有症状的人类免疫缺陷病毒感染 03.0474

symptomatic treatment 对症治疗 01.0616

synbiotic 合生元，＊合生原，＊合生素 01.0815

synergism 协同作用 01.0645

syphilis 梅毒 02.0222

syphilitic arthritis 梅毒性关节炎 02.0408

syphilitic gumma 梅毒性树胶[样]肿 02.0232

syphiloma ＊梅毒瘤 02.0232

systemic inflammatory response syndrome 全身炎症反应综合征 01.0098

systemic transmission 全身性传播 01.0302

T

Tα1 胸腺素 α1 01.0792

tabulate venter 板状腹 02.0175

tachycardia 心动过速 02.0074

target cell 靶细胞 01.0631

TAT 破伤风抗毒素 03.1123

TBV 替比夫定 01.0741

Tc cell 细胞毒性 T[淋巴]细胞 01.0150

T-cell receptor T 细胞受体 01.0154

TDM 血药浓度监测 01.0640

TE 表皮排除现象 03.1213

teichoic acid 磷壁酸 03.0772

telbivudine 替比夫定 01.0741

template strand *模板链 01.0603

tenofovir 替诺福韦 01.0747

tentorial herniation 天幕裂孔疝，*颞叶钩回疝 02.0345

terbinafine 阿莫罗芬 01.0724

tertiary exposure 三级暴露 04.0175

tertiary syphilis 三期梅毒 02.0230

tertiary treatment 三级处理 04.0101

tetanolysin 破伤风溶血素 03.1121

tetanospasmin 破伤风痉挛毒素 03.1120

tetanus 破伤风 03.1118

tetanus antitoxin 破伤风抗毒素 03.1123

tetanus toxoid 破伤风类毒素 03.1122

tetracyclin 四环素 01.0701

TF 转移因子 01.0794

TFV 替诺福韦 01.0747

TGF 转化生长因子 01.0211

Th cell 辅助性 T[淋巴]细胞 01.0151

therapeutic drug monitoring 血药浓度监测 01.0640

thermal tolerance 致热耐受性 01.0067

thiabendazole 噻苯达唑 01.0781

thiamphenicol 甲砜霉素，*硫霉素，*甲砜氯霉素 01.0683

third class laboratory 三级生物实验室 01.0356

thromboxane A2 血栓素 A2 04.0309

thrush 鹅口疮，*雪口病 03.1194

thymopentin 胸腺五肽 01.0791

thymosin 胸腺素，*胸腺肽 01.0790

thymosin α1 胸腺素 α1 01.0792

tick 蜱 03.0718

tick-borne disease 蜱媒传染病 03.0600

tick-borne encephalitis 蜱媒脑炎，*蜱传脑炎 02.0323

tick-borne lymphadenopathy 蜱传淋巴结病，*蜱媒淋

巴结病 03.0647

tick-borne relapsing fever 蜱传回归热 03.1087

tick-borne transmission 蜱媒传播 01.0307

time of indwelling catheter 导管留置时间 04.0125

tinea 癣 03.1227

tinea versicolor 花斑癣 03.1228

tinidazole 替硝唑 01.0770

titer of vaccine 疫苗效价 01.0417

TMP 甲氧苄啶，*甲氧苄氨嘧啶 01.0715

Tn 转座子 01.0580

TNF 肿瘤坏死因子 01.0222

TNF-α 肿瘤坏死因子 α 01.0223

TNF-β 肿瘤坏死因子 β 01.0224

tobramycin 妥布霉素 01.0691

togavirus 披膜病毒 03.0065

tolerance 耐受性 01.0634

tolerance island 耐药岛 03.0777

toll-like receptor Toll 样受体 04.0317

torovirus 凸隆病毒 03.0057

Torque teno virus 输血传播病毒 03.0118

total knee replacement infection 人工膝关节感染 04.0205

toxemia 毒血症 01.0092

toxic bacillary dysentery 中毒性菌痢 04.0283

toxic pneumonia 中毒性肺炎 04.0284

toxic shock syndrome 中毒休克综合征 04.0264

toxic shock syndrome toxin 中毒休克综合征毒素 04.0265

toxic shock syndrome toxin-1 中毒休克综合征毒素-1 04.0266

toxin 毒素 01.0127

toxoid 类毒素 03.0768

toxoid vaccine 类毒素疫苗 01.0419

TP-5 胸腺五肽 01.0791

TPHA 梅毒螺旋体血凝试验 02.0245

tracheal cytotoxin 气管细胞毒素 03.1045

trachoma 沙眼 02.0356

trachomatous pannus corneae 沙眼角膜血管翳 03.0578

transaminase *转氨酶 01.0247

transepithelial elimination 表皮排除现象 03.1213

transfer factor 转移因子 01.0794

transforming growth factor 转化生长因子 01.0211

transfusion-associated infection 输血相关性感染

04.0161

transfusion contamination　输液污染　04.0133

transfusion indication　输血指征　04.0165

transfusion transmitted virus　输血传播病毒　03.0118

transient chancroid　一过性软下疳　03.1009

transmembrane protein　跨膜蛋白　01.0600

transmissible spongiform encephalopathy　传染性海绵
状脑病　03.0537

transmission　传播　01.0295

transmitting vector　传播媒介　01.0296

transplantation vaccinia　移植痘　03.0298

transposable element　转座因子　01.0577

transposon　转座子　01.0580

transstadial transmission　跨龄传递　01.0308

traumatic brain abscess　损伤性脑脓肿　02.0332

traveler's diarrhea　旅行者腹泻　02.0164

trehalase　海藻糖酶　01.0245

trench fever　战壕热　01.0060

Treponema carateum　品他密螺旋体　03.1063

Treponema pallidum　* 苍白密螺旋体　03.1062

Treponema pallidum antigen serologic test　梅毒螺旋体
抗原血清试验　02.0247

Treponema pallidum hemagglutination assay　梅毒螺旋
体血凝试验　02.0245

trichomonas vaginitis　滴虫性阴道炎　02.0255

trichomoniasis　滴虫病　02.0258

Trichophyton　发癣菌　03.1230

trichostrongyliasis　毛圆线虫病　03.1288

Trichostrongylus　毛圆线虫　03.1287

trichuriasis　鞭虫病　03.1295

Trichuris trichiura　毛首鞭形线虫，* 鞭虫　03.1294

triclabendazole　三氯苯达唑　01.0774

trifluorothymidine　三氟胸苷，* 三氟甲基尿嘧啶去氧
核苷，* 三氟胸腺嘧啶脱氧核苷　03.0309

trimethoprim　甲氧苄啶，* 甲氧苄氨嘧啶　01.0715

tripod sign　三脚架征　03.0236

trophozoite　滋养体　03.1246

tropical sprue　热带口炎性腹泻　02.0163

Ts cell　抑制性 T[淋巴]细胞　01.0152

TSE　传染性海绵状脑病　03.0537

TSS　中毒休克综合征　04.0264

TSST　中毒休克综合征毒素　04.0265

tsutsugamushi disease　恙虫病　03.0615

TTV　输血传播病毒　03.0118

tubercle　结核结节　02.0315

tuberculin test　结核菌素试验　03.1127

tuberculoid leprosy　结核样型麻风病，* 良性麻风
03.1139

tuberculosis DNA vaccine　结核病 DNA 疫苗　01.0508

tuberculosis of esophagus　食管结核　02.0154

tuberculous epididymitis　结核性附睾炎　02.0201

tuberculous lymphadenitis　结核性淋巴结炎　02.0442

tuberculous meningitis　结核性脑膜炎　02.0314

tuftsin　促吞噬肽　01.0234

tularemia　* 土拉菌病　03.1028

tumor necrosis factor　肿瘤坏死因子　01.0222

tumor necrosis factor-α　肿瘤坏死因子 α　01.0223

tumor necrosis factor-β　肿瘤坏死因子 β　01.0224

turkey bluecomb virus　火鸡传染性肠炎冠状病毒
03.0055

typhoid bacillus osteomyelitis　伤寒杆菌性骨髓炎
02.0417

typhoid bacterial vaccine　伤寒菌苗　01.0493

typhoid fever　伤寒　03.0988

typhoid Vi polysaccharide vaccine　伤寒 Vi 多糖疫苗
01.0494

typhus nodule　斑疹伤寒结节　03.0608

typical varicella　典型水痘　03.0253

tyrosine kinase　酪氨酸激酶　04.0298

U

ultraviolet light disinfection　紫外线消毒　04.0071

uncoating　[病毒]脱壳　03.0175

undulant fever　波状热　01.0054

univalent vaccine　单价疫苗　01.0397

unknown origin exposure source　暴露源不明
04.0180

upper respiratory tract infection　上呼吸道感染

04.0203

upper urinary tract infection　上尿路感染　02.0181

urban yellow fever　城市型黄热病　03.0381

Ureaplasma urealyticum　解脲支原体　03.0590

urethral canal procedure　尿道操作　04.0147

urinary tract infection　尿路感染　02.0180

urinary tract infection of L-type colony　L 型细菌尿路

感染 02.0186

uro-genital mycoplasma infection 泌尿生殖系支原体感染 03.0593

vaccinal inoculation response 疫苗接种反应 01.0389

vaccinationist 赞成接种疫苗者 01.0382

vaccinator 种痘员 01.0383

vaccine 疫苗 01.0393

vaccine adverse event reporting system 疫苗不良反应报告系统 01.0390

vaccine-associated paralytic poliomyelitis 疫苗相关性麻痹性脊髓灰质炎 03.0196

vaccine-associated poliovirus 疫苗相关脊髓灰质炎病毒 03.0026

vaccine-derived poliovirus 疫苗衍生脊髓灰质炎病毒 03.0027

vaccine for human 人用疫苗 01.0396

vaccine inoculation 疫苗接种 01.0385

vaccine point 接种针 01.0384

vaccine safety datalink project 疫苗安全数据传输计划 01.0391

vaccinia 牛痘 01.0432

vaccinogen 疫苗原 01.0394

vaccinotherapy 菌苗疗法 01.0423

vacuolating cytotoxin 空泡细胞毒素 03.0902

VAERS 疫苗不良反应报告系统 01.0390

valaciclovir 伐昔洛韦，＊盐酸万乃洛韦 01.0755

vancomycin-resistant enterococcus 万古霉素耐药肠球菌 03.0822

VAP 呼吸机相关[性]肺炎 02.0090，病毒吸附蛋白 03.0167

VAPP 疫苗相关性麻痹性脊髓灰质炎 03.0196

VAPV 疫苗相关脊髓灰质炎病毒 03.0026

variability 变异性 01.0142

variability measles 变异性麻疹 03.0243

variant 变异体 01.0581

varicella 水痘 03.0252

varicella encephalitis 水痘脑炎 03.0259

varicella-herpes zoster arthritis 水痘性关节炎 03.0258

varicella-herpes zoster encephalitis 水痘-带状疱疹性脑炎 03.0268

varicella-herpes zoster pneumonia 水痘-带状疱疹性肺炎 03.0267

varicella inactivated vaccine 水痘灭活疫苗 01.0459

varicella live vaccine 水痘活疫苗 01.0460

varicella pneumonia 水痘肺炎 03.0257

varicella-zoster virus 水痘-带状疱疹病毒 03.0123

varicella-zoster virus infection 水痘-带状疱疹病毒感染 03.0251

variola 天花 03.0294

vascular purpura 血管性紫癜 02.0263

vcRNA 病毒互补 RNA 03.0169

VDPV 疫苗衍生脊髓灰质炎病毒 03.0027

VDRL test 性病研究实验室试验 02.0242

vector 病媒生物 01.0283

VEE 委内瑞拉马脑炎 03.0365

VEE virus 委内瑞拉马脑炎病毒 03.0070

vegetation 赘生物 02.0268

veiled antigen 隐蔽抗原 01.0177

Veillonella 韦荣球菌 03.1102

Veillonella parvula 小韦荣球菌 03.1103

veinule 微静脉 04.0272

Venereal Disease Research Laboratory test 性病研究实验室试验 02.0242

Venezuelan equine encephalitis 委内瑞拉马脑炎 03.0365

Venezuelan equine encephalitis virus 委内瑞拉马脑炎病毒 03.0070

Venezuelan hemorrhagic fever 委内瑞拉出血热 03.0376

ventilator-associated pneumonia 呼吸机相关[性]肺炎 02.0090

Verner-Morrison syndrome ＊弗纳-莫里森综合征 02.0167

vero cell 绿猴肾细胞 03.0692

verotoxin 志贺样毒素，＊维罗毒素 03.0929

verruca vulgaris 寻常疣 03.0332

Verruga peruana 秘鲁疣 03.0678

vertical transmission 垂直传播 01.0314

vesicular rickettsiosis ＊水疱性立克次体病 03.0617

vesicular stomatitis 水疱性口炎 03.0279

vesicular stomatitis virus 水疱性口炎病毒 03.0128

vibrio 弧菌 03.0859

Vibrio aestuarianus 河口弧菌 03.0863

Vibrio alginolyticus 解藻酸弧菌 03.0864

Vibrio campbellii 坎氏弧菌 03.0865

Vibrio carchariae 鲨鱼弧菌 03.0866

Vibrio cholerae 霍乱弧菌 03.0855

Vibrio cholerae non-O1 *非 O1 群霍乱弧菌 03.0874

Vibrio costicola 肋生弧菌 03.0862

Vibrio damsela 海鱼弧菌 03.0872

Vibrio fluvialis 河弧菌 03.0868

Vibrio furnissii 弗尼斯弧菌 03.0871

Vibrio gazogenes 产气弧菌 03.0867

Vibrio hollisae 霍利斯弧菌 03.0870

Vibrio metchnikovii 梅契尼可夫弧菌 03.0873

Vibrio mimicus 拟态弧菌 03.0869

Vibrio parahaemolyticus 副溶血性弧菌 03.0860

Vibrio parahaemolyticus food poisoning 副溶血性弧菌食物中毒，*嗜盐杆菌食物中毒 02.0139

Vibrio vulnificus 创伤弧菌 03.0861

viral arthritis 病毒性关节炎 02.0410

viral attachment protein 病毒吸附蛋白 03.0167

viral bronchiolitis 病毒性细支气管炎 02.0077

viral complementary RNA 病毒互补 RNA 03.0169

viral conjunctivitis 病毒性结膜炎 02.0359

viral esophagitis 病毒性食管炎 02.0155

viral gastroenteritis 病毒性胃肠炎，*病毒性腹泻 02.0128

viral hemorrhagic fever 病毒性出血热 03.0373

viral hepatitis 病毒性肝炎 03.0393

viral isolation 病毒分离 01.0516

viral keratitis 病毒性角膜炎 02.0366

viral load 病毒载量 03.0180

viral meningitis 病毒性脑膜炎 02.0317

viral mutation 病毒变异 03.0182

viral myocarditis 病毒性心肌炎 02.0278

viral pneumonia 病毒性肺炎 02.0087

viral protein 病毒蛋白 03.0159

viral replication 病毒复制 03.0171

viral species 毒种 01.0352

viral-specific antibody 病毒特异性抗体 03.0186

virion 病毒颗粒，*病毒粒子 03.0138

virogenic stroma 病毒发生基质 03.0170

viroid 类病毒 03.0014

virologic response 病毒学应答 01.0650

viropexis [病毒]入胞现象 03.0174

virulence 毒力 01.0123

virulence factor 毒力因子 01.0125

virus 病毒 03.0001

virus bundle 病毒束 03.0156

virus carrier 病毒携带者 03.0179

virusoid 拟病毒 03.0015

visceral larva migrans 内脏幼虫移行症 03.1272

voriconazole 伏立康唑 01.0731

VRE 万古霉素耐药肠球菌 03.0822

VSD 疫苗安全数据传输计划 01.0391

VZV 水痘-带状疱疹病毒 03.0123

W

Walchia chinensis 中华无前恙螨 03.0704

warm shock 暖休克，*高排低阻型休克 04.0260

warning of infectious disease 传染病预警 01.0347

wasting syndrome 消瘦综合征 03.0497

WB 蛋白质印迹法 01.0564

WEE 西方马脑炎 03.0363

WEE virus 西方马脑炎病毒 03.0069

Weil disease *魏尔病 03.1077

western black-legged tick *西部黑足蜱 03.0743

Western blot 蛋白质印迹法 01.0564

western equine encephalitis 西方马脑炎 03.0363

western equine encephalitis virus 西方马脑炎病毒 03.0069

West Nile encephalitis 西尼罗脑炎 03.0353

West Nile fever 西尼罗热 03.0352

West Nile virus induced infection 西尼罗病毒感染 03.0351

wheal *风团 01.0080

white-footed mouse 白足鼠 04.0225

whooping cough 百日咳 03.1043

wild type 野生株 01.0807

wild virus 野生型毒株，*野毒株 04.0246

window phase 窗口期 03.0188

wound infection 伤口感染 04.0200

X

Xenopsylla cheopis　印鼠客蚤　03.0715

X gene　*X* 基因　03.0462

XHF　＊新疆出血热　03.0368

Xinjiang hemorrhagic fever　＊新疆出血热　03.0368

Y

yaws　雅司病，＊热带梅疮　03.1066

yellow fever　黄热病　03.0378

yellow fever freeze drying vaccine　黄热病冻干疫苗　01.0470

yellow fever live vaccine　黄热病活疫苗　01.0471

yellow fever virus　黄热病毒　03.0085

Yersinia　耶尔森菌　03.1032

Yersinia enteritis　耶尔森菌肠炎　03.1036

Yersinia enterocolitica　小肠结肠炎耶尔森菌　03.1035

Yersinia frederiksenii　弗氏耶尔森菌　03.1038

Yersinia intermedia　中间耶尔森菌　03.1039

Yersinia pestis　鼠疫耶尔森菌　03.1033

Yersinia pseudotuberculosis　假结核耶尔森菌　03.1037

Yersinia ruckeri　鲁氏耶尔森菌　03.1040

Yersiniosis　耶尔森菌病　04.0242

Z

zanamivir　扎那米韦　01.0748

zero incidence of nosocomial infection　医院感染零发病　04.0009

zidovudine　齐多夫定，＊叠氮胸苷　03.0507

Zika virus　寨卡病毒　03.0080

Zinga virus　津加病毒　03.0089

zoonosis　人兽共患病　04.0209

zoonotic　动物源性　04.0219

汉 英 索 引

A

阿巴卡韦　abacavir　03.0517

阿苯达唑　albendazole　01.0778

阿德福韦　adefovir, ADV　01.0737

阿德福韦酯　adefovir dipivoxil　01.0738

阿尔茨海默病　Alzheimer disease　03.0546

阿根廷出血热　Argentine hemorrhagic fever, AHF　03.0374

阿良良病毒　O'nyong-nyong virus　03.0073

阿良良热　O'nyong-nyong fever　03.0359

* 阿洛青霉素　azlocillin　01.0664

阿洛西林　azlocillin　01.0664

阿米巴　Amoebida　03.1243

阿米卡星　amikacin　01.0690

阿莫罗芬　terbinafine　01.0724

阿莫西林　amoxicillin　01.0662

阿奇霉素　azithromycin　01.0698

阿氏肠杆菌　*Enterobacter asburiae*　03.0908

阿斯特拉罕热　Astrakhan fever　03.0636

阿昔洛韦　aciclovir　01.0752

阿扎那韦　atazanavir　03.0515

埃博拉病毒　Ebola virus　03.0101

埃博拉出血热　Ebola hemorrhagic fever, EHF　03.0356

埃尔托生物型　El Tor biotype　03.0857

埃可病毒　enterocytopathogenic human orphan virus, ECHO virus　03.0029

埃可病毒性脑炎　Echovirus meningitis　03.0206

埃立克体　ehrlichia　03.0599

埃氏立克次体　*Rickettsia aeschlimannii*　03.0650

埃希菌　Escherichia　03.0919

矮小软下疳　dwarf chancroid　03.1008

* 艾滋病　acquired immunodeficiency syndrome, AIDS　03.0467

艾滋病标志性病变　AIDS-defining condition　03.0494

艾滋病患者　person living with AIDS, PLWA　03.0475

艾滋病临床试验工作组　AIDS clinical trial group, ACTG　03.0477

艾滋病无症状期　asymptomatic phase　03.0499

艾滋病相关痴呆综合征　AIDS dementia complex　03.0498

艾滋病疫苗　acquired immune deficiency syndrome vaccine , AIDS vaccine　01.0473

艾滋病自愿咨询检测　HIV voluntary counseling and testing, HIV VCT　03.0485

爱尔兰分枝杆菌　*Mycobacterium hiberniae*　03.1155

安得逊革蜱　*Dermacentor andersoni*　03.0735

* 安氏革蜱　Rocky Mountain wood tick　03.0724

* 氨苄青霉素　ampicillin　01.0661

氨苄西林　ampicillin　01.0661

氨基转移酶　aminotransferase　01.0247

氨曲南　aztreonam　01.0687

奥罗亚热　Oroya fever　03.0677

* 奥绒绒热　O'nyong-nyong fever　03.0359

奥司他韦　oseltamivir　01.0751

奥斯勒结节　Osler node　02.0274

澳大利亚斑疹热　Australian spotted fever　03.0653

* 澳大利亚抗原　hepatitis B surface antigen, HBsAg　03.0451

澳大利亚立克次体　*Rickettsia australis*　03.0621

B

巴宾斯基征　Babinski sign　02.0297

巴尔通体　*Bartonella*　03.0673

巴尔通体病　bartonellosis　03.0674

巴尔通体性心内膜炎　Bartonella endocarditis　03.0688

巴林特综合征　Balint syndrome　03.0551

巴龙霉素　paromomycin　01.0694

巴氏消毒　Pasteur disinfection　04.0067

巴斯德菌　Pasteurella　03.1029

* 巴西斑点热　Brazilian spotted fever　03.0620

* 巴西病毒性脑炎　Rocio encephalitis　03.0388

巴西出血热　Brazilian hemorrhagic fever　03.0377

* 巴西放线菌　Actinomyces brasiliensis　03.1180

巴西钩虫　Ancylostoma braziliense　03.1271

巴西诺卡菌　Actinomyces brasiliensis　03.1180

巴西紫癜热　Brazilian purpuric fever　03.1005

* 靶位监测　objective monitoring　04.0017

靶细胞　target cell　01.0631

白喉　diphtheria　03.0823

白喉棒状杆菌　Corynebacterium diphtheriae　03.0828

白喉毒素　diphtheria toxin　03.0826

白喉抗毒素　diphtheria antitoxin　03.0827

白喉类毒素　diphtheria toxoid　03.0825

白介素-1　interleukin-1, IL-1　01.0214

白介素-2　interleukin-2, IL-2　01.0215

白介素-4　interleukin-4, IL-4　01.0216

白介素-6　interleukin-6, IL-6　01.0217

白介素-8　interleukin-8, IL-8　01.0218

白介素-10　interleukin-10, IL-10　01.0219

白介素-12　interleukin-12, IL-12　01.0220

白介素-18　interleukin-18, IL-18　01.0221

白蛉　Phlebotomus　03.0749

白蛉病毒　phlebovirus　03.0086

白蛉热病毒　sandfly fever virus　03.0087

白三烯　leukotriene, LT　01.0230

* 白尾巴鼠　Rattus niviventer　04.0232

白尾鹿　Odocoileus virginianus　04.0229

白纹伊蚊　Aedes albopictus　03.0079

白细胞减少[症]　leucopenia, leucocytopenia　01.0111

白[细胞]介素　interleukin, IL　01.0213

白足鼠　white-footed mouse, Peromyscus leucopus　04.0225

百白破混合疫苗　pertussis diphtheria tetanus mixed vaccine　01.0436

百日咳　pertussis, whooping cough　03.1043

百日咳鲍特菌　Bordetella pertussis　03.1042

百日咳毒素　pertussis toxin　03.1044

* 百日咳杆菌　Bordetella pertussis　03.1042

百日咳菌苗　pertussis vaccine　01.0479

百日咳无细胞菌苗　pertussis acellular bacterial vaccine　01.0480

败毒梭菌　Clostridium septicum　03.1106

* 败血型鼠疫　fulminant plague　04.0216

败血症　septicemia　01.0093

斑点钝眼蜱　Amblyomma maculatum　03.0728

斑点免疫测定　dot immunoassay　01.0545

斑点热　spotted fever　03.0604

斑点热群立克次体　spotted fever group rickettsia, SFGR　03.0602

斑点杂交　dot blot　01.0569

斑丘疹　maculopapule　01.0074

斑疹　macula　01.0072

斑疹伤寒结节　typhus nodule　03.0608

阪崎肠杆菌　Enterobacter sakazakii　03.0912

板齿鼠　Rattus eloquens　04.0237

板状腹　tabulate venter　02.0175

半衰期　half-life time　01.0641

伴其他并发症的流行性腮腺炎　epidemic parotitis with other complication　03.0227

伴随免疫　concomitant immunity　01.0338

棒状杆菌　corynebacterium　03.0824

* 包虫　echinococcus　04.0252

* 包虫病　hydatidosis　04.0248

包虫皮内试验　Casoni test　04.0253

包涵体　inclusion body　03.0134

包涵体结膜炎　inclution conjunctivitis　03.0567

包膜　envelope　03.0147

包膜抗原　envelope antigen　03.0150

包膜突起　peplomer body　03.0148

包囊　cyst　03.1245

孢子丝菌病　sporotrichosis　03.1210

胞内分枝杆菌　Mycobacterium intracellulare　03.1173

胞饮作用　cellular drinking　01.0264

保护性抗原　protective antigen, PA　01.0176

鲍恩样丘疹病　bowenoid papulosis　03.0336

鲍曼不动杆菌　Acinetobacter baumanii　03.0968

鲍氏志贺菌　Shigella boydii　03.0993

鲍特菌　Bordetella　03.1041

暴发　outbreak　01.0325

暴发流行　epidemic outbreak　01.0333

暴发型　fulminant type　01.0040

暴发性肝衰竭　fulminant hepatic failure　03.0417

暴发性疾病　fulminant disease　01.0323

暴发性流行性脑脊髓膜炎　fulminant epidemic cerebrospinal meningitis　02.0308

暴发性鼠疫　fulminant plague　04.0216

暴露方式　exposure mode　04.0176

暴露后随访　post-exposure follow-up　04.0182

暴露级别　grade of exposure　04.0172

暴露类型　exposure type　04.0171

暴露评估　exposure estimation　04.0170

暴露源　exposure source　04.0177

暴露源不明　unknown origin exposure source　04.0180

暴露源评估　exposure source estimation　04.0181

杯状病毒科　Caliciviridae　03.0018

* 北美芽生菌病　blastomycetic dermatitidis　03.1234

* 北亚蜱传斑疹伤寒　North Asian tick-borne typhus　03.0643

北亚蜱传立克次体病　North Asia tick rickettsiosis　03.0643

贝纳柯克斯体　Coxiella burnetii　03.0655

备解素　properdin　01.0201

备解素转换酶　properdin convertase　01.0202

被动免疫　passive immunity　01.0257

崩蚀性软下疳　phagedenic chancroid　03.1012

鼻病毒　rhinovirus　03.0040

鼻窦炎　sinusitis　02.0033

鼻疖　furuncle of nose　02.0043

鼻疽伯克霍尔德菌　Burkholderia mallei　03.0960

鼻漏　rhinorrhea　03.0212

鼻脑毛霉病　accessory nasal cavity mucormycosis　03.1203

鼻前庭炎　nasal vestibulitis　02.0042

鼻腔及鼻窦曲霉菌病　aspergillosis of the nasal and paranasal sinus　02.0045

鼻塞　nasal obstruction　03.0213

鼻炎　rhinitis　02.0040

* 鼻液溢　rhinorrhea　03.0212

吡喹酮　praziquantel, pyquiton　01.0772

毕氏螺杆菌　Helicobacter bizzozeronii　03.0896

闭塞性脑动脉炎　occlusive cerebral arteritis　03.1081

秘鲁疣　Verruga peruana　03.0678

蓖籽硬蜱　Ixodes ricinus　03.0744

边缘革蜱　Dermacentor marginatus　03.0731

边缘革蜱传淋巴结病　dermacentor-borne-necrosis-erythema-lymphadenopathy　03.0648

边缘无形体　Anaplasma marginale　03.0670

* 编码链　coding strand　01.0602

* 鞭虫　Trichuris trichiura　03.1294

鞭虫病　trichuriasis　03.1295

鞭毛　flagella　01.0140

* 扁平埃立克体　Anaplasma platys　03.0672

扁平湿疣　condyloma lata　02.0210

扁平苔藓　lichen planus　03.0293

扁平无形体　Anaplasma platys　03.0672

扁平疣　flat wart　03.0335

扁桃假单胞菌　Pseudomonas amygdali　03.0949

扁桃体周脓肿　peritonsillar abscess　02.0016

扁桃体周围间隙感染　peritonsillar space infection　02.0058

* 苄青霉素　penicillin　01.0660

变态反应　allergic reaction　01.0277

变形杆菌　Bacillus proteus　03.0937

* 变形杆菌凝集试验　rickettsial agglutination test　03.0693

变形杆菌食物中毒　Bacillus proteus food poisoning　02.0140

变异革蜱　Dermacentor variabilis　03.0736

变异体　variant　01.0581

变异性　variability　01.0142

变异性麻疹　variability measles　03.0243

变应性真菌性鼻窦炎　allergic fungal sinusitis　02.0047

标准预防　standard precaution　04.0051

* 表皮剥脱毒素　exfoliative toxin　01.0134

表皮排除现象　transepithelial elimination, TE　03.1213

表皮葡萄球菌　Staphylococcus epidermidis　03.0801

表皮溶解毒素　epidermolytic toxin　01.0134

表皮癣菌　Epidermophyton　03.1231

表型敏感性检测　phenotypic susceptibility testing　03.0488

表型耐药　phenotypic resistance　03.0491

* 别丁　bitin　01.0773

丙类传染病　category C infectious disease　01.0350

* 丙硫咪唑　albendazole　01.0778

* 丙酸放线菌　Arachnia propionica　03.1188

丙酸杆菌　propionibacterium　03.1112
丙酸蛛网菌　*Arachnia propionica*　03.1188
丙型副伤寒沙门菌　*Salmonella paratyphi* C　03.0978
丙型肝炎　hepatitis C　03.0402
丙型肝炎病毒　hepatitis C virus, HCV　03.0113
丙型肝炎病毒 RNA　hepatitis C virus RNA, HCV RNA
　03.0444
丙型肝炎病毒基因型　hepatitis C virus genotype
　03.0447
丙型肝炎病毒抗体　hepatitis C virus antibody
　03.0463
丙型溶血性链球菌　γ-hemolytic streptococcus
　03.0811
* 丙氧鸟苷　ganciclovir　01.0753
并发症　complication　01.0116
病毒　virus　03.0001
DNA 病毒　DNA virus　03.0002
RNA 病毒　RNA virus　03.0005
EB 病毒　Epstein-Barr virus, EBV　03.0124
JC 病毒　JC virus　03.0129
病毒变异　viral mutation　03.0182
[病毒]穿入　penetration　03.0173
病毒蛋白　viral protein　03.0159
病毒发生基质　virogenic stroma　03.0170
病毒分离　viral isolation　01.0516
病毒复制　viral replication　03.0171
病毒互补 RNA　viral complementary RNA, vcRNA
　03.0169
EB 病毒化学疫苗　Epstein-Barr virus chemical vaccine
　01.0462
EB 病毒活疫苗　Epstein-Barr virus live vaccinum
　01.0461
病毒颗粒　virion　03.0138
* 病毒粒子　virion　03.0138
* [病毒]侵入　penetration　03.0173
[病毒]入胞现象　viropexis　03.0174
病毒束　virus bundle　03.0156
病毒特异性抗体　viral-specific antibody　03.0186
[病毒]脱壳　uncoating　03.0175
[病毒]五邻体　pentomer, penton　03.0145
[病毒]吸附　absorption　03.0172
病毒吸附蛋白　viral attachment protein, VAP
　03.0167
病毒携带者　virus carrier　03.0179

病毒性出血热　viral hemorrhagic fever　03.0373
病毒性肺炎　viral pneumonia　02.0087
* 病毒性腹泻　viral gastroenteritis　02.0128
病毒性肝炎　viral hepatitis　03.0393
病毒性关节炎　viral arthritis　02.0410
病毒性角膜炎　viral keratitis　02.0366
病毒性结膜炎　viral conjunctivitis　02.0359
病毒性脑膜炎　viral meningitis　02.0317
病毒性食管炎　viral esophagitis　02.0155
病毒性胃肠炎　viral gastroenteritis　02.0128
病毒性细支气管炎　viral bronchiolitis　02.0077
病毒性心肌炎　viral myocarditis　02.0278
HIV 病毒学失败　HIV virologic failure　03.0519
病毒学应答　virologic response　01.0650
病毒载量　viral load　03.0180
[病毒]装配　assembly　03.0176
* 病毒唑　ribavirin　01.0733
病理性废物　pathologic waste　04.0085
病媒生物　vector　01.0283
* 病人　patient　01.0289
病鳍假单胞菌　*Pseudomonas anguilliseptica*　03.0950
病原体　pathogen　01.0118
病原微生物　pathogenic microorganism　01.0281
病原携带状态　carrier state　01.0028
* 病原性球菌　pyogenic coccus　02.0423
病原治疗　etiologic treatment　01.0610
* 波士顿皮疹热　Boston exanthema　03.0193
波瓦生脑炎　Powassan encephalitis　03.0391
波状热　undulant fever　01.0054
玻利维亚出血热　Bolivian hemorrhagic fever
　03.0375
播散性单纯疱疹病毒感染　disseminated herpes
　simplex virus infection　03.0274
播散性副球孢子菌病　disseminate paracoccidioido-
　mycosis　03.1223
播散性毛霉病　disseminated mucormycosis　03.1205
播散性曲霉病　disseminated aspergillosis　03.1201
播散性水痘　disseminated varicella　03.0255
播散性水痘-带状疱疹病毒综合征　disseminated syn-
　drome of varicella-zoster virus　03.0270
伯氨喹　primaquine　01.0763
伯克霍尔德菌　Burkholderia　03.0959
伯氏疏螺旋体　*Borrelia burgdorferi*　03.1089
* 博克哈特脓疱疮　Bockhart impetigo　02.0426

卟啉单胞菌　porphyromonas　03.1096

补体　complement, C　01.0197

补体结合　complement fixation　01.0199

补体结合抗体　complement-fixation antibody　01.0195

补体结合试验　complement fixation test, CFT　01.0539

补体系统　complement system　01.0198

哺乳动物星状病毒　mamastrovirus　03.0021

不典型带状疱疹　atypical herpes zoster　03.0263

不典型水痘　atypical varicella　03.0254

不动杆菌　acinetobacter　03.0965

不规则热　irregular fever　01.0056

不解糖卟啉单胞菌　Porphyromonas asaccharolytica　03.1097

不明原因发热　fever of unknown origin　01.0046

不明原因急性肝炎　acute hepatitis of unknown cause　03.0408

不凝集弧菌　non-agglutinating vibrio　03.0874

* 布里尔–津瑟病　Brill-Zinsser disease　03.0609

布鲁津斯基征　Brudzinski sign　02.0296

布鲁氏菌　Brucella　03.1019

布鲁氏菌病　brucellosis　04.0247

布鲁氏菌骨髓炎　Brucella osteomyelitis　02.0418

布鲁氏菌菌苗　Brucella bacterial vaccine　01.0507

* 布罗迪脓肿　Brodie abscess　02.0420

布尼亚出血热　Bunyavirus hemorrhagic fever　03.0370

C

彩饰钝眼蜱　Amblyomma variegatum　03.0727

* 苍白密螺旋体　Treponema pallidum　03.1062

苍白纤恙螨　Leptotrombidium pallidum　03.0699

草分枝杆菌　Mycobacterium phlei　03.1150

* 草爬子　hard-shelled tick　03.0719

层粘连蛋白　laminin　01.0233

查菲埃立克体　Ehrlichia chaffeensis　03.0663

蟾分枝杆菌　Mycobacterium xenopi　03.1177

产鼻疽分枝杆菌　Mycobacterium farcinogenes　03.1165

产黑素普雷沃菌　Prevotella melaninogenica　03.1098

产碱杆菌　alcaligenes　03.1056

产碱假单胞菌　Pseudomonas alcaligenes　03.0956

产碱普鲁威登菌　Providencia alkalifaciens　03.0942

产气巴斯德菌　Pasteurella aerogenes　03.1031

产气肠杆菌　Enterobacter aerogenes　03.0905

产气弧菌　Vibrio gazogenes　03.0867

产气荚膜梭菌　Clostridium perfringens　03.1105

产气荚膜梭菌食物中毒　Clostridium perfringens food poisoning　02.0142

长程发热　long-term fever　01.0048

长棘血蜱　Haemaphysalis punctata　03.0734

* 长膜壳绦虫　Hymenolepis deminuta　03.1254

长期低热　prolonged low grade fever　01.0049

长尾黄鼠　Citellus undulates　04.0241

* 长尾鼠　Rattus flavipectus　04.0239

肠病毒性发疹热　enteroviral exanthematous fever　03.0193

肠病毒性淋巴结节性咽炎　enteroviral lymphonodular pharyngitis　03.0205

肠病毒性脑脊髓炎　enteroviral encephalomyelitis　03.0191

肠病毒性脑炎　enteroviral meningitis　03.0192

肠产毒性大肠埃希菌　enterotoxigenic Escherichia coli, ETEC　03.0923

肠出血性大肠埃希菌　enterohemorrhagic Escherichia coli, EHEC　03.0926

肠出血性大肠埃希菌 O157:H7　EHEC O157:H7　03.0928

肠出血性大肠埃希菌感染　enterohemorrhagic Escherichia coli induced infection　03.0927

肠道病毒　enterovirus　03.0024

肠道菌群失调　intestinal flora dysregulation　01.0810

肠毒素　enterotoxin　01.0132

肠杆菌　enterobacter　03.0903

肠集聚性大肠埃希菌　enteroaggregative Escherichia coli, EAEC　03.0925

肠侵袭性大肠埃希菌　enteroinvasive Escherichia coli, EIEC　03.0924

肠球菌　enterococcus　03.0821

* 肠热病　enteric fever　03.0988

肠炭疽　intestinal anthrax　03.0842

肠套叠　intussusception　02.0171

肠外感染　extraintestinal infection　02.0172

肠炎　enteritis　02.0117

肠炎沙门菌　Salmonella enteritidis　03.0984

肠易激综合征　irritable bowel syndrome　02.0166

肠致病性大肠埃希菌　enteropathogenic *Escherichia coli*, EPEC　03.0922

超广谱 β-内酰胺酶　extended spectrum β lactamase, ESBL　03.0921

超级传播者　super spreader　01.0322

超急性细菌性结膜炎　hyperacute bacterial conjunctivitis　02.0352

超寄生　superparasitism　03.1236

超抗原　superantigen　01.0175

* 超抗原基序　superantigen motif　03.0769

超抗原模体　superantigen motif　03.0769

* 超敏反应　hypersensitivity　01.0277

* 巢式 PCR　nested-PCR　01.0557

巢式聚合酶链反应　nested-PCR　01.0557

沉淀反应　precipitation　01.0531

成人包涵体性结膜炎　adult inclusion conjunctivitis　02.0357

* 成人呼吸窘迫综合征　respiretory failure of multiple organ failure　04.0338

成熟节片　mature proglottid　03.1250

城市型黄热病　urban yellow fever　03.0381

痴呆　dementia　03.0549

弛张热　remittent fever　01.0052

迟缓真杆菌　*Eubacterium lentum*　03.1116

持久免疫　long-term immunity　01.0372

持久免疫力　duration immunity　01.0340

持续病毒学应答　sustained virologic response, SVR　01.0652

持续性感染　persistent infection　01.0024

耻垢分枝杆菌　*Mycobacterium smegmatis*　03.1151

* 赤鼠　*Rattus fulvescens*　04.0236

充血性斑丘疹　hyperemia maculopapule　03.0306

虫媒病毒　arbovirus　03.0064

虫媒病毒性脑炎　arboviral encephalitis　02.0326

虫媒传播　insect-borne transmission　01.0306

重叠感染　superinfection　01.0022

重配　reassortment　03.0183

DNA 重组百日咳菌苗　DNA recombinant pertussis vaccine　01.0481

重组酵母乙型肝炎疫苗　hepatitis B vaccine made by recombined DNA technique in yeast　01.0448

* 重组 CHO 细胞乙肝疫苗　hepatitis B vaccine made by recombinant DNA technique in CHO cell　01.0449

重组线虫抗血凝蛋白质　recombinant nematode anti-coagulant protein　03.0357

重组亚单位疫苗　recombinant subunit vaccine　01.0414

重组乙型肝炎疫苗　hepatitis B vaccine made by recombinant DNA technique　01.0447

重组载体疫苗　recombinant vector vaccine　01.0401

重组中国仓鼠卵巢细胞乙型肝炎疫苗　hepatitis B vaccine made by recombinant DNA technique in CHO cell　01.0449

宠物源性感染病　pet-originated infectious disease　01.0008

* 臭鼻杆菌　*Klebsiella ozaenae*　03.0934

臭鼻克雷伯菌　*Klebsiella ozaenae*　03.0934

臭氧消毒　ozonization disinfection　04.0074

出血热　hemorrhagic fever　03.0344

出血热病毒　hemorrhagic fever virus　03.0090

* 出血性肠炎　hemorrhagic enteritis　02.0124

出血性坏死性肠炎　hemorrhagic necrotizing enteritis　02.0124

出血性水痘　hemorrhagic varicella　03.0266

出血性天花　hemorrhagic smallpox　03.0295

出血性胃肠炎　hemorrhagic gastroenteritis　02.0127

出疹期　eruptive stage　03.0305

初始 T[淋巴]细胞　naïve T lymphocyte　01.0153

储存宿主　reservoir host　03.1242

储袋感染　pocket infection　04.0122

传播　transmission　01.0295

传播媒介　transmitting vector　01.0296

传播途径　route of transmission　01.0297

传染　infection　01.0009

传染病　communicable disease, contagious disease　01.0004

传染病学　lemology　01.0002

传染病预警　warning of infectious disease　01.0347

传染性　infectivity　01.0121

传染性单核细胞增多症　infectious mononucleosis　03.0322

* 传染性非典型肺炎　infectious atypical pneumonia　03.0312

传染性海绵状脑病　transmissible spongiform encephalopathy, TSE　03.0537

传染性红斑　erythema infectiosum　03.0321

传染性淋巴细胞增多症　infectious lymphocytosis　03.0323

传染性软疣　molluscum contagiosum　02.0214

传染性软疣病毒　molluscum contagiosum virus
　　03.0132

传染性朊粒病　infectious prion disease　03.0536

传染性支气管炎病毒　infectious bronchitis virus
　　03.0051

传染源　source of infection　01.0288

窗口期　window phase　03.0188

床单位消毒　bed unit disinfection　04.0076

创伤弧菌　Vibrio vulnificus　03.0861

垂直传播　vertical transmission　01.0314

* 唇疱疹　peristomatous herpes　03.0281

* 刺毛黄鼠　Rattus fulvescens　04.0236

* 丛林斑疹伤寒　scrub typhu　03.0615

粗球孢子菌　Coccidioides immitis　03.1216

促肝细胞生长素　hepatocyte growth-promoting factor
　　03.0439

促进性抗体　enhancing antibody　01.0187

促吞噬肽　tuftsin　01.0234

醋酸白现象　acetowhitening phenomenon　02.0221

醋酸钙不动杆菌　Acinetobacter calcoaceticus
　　03.0966

脆弱拟杆菌　Bacteroides fragilis　03.1091

痤疮丙酸杆菌　Propionibacterium acnes　03.1113

D

大肠埃希菌　Escherichia coli　03.0920

大肠埃希菌食物中毒　Escherichia coli food poisoning
　　02.0141

大多聚蛋白　large polyprotein　03.0168

大观霉素　spectinomycin　01.0692

* 大家鼠　Rattus norvegicus　04.0223

大流行　pandemic　01.0331

* 大田鼠　Reed vole　04.0234

* 大叶性肺炎　pneumococcal pneumonia　02.0083

代偿性肝硬化　compensatory cirrhosis　03.0410

代谢紊乱　metabolic disorder, metabolic disturbance
　　04.0286

代谢性损伤　metabolizability injury　04.0326

带菌气溶胶吸入　germ-carrying aerosol inhalation
　　04.0137

带状疱疹　herpes zoster　03.0261

带状疱疹性角膜炎　herpes zoster keratitis, HZK
　　02.0368

带状疱疹性脑炎　herpes zoster encephalitis　03.0264

丹毒　erysipelas　02.0443

丹毒丝菌　erysipelothrix　03.0843

丹毒丝菌感染　erysipelothrix infection　03.0847

丹氏颗粒　Dane granule　03.0141

单纯骨结核　simple skeletal tuberculosis　02.0403

单纯滑膜结核　simple synovial tuberculosis　02.0404

单纯疱疹　herpes simplex　03.0275

单纯疱疹病毒　herpes simplex virus　03.0121

单纯疱疹病毒感染　herpes simplex virus infection
　　03.0271

单纯疱疹病毒 DNA 疫苗　herpes simplex virus DNA

vaccine　01.0474

单纯疱疹病毒原发感染　primary infection of herpes
　　simplex virus　03.0273

单纯疱疹性肺炎　herpes simplex pneumonia　03.0288

单纯疱疹性肝炎　herpes simplex hepatitis　03.0292

单纯疱疹性角膜炎　herpes simplex keratitis, HSK
　　02.0367

单纯疱疹性结膜炎　herpes simplex conjunctivitis
　　02.0363

单纯疱疹性口炎　herpes simplex stomatitis　03.0280

单纯疱疹性脑膜脑炎　herpes simplex meningo-
　　encephalitis　03.0291

单纯疱疹性脑膜炎　herpes simplex meningitis
　　03.0290

单纯疱疹性脑炎　herpes simplex encephalitis, HSE
　　03.0287

单纯疱疹性食管炎　herpes simplex esophagitis
　　03.0289

单纯性毛囊炎　simple folliculitis　02.0427

单核苷酸多态性　single nucleotide polymorphism, SNP
　　01.0589

单核巨噬细胞系统　mononuclear phagocyte system,
　　MPS　01.0162

单核巨噬细胞系统反应　reaction of mononuclear
　　phagocyte system　01.0099

单核细胞　monocyte　01.0163

单核细胞性李斯特菌　Listeria monocytogenes
　　03.0836

单价疫苗　univalent vaccine　01.0397

单克隆抗体　monoclonal antibody　01.0192

单链 DNA 病毒　single-stranded DNA virus　03.0003

单链 RNA 病毒　single-stranded RNA virus　03.0006

单链 RNA 病毒基因　single-stranded RNA virus genome　03.0178

单链 RNA 反转录病毒　single-stranded RNA retrovirus　03.0011

单链抗体　single chain antibody, scAb　01.0191

单域抗体　single domain antibody, sdAb　01.0190

弹状病毒科　Rhabdoviridae　03.0099

蛋白激酶 C　protein kinase C　04.0301

蛋白酶　protease　01.0604

蛋白酶抑制剂　protease inhibitor , PI　03.0504

蛋白质印迹法　Western blot, WB　01.0564

氮质血症　azotemia　02.0190

导管出口处感染　catheter exit-site infection　04.0120

导管定植　catheter colonization　04.0107

导管接头污染　catheter joint contamination　04.0123

导管留置时间　time of indwelling catheter　04.0125

导管隧道感染　catheter tunnel infection　04.0121

导管污染　catheter contamination　04.0119

导管相关败血症　catheter-associated septicemia　04.0126

导管相关血流感染　catheter-associated bloodstream infection，CRBSI　04.0108

导管针尖污染　catheter needle contamination　04.0124

稻田型钩体病　rice field type leptospirosis　03.1072

德尔卑沙门菌　Salmonella derby　03.0977

德里纤恙螨　Leptotrombidium deliensis　03.0698

登革病毒　dengue virus　03.0098

登革出血热　dengue hemorrhagic fever　03.0345

登革热　dengue fever　03.0342

登革休克综合征　dengue shock syndrome, DSS　03.0346

等孢球虫病　isosporiasis　03.1296

低丙种球蛋白血症　hypogammaglobulinemia　01.0108

* 低排高阻型休克　cold shock　04.0261

低危物品　low risk article　04.0092

低效消毒剂　low effect disinfectant　04.0059

低血容量性休克　hypovolemic shock　04.0282

低血糖症　hypoglycemia　01.0107

低血压　hypotension　04.0337

低氧血症　hypoxemia　04.0285

滴虫病　trichomoniasis　02.0258

滴虫性阴道炎　trichomonas vaginitis　02.0255

迪氏分枝杆菌　Mycobacterium diernhoferi　03.1164

地方性斑疹伤寒　endemic typhus　03.0611

地方性斑疹伤寒立克次体　Rickettsia typhi　03.0610

地方性梅毒　endemic syphilis　02.0241

* 地里纤恙螨　Leptotrombidium deliensis　03.0698

地区性　endemic　01.0337

* 地中海斑疹热　Mediterranean spotted fever　03.0630

* 第四性病　forth venereal disease　02.0212

癫痫　epilepsia　03.0231

* 典型斑疹伤寒　epidemic typhus　03.0607

典型水痘　typical varicella　03.0253

点突变　point mutation　01.0583

* 点现患率　point prevalence　04.0010

碘苷　idoxuridine　03.0308

* 碘脱氧尿苷　idoxuridine　03.0308

电离辐射消毒　ionizing radiation disinfection　04.0069

淀粉样变性　amyloidosis　03.0545

* 叠氮胸苷　zidovudine, AZT　03.0507

蝶窦炎　sphenoid sinusitis　02.0037

* 丁胺卡那霉素　amikacin　01.0690

丁型肝炎　hepatitis D　03.0404

丁型肝炎病毒　hepatitis D virus, HDV　03.0114

顶突　rostellum　03.1253

定植　colonization　01.0124

定植菌吸入　colonized bacteria inhalation　04.0138

定植抗力　colonization resistance　01.0808

* 东方斑点热　oriental spotted fever　03.0640

* 东方立克次体　Rickettsia orteintali　03.0614

东方马脑炎　eastern equine encephalitis, EEE　03.0364

东方马脑炎病毒　eastern equine encephalitis virus, EEE virus　03.0068

东方体　orientia　03.0598

东方田鼠　Reed vole　04.0234

动静脉短路　arterio-venous shunt　04.0277

动弯杆菌　mobiluncus　03.1016

动物宿主　animal host　04.0245

动物疫苗　animal vaccine　01.0395

动物源性　zoonotic　04.0219

都柏林沙门菌　Salmonella dublin　03.0985

毒力　virulence　01.0123

毒力岛　pathogenicity island　03.0778

毒力因子　virulence factor　01.0125

毒素　toxin　01.0127

毒血症　toxemia　01.0092

毒种　viral species　01.0352

杜克雷嗜血杆菌　*Haemophilus ducreyi*　03.1000

短黄杆菌　*Flavobacterium breve*　03.1061

对流免疫电泳　counter immunoelectrophoresis　01.0538

* 对因治疗　etiologic treatmen　01.0610

对症治疗　symptomatic treatment　01.0616

顿挫型　abortive type　01.0037

顿挫型性病淋巴肉芽肿横痃　abortive venereal lymphogranuloma bubo　03.0572

多布拉伐病毒　Dobrava virus　03.0092

* 多重 PCR　multiplex PCR　01.0558

多重聚合酶链反应　multiplex PCR　01.0558

多重耐药　multidrug resistant, MDR　01.0636

* 多发性神经炎　polyneuritis　02.0341

* 多发性特发性出血性肉瘤　multiple idiopathic hemorrhagic sarcom　03.0325

多发性硬化　multiple sclerosis　03.0553

多房棘球蚴病　echinococcosis multilocularis　04.0254

多关节痛　polyarthralgia　02.0396

多关节炎　polyarthritis　02.0397

多肌胞苷酸　polyinosinic acid-polycytidylic acid, poly (I): poly(C)　01.0789

多角体　polyhedron　03.0157

多角体蛋白　polyhedrin　03.0158

多克隆位点　multiple cloning site, MCS　01.0586

多黏菌素　polymixin　01.0717

多尿期　diuretic phase　03.0350

多器官功能衰竭　multiple organ failure, MOF　04.0325

多器官功能衰竭代谢改变　change of metabolism of multiple organ failure　04.0345

多器官功能衰竭肺[功能]衰竭　respiretory failure of multiple organ failure　04.0338

多器官功能衰竭肝[功能]衰竭　liver failure of multiple organ failure　04.0340

多器官功能衰竭感染期　infection phase of multiple organ failure　04.0335

多器官功能衰竭急进期　acute phase of multiple organ failure　04.0334

多器官功能衰竭凝血功能衰竭　coagulation failure of multiple organ failure　04.0342

多器官功能衰竭肾[功能]衰竭　renal failure of multiple organ failure　04.0339

多器官功能衰竭胃肠道功能衰竭　gastrointestinal failure of multiple organ failure　04.0341

多器官功能衰竭心脏[功能]衰竭　heart failure of multiple organ failure　04.0343

多器官功能衰竭营养低下期　hyponutrition phase of multiple organ failure　04.0336

多器官功能衰竭中枢神经系统衰竭　centre nerve system failure of multiple organ failure　04.0344

* 多器官功能障碍综合征　multiple organ dysfunction syndrome, MODS　04.0325

多乳鼠　*Mastomys natalensis*　04.0227

多杀巴斯德菌　*Pasteurella multocida*　03.1030

多糖疫苗　polysaccharide vaccine　01.0402

多西环素　doxycycline　01.0703

* 多系统器官功能衰竭　multiple system organ failure, MSOF　04.0325

* 多形核白细胞　pdymorphonuclear leukocyte　01.0170

* 多脏器功能衰竭　multiple organ failure, MOF　04.0325

E

鹅口疮　thrush　03.1194

额窦炎　frontal sinusitis　02.0035

恶臭假单胞菌　*Pseudomonas putida*　03.0953

恶性天花　malignant smallpox　03.0296

鄂木斯克出血热　Omsk hemorrhagic fever　03.0384

恩夫韦肽　enfuvirtide　03.0513

恩曲他滨　emtricitabine, FTC　01.0740

恩替卡韦　entecavir, ETV　01.0739

儿茶酚胺　catecholamine　04.0307

儿童计划免疫　planned immunity for children　01.0368

耳聋　deafness　02.0394

耳曲霉病　aural aspergillosis　03.1200

耳源性脑脓肿　otogenic brain abscess　02.0331

二级暴露　secondary exposure　04.0174
二级处理　secondary management　04.0100
二级生物实验室　second class laboratory　01.0355
二进制血清学分型系统　binary serotyping system　01.0534
二氯尼特　diloxanide furoate　01.0771
二期复发梅毒　recurrent secondary syphilis　02.0227

二期梅毒　secondary syphilis　02.0226
二期神经梅毒　secondary neurosyphilis　02.0229
二期眼梅毒　secondary ocular syphilis　02.0228
二十面体对称　icosahedral symmetry　03.0143
*二脱氧肌苷　didanosine　03.0509
二氧化碳嗜纤维菌　capnocytophaga　03.1094

F

发病率　morbidity　01.0328
发绀　cyanosis　04.0322
发酵支原体　*Mycoplasma fermentans*　03.0592
发热　pyrexia, fever　01.0042
发癣菌　*Trichophyton*　03.1230
发疹　eruption　01.0069
乏力　acratia　01.0087
伐昔洛韦　valaciclovir　01.0755
*法盖征　Faget sign　01.0100
*反刍动物埃立克体　*Cowdria ruminantium*　03.0669
反刍动物考德里体　*Cowdria ruminantium*　03.0669
反义寡核苷酸技术　antisense oligonucleotide technology　01.0627
反义寡脱氧核苷酸技术　antisense oligodeoxynucleotide technology　01.0628
反义链　antisense strand　01.0603
反应性脑膜炎　reactive meningitis　03.1080
反转录病毒　retrovirus　03.0010
反转录聚合酶链反应　reverse transcriptase-polymerase chain reaction, RT-PCR　01.0554
反转录酶　reverse transcriptase　01.0597
反转录酶抑制剂　reverse transcriptase inhibitor　03.0501
泛化痘　generalized vaccinia　03.0299
泛耐药　polydrug resistant, PDR　01.0637
泛昔洛韦　famciclovir　01.0754
芳香黄杆菌　*Flavobacterium odoratum*　03.1060
防护措施　protection measure　04.0169
放射免疫测定　radioimmunoassay, RIA　01.0549
放射性废物　radioactive waste　04.0089
放线菌　actinomyces　03.1183
飞沫传播　droplet transmission　01.0312
飞行松鼠　flying squirrel　04.0233
非病理性致热原性体温升高　non-pathogenic heat-induced temperature rise　01.0061

非传染性感染病　noncommunicable disease　01.0005
*非典型分枝杆菌　nontuberculous mycobacteria　03.1131
非典型淋巴细胞　atypical lymphocyte　01.0149
非典型麻疹　atypical measles　03.0241
非电离辐射消毒　non-ionizing radiation disinfection　04.0070
非感染性肠炎　non-infectious enteritis　02.0123
非核苷类反转录酶抑制剂　nonnucleoside reverse transcriptase inhibitor, NNRTI　03.0503
非坏死性角膜基质炎　non-necrotizing stromal keratitis　02.0371
*非交通性脑积水　obstructive hydrocephalus　02.0343
非结构蛋白　nonstructural protein　03.0161
非结构多肽　nonstructural polypeptide　03.0162
非结核分枝杆菌　nontuberculous mycobacteria　03.1131
非淋菌性尿道炎　non-gonococcal urethritis, NGU　02.0250
非梅毒螺旋体抗原血清试验　non-*Treponema pallidum* antigen serologic test　02.0246
*非 O1 群霍乱弧菌　*Vibrio cholerae* non-O1　03.0874
非特异性反应　non-specific reaction　01.0517
非特异性免疫　non-specific immunitys　01.0250
*非特异性尿道炎　non-specific urethritis　02.0250
非特异性血管周围浸润　non-specificity perivascular infiltration　02.0265
非细菌性胃肠炎　non-bacterial gastroenteritis　02.0129
非甾体抗炎药　nonsteroidal anti-inflammatory agent　01.0656
非洲分枝杆菌　*Mycobacterium africanum*　03.1135
非洲立克次体　*Rickettsia africae*　03.0637
*非洲蜱传斑疹伤寒　African tick typhus　03.0630
非洲蜱咬热　African tick-bite fever　03.0638

菲律宾毛线虫病 capillariasis philippinensis 03.1286

肥大细胞 mast cell 01.0167

肺孢子虫病 pneumocystosis 02.0091

肺动脉栓塞 pulmonary embolism 04.0195

肺梗死 pulmonary infarction, PI 02.0097

肺结核 pulmonary tuberculosis 02.0078

肺毛霉病 pulmonary mucormycosis 03.1204

肺弥漫性出血型钩体病 massive pulmonary hemorrhage type leptospirosis 03.1076

肺脓肿 lung abscess 02.0093

肺气肿 pulmonary emphysema 02.0071

肺曲霉感染 pulmonary infection of aspergillus 04.0143

肺鼠疫 pneumonic plague 04.0215

肺水肿 pulmonary edema 04.0321

肺炭疽 pulmonary anthrax 03.0840

肺外隐球菌感染 extrapulmonary cryptococcosis 03.1208

肺外组织胞浆菌感染 extrapulmonary histoplasmosis 03.0522

肺炎 pneumonia 02.0079

肺炎克雷伯菌 *Klebsiella pneumoniae* 03.0933

肺炎球菌多糖疫苗 pneumococcal polysaccharide vaccine, PPV 01.0499

肺炎球菌结合疫苗 pneumococcal conjugate vaccine, PCV 01.0500

肺炎球菌脑膜炎 pneumococcal meningitis 02.0312

肺炎球菌性肺炎 pneumococcal pneumonia 02.0083

肺炎衣原体 *Chlamydia pneumoniae* 03.0559

肺炎衣原体感染 *Chlamydia pneumoniae* infection 03.0565

肺炎支原体 *Mycoplasma pneumoniae* 03.0587

肺隐球菌病 pulmonary cryptococcosis 03.1209

肺组织胞浆菌病 pulmonary histoplasmosis 03.1225

分离分析 segregation analysis 01.0590

分泌性腹泻 secretory diarrhea 02.0158

分枝杆菌 mycobacterium 03.1128

分枝菌酸 mycolic acid 03.1129

芬纳尔螺杆菌 *Helicobacter fennelliae* 03.0900

焚烧消毒 flame disinfection 04.0062

粪产碱杆菌 *Alcaligenes faecalis* 03.1057

粪–口途径传播 fecal-oral transmission 01.0298

粪类圆线虫 *Strongyloides stercoralis* 03.1289

粪类圆线虫病 strongyloidiasis stercoralis 03.1290

风湿热 rheumatic fever 03.0807

* 风团 wheal 01.0080

风疹 rubella 03.0248

风疹病毒 rubella virus 03.0045

风疹活疫苗 rubella live vaccine 01.0468

风疹性全脑炎 rubella pancephalitis 02.0329

* 疯牛病 bovine spongiform encephalopathy, BSE 03.0541

蜂窝织炎 cellulitis 02.0431

呋喃嘧酮 furapyrimidone 01.0776

弗朗西丝菌 Francisella 03.1026

弗林德斯岛斑点热 Flinders island spotted fever 03.0624

* 弗纳–莫里森综合征 Verner-Morrison syndrome 02.0167

弗尼斯弧菌 *Vibrio furnissii* 03.0871

弗诺立克次体 *Rickettsia honei* 03.0623

弗氏耶尔森菌 *Yersinia frederiksenii* 03.1038

伏立康唑 voriconazole 01.0731

氟胞嘧啶 flucytosine 01.0711

* 5-氟胞嘧啶 5-fluorocytosine, 5-FC 01.0711

氟康唑 fluconazole 01.0726

* 氟哌酸 norfloxacin 01.0706

* 氟嗪酸 ofloxacin 01.0707

匐行性软下疳 serpiginous chancroid 03.1013

辐射消毒 radiation disinfection 04.0068

福沙那韦 fosamprenavir 03.0516

福氏志贺菌 *Shigella flexneri* 03.0994

辅助受体 co-receptor 01.0242

辅助性 T[淋巴]细胞 helper T lymphocyte, helper T cell, Th cell 01.0151

腐物寄生性分枝杆菌 saprophytic mycobacteria 03.1178

负链单链 RNA 病毒 negative-stranded single-stranded RNA virus 03.0008

附睾炎 epididymitis 02.0198

附红细胞体 eperythrozoon 01.0104

附红细胞体病 eperythrozoonosis 01.0103

复发 relapse 01.0035

复发性斑疹伤寒 recrudescent typhus 03.0609

复发性非淋球菌性尿道炎 recurrent persistent nongonococcal urethritis 02.0251

复方磺胺甲噁唑 sulfamethoxazole complex, SMZco 01.0714

复合对称　complex symmetry　03.0146

复数菌败血症　multiple septicemia　04.0113

副百日咳鲍特菌　*Bordetella parapertussis*　03.1047

副痘　paravaccinia　03.0297

副结核分枝杆菌　*Mycobacterium paratuberculosis*　03.1159

副流感病毒　parainfluenza virus　03.0038

副流感嗜血杆菌　*Haemophilus parainfluenzae*　03.0999

副黏病毒　paramyxovirus　03.0037

副球孢子菌病　paracoccidioidomycosis　03.1220

* 副球孢子菌性肉芽肿　paracoccidioidomycosis　03.1220

副球孢子菌 DNA 疫苗　paracoccidioides DNA vaccine　01.0510

副溶血性弧菌　*Vibrio parahaemolyticus*　03.0860

副溶血性弧菌食物中毒　*Vibrio parahaemolyticus* food poisoning　02.0139

副溶血性嗜血杆菌　*Haemophilus parahaemolyticus*　03.1004

副伤寒　paratyphoid fever　03.0989

腹股沟横痃期　phase of inguinal bubo　03.0571

* 腹股沟淋巴肉芽肿　lymphogranuloma venereum, LGV　02.0212

腹股沟肉芽肿　granuloma inguinale, GI　02.0213

腹膜刺激征　peritoneal irritation sign　02.0179

腹膜透析　peritoneum dialysis　04.0351

腹腔感染　abdominal infection　04.0201

* 腹腔积液　ascites　01.0084

腹水　ascites　01.0084

* 腹透　peritoneum dialysis　04.0351

腹泻　diarrhea　02.0157

G

RNA 干扰　RNA interference, RNAi　01.0629

干扰素　interferon, IFN　01.0225

α 干扰素　interferon-α, IFN-α　01.0226

β 干扰素　interferon-β, IFN-β　01.0227

γ 干扰素　interferon-γ, IFN-γ　01.0228

* γ 干扰素诱生因子　IFN-γ inducing factor　01.0221

干扰小 RNA　small interfering RNA, siRNA　01.0630

干燥性咽炎　sicca pharyngitis　02.0006

干燥综合征　Sjögren syndrome, SS　02.0390

甘草酸　glycyrrhizic acid　03.0465

* 甘草甜素　glycyrrhizic acid　03.0465

* 甘草皂苷　glycyrrhizic acid　03.0465

肝肺综合征　hepato-pulmonary syndrome　03.0422

肝功能　liver function　01.0081

* 肝活检　liver biopsy　03.0425

肝活体组织检查　liver biopsy　03.0425

* 肝巨噬细胞　Kupffer cell　01.0165

肝肾综合征　hepato-renal syndrome　03.0421

肝衰竭　liver failure　03.0413

肝素　heparin　04.0289

肝外表现综合征　extrahepatic syndrome　03.0419

肝细胞癌　hepatocellular carcinoma　03.0423

* 肝性昏迷　hepatic encephalopathy　03.0420

肝性脑病　hepatic encephalopathy　03.0420

肝炎病毒　hepatitis virus, hepatovirus　03.0110

肝炎肝硬化　cirrhosis　03.0409

肝炎后高胆红素血症　posthepatitic hyperbilirubinemia　03.0397

肝炎抗原的免疫组织化学染色　immunohistochemical stain for hepatitis antigen　03.0430

肝掌　liver palm　03.0431

肝组织学　liver histology　03.0424

杆菌性血管瘤病　bacillary angiomatosis, BA　03.0686

杆菌性紫癜　bacillary peliosis　03.0689

杆[菌]状巴尔通体　*Bartonella bacillitormis*　03.0675

感觉异常　paresthesia　01.0085

感染　infection　01.0010

感染病　infectious disease　01.0003

感染病学　infectious diseases　01.0001

感染后免疫　postinfection immunity　01.0339

感染性肠炎　infectious enteritis　02.0120

* 感染性蛋白质粒子　proteinaceous infectious particle　03.0526

感染性动脉瘤　infectious aneurysm　04.0198

感染性废物　infectious waste　04.0084

感染性腹泻　infectious diarrhea　02.0162

感染性关节炎　infectious arthritis　02.0399

* 感染性疾病　infectious disease　01.0003

感染性棘头体　cystacanth　03.1279

感染性角膜炎　infectious keratitis　02.0365

感染性心内膜炎　infectious endocarditis　02.0267

感染性休克　infectious shock　04.0258

高湖纤恙螨 *Leptotrombidium kaohuense* 03.0702

* 高排低阻型休克 warm shock 04.0260

高危人群 high-risk population 01.0321

高危物品 high risk article 04.0090

高效抗反转录病毒治疗 highly active anti-retroviral therapy, HAART 01.0744

高效消毒剂 high effect disinfectant 04.0057

高压氧治疗 hyperbaric oxygen therapy 01.0621

高压蒸汽消毒 high-pressure steam disinfection 04.0065

高致病性病原微生物 high pathogenicity microorganism 01.0282

睾丸炎 orchitis 02.0202

戈登分枝杆菌 *Mycobacterium gordonae* 03.1172

革兰氏阳性杆菌 Gram positive bacillus 03.0764

革兰氏阳性菌 Gram positive bacterium 03.0761

革兰氏阳性球菌 Gram positive coccus 03.0763

革兰氏阳性球菌败血症 Gram positive coccobacteria septicemia 03.0784

革兰氏阴性杆菌 Gram negative bacillus 03.0765

革兰氏阴性菌 Gram negative bacterium 03.0762

革蜱 *Dermacentor* 03.0723

格拉汉姆巴尔通体 *Bartonella grahamii* 03.0685

格斯特曼–施特劳斯勒–沙因克综合征 Gerstmann-Straussler-Scheinker syndrome 03.0540

格斯特曼综合征 Gerstmann syndrome, GSS 03.0542

隔离 isolation 04.0033

隔离标志 isolation sign 04.0035

隔离病房 isolation ward 04.0042

隔离方式 isolation method 04.0036

隔离技术 isolation skill 04.0041

隔离目的 isolation aim 04.0034

隔离期 isolation period 04.0052

隔离系统 A isolation system A 04.0037

隔离系统 B isolation system B 04.0038

隔离系统 C isolation system C 04.0039

隔离原则 isolation principle 04.0040

膈下脓肿 subphrenic abscess 02.0176

庚型肝炎病毒 hepatitis G virus, HGV 03.0116

更昔洛韦 ganciclovir 01.0753

攻击素 aggressin 01.0143

* 共感染 coinfection 01.0021

共济失调 ataxia 01.0086

共价闭合环状 DNA covalently closed circular DNA 03.0458

钩虫病 hookworm disease 03.1293

钩端螺旋体 leptospira 03.1069

钩端螺旋体病 leptospirosis 03.1070

钩端螺旋体活疫苗 leptospiral live vaccine 01.0484

钩端螺旋体灭活菌苗 leptospiral inactivated bacterial vaccine 01.0482

钩端螺旋体外膜菌苗 leptospiral adventitial bacterial vaccine 01.0483

钩端螺旋体疫苗 leptospirosis vaccine 03.1084

钩球蚴 coracidium 03.1260

钩体败血症 leptospiremia 03.1075

* 钩体病 leptospirosis 03.1070

古典生物型 classical biotype 03.0856

谷氨酸棒状杆菌 *Corynebacterium glutamicum* 03.0829

骨放线菌病 bone actinomycosis 02.0398

骨关节假体相关性感染 infection with prostheses in bone and joint 02.0421

骨关节结核 osteoarticular tuberculosis 02.0402

骨梅毒 osseous syphilis 02.0407

骨髓干细胞 bone marrow stem cell 01.0169

骨髓炎 osteomyelitis 02.0411

固定毒株 fixed virus 03.0106

固相杂交 solid-phase hybridization 01.0566

* 固有免疫 innate immunity 01.0250

* 顾氏小体 Guarnieri body 03.0135

瓜尔涅里小体 Guarnieri body 03.0135

关节炎 arthritis 02.0395

冠状病毒 coronavirus 03.0048

冠状病毒感染 coronavirus infection 03.0311

广州管圆线虫 *Angiostrongylus cantonensis* 03.1280

广州管圆线虫病 angiostrongyliasis cantonensis 03.1281

龟分枝杆菌 *Mycobacterium chelonei* 03.1144

龟头炎 balanitis 02.0217

诡诈分枝杆菌 *Mycobacterium fallax* 03.1146

过敏性休克 anaphylactic shock 01.0614

H

海岛纤恙螨 *Leptotrombidium insularae* 03.0707

海分枝杆菌 *Mycobacterium marinum* 03.1158

海绵窦血栓　cavernous sinus thrombosis　02.0044

海绵窦血栓形成　infectious cavernous sinus thrombosis　02.0380

海绵体化　sponge degeneration　03.0548

海鸥弯曲菌　Campylobacter lari　03.0880

* 海群生　hetrazan　01.0775

海氏普鲁威登菌　Providencia heimbachae　03.0943

海鱼弧菌　Vibrio damsela　03.0872

海藻糖酶　trehalase　01.0245

寒性脓肿　psychrapostema　02.0406

汉赛巴尔通体　Bartonella henselae　03.0679

汉坦病毒肺综合征　Hantavirus pulmonary syndrome, HPS　03.0392

汉坦病毒属　hantavirus, HTV　03.0091

* 汉坦病毒心肺综合征　Hantavirus cardio-pulmonary syndrome, HCPS　03.0392

蒿甲醚　artemether　01.0761

* 合生素　symbiotic, synbiotic　01.0815

合生元　symbiotic, synbiotic　01.0815

* 合生原　symbiotic, synbiotic　01.0815

河弧菌　Vibrio fluvialis　03.0868

河口弧菌　Vibrio aestuarianus　03.0863

河生肠杆菌　Enterobacter amnigenus　03.0906

* 荷兰猪　guinea pig　04.0238

核蛋白　nuclear protein　01.0599

核苷类反转录酶抑制剂　nucleotide reverse transcriptase inhibitor, NRTI　03.0502

核苷类似物　nucleotide analogue, NA　01.0735

核苷类药物　nucleoside drug　01.0734

核酶　ribozyme　01.0626

核酸杂交　nucleic acid hybridization　01.0565

核心　core　03.0153

核衣壳　nucleocapsid　03.0154

核衣壳蛋白　nucleocapsid protein　03.0155

核因子κB　nuclear factor-κB，NF-κB　04.0300

颌骨骨髓炎　osteomyelitis of jaw　02.0052

赫氏反应　Herxheimer reaction　03.1083

褐家鼠　Rattus norvegicus　04.0223

黑港渠病毒　black creek canal virus　03.0094

黑家鼠　Rattus rattus　04.0222

黑龙江立克次体　Rickettsia heilongjiangii　03.0649

黑赛尾库蚊　Culex melanura　03.0076

* 黑色天花　hemorrhagic smallpox　03.0295

黑色消化球菌　Peptococcus niger　03.1101

* 黑死病　black death　04.0216

黑线姬鼠　Apodemus agrarius　04.0220

亨德拉病毒　Hendra virus, HeV　03.0043

亨德拉病毒感染　Hendra virus infection　03.0380

横痃　bubo　03.0570

红霉素　erythromycin　01.0695

红球菌　rhodococcus　03.0830

红色沙雷菌　Serratia rubidaea　03.0916

红外线消毒　infrared disinfection　04.0072

红细胞凝集抑制抗体　hemagglutination-inhibition antibody　01.0530

红细胞外渗　erythrocyte extravasation　01.0105

红细胞再生障碍性贫血危象　erythrocyte aplastic crisis　03.0320

红纤恙螨　Leptotrombidium akamushi　03.0697

* 红眼病　acute bacterial conjunctivitis　02.0353

* 红疹毒素　erythrogenic toxi　03.0814

* 红棕色革蜱　Dermacentor parumapertus　03.0738

洪水型钩体病　flood type leptospirosis　03.1074

喉脓肿　laryngeal abscess　02.0024

喉软骨膜炎　larynx perichondritis　02.0021

猴痘　monkeypox　03.0304

* 猴天花病毒病　smallpox-like illness　03.0303

后发热　recurrence of fever in the phase of convalescence　03.1078

后遗症　sequelae　01.0041

呼肠孤病毒科　Reoviridae　03.0059

呼吸道病毒　respiratory virus　03.0031

呼吸道传播　respiratory tract transmission　01.0299

呼吸道感染　respiratory tract infection　04.0202

呼吸道隔离　respiratory tract isolation　04.0045

呼吸道合胞病毒　respiratory syncytial virus, RSV　03.0039

呼吸道合胞病毒高效价免疫球蛋白　high potency respiratory syncytial virus immunoglobulin　01.0426

* 呼吸道融合病毒　respiratory syncytial virus, RSV　03.0039

呼吸机相关[性]肺炎　ventilator-associated pneumonia, VAP　02.0090

* 呼吸急促　short breath　03.0215

呼吸困难　dyspnea　02.0073

呼吸衰竭　respiratory failure　02.0075

弧菌　vibrio　03.0859

虎林立克次体　Rickettsia hulinii　03.0627

* 花斑蚊　Aedes albopictus　03.0079
花斑癣　tinea versicolor　03.1228
花生四烯酸　arachidonic acid　04.0296
* 划足试验　Babinski sign　02.0297
* 化脑　purulent meningitis　02.0306
化脓棒状杆菌　Corynebacterium pyogenes　03.0834
化脓性骨髓炎　suppurative osteomyelitis　02.0412
化脓性关节炎　suppurative arthritis　02.0400
化脓性汗腺炎　hidradenitis suppurative　02.0435
化脓性肌炎　suppurative myositis　02.0439
化脓性脊柱炎　suppurative spondylitis　02.0416
化脓性脑膜炎　purulent meningitis　02.0306
化脓性皮肤病　pyoderma　03.0785
化脓性葡萄膜炎　suppurative uveitis　02.0375
化脓性球菌　pyogenic coccus　02.0423
化脓性腮腺炎　suppurative parotitis　02.0008
化学发光酶免疫测定　chemiluminescent enzyme
　　immunoassay, CLEIA　01.0544
化学消毒　chemical disinfection　04.0060
化学消毒剂　chemical disinfectant　04.0056
化学性废物　chemical waste　04.0087
坏疽　gangrene　02.0437
坏疽痘　gangrenous vaccinia　03.0301
坏疽性蜂窝织炎　gangrenous cellulitis　02.0432
坏疽性口炎　gangrenous stomatitis, noma　02.0112
坏疽性深脓疱　ecthyma gangrenosum　01.0101
坏死性角膜基质炎　necrotizing stromal keratitis
　　02.0373
坏死性筋膜炎　necrotizing fasciitis　02.0436
坏死性小肠结肠炎　necrotizing enterocolitis　02.0165
坏死性血管炎　necrotizing vasculitis　02.0289
环孢素 A　cyclosporine A　01.0797
* 环丙氟哌酸　ciprofloxacin　01.0709
环丙沙星　ciprofloxacin　01.0709
环跗库蚊　Culex tarsalis　03.0077
环加氧酶　cyclo-oxygenase　04.0297
环境监测　environmental monitoring　04.0018
环磷酰胺　cyclophosphamide　01.0796
环状病毒　orbivirus　03.0063
环状沉淀反应　ring precipitation　01.0532
缓激肽　bradykinin　04.0310
* 患病率　prevalence rate　01.0327
患者　patient　01.0289
黄病毒　flavivirus　03.0084

黄疸　jaundice　01.0082
黄疸出血型钩体病　jaundice hemorrhage type
　　leptospirosis　03.1077
* 黄腹鼠　Rattus flavipectus　04.0239
黄杆菌　flavobacterium　03.1058
黄褐二氧化碳嗜纤维菌　Capnocytophaga ochracea
　　03.1095
黄毛鼠　Rattus rattoides　04.0235
黄热病　yellow fever　03.0378
黄热病冻干疫苗　yellow fever freeze drying vaccine
　　01.0470
黄热病毒　yellow fever virus　03.0085
黄热病活疫苗　yellow fever live vaccine　01.0471
黄色短杆菌　Brevibacterium flavum　03.0832
* 黄色阴沟肠杆菌　Enterobacter sakazakii　03.0912
黄胸鼠　Rattus flavipectus　04.0239
磺胺甲噁唑　sulfamethoxazole　01.0713
磺胺甲噁唑–甲氧苄啶　sulfamethoxazole-trimethoprim,
　　SMZ-TMP　01.0712
磺胺嘧啶　sulfadiazine　01.0710
灰黄霉素　griseofulvin　01.0722
恢复期　convalescent period　01.0034
恢复期血清　convalescent serum　01.0644
回归热　relapsing fever　01.0055
回归热螺旋体　Borrelia recurrentis　03.1085
汇合分枝杆菌　Mycobacterium confluentis　03.1145
会厌囊肿　epiglottic cyst　02.0032
混合感染　mixed infection　01.0020
活病毒疫苗　live virus vaccine　01.0404
活菌苗　live bacterial vaccine　01.0405
活性氧代谢产物　metabolite of active oxygen　04.0318
活疫苗　live vaccine　01.0403
火鸡传染性肠炎冠状病毒　turkey bluecomb virus
　　03.0055
火箭电泳　rocket electrophoresis　01.0535
获得梅毒　acquired syphilis　02.0223
* 获得性免疫　acquired immunity　01.0251
获得性免疫缺陷综合征　acquired immunodeficiency
　　syndrome, AIDS　03.0467
霍利斯弧菌　Vibrio hollisae　03.0870
霍乱　cholera　03.0854
霍乱肠毒素　cholera endotoxin　03.0858
霍乱弧菌　Vibrio cholerae　03.0855
霍乱、伤寒、副伤寒甲乙菌苗及破伤风类毒素混合制剂 cholera and typhoid-paratyphoid A and B vaccine and tetanus toxoid complex 01.0492

霍乱 B 亚单位联合菌苗 cholera subunit B combined bacterial vaccine 01.0476

霍乱 O139 疫苗 cholera serotype O139 vaccine 01.0478

* 霍乱原 choleragen 03.0858

霍伊内征 Hoyne sign 03.0237

J

机会病原体 opportunistic agent 04.0189

机会性分枝杆菌 opportunistic mycobacterium 03.1130

机会性感染 opportunistic infection 01.0014

* 机械处理 primary management 04.0099

机械辅助通气 machine support ventilation 04.0348

肌阵挛 myoclonus 02.0438

鸡沙门菌 *Salmonella gallinarum* 03.0986

* 鸡尾酒疗法 cocktail therapy 01.0744

基本用药程序 basic medication procedure 04.0186

基础免疫 basic immunization, fundamental immunity 01.0369

基孔肯亚病毒 Chikungunya virus 03.0072

基孔肯亚出血热 Chikungunya hemorrhagic fever, CHIK 03.0369

基萨那森林病 Kyasanur forest disease 03.0383

C 基因 *C* gene 03.0460

P 基因 *P* gene 03.0461

S 基因 *S* gene 03.0459

X 基因 *X* gene 03.0462

基因重组肾综合征出血热疫苗 hemorrhagic fever with renal syndrome gene-recombination vaccine 01.0439

基因重组疫苗 gene-recombinant vaccine 01.0415

基因分型 genotyping 01.0518

基因工程疫苗 gene engineering vaccine 01.0400

基因敲除 gene knock out 01.0592

基因同源性 genomic homology 01.0601

基因武器 gene weapon 04.0356

基因芯片技术 gene chip technique 01.0563

基因型 genotype 01.0575

基因型敏感性检测 genotypic susceptibility testing 03.0489

基因型耐药 genotypic resistance 03.0490

基因治疗 gene therapy 01.0625

基因组 genome 01.0572

基质蛋白 matrix protein 03.0165

稽留热 continued fever 01.0051

* 吉兰–巴雷综合征 Guillain-Barré syndrome, GBS 02.0341

吉首纤恙螨 *Leptotrombidium jishoum* 03.0710

级联效应 cascade effect 04.0332

极期 fastigium 01.0045

急性暴发性鼻真菌病 acute fulminant rhinomycosis 02.0046

急性鼻炎 acute rhinitis 02.0041

急性变态反应性会厌炎 acute allergic epiglottitis 02.0031

急性丙型肝炎 acute hepatitis C 03.0403

急性病毒性肝炎 acute viral hepatitis 03.0394

急性病毒性肝炎并发症 complication of acute viral hepatitis 03.0418

急性病毒性支气管炎 acute viral bronchitis 02.0064

急性播散性脑脊髓炎 acute disseminated encephalomyelitis 02.0339

急性肠炎 acute enteritis 02.0118

* 急性弛缓性瘫痪 acute flaccid paralysis, AFP 03.0235

急性出血性坏死性肠炎 acute hemorrhagic necrotizing enteritis 02.0125

急性出血性结膜炎 acute hemorrhagic conjunctivitis, AHC 02.0362

急性单纯性喉炎 acute simple laryngitis 02.0019

急性发热 acute fever 01.0047

急性发热性疾病 acute febrile disease 03.0343

急性非甲非乙非丙非丁非戊型肝炎 acute non-A, non-B, non-C, non-D, non-E hepatitis，non-A–E hepatitis 03.0407

急性非麻痹性脊髓灰质炎 acute nonparalytic poliomyelitis 03.0198

急性肺炎 acute pneumonia 02.0080

* 急性蜂窝织炎性胃炎 acute phlegmonous gastritis 02.0131

急性附睾炎 acute epididymitis 02.0199

急性腹膜炎 acute peritonitis 02.0174

* 急性肝坏死 fulminant hepatic failure 03.0417

急性肝衰竭 acute liver failure 03.0414

* 急性肝萎缩　fulminant hepatic failure　03.0417

急性感染性多发性神经根炎　acute infectious polyradiculoneuritis　02.0341

急性感染性会厌炎　acute infectious epiglottitis　02.0030

急性颌骨骨髓炎　acute osteomyelitis of jaw　02.0053

急性喉气管支气管炎　acute laryngotracheobronchitis　02.0025

急性呼吸窘迫综合征　acute respiratory distress syndrome, ARDS　04.0323

急性化脓性鼻窦炎　acute suppurative sinusitis　02.0038

急性化脓性扁桃体炎　acute suppurative tonsillitis　02.0011

急性化脓性胃炎　acute purulent gastritis　02.0131

急性黄疸性肝炎　acute icteric hepatitis　03.0395

急性会厌炎　acute epiglottitis　02.0029

* 急性假膜型念珠菌性口炎　acute pseudomembranous candidiasis　03.1194

急性卡他性扁桃体炎　acute catarrhal tonsillitis　02.0009

* 急性卡他性结膜炎　acute bacterial conjunctivitis　02.0353

急性阑尾炎　acute appendicitis　02.0150

急性泪囊炎　acute dacryocystitis　02.0383

急性泪腺炎　acute dacryoadenitis　02.0385

急性淋巴管炎　acute lymphangitis　02.0444

急性淋巴结炎　acute lymphadenitis　02.0440

急性淋球菌性尿道炎　acute gonococcal urethritis　02.0249

急性流行性出血性结膜炎　acute epidemic haemorrhagic conjunctivitis　03.0194

急性滤泡性扁桃体炎　acute follicular tonsillitis　02.0010

急性麻痹性脊髓灰质炎　acute paralytic poliomyelitis　03.0197

急性弥漫性脑脊髓膜炎　acute diffuse cerebrospinal meningitis　02.0309

急性脑膜炎　acute meningitis　02.0303

* 急性脑综合征　delirium　02.0336

急性脓胸　acute empyema　02.0101

急性膀胱炎　acute cystitis　02.0188

急性上行性弛缓性瘫痪　acute ascending flaccid paralysis　03.0234

急性上行性脊髓麻痹　acute ascending spinal paralysis　03.0233

急性肾衰竭　acute renal failure, ARF　03.0348

急性肾盂肾炎　acute pyelonephritis　02.0204

急性视网膜坏死综合征　acute retinal necrosis syndrome　02.0376

急性松弛性瘫痪　acute flaccid paralysis, AFP　03.0235

急性胃肠炎　acute gastroenteritis　02.0126

急性无黄疸性肝炎　acute anicteric hepatitis　03.0396

急性戊型肝炎　acute hepatitis E　03.0406

急性细菌性结膜炎　acute bacterial conjunctivitis　02.0353

急性细菌性前列腺炎　acute bacterial prostatitis　02.0194

急性细菌性支气管炎　acute bacterial bronchitis　02.0063

急性纤维蛋白性喉气管支气管炎　acute fibrinous laryngotracheobronchitis　02.0027

急性腺样体炎　acute adenoiditis　02.0014

急性心功能不全　acute cardiac insufficiency　04.0324

急性血源性骨髓炎　acute hematogenic osteomyelitis　02.0413

急性咽炎　acute pharyngitis　02.0001

急性隐窝性扁桃体炎　acute lacunar tonsillitis　02.0012

急性支气管炎　acute bronchitis　02.0062

急性阻塞性喉气管支气管炎　acute obstructive laryngotracheobronchitis　02.0026

疾病预防控制机构　disease prevention and control agency　01.0345

棘球蚴　echinococcus　04.0252

棘球蚴病　echinococcosis　04.0248

集落刺激因子　colony stimulating factor, CSF　01.0231

脊髓灰质炎　poliomyelitis　02.0340

脊髓灰质炎病毒　poliovirus　03.0025

脊髓灰质炎灭活疫苗　poliovirus inactivated vaccine　01.0455

脊髓灰质炎样综合征　polio-like syndrome　03.0195

脊髓炎　myelitis　02.0337

计划免疫　planed immunization　01.0367

季节性　seasonal　01.0336

继发感染　secondary infection　01.0018

继发性肺脓肿　secondary lung abscess　02.0095

继发性腹膜炎　secondary peritonitis　02.0178

继发性干燥综合征　secondary Sjögren syndrome, SSS　02.0392

继发性医院内血流感染　secondary nosocomial blood-stream infection　04.0111

寄生虫病　parasitic disease　03.1235

寄生虫性肠炎　parasitic enteritis　02.0122

寄生世代　parasitic generation　03.1247

加德纳菌　Gardnerella　03.1014

* 加雷骨髓炎　Garré osteomyelitis　02.0415

加利福尼亚脑炎　California encephalitis　03.0366

加氯消毒　chlorination disinfection　04.0103

加拿大立克次体　Rickettsia canada　03.0654

* 加强监护病房　intensive care unit, ICU　04.0346

加强免疫　booster immunity　01.0370

加速器处理技术　accelerator processing technique　04.0102

家鼠　common house mouse　04.0226

荚膜组织胞浆菌　Histoplasma capsulatum　03.1215

* 甲苯达唑　mebendazole　01.0779

甲苯咪唑　mebendazole　01.0779

甲病毒　alphavirus　03.0066

* 甲砜氯霉素　thiamphenicol　01.0683

甲砜霉素　thiamphenicol　01.0683

甲类传染病　category A infectious disease　01.0348

甲胎蛋白　alpha-fetoprotein, AFP　03.0438

甲硝唑　metronidazole　01.0768

甲型副伤寒沙门菌　Salmonella paratyphi A　03.0974

甲型肝炎　hepatitis A　03.0400

甲型肝炎病毒　hepatitis A virus, HAV　03.0111

甲型肝炎病毒 RNA　hepatitis A virus RNA, HAV RNA　03.0443

甲型肝炎病毒基因型　hepatitis A virus genotype　03.0446

甲型肝炎病毒 IgM 抗体　hepatitis A virus IgM antibody　03.0449

甲型肝炎病毒 IgG 抗体　hepatitis A virus IgG antibody　03.0450

甲型肝炎病毒抗原　hepatitis A virus antigen　03.0448

甲型肝炎活疫苗　hepatitis A live vaccine　01.0442

甲型肝炎基因工程疫苗　hepatitis A gene engineering vaccine　01.0444

甲型肝炎灭活疫苗　hepatitis A inactivated vaccine　01.0443

甲型肝炎疫苗　hepatitis A vaccine　01.0441

甲型 H1N1 流行性感冒病毒裂解疫苗　H1N1 influenza split virion vaccine　01.0430

甲型溶血性链球菌　α-hemolytic streptococcus　03.0809

* 甲氧苄氨嘧啶　trimethoprim, TMP　01.0715

甲氧苄啶　trimethoprim, TMP　01.0715

假病毒体　pseudovirion　03.0142

假单胞菌　pseudomonas　03.0947

假结核棒状杆菌　Corynebacterium pseudotuberculosis　03.0833

假结核耶尔森菌　Yersinia pseudotuberculosis　03.1037

假膜性结肠炎　pseudomembranous colitis　02.0169

* 假性脑膜炎　meningismus　02.0321

尖锐湿疣　condylomata acuminatum, CA　02.0219

肩突硬蜱　Ixodes scapularis　03.0742

艰难梭菌　Clostridium difficile　03.1111

艰难梭菌相关性腹泻　Clostridium difficile associated diarrhea　02.0170

* 监测管理传染病　category C infectious disease　01.0350

兼性厌氧菌　aerotolerant anaerobe　低 03.0758

检疫　quarantine　01.0632

* 减毒活菌苗　live bacterial vaccine　01.0405

* 减毒[活]疫苗　attenuated vaccine　01.0403

简明弯曲菌　Campylobacter concisus　03.0883

间接接触传播　indirect contact transmission　01.0305

间接免疫荧光技术　indirect immunofluorescence technique　01.0548

间接免疫荧光抗体试验　indirect immunofluorescent antibody test, IFAT　03.0694

间接凝集抑制试验　indirect agglutination inhibition test　01.0526

间接血凝试验　indirect hemagglutination assay, IHA　01.0522

间歇期　intermission　01.0036

间歇热　intermittent fever　01.0053

健康病原携带者　healthy pathogen carrier　01.0294

浆细胞　plasmocyte　01.0158

交叉保护作用　cross protection　01.0276

交叉感染　cross infection　01.0023

交叉免疫　cross immunity　01.0359

交感-肾上腺髓质系统　sympathetico-adrenomedullary system　04.0306

交通性脑积水　communicating hydrocephalus　02.0342

焦痂　eschar　03.0839

嚼肌间隙感染　masseteric space infection　02.0049

角膜基质炎　interstitial keratitis　02.0370

* 阶段现患率　period prevalence　04.0010

疖　furuncle　02.0428

接触传播　contact transmission　01.0303

接触隔离　contact isolation　04.0048

接种　inoculation　01.0373

接种次数　inoculation time　01.0377

接种对象　inoculation object　01.0375

接种剂量　inoculation dosage　01.0376

接种禁忌证　contraindication to vaccination　01.0387

接种有效率　efficacy rate of inoculation　01.0388

接种针　inoculating needle, vaccine point　01.0384

街毒株　street virus　03.0105

节片　proglottid　03.1248

拮抗作用　antagonism　01.0647

* 洁霉素　lincomycin　01.0718

结肠弯曲菌　*Campylobacter coli*　03.0878

结构蛋白　structural protein　03.0160

结核病 DNA 疫苗　bacillary phthisis DNA vaccine, tuberculosis DNA vaccine　01.0508

结核分枝杆菌　*Mycobacterium tuberculosis*　03.1143

结核结节　tubercle　02.0315

结核菌素试验　tuberculin test　03.1127

结核性附睾炎　tuberculous epididymitis　02.0201

结核性淋巴结炎　tuberculous lymphadenitis　02.0442

结核性慢性泪腺炎　chronic dacryoadenitis caused by tuberculosis　02.0387

结核性脑膜炎　tuberculous meningitis　02.0314

结核样型麻风病　tuberculoid leprosy　03.1139

结节性梅毒　nodular syphilis　02.0231

* 结膜-尿道-滑膜综合征　Reiter syndrome　03.0568

结膜炎　conjunctivitis　02.0350

解除隔离　disisolation　04.0053

解脲支原体　*Ureaplasma urealyticum*　03.0590

解热镇痛药　antipyretic analgesic　01.0657

解藻酸弧菌　*Vibrio alginolyticus*　03.0864

界线类麻风病　borderline form leprosy　03.1140

金刚烷胺　amantadine　01.0756

金刚乙胺　rimantadine　01.0757

金黄色葡萄球菌　*Staphylococcus aureus*　03.0787

金黄色葡萄球菌性肺炎　staphylococcal pneumonia　02.0084

金色分枝杆菌　*Mycobacterium aurum*　03.1163

津加病毒　Zinga virus　03.0089

进行性多灶性白质脑病　progressive multifocal leukoencephalopathy　03.0337

进行性风疹全脑炎　progressive rubella panencephalitis　03.0249

进展性播散性水痘　progressive disseminated varicella　03.0256

浸润　infiltration　01.0117

经常性消毒　routine disinfection　04.0077

精制抗腺病毒血清　refined adenoviral antiserum　01.0475

精制类毒素　refined toxoid　01.0418

精制气性坏疽抗毒素　refined gas-gangrene antitoxin　01.0490

精制肉毒抗毒素　refined botulism antitoxin　01.0489

颈深部感染　deep neck infection　02.0056

静脉导管相关菌血症　intravascular catheter-associated bacteremia　04.0106

静脉肾盂造影　intravenous pyelogram　02.0206

静脉吸毒者　intraveneous drug user　03.0479

静脉炎　phlebitis　04.0117

* 镜下血尿　microscopic hematuria　02.0189

局部带状疱疹　localized herpes zoster　03.0262

局限性骨脓肿　localized bone abscess　02.0420

局限性脓胸　localized empyema　02.0103

* 巨大淋巴结增生症　Castleman disease, CD　03.0324

巨大软下疳　giant chancroid　03.1011

巨多齿恙螨　*Acomatacarus majesticus*　03.0705

* 巨肾虫　*Dioctophyma renale*　03.1283

巨噬细胞　macrophage　01.0164

巨噬细胞趋化因子　macrophage chemotactic factor, MCF　01.0210

巨细胞包涵体病　cytomegalic inclusion disease　03.0327

巨细胞病毒　cytomegalovirus　03.0131

巨细胞病毒感染　cytomegalovirus infection　03.0326

巨细胞病毒性视网膜炎　cytomegalovirus retinitis　03.0521

巨细胞性肝炎 giant cell hepatitis 03.0328
具核梭形杆菌 *Fusobacterium nucleatum* 03.1093
DNA 聚合酶 DNA polymerase 01.0595
RNA 聚合酶 RNA polymerase 01.0596
聚合酶链反应 polymerase chain reaction, PCR
　01.0553
聚团肠杆菌 *Enterobacter agglomerans* 03.0907
聚乙二醇干扰素 polyethylene glycol interferon,
　PEG-IFN 01.0229
军团病 legionellosis, legionella disease 03.1050

军团菌 legionella 03.1049
军团菌肺炎 legionella pneumonia 02.0092
菌毛 pilus 03.0766
菌苗 bacterial vaccine 01.0421
菌苗接种 bacterial vaccine inoculation 01.0386
菌苗疗法 vaccinotherapy 01.0423
菌尿 bacteriuria 02.0191
菌群紊乱 flora derangement 01.0811
菌血症 bacteremia 01.0091
菌种 bacterial species 01.0353

K

卡波西肉瘤 Kaposi sarcoma 03.0325
卡泊芬净 caspofungin 01.0730
卡介苗 bacillus Calmette-Guérin vaccine, BCG
　vaccine 01.0424
卡里翁病 Carrion disease 03.0676
卡那霉素 kanamycin 01.0693
卡氏肺孢菌 *Pneumocystis carinii* 03.1206
* 卡氏肺孢菌肺炎 *Pneumocystis carinii* pneumonia
　02.0091
卡氏肺孢菌疫苗 *Pneumocystis carinii* vaccine
　01.0512
* 卡氏肺孢子虫 *Pneumocystis carinii* 03.1206
卡斯尔曼病 Castleman disease, CD 03.0324
* 卡索尼试验 Casoni test 04.0253
卡他莫拉菌 *Moraxella catarrhalis* 03.0853
卡宴花蜱 *Amblyomma cajennense* 03.0745
堪萨斯分枝杆菌 *Mycobacterium kansasii* 03.1157
坎氏弧菌 *Vibrio campbellii* 03.0865
康复治疗 rehabilitation therapy 01.0617
康氏立克次体 *Rickettsia conorii* 03.0628
康氏立克次体阿斯特拉罕亚种 *Rickettsia conorii*
　subsp. *astrakhan* 03.0635
康氏立克次体康纳立亚种 *Rickettsia conorii* subsp.
　conorii 03.0629
康氏立克次体以色列亚种 *Rickettsia conorii* subsp.
　israeli 03.0633
康氏立克次体印度亚种 *Rickettsia conorii* subsp.
　indica 03.0631
康斯尔曼体 Councilman body 03.0434
* 糠酯酰胺 furamide 01.0771
抗病毒药 antiviral drug 01.0658
抗病毒治疗 antiviral therapy 01.0743

抗毒素 antitoxin 01.0613
抗独特型抗体 anti-idiotype antibody 01.0188
抗感染免疫 anti-infectious immunity 01.0358
抗菌疗法 antimicrobial therapy 01.0624
抗菌药物 antimicrobial agent 03.0783
抗狂犬病血清 rabies antiserum 01.0465
抗热分枝杆菌 *Mycobacterium thermoresistibile*
　03.1168
抗生素 antibiotic 01.0612
抗生素后效应 post-antibiotic effect 01.0649
抗生素相关性肠炎 antibiotic-associated colitis
　02.0168
抗体 antibody 01.0181
抗体分子酶解片段 enzymatic fragment of antibody
　molecule 01.0185
* 抗体依赖细胞介导的细胞毒作用 antibody-depend-
　ent cellular cytotoxicity, ADCC 01.0267
抗吞噬细胞因子 1 成分抗原 antiphagocytic fraction 1
　antigen 03.0776
抗炎细胞因子 anti-inflammatory cytokine 01.0788
* 抗药性 drug resistance 01.0635
抗原 antigen 01.0174
F1 抗原 F1 antigen 04.0212
抗原捕获酶联免疫吸附测定 antigen-capture enzyme-
　linked immunosorbent assay, AC-ELISA 01.0542
抗原决定簇 antigenic determinant 01.0179
* 抗原抗体复合物 antigen-antibody comple 01.0204
抗原提呈细胞 antigen-presenting cell, APC 01.0160
抗原相变异 phase variation 03.0695
抗原转变 antigenic shift 01.0180
抗再感染的部分免疫力 partial immunity to
　reinfection 01.0275

柯克斯体　coxiella　03.0597
柯萨奇病毒　Coxsackie virus　03.0028
柯萨奇病毒活疫苗　Coxsackie virus live vaccine　01.0456
柯萨奇病毒性脑炎　Coxsackievirus meningitis　03.0204
柯氏动弯杆菌　*Mobiluncus curtisii*　03.1017
柯氏培养基　Korthof medium　03.1071
科罗拉多蜱传热　Colorado tick fever　03.0360
科氏斑　Koplik spot , Koplik-Filatov spot　03.0240
科室医院感染管理小组　group of nosocomial infection administration　04.0023
C 颗粒　coreless particle　03.0140
D 颗粒　dense particle　03.0139
咳嗽　cough　03.0214
可读框　open reading frame, ORF　01.0593
可溶性蛋白　soluble protein　03.0166
克拉夫定　clevudine　01.0742
克拉霉素　clarithromycin　01.0699
克雷伯菌　Klebsiella　03.0932
克里米亚–刚果出血热　Crimean-Congo hemorrhagic fever, CCHF　03.0368
克霉唑　clotrimazole　01.0732
克尼格征　Kernig sign　02.0295
* 克氏征　Kernig sign　02.0295
克–雅病　Creutzfeldt-Jakob disease, CJD　03.0539
* 肯尼亚蜱传斑疹伤寒　Kenya tick typhus　03.0630
空肠弯曲菌　*Campylobacter jejuni*　03.0877
空泡细胞毒素　vacuolating cytotoxin　03.0902
* 恐水症　hydrophobia　03.0339
控制医院感染规划　nosocomial infection control plan　04.0029
口服补液疗法　oral rehydration therapy, ORT　02.0146
口服补液盐　oral rehydration salt　02.0147
口服霍乱活菌苗　oral cholera live vaccine　01.0477
口服脊髓灰质炎活疫苗　oral poliovirus live vaccine　01.0454
口服脊髓灰质炎疫苗　oral poliovirus vaccine, OPV　01.0453
口服沙门菌活菌苗　oral Salmonella live vaccine　01.0495
口服疫苗　oral vaccine　01.0411

口服志贺菌活菌苗　oral Shigella live bacterial vaccine　01.0491
口腔带状疱疹　oral herpes zoster　02.0108
口腔单纯性疱疹　oral herpes simplex　02.0107
口腔颌面部间隙感染　fascial space infection of oral and maxillofacial region　02.0114
口腔结核　oral tuberculosis　02.0110
口腔毛状白斑　oral hairy leukoplakia　03.0524
口腔念珠菌病　oral candidiasis　02.0109
口腔疱疹　mouth herpes　03.0278
口腔纤毛菌　*Leptotrichia buccalis*　03.1117
口蹄疫　foot-and-mouth disease　03.0338
口蹄疫病毒　foot-and-mouth disease virus　03.0103
口咽细菌定植　colonization bacteria on oral pharynx　04.0139
口周疱疹　peristomatous herpes　03.0281
库鲁病　Kuru disease　03.0538
库姆斯试验　Coombs test　01.0523
库普弗细胞　Kupffer cell　01.0165
库氏分枝杆菌　*Mycobacterium cookii*　03.1153
库斯莫尔征　Kussmaul sign　02.0284
跨龄传递　transstadial transmission　01.0308
跨膜蛋白　transmembrane protein　01.0600
快速病毒学应答　rapid virologic response, RVR　01.0651
快速血浆反应素环状卡片试验　rapid plasma reagin circle card test　02.0243
狂犬病　rabies　03.0339
狂犬病毒　rabies virus　03.0104
狂犬病毒糖蛋白 DNA 疫苗　rabies glycoprotein DNA vaccine　01.0464
[狂犬病]麻痹期　paralytic period　03.0341
[狂犬病]兴奋期　furious period　03.0340
狂犬病疫苗　rabies vaccine　01.0463
眶下间隙感染　infraorbital space infection　02.0048
* 眶周感染　orbital infection　02.0377
奎宁　quinine　01.0759
喹诺酮类　quinolone　01.0705
溃疡分枝杆菌　*Mycobacterium ulcerans*　03.1162
昆虫隔离　insect isolation　04.0050
昆士兰蜱传斑疹伤寒　Queensland tick-borne typhus　03.0622

L

拉克罗斯病毒　La Crosse virus　03.0097

拉米夫定　lamivudine, LAM, LDV　01.0736

拉塞格征　Lasègue sign　03.0238

拉沙病毒　Lassa virus　03.0082

拉沙热　Lassa fever　03.0372

拉氏普鲁威登菌　Providencia rustigianii　03.0945

蜡样芽孢杆菌　Bacillus cereus　03.0838

蜡样芽孢杆菌食物中毒　Bacillus cereus food poison-
ing　02.0143

莱贝尔星状视网膜病　Leber stellate retinopathy
03.0682

莱姆病　Lyme disease　03.1088

莱姆[疏螺旋体]病疫苗　Lyme borreliosis vaccine
01.0485

莱氏无胆甾原体　Acholeplasma laidlawii　03.0591

赖特综合征　Reiter syndrome　03.0568

阑尾炎　appendicitis　02.0149

朗格汉斯细胞　Langerhans cell　02.0316

老年人败血症　senile septicemia　04.0130

酪氨酸激酶　tyrosine kinase　04.0298

雷氏普鲁威登菌　Providencia rettgeri　03.0944

累加作用　additive effect　01.0646

肋生弧菌　Vibrio costicola　03.0862

泪腺肉样瘤病　sarcoidosis of the lacrimal gland
02.0389

类鼻疽　melioidosis　03.0962

类鼻疽伯克霍尔德菌　Burkholderia pseudomallei
03.0961

类病毒　viroid　03.0014

类产碱假单胞菌　Pseudomonas pseudoalcaligenes
03.0955

类丹毒　erysipeloid　03.0845

类毒素　toxoid　03.0768

类毒素疫苗　toxoid vaccine　01.0419

类风湿因子　rheumatoid factor　03.0189

* 类脂质血清反应　non-Treponema pallidum antigen
serologic test　02.0246

冷[免疫]球蛋白　cryoglobulin　01.0184

冷凝集　cold agglutination　03.0595

* 冷脓肿　psychrapostema　02.0406

冷球蛋白血症　cryoglobulinemia　01.0110

冷休克　cold shock　04.0261

璃眼蜱　Hyalomma　03.0720

李斯特菌病　listeriosis　03.0835

* 立夫特山谷热　Rift valley fever, RVF　03.0371

* 立夫特山谷热病毒　Rift valley fever virus　03.0088

立克次体　rickettsia　03.0596

立克次体病　rickettsiosis　03.0601

立克次体痘　rickettsialpox　03.0617

立克次体肺炎　rickettsial pneumonia　02.0086

立克次体类回文序列　Rickettsia-specific palindromic
element　03.0691

立克次体凝集试验　rickettsial agglutination test
03.0693

* 立氏埃立克体　Neorickettsia rickettsii　03.0619

立氏立克次体　Rickettsia rickettsii　03.0618

立氏新立克次体　Neorickettsia rickettsii　03.0619

利巴韦林　ribavirin　01.0733

利福平　rifampin　01.0716

利托那韦　ritonavir　01.0749

粒细胞　granulocyte　01.0170

粒细胞-巨噬细胞集落刺激因子　granulocyte-
macrophage colony stimulating factor, GM-CSF
01.0232

痢疾志贺菌　Shigella dysenteriae　03.0992

连锁分析　linkage analysis　01.0591

连续接种　continuous inoculation　01.0380

连续性静脉-静脉血液滤过透析　continuous venous-
venous hemofiltration, CVVH　04.0352

联苯苄唑　bifonazole　01.0729

联苯双酯　bifendate, bifendatatum　03.0466

联合活疫苗　combined live vaccine　01.0409

联合灭活疫苗　combined inactivated vaccine　01.0408

联合疫苗　combined vaccine　01.0399

联合治疗　combination therapy　01.0619

镰刀星隙吸虫　Stellantchasmus falcatus　03.1291

* 链道酶　streptodornase　03.0818

链激酶　streptokinase　03.0817

链霉素　streptomycin　01.0688

链球菌　streptococcus　03.0804

链球菌感染　streptococcal infection　03.0805

链球菌 DNA 酶　streptodornase　03.0818

链球菌溶血素　streptolysin　03.0815

链球菌外毒素　streptococcal exotoxin　03.0812

链球菌致热外毒素　streptococcal pyrogenic exotoxin
　03.0813

链球菌中毒性休克综合征　streptococcal toxic shock
　syndrome, STSS　03.0819

* 良性淋巴网状内皮细胞增生症　benign lymphoreti-
　culosis　03.0680

* 良性麻风　tuberculoid leprosy　03.1139

两歧双歧杆菌　Bifidobacterium bifidum　03.1115

两性霉素 B　amphotericin B, AmB　01.0719

两性霉素 B 脂质体　amphotericin B liposomal
　01.0720

裂谷热　Rift valley fever, RVF　03.0371

裂谷热病毒　Rift valley fever virus　03.0088

裂头蚴　sparganum　03.1263

林可霉素　lincomycin　01.0718

* 临床感染　clinical infection　01.0015

临床失误　clinical misplay　04.0327

淋巴管炎立克次体病　lymphangitis-associated
　rickettsiosis　03.0645

* 淋巴结核分枝杆菌　Mycobacterium scrofulaceum
　03.1175

淋巴细胞　lymphocyte　01.0147

淋巴细胞脉络丛脑膜炎　lymphocytic choriomeningitis,
　LCM　02.0318

淋巴细胞性浸润　lymphocytic infiltrate　02.0264

淋巴细胞[性]脉络丛脑膜炎病毒　lymphocytic
　choriomeningitis virus, LCMV　03.0058

淋巴因子　lymphokine　01.0208

淋巴组织　lymphatic tissue　01.0148

* 淋必治　spectinomycin　01.0692

淋病　gonorrhoea　02.0248

淋病奈瑟球菌　Neisseria gonorrhoeae　03.0851

* 淋球菌　Neisseria gonorrhoeae　03.0851

淋球菌感染　gonococcal infection　03.0850

淋球菌宫颈炎　gonococcal cervicitis　02.0257

淋球菌性关节炎　gonococcal arthritis　02.0401

磷壁酸　teichoic acid　03.0772

磷酸奥司他韦　oseltamivir phosphate　03.0036

磷脂酶 A2　phospholipase A2　04.0315

膦甲酸　foscarnet　03.0130

留置导尿　reserved urethral catheter　04.0148

流产布鲁氏菌　Brucella abortus　03.1022

* 流感　influenza　03.0209

* 流感病毒　influenza virus　03.0033

流感杆菌脑膜炎　Hemophilus influenzae meningitis
　02.0311

流感嗜血杆菌　Haemophilus influenzae　03.0998

流感嗜血杆菌 b 结合疫苗　Haemophilus influenzae
　type b conjugate vaccine　01.0498

* 流脑　epidemic cerebrospinal meningitis　02.0310

流脑 A 群多糖菌苗　epidemic meningitis A
　polysaccharide vaccine　01.0496

流脑 A、C 群多糖菌苗　epidemic meningitis A, C
　polysaccharide vaccine　01.0497

流式细胞术　flow cytometry, FCM　01.0550

流行　epidemic　01.0326

流行病学　epidemiology　01.0278

流行病学调查　epidemiologic study　01.0341

流行病学特征　epidemiologic feature　01.0280

流行过程　epidemic process　01.0330

流行率　prevalence rate　01.0327

流行性斑疹伤寒　epidemic typhus　03.0607

流行性斑疹伤寒活疫苗　epidemic typhus live vaccine
　01.0487

流行性斑疹伤寒疫苗　epidemic typhus vaccine
　01.0486

* 流行性病毒性胃肠炎　epidemic viral gastroenteritis
　02.0128

* 流行性出血热　epidemic hemorrhagic feve　03.0347

流行性出血性结膜炎　epidemic hemorrhagic
　conjunctivitis　02.0361

流行性发热性多关节炎　epidemic febrile polyarthritis
　03.0362

流行性腹泻　epidemic diarrhea　02.0161

流行性感冒　influenza　03.0209

流行性感冒病毒　influenza virus　03.0033

流行性感冒活疫苗　influenza live vaccine　01.0428

流行性感冒灭活疫苗　influenza inactivated vaccine
　01.0427

流行性感冒 DNA 疫苗　influenza DNA vaccine
　01.0429

* 流行性回归热　louse-borne relapsing fever　03.1086

流行性肌痛　epidemic myalgia　03.0202

流行性角膜结膜炎　epidemic keratoconjunctivitis
　02.0360

流行性脑脊髓膜炎　epidemic cerebrospinal meningitis
　02.0310

流行性腮腺炎　epidemic parotitis　03.0222

流行性腮腺炎病毒　mumps virus　03.0041

流行性腮腺炎活疫苗　mumps live vaccine, parotitis live vaccine　01.0440

流行性腮腺炎性睾丸炎　epidemic parotitis orchitis　03.0224

流行性腮腺炎性脑膜炎　epidemic parotitis meningitis　03.0223

流行性腮腺炎性脑炎　epidemic parotitis encephalitis　03.0225

流行性腮腺炎性胰腺炎　epidemic parotitis pancreatitis　03.0226

流行性乙型脑炎　epidemic encephalitis B　02.0327

流行性乙型脑炎活疫苗　epidemic encephalitis B live vaccine　01.0458

流行性乙型脑炎灭活疫苗　epidemic encephalitis B inactivated vaccine　01.0457

* 硫磺腹鼠　*Rattus niviventer*　04.0232

硫氯酚　bithionol sulfoxide　01.0773

* 硫霉素　thiamphenicol　01.0683

* 硫双二氯酚　bithionol sulfoxide　01.0773

硫唑嘌呤　azathioprine　01.0795

瘤型麻风病　lepromatous leprosy　03.1138

六钩蚴　oncosphere　03.1265

颅内压　intracranial pressure　02.0291

鲁氏耶尔森菌　*Yersinia ruckeri*　03.1040

鹿鼠　deer mouse, *Peromyscus maniculatus*　04.0224

* 路德维希咽峡炎　Ludwig angina　02.0113

旅行者腹泻　traveler's diarrhea　02.0164

绿猴肾细胞　vero cell　03.0692

绿针假单胞菌　*Pseudomonas chlororaphis*　03.0951

* 氯菊酯　permethrin　03.0751

氯喹　chloroquine　01.0758

* 氯喹啉　chloroquine　01.0758

氯霉素　chloramphenicol　01.0700

滤泡　follicle　01.0606

轮状病毒　rotavirus　03.0061

轮状病毒疫苗　rotavirus vaccine　01.0437

罗红霉素　roxithromycin　01.0697

罗蛉　*Lutzomyia*　03.0748

* 罗赛鼠　*Rattus rattoides*　04.0235

罗氏脑炎　Rocio encephalitis　03.0388

罗斯河病毒　Ross river virus　03.0075

罗斯河热病毒　Ross river fever virus　03.0047

罗特斑　Roth spot　02.0273

螺杆菌　helicobacter　03.0890

螺杆菌感染　helicobacter infection　03.0891

螺旋对称　helical symmetry　03.0144

瘰疬分枝杆菌　*Mycobacterium scrofulaceum*　03.1175

洛菲不动杆菌　*Acinetobacter lwoffii*　03.0971

洛匹那韦　lopinavir　03.0512

落基山斑点热　Rocky mountain spotted fever　03.0620

落基山林蜱　Rocky Mountain wood tick　03.0724

M

麻风病　leprosy, lepriasis　03.1137

麻风菌素试验　lepromin test　03.1142

麻疹　measles　03.0239

麻疹病毒　measles virus　03.0042

麻疹肺炎　postmeasles pneumonia　03.0244

麻疹–风疹二价疫苗　measles-rubella bivalence vaccine　01.0469

麻疹活疫苗　measles live vaccine　01.0434

麻疹–流行性腮腺炎–风疹活疫苗　measles-mumps-rubella combined live vaccine　01.0435

麻疹灭活疫苗　measles inactivated vaccine　01.0433

麻疹脑炎　measles encephalitis　03.0246

* 麻疹黏膜斑　Koplik spot, Koplik-Filatov spot　03.0240

麻疹性喉炎　measles laryngitis　02.0022

麻疹性结膜炎　measles conjunctivitis　02.0364

麻疹中耳炎　postmeasles otitis media　03.0245

马埃立克体　*Ehrlichia equi*　03.0668

* 马棒状杆菌　*Rhodococcus equi*　03.0831

马达加斯加分枝杆菌　*Mycobacterium madagas-cariense*　03.1148

* 马杜拉菌病　maduromycosis　03.1233

* 马杜拉足　Madura foot　03.1233

* 马尔堡病　Marburg virus disease, MVD　03.0367

马尔堡病毒　Marberg virus　03.0102

马尔堡病毒病　Marburg virus disease, MVD　03.0367

马尔堡出血热　Marberg hemorrhagic fever　03.0355

马耳他布鲁氏菌　*Brucella melitensis*　03.1020

马红球菌　*Rhodococcus equi*　03.0831

马拉硫磷　malathion　03.0750

* 马拉松　malathion　03.0750

* 马麻疹病毒　equine morbillivirus　03.0043

马麻疹病毒性肺炎　equine morbillivirus pneumonia,
EMP　02.0088

马赛立克次体　*Rickettsia massiliae*　03.0651

* 马赛热　Marseilles fever　03.0630

马氏立克次体　*Rickettsia marmionii*　03.0652

马雅罗病毒　Mayaro virus　03.0074

玛尔摩分枝杆菌　*Mycobacterium malmoense*
03.1174

麦迪霉素　midecamycin　01.0696

麦氏军团菌　*Legionella micdadei*　03.1053

麦氏染色　Macchiavello staining　03.0657

曼多辛假单胞菌　*Pseudomonas mendocina*　03.0957

曼氏迭宫绦虫　*Spirometra mansoni*　03.1259

曼氏裂头蚴病　sparganosis mansoni　03.1258

慢病毒　slow virus, lentivirus　03.0012

慢病毒感染　slow virus infection, SVI　03.0310

慢性扁桃体炎　chronic tonsillitis　02.0013

慢性肠炎　chronic enteritis　02.0119

慢性单纯性咽炎　chronic simple pharyngitis　02.0003

慢性肥厚性咽炎　chronic hypertrophic pharyngitis
02.0004

慢性肺副球孢子菌病　chronic pulmonary paracocci-
dioidomycosis　03.1221

慢性附睾炎　chronic epididymitis　02.0200

慢性肝衰竭　chronic liver failure　03.0416

慢性肝炎　chronic hepatitis　03.0398

慢性感染　chronic infection　01.0026

慢性骨髓炎　chronic osteomyelitis　02.0414

慢性颌骨骨髓炎　chronic osteomyelitis of jaw
02.0054

慢性化脓性鼻窦炎　chronic suppurative sinusitis
02.0039

慢性阑尾炎　chronic appendicitis　02.0151

慢性泪囊炎　chronic dacryocystitis　02.0384

慢性泪腺炎　chronic dacryoadenitis　02.0386

慢性淋巴结炎　chronic lymphadenitis　02.0441

慢性脑膜炎　chronic meningitis　02.0304

慢性黏膜皮肤念珠菌病　chronic mucocutaneous can-
didiasis　03.1192

慢性脓胸　chronic empyema　02.0102

慢性前列腺炎/慢性骨盆疼痛综合征　chronic prostati-
tis/chronic pelvic pain syndrome　02.0197

慢性肾盂肾炎　chronic pyelonephritis　02.0205

慢性微热　chronic eupyrexia　01.0050

慢性萎缩性肢端皮炎　acrodermatitis chronica atrophi-
cans, ACA　03.1090

慢性细菌性结膜炎　chronic bacterial conjunctivitis
02.0354

慢性细菌性前列腺炎　chronic bacterial prostatitis
02.0196

慢性咽炎　chronic pharyngitis　02.0002

慢性乙型肝炎表面抗原携带者　chronic HBsAg carrier
03.0452

慢性游走性红斑　erythema chronicum migrans, ECM
04.0208

慢性支气管炎　chronic bronchitis　02.0069

慢性阻塞性肺[疾]病　chronic obstructive pulmonary
disease, COPD　02.0070

慢性阻塞性肺[疾]病急性加重　acute exacerbation of
chronic obstructive pulmonary disease　02.0072

猫传染性腹膜炎病毒　feline infectious peritonitis virus
03.0056

猫螺杆菌　*Helicobacter felis*　03.0895

* 猫蚤传斑点热　cat flea-borne typhus　03.0612

猫蚤传斑疹伤寒　cat flea-borne typhus　03.0612

猫栉头蚤　*Ctenocephalides felis*　03.0712

猫抓病　cat-scratch disease　03.0680

毛霉病　mucormycosis　03.1202

毛霉菌肺部感染　pulmonary infection of mucor
04.0146

毛囊性脓疱疮　follicular impetigo　02.0426

毛囊性软下疳　follicular chancroid　03.1007

毛囊炎　folliculitis　02.0425

毛首鞭形线虫　*Trichuris trichiura*　03.1294

* 毛细胆管性肝炎　cholestatic hepatitis　03.0399

毛细血管炎　capillaritis　02.0286

毛圆线虫　*Trichostrongylus*　03.1287

毛圆线虫病　trichostrongyliasis　03.1288

玫瑰疹　rose spot　01.0075

梅毒　syphilis　02.0222

* 梅毒瘤　syphilom　02.0232

梅毒螺旋体　*Microspironema pallidum*　03.1062

梅毒螺旋体抗原血清试验　*Treponema pallidum* antigen
serologic test　02.0247

梅毒螺旋体血凝试验　*Treponema pallidum* hemagglu-
tination assay, TPHA　02.0245

梅毒性关节炎 syphilitic arthritis 02.0408

梅毒性树胶[样]肿 syphilitic gumma 02.0232

梅契尼可夫弧菌 *Vibrio metchnikovii* 03.0873

酶联免疫斑点试验 enzyme-linked immunospot assay,
ELISPOT assay 01.0541

酶联免疫吸附测定 enzyme-linked immunosorbent
assay, ELISA 01.0540

酶免疫测定 enzyme immunoassay, EIA 01.0543

美丽筒线虫病 gongylonemiasis pulchrum 03.1285

美洛培南 meropenem 01.0685

美洛西林 mezlocillin 01.0665

美帕曲星 mepartricin 01.0723

美洲钝眼蜱 *Amblyomma americanum* 03.0741

美洲飞鼠 *Glaucomys volans* 04.0230

美洲犬蜱 American dog tick 03.0725

* 孟氏裂头绦虫 *Spirometra mansoni* 03.1259

咪康唑 miconazole 01.0725

弥散加权磁共振 diffusion and exacerbation magnetic
resonance 03.0554

弥散性血管内凝血 disseminated inravascular coagula-
tion, DIC 04.0331

米库利兹综合征 Mikulicz syndrome 02.0393

米诺环素 minocycline 01.0704

泌尿生殖系支原体感染 uro-genital mycoplasma
infection 03.0593

泌尿系逆行感染 retrograde urinary tract infection
02.0184

免疫 immunity 01.0145

免疫重建炎症综合征 immune reconstitution
inflammatory syndrome , IRIS 03.0493

免疫电泳 immunoelectrophoresis 01.0537

免疫复合物 immune complex, IC 01.0204

免疫复合物学说 immune complex theory 04.0333

免疫复合物样综合征 immune complex-like syndrome
01.0205

免疫功能重建 immune reconstitution 03.0492

免疫核糖核酸 immunogenic RNA, iRNA 01.0793

免疫活性细胞 immunocompetent cell, ICC 01.0146

免疫记忆 immunological memory 01.0258

免疫接种 immune inoculation 01.0374

免疫接种率 rate of inoculation 01.0378

免疫耐受 immunological tolerance 01.0270

免疫球蛋白 immunoglobulin, Ig 01.0182

免疫损伤 immunological injury 01.0271

免疫逃逸 immune escape 01.0272

免疫调节 immune regulation 01.0273

免疫调节剂 immunomodulator 01.0784

免疫妥协宿主 immunocompromised host 04.0188

HIV 免疫学失败 HIV immunologic failure 03.0520

免疫抑制剂 immunosuppresant 01.0786

免疫抑制治疗 immunosuppressive therapy 01.0611

免疫荧光技术 immunofluorescence technique
01.0546

免疫荧光抗体 immunofluorescent antibody 01.0196

免疫应答 immune response 01.0249

免疫预防 immunoprophylaxis 01.0365

免疫增强剂 immunoenhancer 01.0785

免疫治疗 immunotherapy 01.0366

面颈部化脓性淋巴结炎 faciocervical purulent
lymphadenitis 02.0057

灭活提纯亚单位 inactivate purification subunit 01.0392

灭活疫苗 inactivated vaccine 01.0406

灭活疫苗与基因重组联合疫苗 gene-recombinant
vaccine combined with inactivated agent 01.0410

灭菌 sterilization 04.0080

* 灭菌剂 high effect disinfectant 04.0057

灭菌原则 sterilization principle 04.0081

膜蛋白 membrane protein 01.0598

摩氏摩根菌 *Morganella morganii* 03.0940

莫拉菌 Moraxella 03.0852

莫农加希拉病毒 Monongahela virus 03.0095

* 莫氏立克次体 *Rickettsia mooseri* 03.0610

墨累山谷脑炎 Murray valley encephalitis 03.0385

墨汁染色 India ink staining 02.0320

* 模板链 template strand 01.0603

母雅司 primary yaws 03.1067

* 母婴传播 maternal transmission 01.0314

木鼠布鲁氏菌 *Brucella neotomae* 03.1024

目标性监测 objective monitoring 04.0017

N

纳虫空泡 parasitophorous vacuole 04.0256

纳氏革蜱 *Dermacentor nuttallii* 03.0729

奈瑟菌 Neisseria 03.0848

奈韦拉平 nevirapine, NVP 03.0510

耐多药结核病　multidrug-resistant tuberculosis, MDR-TB　01.0655

耐甲氧西林凝固酶阴性葡萄球菌　methicillin-resistant coagulase-negative staphylococcus, MRCNS　03.0803

耐受性　tolerance　01.0634

耐氧试验　aerotolerance test　03.0759

耐药岛　tolerance island　03.0777

耐药检测　drug resistance test　03.0486

耐药突变　resistance mutation　03.0487

耐药性　drug resistance　01.0635

难治性休克　refractory shock　04.0262

* 囊虫病　cysticercosis　04.0255

* 囊型棘球蚴病　cystic enchinococcosi　04.0249

囊性纤维化　cystic fibrosis　02.0106

脑脊髓炎　encephalomyelitis　02.0338

脑脊液鼻漏　cerebrospinal rhinorrhea　02.0347

脑脊液细胞增多　pleocytosis　02.0302

脑膜刺激征　meningeal irritation sign　02.0294

脑膜脑炎　meningoencephalitis　02.0335

脑膜脓毒性黄杆菌　*Flavobacterium meningosepticum*　03.1059

脑膜炎　meningitis　02.0293

* 脑膜炎奈瑟菌　*Neisseria intracellularis*　02.0307

脑膜炎球菌　meningococcus　02.0307

脑膜炎球菌感染　meningococcal infection　03.0849

脑脓肿　brain abscess　02.0330

脑曲霉病　brain aspergillosis　03.1198

脑室内注射　intracerebral ventricle injection　02.0349

脑炎　encephalitis　02.0322

内阿米巴　Entamoebidae　03.1244

内毒素　endotoxin　01.0130

内毒素性休克　endotoxin shock　04.0263

内毒素样物质　endotoxin-like substance　01.0131

内环境　internal environment　04.0287

* 内基小体　Negri body　03.0136

内皮素　endothelin　04.0311

内皮细胞　endothelial cell　01.0168

内生致冷物　endogenous cryogen　01.0068

内氏放线菌　*Actinomyces naeslundii*　03.1186

内氏小体　Negri body　03.0136

内源性感染　endogenous infection　01.0012

内源性介质　endogenous medium　04.0288

内源性热原　endogenous pyrogen　01.0066

内脏幼虫移行症　visceral larva migrans　03.1272

* 内疹　enanthem　01.0071

能量寄生物　energy parasite　01.0119

尼帕病毒　Nipah virus　03.0044

尼帕病毒病　Nipah virus disease, NVD　03.0379

拟病毒　virusoid　03.0015

拟态弧菌　*Vibrio mimicus*　03.0869

逆行感染　retrograde infection　02.0183

* 逆转录病毒　retrovirus　03.0010

* 逆转录酶　reverse transcriptase　01.0597

黏附　adherence　01.0137

黏附分子　adhesion molecule　01.0239

黏附素　adhesin　01.0138

黏膜皮肤副球孢子菌病　mucous membrane and skin paracoccidioidomycosis　03.1222

黏膜皮肤血管炎　mucocutaneous vasculitis　02.0287

黏膜弯曲菌　*Campylobacter mucosalis*　03.0889

黏膜疹　enanthem　01.0071

黏性放线菌　*Actinomyces viscosus*　03.1187

黏液脓性宫颈炎　mucopurulent cervicitis, MPC　02.0256

* 黏着因子　adhesion factor　01.0239

黏质沙雷菌　*Serratia marcescens*　03.0914

念珠菌病　candidiasis　03.1191

念珠菌性龟头炎　candidal balanitis　02.0218

念珠菌性阴道炎　candidal vaginitis　02.0253

念珠状链杆菌　*Streptobacillus moniliformis*　03.1048

鸟–胞内分枝杆菌复合群　*Mycobacterium avium-intracellular* complex　03.1132

鸟分枝杆菌复合群　*Mycobacterium avium* complex　03.1169

* 鸟疫　ornithosis　03.0583

尿道操作　urethral canal procedure　04.0147

尿路感染　urinary tract infection　02.0180

尿痛　dysuria　02.0187

啮齿动物　rodent　04.0218

* 颞叶钩回疝　tentorial herniation　02.0345

柠檬酸杆菌　citrobacter　03.0936

凝固酶　coagulase　03.0788

凝固酶阴性葡萄球菌　coagulase-negative staphylococcus, CNS　03.0802

凝集反应　agglutination reaction　01.0524

凝血酶原时间　prothrombin time, PT　01.0083

牛痘　cowpox, vaccinia　01.0432

牛放线菌　Actinomyces bovis　03.1185

牛分枝杆菌　Mycobacterium bovis　03.1134

牛海绵状脑病　bovine spongiform encephalopathy, BSE　03.0541

* 牛型结核分枝杆菌　Mycobacterium bovis　03.1134

纽扣热　boutonneuse fever　03.0630

纽约病毒　New York virus　03.0096

浓缩菌苗　concentrated bacterial vaccine　01.0422

脓毒败血症　septicopyemia　01.0094

脓毒性血栓性静脉炎　septic thrombophlebitis　01.0102

脓毒血症　pyemia　01.0095

脓毒症　sepsis　01.0096

* 脓毒症休克　septic shock　04.0258

脓毒症综合征　sepsis syndrome　04.0259

脓尿　pyuria　02.0192

脓疱病　impetigo　02.0424

脓疱疹　pustule　01.0079

脓气胸　pyopneumothorax　02.0105

脓性颌下炎　Ludwig angina　02.0113

脓胸　empyema　02.0100

脓肿　abscess　02.0433

奴卡菌肺部感染　pulmonary infection of nocardia　04.0144

暖休克　warm shock　04.0260

疟疾 DNA 疫苗　malaria DNA vaccine　01.0513

疟原虫子孢子、裂殖子、配子体疫苗　plasmodium sporozoite, merozoite, gametophyte vaccine　01.0514

诺氟沙星　norfloxacin　01.0706

诺维梭菌　Clostridium novyi　03.1107

诺沃克病毒　Norwalk virus　03.0019

诺沃克病毒感染　Norwalk virus infection　03.0207

诺沃克病毒性胃肠炎　Norwalk viral gastroenteritis　03.0208

O

欧洲棕背鼾　Clethrionomys glareolus　04.0221

偶然分枝杆菌　Mycobacterium fortuitum　03.1149

P

帕里诺眼–腺综合征　Parinaud oculoglandular syndrome, POGS　03.0681

帕美特螺杆菌　Helicobacter pametensis　03.0899

哌拉西林　piperacillin　01.0666

哌嗪　piperazine　01.0783

派氏立克次体　Rickettsia parkeri　03.0625

盘状角膜炎　disciform keratitis　02.0372

庞蒂亚克热　Pontiac fever　03.1052

膀胱镜检查　cystoscopy　04.0149

* 泡型棘球蚴病　alveolar echinococcosis　04.0254

疱疹　herpes　01.0078

疱疹病毒　herpes virus　03.0120

疱疹性喉炎　herpetic laryngitis　02.0023

疱疹性甲沟炎　herpetic paronychia　03.0285

疱疹性脑炎　herpetic encephalitis　03.0286

疱疹性咽峡炎　herpetic angina　03.0199

疱疹性咽炎　herpetic pharyngitis　02.0007

疱疹性直肠炎　herpetic proctitis　03.0284

培养阴性的心内膜炎　culture-negative endocarditis　02.0271

配伍禁忌　incompatibility　01.0648

喷他脒　pentamidine　01.0766

盆腔炎症　pelvic inflammatory disease, PID　02.0259

披膜病毒　togavirus　03.0065

皮肤黏膜疱疹　mucocutaneous herpes　03.0277

皮肤疱疹　cutaneous herpes　03.0276

皮肤曲霉病　cutaneous aspergillosis　03.1199

皮肤炭疽　cutaneous anthrax　03.0841

皮肤污染　skin contamination　04.0132

皮肤癣菌　Dermatophyte　03.1229

皮肤幼虫移行症　cutaneous larva migrans　03.1270

皮疽诺卡菌　Nocardia farcinica　03.1182

皮炎芽生菌病　blastomycetic dermatitidis　03.1234

皮疹　exanthem　01.0070

* 皮质素　cortin　01.0212

* 皮质纹状体脊髓变性　Creutzfeldt-Jakob disease, CJD　03.0539

* 皮质性注视麻痹　Balint syndrome　03.0551

脾切除后败血症　postsplenectomy sepsis, PSS　04.0199

* 脾切除术后暴发性感染　postsplenectomy sepsis, PSS　04.0199

蜱　tick　03.0718
蜱传回归热　tick-borne relapsing fever　03.1087
蜱传淋巴结病　tick-borne lymphadenopathy　03.0647
*蜱传脑炎　tick-borne encephalitis　02.0323
蜱媒传播　tick-borne transmission　01.0307
蜱媒传染病　tick-borne disease　03.0600
*蜱媒淋巴结病　tick-borne lymphadenopathy　03.0647
蜱媒脑炎　tick-borne encephalitis　02.0323
品他病　pinta　03.1064
品他密螺旋体　*Treponema carateum*　03.1063
品他疹　pintid　03.1065
破骨细胞　osteoclast　01.0166
破伤风　tetanus　03.1118
破伤风痉挛毒素　tetanospasmin　03.1120
破伤风抗毒素　tetanus antitoxin, TAT　03.1123
破伤风类毒素　tetanus toxoid　03.1122
破伤风溶血素　tetanolysin　03.1121
破伤风梭菌　*Clostridium tetani*　03.1109
扑灭司林　permethrin　03.0751

扑翼样震颤　asterixis　03.0433
葡萄球菌　staphylococcus　03.0786
葡萄球菌肠毒素　staphyloenterotoxin　03.0791
葡萄球菌蛋白质 A　staphylococcal protein A, SPA　03.0789
葡萄球菌感染　staphylococcal infection　03.0792
葡萄球菌菌苗　staphylococcal vaccine　03.0793
葡萄球菌类毒素　staphylococcal toxoid　03.0794
葡萄球菌溶素　staphylolysin　03.0790
葡萄球菌溶血素　staphylococcal hemolysin　03.0797
葡萄球菌食物中毒　staphylococcal food poisoning　02.0144
葡萄球菌噬菌体　staphylococcus phage　03.0796
葡萄球菌烫伤样皮肤综合征　staphylococcal scalded skin syndrome, SSSS　03.0795
葡萄糖酸锑钠　stibogluconate sodium　01.0765
普鲁威登菌　Providencia　03.0941
普氏立克次体　*Rickettsia prowazekii*　03.0606
普通变形杆菌　*Proteus vulgaris*　03.0938
普通感冒　common cold　03.0210

Q

*栖境　habitat　01.0805
齐多夫定　zidovudine, AZT　03.0507
奇昆古尼亚热　Chikungunya fever　03.0358
奇脉　paradoxical pulse　02.0283
*奇霉素　spectinomycin　01.0692
奇异变形杆菌　*Proteus mirabilis*　03.0939
气喘　asthma　03.0216
气促　short breath　03.0215
气道高反应性　airway hyperresponsiveness　02.0066
气管细胞毒素　tracheal cytotoxin　03.1045
*气球样变　cytoplasmic vacuolization　01.0587
气味沙雷菌　serratia odorifera　03.0918
*气性坏疽　gas gangren　03.1126
器官移植　organ transplantation　04.0193
前列环素　prostacyclin　04.0295
前列腺素 E　prostaglandin E　04.0294
前列腺炎　prostatitis　02.0193
前驱期　prodromal period　01.0032
前庭大腺炎　bartholinitis　02.0215
前炎症细胞因子　proinflammatory cytokine　01.0787
潜伏梅毒　latent syphilis　02.0235
潜伏期　latent period　01.0031

潜伏性感染　latent infection　01.0025
*潜在性感染　latent infection　01.0025
*浅表性脓疱性毛囊炎　follicular impetigo　02.0426
浅部真菌病　superficial mycosis　03.1226
腔内感染　intra-abdominal infection　02.0173
强化用药程序　intensive schedule of medication　04.0187
*强力霉素　doxycycline　01.0703
*强制管理传染病　category A infectious disease　01.0348
*羟氨苄青霉素　amoxicillin　01.0662
羟脒替　hydroxystilbamidine isethionate　01.0767
桥接坏死　bridging necrosis　03.0437
鞘内注射　intrathecal injection　02.0348
侵袭力　invasiveness　01.0126
*禽流感　avian influenza　04.0217
禽流感疫苗　bird flu vaccine　01.0431
禽流行性感冒　avian influenza　04.0217
禽星状病毒　avastrovirus　03.0022
青蒿琥酯　artesunate　01.0762
青蒿素　artemisinin　01.0760
青霉菌病　penicilliosis　03.1195

青霉素　penicillin　01.0660

青霉素结合蛋白　penicillin-binding protein, PBP　03.0800

青霉素酶　penicillinase　03.0799

轻度暴露源　low-grade exposure source　04.0178

清除病原体　elimination of pathogen　01.0027

庆大霉素　gentamicin　01.0689

琼氏不动杆菌　Acinetobacter junii　03.0972

丘疹　papule　01.0073

丘疹性软下疳　papular chancroid　03.1010

秋纤恙螨　Leptotrombidium autumnalis　03.0709

球孢子菌病　coccidioidomycosis　03.1217

* 球孢子菌肉芽肿　coccidioidomycosis　03.1217

球孢子菌 DNA 疫苗　coccidioides DNA vaccine　01.0509

球菌性口炎　coccigenic stomatitis　02.0111

区域隔离　area isolation　04.0043

屈曲弯曲菌　Campylobacter curvus　03.0884

趋化因子　chemotactic factor　04.0293

趋化因子受体 5 辅助受体　CCR5 coreceptor　03.0482

曲霉病　aspergillosis　03.1197

去羟肌苷　didanosine　03.0509

全关节结核　joint tuberculosis　02.0405

全国监测　national surveillance　04.0019

全国医院感染监控网　National Nosocomial Infection Surveillance System　04.0024

全环硬蜱　Ixodes holocyclus　03.0739

全脓胸　diffused empyema　02.0104

全球大流行　global pandemic　01.0332

全身性传播　systemic transmission　01.0302

全身炎症反应综合征　systemic inflammatory response syndrome, SIRS　01.0098

全心炎　pancarditis　03.0201

痊愈　healing　01.0799

犬埃立克体　Ehrlichia canis　03.0666

犬复孔绦虫　Dipylidium caninum　03.1256

犬复孔绦虫病　dipylidiasis　03.1257

犬螺杆菌　Helicobacter canis　03.0898

犬绦虫　dog tapeworm　04.0251

犬栉头蚤　Ctenocephalides canis　03.0713

犬种布鲁氏菌　Brucella canis　03.1023

缺血　ischemia　04.0280

缺血性坏死　ischemic necrosis　04.0276

缺氧　hypoxia　04.0281

* A 群脑膜炎球菌多糖菌苗　epidemic meningitis A polysaccharide vaccine　01.0496

* 群体免疫　herd immunity　01.0371

R

染色体　chromosome　01.0573

染色体畸变　chromosome aberration　01.0584

Q 热　Q fever　03.0656

热不稳定肠毒素　heat-labile enterotoxin, LT　03.0930

热带口炎性腹泻　tropical sprue　02.0163

* 热带梅疮　yaws　03.1066

热感受器　heat sensor　01.0063

热激蛋白　heat shock protein, HSP　01.0605

热力消毒　heating disinfection　04.0063

热稳定肠毒素　heat-stable enterotoxin, ST　03.0931

* 热休克蛋白　heat shock protein, HSP　01.0605

人埃立克体病　human ehrlichiosis　03.0605

人单核细胞埃立克体病　human monocytotropic ehrlichiosis　03.0664

人二倍体细胞狂犬病疫苗　human diploid cell rabies vaccine　01.0466

人感染高致病性禽流感　human infection with the highly pathogenic avian influenza　01.0351

人工瓣膜心内膜炎　prosthetic valve endocarditis　02.0270

人工被动免疫　artificial passive immunity　01.0362

人工肝支持系统　artificial liver support system, ALSS　03.0440

人工获得性免疫　artificially acquired immunity　01.0360

人工膝关节感染　total knee replacement infection　04.0205

人工自动免疫　artificial active immunity　01.0361

人类白细胞抗原　human leukocyte antigen, HLA　01.0237

* 人类疯牛病　new variant Creutzfeldt-Jakob disease, nvCJD　03.0544

人类免疫缺陷病毒　human immunodeficiency virus, HIV　03.0468

人类免疫缺陷病毒发病率　HIV incidence　03.0484

人类免疫缺陷病毒感染危险行为　HIV infection risk

behavior 03.0478

人类免疫缺陷病毒感染者 HIVinfected people 03.0476

人类免疫缺陷病毒和丙型肝炎病毒合并感染 coinfection with HIV and HCV 03.0442

人类免疫缺陷病毒患病率 HIV prevalence 03.0483

人类免疫缺陷病毒特异性抗体 HIV specific antibody 03.0472

人类免疫缺陷病毒相关并发症 HIV-related complication 03.0473

人类免疫缺陷病毒相关性痴呆 HIV-associated dementia 03.0496

人类免疫缺陷病毒相关性肾病 HIV-associated nephropathy 03.0495

人类免疫缺陷病毒1型 human immunodeficiency virus type 1, HIV-1 03.0469

人类免疫缺陷病毒2型 human immunodeficiency virus type 2, HIV-2 03.0471

人类免疫缺陷病毒1亚型 HIV-1 subtype 03.0470

人类免疫缺陷病毒疫苗 HIV vaccine 03.0525

人类疱疹病毒 human herpes virus, HHV 03.0122

* 人类疱疹病毒3型 human herpes virus 3, HHV-3 03.0123

* 人类疱疹病毒4型 human herpes virus 4, HHV-4 03.0124

人类疱疹病毒6型 human herpes virus 6, HHV-6 03.0125

人类疱疹病毒7型 human herpes virus 7, HHV-7 03.0126

人类疱疹病毒8型 human herpes virus 8, HHV-8 03.0127

人类嗜T[淋巴]细胞病毒 human T-cell lymphotropic virus, HTLV 03.0107

人类嗜T[淋巴]细胞病毒-1 human T-cell lymphotropic virus type-1, HTLV-1 03.0108

人类嗜T[淋巴]细胞病毒-2 human T-cell lymphotropic virus type-2, HTLV-2 03.0109

人类细小病毒B19 human parvovirus B19 03.0133

人类细小病毒感染传染性红斑 erythema infectiosum caused by human parvovirus virus 03.0318

人类细小病毒感染关节病 arthropathy caused by human parvovirus virus 03.0319

人类猪链球菌病 human Streptococcus suis disease 03.0806

人偏肺病毒感染 human metapenumovirus induced infection, hMPV induced infection 02.0089

人群易感性 susceptibility of the crowd, herd susceptibility 01.0318

人乳头状瘤病毒 human papilloma virus, HPV 02.0220

人乳头状瘤病毒疫苗 human papillomavirus vaccine 01.0452

人虱 Pediculus humanus 03.0717

* 人嗜粒细胞埃立克体病 human granulocytotropic ehrlichiosis 03.0662

人嗜粒细胞无形体病 human granulocytic anaplasmosis 03.0662

人兽共患病 zoonosis 04.0209

人兽共患传染病 anthropo zoonosis 04.0210

人胃螺杆菌 Helicobacter helimannii 03.0897

人型结核分枝杆菌 human Mycobacterium tuberculosis 03.1133

人型支原体 Mycoplasma hominis 03.0588

人血球蛋白 human serum globulin 01.0183

人用疫苗 vaccine for human 01.0396

人尤因埃立克体病 human Ewingii ehrlichiosis, HEE 03.0665

人与人之间传播 human-to-human transmission 01.0316

人源单克隆抗体 humanized monoclonal antibody 01.0193

人蚤 Pulex irritans 03.0714

* 妊娠节片 gravid proglottid 03.1251

日本斑点热 Japanese spotted fever 03.0640

日本立克次体 Rickettsia japonica 03.0639

* 日本脑炎 Japanese encephalitis 02.0327

* 日本脑炎病毒 Japanese encephalitis virus 03.0071

日勾维肠杆菌 Enterobacter gergoviae 03.0911

日内瓦分枝杆菌 Mycobacterium genavense 03.1154

溶解肠杆菌 Enterobacter dissolvens 03.0910

溶菌酶 lysozyme 01.0243

溶酶体 lysosome 04.0316

* 溶栓酶 streptokinase 03.0817

* 溶细胞毒素 staphylolysin 03.0790

溶血性不动杆菌 Acinetobacter haemolyticus 03.0969

溶血性嗜血杆菌 Haemophilus haemolyticus 03.1003

* 溶组织酵母菌 Cryptococcus neoformans 03.1214

融合蛋白 fusion protein 03.0164

融合抑制剂 infusion inhibitor 03.0505

肉毒毒素 clostridium botulinum toxin 03.1124

肉毒抗毒素 botulinum antitoxin 03.1125

肉毒梭菌 *Clostridium botulinum* 03.1110

肉毒梭菌血清 *Clostridium botulinum* antiserum
01.0488

* 肉毒中毒 botulism 02.0137

肉芽肿荚膜杆菌 *Calymmatobacterium granulomatis*
03.1055

* 肉眼血尿 gross hematuria 02.0189

蠕虫样新立克次体 *Neorickettsia helminthoeca*
03.0671

乳胶凝集试验 latex agglutination test 01.0525

乳酸 lactic acid 04.0314

乳酸杆菌化合物 lactobacillus-containing compound
01.0114

乳酸酸中毒 lactic acidosis 01.0115

乳酸脱氢酶 lactic acid dehydrogenase 03.0314

乳头状增生 papillary hyperplasia 03.0577

软性下疳 chancroid 03.1006

软疣小体 molluscum body 03.0330

* 朊病毒 prion 03.0526

朊粒 prion 03.0526

朊粒病 prion disease 03.0533

朊粒蛋白 prion protein, PrP 03.0527

朊粒蛋白基因 prion protein gene 03.0528

锐器污染 contaminant sharp instrument 04.0118

瑞士立克次体 *Rickettsia helvetica* 03.0626

瑞士弯曲菌 *Campylobacter helveticus* 03.0885

S

腮腺 parotid gland 03.0220

腮腺炎 parotitis 03.0221

塞内加尔分枝杆菌 *Mycobacterium senegalense*
03.1167

噻苯达唑 thiabendazole 01.0781

噻嘧啶 pyrantel 01.0780

* 三氮唑核苷 ribavirin 01.0733

* 三氟甲基尿嘧啶去氧核苷 trifluorothymidine
03.0309

三氟胸苷 trifluorothymidine 03.0309

* 三氟胸腺嘧啶脱氧核苷 trifluorothymidine
03.0309

三级暴露 tertiary exposure 04.0175

三级处理 tertiary treatment 04.0101

三级生物实验室 third class laboratory 01.0356

三脚架征 tripod sign 03.0236

三氯苯达唑 triclabendazole 01.0774

三期梅毒 tertiary syphilis 02.0230

散发 sporadic 01.0324

散发性肺球孢子菌病 diverging pulmonary
coccidioidomycosis 03.1219

散发性朊粒病 sporadic prion disease 03.0534

桑葚胚 morula 03.0603

扫荡免疫 clean up immunization 01.0363

色素沉着 pigmentation 03.0690

森林革蜱 *Dermacentor sylvarum* 03.0730

森林脑炎 forest encephalitis 02.0325

森林脑炎病毒 forest encephalitis virus 02.0324

森林脑炎灭活疫苗 forest encephalitis inactivated
vaccine 01.0472

森林型黄热病 sylvan yellow fever 03.0382

杀白细胞素 leukocidin 03.0798

沙奎那韦 saquinavir, invirase 01.0750

沙雷菌 Serratia 03.0913

沙粒病毒 arenavirus 03.0083

沙粒病毒科 Arenaviridae 03.0081

沙门菌 Salmonella 03.0973

沙门菌食物中毒 Salmonella food poisoning 02.0138

沙眼 trachoma 02.0356

沙眼角膜血管翳 trachomatous pannus corneae
03.0578

沙眼生物变种 biovar trachoma 03.0561

沙眼性泪腺炎 dacryoadenitis caused by trachoma
02.0388

沙眼衣原体 *Chlamydia trachomatis* 03.0560

沙眼衣原体包涵体 *Chlamydia trachomatis* cytorrhycte
03.0579

沙眼衣原体感染 *Chlamydia trachomatis* infection
03.0566

鲨鱼弧菌 *Vibrio carchariae* 03.0866

筛窦炎 ethmoid sinusitis 02.0034

筛选献血者 screening blood donor 04.0166

* 山鼠 *Rattus fulvescens* 04.0236

扇头蜱 *Rhipicephalus* 03.0721

伤寒　typhoid fever　03.0988

伤寒 Vi 多糖疫苗　typhoid Vi polysaccharide vaccine
01.0494

伤寒杆菌性骨髓炎　typhoid bacillus osteomyelitis
02.0417

伤寒菌苗　typhoid bacterial vaccine　01.0493

伤寒沙门菌　*Salmonella typhi*　03.0983

伤口感染　wound infection　04.0200

上颌窦炎　maxillary sinusitis　02.0036

上呼吸道感染　upper respiratory tract infection，URTI
04.0203

上尿路感染　upper urinary tract infection　02.0181

* 上行感染　retrograde infection　02.0183

上行性瘫痪　ascending paralysis　03.0232

烧伤创面脓毒症　burn wound sepsis　04.0206

少尿期　oliguric phase　03.0349

舌形虫病　linguatulosis　03.1275

* 社区感染　community-acquired infection　04.0007

社区获得性败血症　community-acquired septicemia,
CAS　04.0115

社区获得性肺炎　community-acquired pneumonia,
CAP　04.0134

社区获得性感染　community-acquired infection
04.0007

社区免疫　community immunity　01.0371

社鼠　*Rattus niviventer*　04.0232

深部真菌病　deep mycosis　03.1190

神经氨酸酶　neuramidinase　03.0035

神经毒素　neurotoxin　01.0133

神经精神症状　neuropsychiatric symptom　02.0299

神经梅毒　neurosyphilis　02.0234

神经囊尾蚴病　neurocysticercosis　03.1268

神经退行性变性疾病　neurodegenerative disease
03.0550

神经型食物中毒　neural type food poisoning　02.0137

肾脓肿　renal abscess　02.0207

肾膨结线虫　*Dioctophyma renale*　03.1283

肾膨结线虫病　dioctophymiasis renale　03.1282

肾上腺皮质激素　adrenal corticalhormone　01.0212

肾素–血管紧张素–醛固酮系统　renin-angiotensin-
aldosterone system　04.0308

肾盂肾炎　pyelonephritis　02.0203

肾周[围]脓肿　perirenal abscess　02.0208

肾周炎　perinephritis　04.0150

肾综合征出血热　hemorrhagic fever with renal
syndrome　03.0347

肾综合征出血热灭活疫苗　hemorrhagic fever with
renal syndrome inactivated vaccine　01.0438

渗出性腹泻　exudative diarrhea　02.0160

渗透性腹泻　osmotic diarrhea　02.0159

生癌肠杆菌　*Enterobacter cancerogenus*　03.0909

* 生化处理　secondary management　04.0100

生活垃圾　life refuse　04.0095

生境　habitat　01.0805

生态区　biotic area　01.0804

生物合成　biosynthesis　01.0585

生物恐怖　bioterrorism　04.0354

生物膜　biofilm　03.0774

生物芯片　biochip　01.0561

生物战　biological warfare　04.0353

生物战剂　biological warfare agent　04.0355

生殖器单纯疱疹　herpes progenitalis　02.0211

生殖器肛门直肠综合征　anogenitorectal syndrome
03.0573

生殖器念珠菌感染　genital candidiasis　02.0252

* 生殖器疣　genital warts　02.0219

生殖支原体　*Mycoplasma genitalium*　03.0589

圣路易斯脑炎　St. Louis encephalitis　03.0387

失代偿性肝硬化　decompensatory cirrhosis　03.0411

* 虱传斑疹伤寒　louse-borne typhus　03.0607

虱传回归热　louse-borne relapsing fever　03.1086

施氏假单胞菌　*Pseudomonas stutzeri*　03.0954

施瓦茨曼反应　Schwartzman reaction　01.0269

湿疹　eczema　02.0430

湿疹痘　eczema vaccinia　03.0300

湿疹样疱疹　eczema herpeticum　03.0283

实时反转录聚合酶链反应　real-time reverse
transcription PCR　01.0555

* 实时荧光 PCR　real-time fluorescence PCR　01.0559

实时荧光聚合酶链反应　real-time fluorescence PCR
01.0559

实尾蚴　plerocercoid　03.1262

实验室传播　lab-transmission　01.0313

实验室感染　laboratory infection　04.0008

实质性炎症　parenchymal inflammation　03.0426

食管结核　tuberculosis of esophagus　02.0154

食管念珠菌感染　candidiasis of esophagus　03.1193

食管炎　esophagitis　02.0152

食物中毒　food poisoning　02.0134

蚀斑　plaque　03.0177

始体　initial body　03.0563

* 适应性免疫　adaptive immunity　01.0251

嗜肺军团菌　*Legionella pneumophila*　03.1051

嗜肝 RNA 病毒　heparnavirus　03.0117

嗜碱性粒细胞　basophil, basophilic granulocyte　01.0173

嗜麦芽窄食单胞菌　*Stenotrophomonas maltophilia*　03.0958

嗜沫嗜血杆菌　*Haemophilus aphrophilus*　03.1002

嗜群血蜱　*Haemaphysalis concinna*　03.0733

嗜神经现象　neuronophagia　02.0328

嗜酸乳杆菌　*Lactobacillus acidophilus*　03.1114

嗜酸性包涵体　eosinophilic inclusion body　03.0137

嗜酸性粒细胞　eosinophil, eosinophilic granulocyte　01.0172

* 嗜酸性粒细胞增多性脑脊髓膜炎　angiostrongyliasis cantonensis　03.1281

* 嗜酸性椭圆形小体　Councilman body　03.0434

* 嗜吞噬细胞埃立克体　*Anaplasma phagocytophilum*　03.0661

嗜吞噬细胞无形体　*Anaplasma phagocytophilum*　03.0661

嗜血杆菌　haemophilus　03.0997

嗜血杆菌培养基　haemophilus test medium, HTM　03.0781

嗜血红蛋白嗜血杆菌　*Haemophilus haemoglobino-philus*　03.1001

* 嗜盐杆菌食物中毒　*Vibrio parahaemolyticus* food poisoning　02.0139

嗜异性抗体　heterophil antibody　01.0186

嗜异性凝集试验　heterophil agglutination test, Paul-Bunnell test　01.0528

噬菌体　bacteriophage　01.0578

* Mu 噬菌体　mutator phage　01.0579

手足口病　hand-feet-mouth disease　03.0203

* 首发感染　primary infection　01.0017

受体　receptor　01.0240

舒巴坦　sulbactam　01.0667

输卵管炎　salpingitis　02.0260

输入液体相关感染　infusate-associated infection　04.0112

输血传播病毒　transfusion transmitted virus, Torque teno virus, TTV　03.0118

输血后艾滋病　post-transfusion AIDS　04.0155

输血后丙型肝炎　post-transfusion hepatitis C　04.0153

输血后肝炎　post-transfusion hepatitis, PTH　04.0151

输血后弓形体病　post-transfusion toxoplasmosis　04.0156

输血后巨细胞病毒感染　post-transfusion cyto-megalovirus infection　04.0158

输血后菌血症　post-transfusion bacteremia　04.0159

输血后梅毒　post-transfusion syphilis　04.0157

输血后疟疾　post-transfusion malaria　04.0154

输血后乙型肝炎　post-transfusion hepatitis B　04.0152

输血后真菌败血症　post-transfusion fungal septicemia　04.0160

输血相关性感染　transfusion-associated infection　04.0161

输血指征　transfusion indication　04.0165

输液污染　transfusion contamination　04.0133

鼠毒素　murine toxin　04.0213

鼠肝炎病毒　murine virus hepatitis　03.0119

鼠麻风分枝杆菌　*Mycobacterium lepraemurium*　03.1136

鼠伤寒沙门菌　*Salmonella typhimurium*　03.0976

* 鼠型斑疹伤寒　murine typhu　03.0611

鼠咬热　rat-bite fever　04.0243

* 鼠咬热螺旋体　spirillum minus　04.0244

鼠疫　plague　03.1034

鼠疫菌苗　plague bacterial vaccine　01.0504

鼠疫耶尔森菌　*Yersinia pestis*　03.1033

鼠蚤　rat flea　03.0716

树突状细胞　dentritic cell, DC　01.0161

树枝状和地图状角膜炎　dendritic and geographic keratitis　02.0369

栓塞　embolism　04.0279

双峰热　double peak fever　01.0057

双价疫苗　bivalent vaccine　01.0398

双链 DNA 病毒　double-stranded DNA virus　03.0004

双链 RNA 病毒　double-stranded RNA virus　03.0007

* 双氢青蒿素　dihydroarteannuin　01.0760

双糖酶　disaccharidase　01.0244

双脱氧胞苷　dideoxycytidine, ddC　01.0746

双相免疫扩散　double immunodiffusion　01.0536

双相性发热性疾病　biphasic febrile disease　03.0361
水痘　varicella, chickenpox　03.0252
水痘–带状疱疹病毒　varicella-zoster virus, VZV　03.0123
水痘–带状疱疹病毒感染　varicella-zoster virus infection　03.0251
水痘–带状疱疹病毒致急性肝衰竭　acute liver failure caused by varicella-herpes zoster virus　03.0269
水痘–带状疱疹性肺炎　varicella-herpes zoster pneumonia　03.0267
水痘–带状疱疹性脑炎　varicella-herpes zoster encephalitis　03.0268
水痘肺炎　varicella pneumonia　03.0257
水痘活疫苗　varicella live vaccine　01.0460
水痘灭活疫苗　varicella inactivated vaccine　01.0459
水痘脑炎　varicella encephalitis　03.0259
水痘性关节炎　varicella-herpes zoster arthritis　03.0258
水疱性口炎　vesicular stomatitis　03.0279
水疱性口炎病毒　vesicular stomatitis virus　03.0128
* 水疱性立克次体病　vesicular rickettsiosis　03.0617
水平传播　horizontal transmission　01.0315
* 水肿因子　edema factor, EF　01.0135
司他夫定　stavudine d4T　03.0508
丝裂原活化蛋白激酶　mitogen-activated protein kinase　04.0299

丝状病毒　filovirus　03.0100
丝状病毒出血热　filoviral hemorrhagic fever　03.0354
丝状疣　filiform wart　03.0333
斯洛伐克立克次体　*Rickettsia slovaca*　03.0646
斯氏普鲁威登菌　*Providencia stuartii*　03.0946
四环素　tetracyclin　01.0701
四级生物实验室　fourth class laboratory　01.0357
宋氏志贺菌　*Shigella sonnei*　03.0995
苏格兰脑炎　Scotland encephalitis　03.0390
苏加分枝杆菌　*Mycobacterial szulgai*　03.1176
宿主特异性　host specificity　03.1241
酸中毒　acidosis　04.0305
随访　follow-up　04.0183
碎屑样坏死　piecemeal necrosis　03.0436
损伤性脑脓肿　traumatic brain abscess　02.0332
梭菌　clostridium　03.1104
梭菌性肌坏死　clostridial myonecrosis　03.1126
梭形杆菌　fusobacterium　03.1092
* 羧苄青霉素　carbenicillin　01.0663
羧苄西林　carbenicillin　01.0663
缩小膜壳绦虫　*Hymenolepis deminuta*　03.1254
缩小膜壳绦虫病　hymenolepiasis diminuta　03.1255
缩窄性心包炎　constrictive pericarditis　02.0282
索氏梭菌　*Clostridium sordellii*　03.1108

T

* 胎传梅毒　congenital syphilis　02.0237
胎儿弯曲菌　*Campylobacter fetus*　03.0881
太平洋硬蜱　*Ixodes pacificus*　03.0743
肽聚糖　peptidoglycan　03.0773
炭疽　anthrax　04.0211
炭疽菌苗　anthrax bacterial vaccine　01.0505
炭疽气雾菌苗　anthrax aerosol bacterial vaccine　01.0506
探针　probe　01.0562
汤卜逊沙门菌　*Salmonella thompson*　03.0981
糖蛋白　glycoprotein　01.0235
糖丸　rotula　01.0420
烫伤样皮肤综合征　scalded skin syndrome　04.0207
* 特发性　cryptogenic　01.0089
特发性心肌炎　idiopathic myocarditis　02.0277
特异性免疫　specific immunity　01.0251
特异性免疫功能　specific immunization　01.0254

特异性免疫应答　specific immune response　01.0255
* 特异性治疗　specific treatment　01.0610
提睾反射　cremaster reflex　02.0301
* 体虱　*Pediculus humanus*　03.0717
体温上升期　effervescence　01.0043
体温调节中枢　body temperature regulating center　01.0062
体温下降期　defervescence　01.0044
体液传播　body fluid transmission　01.0309
体液免疫　humoral immunity　01.0252
体液因子　humoral factor　01.0207
体征　sign　01.0030
替比夫定　telbivudine, LdT, TBV　01.0741
替诺福韦　tenofovir, TFV　01.0747
替硝唑　tinidazole　01.0770
天花　smallpox, variola　03.0294
天花样疾病　smallpox-like illness　03.0303

天幕裂孔疝　tentorial herniation　02.0345
天然屏障　natural barrier　01.0260
* 天竺鼠　guinea pig　04.0238
* 田姬鼠　*Apodemus agrarius*　04.0220
* 田鼠　*Rattus rattoides*　04.0235
* 田鼠麻风分枝杆菌　*Mycobacterium lepraemurium*　03.1136
* 条带蚴　sparganum　03.1263
* 条件病原体　opportunistic agent　04.0189
调定点学说　set point theory　01.0064
调理素　opsonin　01.0238
同时感染　coinfection　01.0021
同性恋螺杆菌　*Helicobacter cinaedi*　03.0901
* 同性恋弯曲菌　*Helicobacter cinaedi*　03.0901
铜绿假单胞菌　*Pseudomonas aeruginosa*　03.0948
铜绿假单胞菌化学疫苗　*Pseudomonas aeruginosa* chemical vaccine　01.0502
铜绿假单胞菌菌苗　*Pseudomonas aeruginosa* bacterial vaccine　01.0501
酮康唑　ketoconazole　01.0727
筒线虫病　gongylonemiasis　03.1284
头孢氨苄　cefalexin　01.0669
头孢吡肟　cefepime　01.0678
头孢呋辛　cefuroxime　01.0670
头孢克洛　cefaclor　01.0671
头孢美唑　cefmetazole　01.0681
头孢孟多　cefamandole　01.0672
头孢哌酮　cefoperazone　01.0676
头孢匹罗　cefpirome　01.0677
头孢曲松　ceftriaxone　01.0674
头孢噻肟　cefotaxime　01.0673
头孢他啶　ceftazidime　01.0675
头孢替坦　cefotetan　01.0682

头孢西丁　cefoxitin　01.0680
头孢唑啉　cefazolin　01.0668
头节　scolex　03.1252
头霉素　cephamycin　01.0679
头皮感染　scalp infection　02.0055
透明质酸荚膜　hyaluronic acid capsule　03.0771
透明质酸酶　hyaluronidase　03.0816
凸隆病毒　torovirus　03.0057
* 突斑　plaque　03.0177
突变体　mutant　01.0582
* 突变型　mutant　01.0582
突起蛋白　spike protein　03.0163
涂片　smear　03.0779
土地分枝杆菌　*Mycobacterium terrae*　03.1161
* 土拉菌病　tularemia　03.1028
土拉热弗朗西丝菌　*Francisella tularensis*　03.1027
土霉素　oxytetracycline　01.0702
* 吐根碱　emetine　01.0769
兔革蜱　*Dermacentor parumapertus*　03.0738
兔热病　rabbit fever　03.1028
兔血蜱　*Haemaphysalis leporispalustris*　03.0737
退行性变性　retrograde degeneration　03.0547
吞噬红细胞作用　erythrophagocytosis　01.0262
吞噬体　phagosome　01.0263
吞噬作用　phagocytosis　01.0261
豚鼠　guinea pig　04.0238
豚鼠结膜炎衣原体　*Chlamydia guinea-conjunctivitis*　03.0581
豚鼠诺卡菌　*Nocardia caviae*　03.1181
豚鼠阴囊肿胀反应　Neill-Mooser reaction　03.0613
妥布霉素　tobramycin　01.0691
* 唾液酸酶　sialidas　03.0035
唾液弯曲菌　*Campylobacter sputorum*　03.0882

W

外毒素　exotoxin　01.0129
* 外斐反应　rickettsial agglutination test　03.0693
外来分枝杆菌　*Mycobacterium peregrinum*　03.1166
外生殖器象皮肿　elephantiasis of external genitalia　03.0575
外生殖器象皮肿和直肠狭窄期　phase of external genitalia elephantiasis and rectal stenosis　03.0574
外生殖器早期损害期　early impairment phase of external genitalia　03.0569

外源性感染　exogenous infection　01.0011
外源性热原　exogenous pyrogen　01.0065
* 外疹　exanthem　01.0070
弯曲菌　campylobacter　03.0876
弯曲菌肠炎　campylobacter enteritis　03.0875
顽固性低血压　refractory hypotension　04.0278
* 晚期梅毒　late syphilis　02.0230
晚期潜伏梅毒　late latent syphilis　02.0236
晚期先天性梅毒　late congenital syphilis　02.0239

万古霉素耐药肠球菌　vancomycin-resistant enterococcus, VRE　03.0822

网纹革蜱　*Dermacentor reticulatus*　03.0732

* 网状小体　initial body　03.0563

微波消毒　microwave disinfection　04.0073

微动脉　arteriole　04.0271

微红纤恙螨　*Leptotrombidium rubellum*　03.0706

微环境　microenviroment　01.0812

微黄分枝杆菌　*Mycobacterium flavescens*　03.1147

微静脉　veinule　04.0272

微菌落　microcommunity　01.0803

* 微生态调节剂　microecologics　01.0813

微生态系统　microecosystem　01.0801

微生态学　microecology　01.0800

微生态制剂　microecologics　01.0813

微小 RNA 病毒科　Picornaviridae　03.0023

微需氧菌　microaerophilic bacteria　03.0757

微血管　capillary vessel　04.0270

微血管痉挛　capillary vessel spasm　04.0273

微血管扩张　capillary vessel distension　04.0274

微血管麻痹　capillary vessel plegia　04.0275

微循环　microcirculation　04.0268

* 微循环衰竭　microcirculation failure　04.0262

微循环障碍　microcirculation disturbance　04.0269

微循环障碍与微聚集学说　microaggregate theory　04.0330

微种群　micropopulation　01.0806

韦荣球菌　Veillonella　03.1102

* 维罗毒素　verotoxin　03.0929

委内瑞拉出血热　Venezuelan hemorrhagic fever　03.0376

委内瑞拉马脑炎　Venezuelan equine encephalitis, VEE　03.0365

委内瑞拉马脑炎病毒　Venezuelan equine encephalitis virus, VEE virus　03.0070

萎缩性咽炎　atrophic pharyngitis　02.0005

卫星病毒　satellite virus　03.0016

未成熟节片　immature proglottid　03.1249

未定类麻风病　indeterminate form leprosy　03.1141

胃肠道外传播　parenteral transmission　01.0301

胃肠型食物中毒　gastrointestinal type food poisoning　02.0136

胃分枝杆菌　*Mycobacterium gastri*　03.1170

胃结核　gastric tuberculosis　02.0132

胃梅毒　gastric syphilis　02.0133

胃食管反流性咽喉病　gastroesophageal reflux pharyngo-laryngeal disease　02.0028

胃炎　gastritis　02.0130

* 魏尔病　Weil disease　03.1077

文氏巴尔通体伯格霍夫亚种　*Bartonella vinsonii* subsp. *berkhoffii*　03.0683

乌普萨拉弯曲菌　*Campylobacter upsaliensis*　03.0887

污水净化　sewage purification　04.0098

无丙种球蛋白血症　agammaglobulinemia　01.0109

无并发症的流行性腮腺炎　epidemic parotitis without complication　03.0228

无花果沙雷菌　*Serratia ficaria*　03.0917

* 无环鸟苷　aciclovir　01.0752

无机垃圾　inorganic refuse　04.0093

无细胞疫苗　acellular vaccine　01.0416

无效应答　null response　01.0653

无形体　anaplasma　03.0660

无应答者　nonresponder　01.0654

无症状菌尿症　asymptomatic bacteriuria　02.0185

无症状携带者　asymptomatic carrier　01.0293

无症状炎症性前列腺炎　asymptomatic inflammatory prostatitis　02.0195

五日热巴尔通体　*Bartonella quintana*　03.0687

* 五日热罗克利马体　*Bartonella quintana*　03.0687

戊型肝炎　hepatitis E　03.0405

戊型肝炎病毒　hepatitis E virus, HEV　03.0115

戊型肝炎病毒 RNA　hepatitis E virus RNA, HEV RNA　03.0445

戊型肝炎病毒抗体　hepatitis E virus antibody　03.0464

* 物理疗法　physical therapy, physiotherapy　01.0620

物理消毒　physical disinfection　04.0061

物理治疗　physical therapy, physiotherapy　01.0620

X

西伯利亚立克次体　*Rickettsia siberica*　03.0641

西伯利亚立克次体内蒙古亚种　*Rickettsia siberica* subsp. *mongolotimonae*　03.0644

西伯利亚立克次体西伯利亚亚种　*Rickettsia siberica* subsp. *siberica*　03.0642

* 西伯利亚蜱传斑疹伤寒　Siberian tick-borne typhus

03.0643
* 西部黑足蜱　western black-legged tick　03.0743
西多福韦　cidofovir　01.0745
西方马脑炎　western equine encephalitis, WEE
　03.0363
西方马脑炎病毒　western equine encephalitis virus,
　WEE virus　03.0069
西尼罗病毒感染　West Nile virus induced infection
　03.0351
西尼罗脑炎　West Nile encephalitis　03.0353
西尼罗热　West Nile fever　03.0352
* 吸入性肺脓肿　inhalation lung abscess　02.0094
* 吸入性炭疽　pulmonary anthrax　03.0840
* 吸停脉　paradoxical pulse　02.0283
希伯来钝眼蜱　Amblyomma hebraeum　03.0726
悉生生物学　gnotobiology　01.0802
鼷鼠螺杆菌　Helicobacter muridarum　03.0894
* A 系统　isolation system A　04.0037
* B 系统　isolation system B　04.0038
* C 系统　isolation system C　04.0039
CD4⁺ T 细胞　CD4$^+$ T cell　01.0155
CD8⁺ T 细胞　CD8$^+$ T cell　01.0157
* 细胞毒素大肠埃希菌　enterohemorrhagic Escherichia
　coli, EHEC　03.0926
细胞毒性废物　cytotoxic waste　04.0088
细胞毒性 T[淋巴]细胞　cytotoxic T lymphocyte,
　cytotoxic T cell, Tc cell　01.0150
细胞毒性 T 细胞介导的反应　cytotoxic T-lymphocyte-
　mediated response　01.0266
* 细胞介导的免疫　cell-mediated immunity, CMI
　01.0265
CD4⁺ 细胞枯竭　CD4$^+$ cell depletion　01.0156
细胞免疫　cell immunity　01.0253
细胞免疫应答　cellular immune response　01.0265
细胞培养　cell culture　01.0571
细胞朊粒蛋白　cellular prion protein, PrPc　03.0529
细胞朊粒蛋白基因　cellular prion protein gene
　03.0530
细胞受体　cellular receptor　01.0241
T 细胞受体　T-cell receptor　01.0154
细胞因子　cytokine　01.0206
细胞质空泡化　cytoplasmic vacuolization　01.0587
细菌　bacterium　03.0752
细菌毒素　bacteriotoxin　01.0128

细菌干扰　bacterial interference　04.0194
细菌感染　bacterial infection　03.0753
细菌荚膜　bacterial capsule　03.0767
细菌培养　bacterial culture　03.0780
细菌素　bacteriocin　03.0760
细菌性超抗原　bacterial superantigen　03.0770
细菌性动脉瘤　bacterial aneurysm　02.0272
细菌性肺炎　bacterial pneumonia　02.0082
* 细菌性角膜溃疡　bacterial keratitis　02.0374
细菌性角膜炎　bacterial keratitis　02.0374
细菌性结膜炎　bacterial conjunctivitis　02.0351
细菌性痢疾　bacillary dysentery　03.0991
细菌性脑膜炎　bacterial meningitis　02.0305
细菌性食管炎　bacterial esophagitis　02.0153
细菌性食物中毒　bacterial food poisoning　02.0135
细菌性阴道病　bacterial vaginosis, BV　02.0254
* 细菌战　biological warfare　04.0353
细粒棘球绦虫　Acephalocystis granulosus　04.0250
细粒棘球蚴病　echinococcosis granulosa　04.0249
细支气管炎　bronchiolitis　02.0076
下颌下间隙感染　submandibular space infection
　02.0061
下呼吸道感染　lower respiratory tract infection，LRTI
　04.0204
下尿路感染　lower urinary tract infection　02.0182
* 先锋霉素　cefalexin　01.0669
先天性风疹综合征　congenital rubella syndrome, CRS
　03.0250
先天性感染　congenital infection　01.0013
先天性梅毒　congenital syphilis　02.0237
先天性免疫系统　innate immune system　01.0259
先天性潜伏梅毒　congenital latent syphilis　02.0240
先天性水痘综合征　congenital varicella syndrome
　03.0260
* 纤连蛋白　fibronectin　01.0248
纤毛　cilium, fibrilla　01.0139
纤维化　fibrosis　03.0429
纤维连接蛋白　fibronectin　01.0248
纤维素型　cysticercus cellulose　03.1266
显微凝集试验　microscopic agglutination test, MAT
　03.1082
显性感染　overt infection, apparent infection　01.0015
显性感染率　apparent infection rate　01.0329
* 现患率　prevalence rate　01.0327

腺病毒　adenovirus　03.0046

腺苷酸环化酶　adenylate cyclase　01.0246

腺热新立克次体病　sennetsu neorickettsiosis　03.0658

腺鼠疫　bubonic plague　04.0214

腺样体肥大　adenoid hypertrophy　02.0015

腺源性感染　glandgenic infection　02.0051

相对缓脉　relative infrequent pulse　01.0100

HIV 相关性脂肪分布异常　HIV-related lipodystrophy
　03.0518

向心性分布　centrality distribution　03.0307

逍遥型　ambulatory type　01.0038

消毒　disinfection　04.0054

消毒程序　disinfection program　04.0055

* 消毒剂　chemical disinfectant　04.0056

消耗热　hectic fever　01.0058

消化道传播　digestive tract transmission　01.0300

消化道反流物误吸　aspiration of regurgitation of
　digestive tract　04.0140

消化道隔离　digestive tract isolation　04.0046

消化链球菌　peptostreptococcus　03.1099

消瘦综合征　wasting syndrome　03.0497

硝酸盐阴性不动杆菌　Acinetobacter anitratum
　03.0967

* 小板纤恙螨　Leptotrombidium scutellare　03.0701

小孢子癣菌　Microsporum　03.1232

小肠结肠炎耶尔森菌　Yersinia enterocolitica
　03.1035

小肠菌群过度生长综合征　enteric bacterial over-
　growth syndrome　02.0148

小盾纤恙螨　Leptotrombidium scutellare　03.0701

小儿急性喉炎　acute laryngitis in children　02.0020

* 小儿麻痹症　poliomyelitis　02.0340

小家鼠　Minus musculus　04.0231

小螺菌　spirillum minus　04.0244

* 小脑扁桃体疝　cerebellar tonsillar hernia　02.0346

小韦荣球菌　Veillonella parvula　03.1103

小鼷鼠　Mus minutoides　04.0228

小蛛立克次体　Rickettsia akari　03.0616

* 哮吼　acute obstructive laryngotracheobronchitis
　02.0026

协同凝集试验　coagglutination test　01.0527

协同作用　synergism　01.0645

携带者　carrier　01.0292

心包叩击音　pericardial knock　02.0285

心包摩擦音　pericardial friction rub　02.0280

* 心包填塞　cardiac tamponade　02.0279

心包炎　pericarditis　03.0200

心动过速　tachycardia　02.0074

心肌炎　myocarditis　02.0276

心肌抑制因子　myocardial depressant factor　04.0313

心血管梅毒　cardiovascular syphilis　02.0233

心脏压塞　cardiac tamponade　02.0279

辛德比斯病毒　Sindbis virus　03.0067

辛诺柏病毒　Sin Nombre virus, SNV　03.0093

新变异型克-雅病　new variant Creutzfeldt-Jakob
　disease, nvCJD　03.0544

新城疫病毒结膜炎　Newcastle conjunctivitis　03.0211

新发感染病　emerging infectious disease, EID
　01.0006

新港沙门菌　Salmonella newport　03.0982

* 新疆出血热　Xinjiang hemorrhagic fever, XHF
　03.0368

新立克次体　neorickettsia　03.0659

新生儿败血症　neonatal septicemia　04.0129

新生儿包涵体性结膜炎　neonatal inclusion
　conjunctivitis　02.0358

* 新生儿剥脱性皮炎　dermatitis exfoliative
　neonatorum　03.0795

新生儿单纯疱疹病毒感染　neonatal herpes simplex
　virus infection　03.0272

新生儿脑膜炎　new born meningitis, NBM　02.0313

新生儿破伤风　neonatal tetanus　03.1119

新生小牛腹泻冠状病毒　neonatal calf diarrhea
　coronavirus　03.0054

新型肠道病毒　neotype enterovirus　03.0030

* 新型冠状病毒　novel coronavirus　03.0050

新型隐球菌　Cryptococcus neoformans　03.1214

新型隐球菌性脑膜炎　cryptococcal neoformans
　meningitis　02.0319

新型隐球菌 DNA 疫苗　Cryptococcus neoformans
　DNA vaccine　01.0511

星形诺卡菌　Nocardia asteroides　03.1179

星状病毒　astrovirus　03.0020

猩红热　scarlet fever　03.0808

* 猩红热毒素　scarlet fever toxin　03.0814

L 型细菌尿路感染　urinary tract infection of L-type
　colony　02.0186

性病淋巴肉芽肿　lymphogranuloma venereum, LGV

02.0212

性病研究实验室试验 Venereal Disease Research Laboratory test, VDRL test 02.0242

* 性病疣 condylomata acuminatum, CA 02.0219

性传播 sexual transmission 01.0311

性传播疾病 sexually transmitted disease, STD 02.0209

胸闷 chest distress 03.0217

胸膜腔感染 pleural cavity infection 04.0141

胸膜炎 pleurisy 02.0098

胸腔积液 pleural effusion 02.0099

胸痛 chest pain 03.0317

胸腺素 thymosin 01.0790

胸腺素 α1 thymosin α1, Tα1 01.0792

* 胸腺肽 thymosin 01.0790

胸腺五肽 thymopentin, TP-5 01.0791

休克 shock 04.0257

* 休克型肺炎 pneumonia with shock 04.0284

羞怯动弯杆菌 *Mobiluncus mulieris* 03.1018

须纤恙螨 *Leptotrombidium palpale* 03.0700

虚性脑膜炎 meningismus 02.0321

需氧菌 aerobe 03.0754

序列分析 sequence analysis 01.0560

絮状沉淀反应 flocculation precipitation 01.0533

* 选择凝集素 selectin 04.0291

选择素 selectin 04.0291

选择性肠道去污 selective digestive decontamination, SDD 04.0197

癣 tinea 03.1227

* 雪口病 thrush 03.1194

血管内器械 intravascular device 04.0105

血管内装置感染 intravascular device-associated infection 04.0192

血管套 perivascular cuffing 02.0290

血管性紫癜 vascular purpura 02.0263

血管周水肿 perivascular edema 02.0266

血管周围出血 perivascular hemorrhage 02.0262

血管周围单核细胞浸润 perivascular mononuclear cell infiltration 02.0261

血红家鼠螨 *Liponyssoide sanguineus* 04.0240

血红扇头蜱 *Rhipicephalus sanguineus* 03.0740

血浆病毒载量 plasma viral load 03.0181

血浆置换 plasma exchange 03.0441

血流感染 blood stream infection, BSI 01.0090

血脑屏障 blood-brain barrier, BBB 02.0344

血尿 hematuria 02.0189

* 血凝素 hemagglutinin 03.0034

血凝抑制抗体 hemagglutinin-inhibiting antibody 01.0194

血凝抑制试验 hemagglutination inhibition test 01.0529

血蜱 *Haemaphysalis* 03.0722

血气分析 blood gas analysis 03.0218

血清病 serum disease 01.0615

血清淀粉酶 serum amylase 03.0229

血清分型 serotyping 01.0519

血清学反应 serologic response 01.0520

血清学诊断 serologic diagnosis 01.0521

血清阴性关节炎 seronegative arthritis 03.0190

血栓素 A2 thromboxane A2 04.0309

* 血透 blood dialysis 04.0350

血细胞凝聚素 hemagglutinin 03.0034

血小板活化因子 platelet activating factor 04.0312

血氧饱和度 saturation of blood oxygen 03.0219

血药浓度监测 therapeutic drug monitoring, TDM 01.0640

血液传播 blood fluid transmission 01.0310

血液隔离 blood isolation 04.0047

血液净化 blood purification 04.0349

血液透析 blood dialysis 04.0350

血液污染 blood contamination 04.0162

血液制品灭菌 blood product sterilization 04.0164

血液制品污染 blood product contamination 04.0163

血异刺皮螨 *Allodermanyssus sanguineus* 03.0746

血源性肺脓肿 hematogenous lung abscess 02.0096

寻常疣 common wart, verruca vulgaris 03.0332

荨麻疹 urticaria 01.0080

Y

鸭沙门菌 *Salmonella anatis* 03.0987

牙龈二氧化碳嗜纤维菌 *Capnocytophaga gingivalis* 03.1054

牙源性感染 odontogenic infection 02.0115

芽孢杆菌 bacillus 03.0837

芽殖裂头蚴病 sparganosis proliferans 03.1274

雅司病　yaws　03.1066

亚胺培南　imipenem　01.0684

亚胺培南–西司他丁　imipenem-cilastatin　01.0686

亚病毒因子　subviral agent　03.0013

亚单位纯化抗原疫苗　subunit-purified antigen vaccine
　01.0413

亚单位菌苗　subunit bacterial vaccine　01.0407

亚单位疫苗　subunit vaccine　01.0412

亚急性肝衰竭　subacute liver failure　03.0415

亚急性硬化性全脑炎　subacute sclerosing
　panencephalitis　03.0247

亚利桑那沙门菌　*Salmonella arizonae*　03.0980

* 亚临床感染　subclinical infection　01.0016

亚洲分枝杆菌　*Mycobacterium asiaticum*　03.1152

* 亚洲虎蚊　*Aedes albopictus*　03.0079

咽后间隙感染　retropharyngeal space infection
　02.0060

咽后脓肿　retropharyngeal abscess　02.0018

咽旁间隙感染　pharyngeal space infection　02.0059

咽旁脓肿　parapharyngeal abscess　02.0017

咽峡炎链球菌　*Streptococcus anginosus*　03.0820

咽眼结合膜热　pharyngoconjunctival fever　03.0329

* 严格管理传染病　category B infectious disease
　01.0349

严密隔离　absolute isolation　04.0044

* 严重低丙种球蛋白血症　agammaglobulinemia
　01.0109

严重急性呼吸综合征　severe acute respiratory
　syndrome, SARS　03.0312

严重急性呼吸综合征冠状病毒　severe acute
　respiratory syndrome coronavirus　03.0049

严重急性呼吸综合征疫苗　severe acute respiratory
　syndrome vaccine　01.0425

严重脓毒症　severe sepsis　01.0097

炎症反应　inflammatory reaction　04.0302

炎症介质　inflammatory mediator　04.0303

炎症细胞　inflammatory cell　03.0427

* 盐酸万乃洛韦　valaciclovir　01.0755

眼后发症　late ocular complication　03.1079

眼角膜疱疹　ocular herpes　03.0282

[眼]眶蜂窝织炎　orbital cellulitis　02.0378

眼眶感染　orbital infection　02.0377

眼眶结核　orbital tuberculosis　02.0382

眼眶脓肿　orbital abscess　02.0379

眼球筋膜炎　ocular tenonitis　02.0381

眼幼虫移行症　ocular larva migrans　03.1273

厌氧菌　anaerobe　03.0755

厌氧菌败血症　anaerobic septicemia　04.0114

厌氧菌肺部感染　anaerobic pulmonary infection
　04.0142

厌氧菌性骨髓炎　anaerobiotic osteomyelitis　02.0419

厌氧消化链球菌　*Peptostreptococcus anaerobius*
　03.1100

羊牛流产衣原体　*Chlamydophila abortus*　03.0582

羊瘙痒病　scrapie　03.0543

羊瘙痒病朊粒蛋白　scrapie prion protein, PrPsc
　03.0531

羊瘙痒病朊粒蛋白基因　scrapie prion protein gene
　03.0532

* 羊跳跃病　louping ill　03.0390

羊跳跃病病毒　louping ill virus　03.0389

羊种布鲁氏菌　*Brucella ovis*　03.1025

洋葱伯克霍尔德菌　*Burkholderia cepacia*　03.0963

氧氟沙星　ofloxacin　01.0707

氧自由基　oxyradical　04.0320

Toll 样受体　toll-like receptor　04.0317

恙虫病　tsutsugamushi disease　03.0615

* 恙虫病东方体　*Orientia tsutsugamushi*　03.0614

恙虫病立克次体　*Rickettsia tsutsugamushi*　03.0614

恙螨　chigger mite　03.0696

药代动力学　pharmacokinetics　01.0633

药物过敏试验　drug susceptibility test　01.0642

药物性废物　drug waste　04.0086

药物依赖性　drug dependence　01.0638

药效学　pharmacodynamics　01.0639

耶尔森菌　Yersinia　03.1032

耶尔森菌病　Yersiniosis　04.0242

耶尔森菌肠炎　Yersinia enteritis　03.1036

椰毒伯克霍尔德菌　*Burkholderia cocovenenans*
　03.0964

* 椰毒假单胞菌　*Burkholderia cocovenenans*　03.0964

* 野毒株　wild virus　04.0246

野生型毒株　wild virus　04.0246

野生株　wild type　01.0807

液化沙雷菌　*Serratia liquefaciens*　03.0915

液相杂交　solution hybridization　01.0567

一般治疗　general treatment　01.0608

一过性软下疳　transient chancroid　03.1009

一级暴露　primary exposure　04.0173
一级处理　primary management　04.0099
一级生物实验室　first class laboratory　01.0354
一期梅毒　primary syphilis　02.0225
一氧化氮作用　nitrogen monoxide effect　04.0329
伊丽莎白巴尔通体　*Bartonella elizabethae*　03.0684
伊曲康唑　itraconazole　01.0728
伊蚊　*Aedes vigilax*　03.0078
衣壳　capsid　03.0151
衣壳蛋白　capsid protein　03.0152
衣氏放线菌　*Actinomyces israelii*　03.1184
衣原体　chlamydia　03.0555
衣原体病　chlamydiosis　03.0556
衣原体感染　chlamydia infection　03.0557
衣原体核酸检测　chlamydia nucleic acid assay　03.0564
衣原体性结膜炎　chlamydial conjunctivitis　02.0355
医疗废物　medical waste　04.0083
医疗废物处理原则　disposal principle of medical waste　04.0097
医疗机构　medical institution　01.0346
医源性感染　iatrogenic infection　04.0001
医院废物　hospital waste　04.0082
医院废物管理　administration of hospital waste　04.0096
医院感染败血症　nosocomial infection septicemia　04.0128
医院感染暴发　outbreak of nosocomial infection　04.0013
医院感染病原菌　pathogenic bacteria of nosocomial infection　04.0006
医院感染病原体　pathogen of nosocomial infection　04.0005
医院感染发病率　incidence of nosocomial infection　04.0003
医院感染管理　administration of nosocomial infection　04.0020
医院感染管理科　administration department of nosocomial infection　04.0022
医院感染管理委员会　Hospital Infection Control Committee　04.0021
医院感染管理专职人员　full-time personnel of administration of nosocomial infection　04.0026
医院感染监测　monitoring of nosocomial infection　04.0015
医院感染监控兼职人员　part-time personnel of administration of nosocomial infection　04.0028
医院感染监控专职人员　full-time personnel of supervising of nosocomial infection　04.0027
医院感染教育　education on nosocomial infection　04.0030
医院感染控制　control of nosocomial infection　04.0025
医院感染零发病　zero incidence of nosocomial infection　04.0009
医院感染流行　epidemic of nosocomial infection　04.0012
医院感染漏报率　rate of leakage report of nosocomial infection　04.0004
医院感染培训　knowledge training of nosocomial infection　04.0031
医院感染散发　sporadic of nosocomial infection　04.0011
医院感染现患率　prevalence rate of nosocomial infection　04.0010
医院获得性败血症　hospital-acquired septicemia, HAS　04.0116
* 医院获得性肺炎　hospital-acquired pneumonia, HAP　04.0135
* 医院获得性感染　hospital-acquired infection, HAI　04.0002
医院[内]肺炎　nosocomial pneumonia, NP　04.0135
医院[内]感染　nosocomial infection　04.0002
医院[内]军团菌肺炎　nosocomial legionella pneumonia　04.0136
医院内血流感染　nosocomial bloodstream infection　04.0109
医院污水排放标准　hospital effluent discharge standard　04.0104
依非韦仑　efavirenz, EFV　03.0514
依赖抗体的细胞毒性　antibody-dependent cellular cytotoxicity, ADCC　01.0267
依赖于 RNA 的 DNA 聚合酶　RNA-dependent DNA polymerase　01.0594
依米丁　emetine　01.0769
依维菌素　ivermectin　01.0777
胰性霍乱综合征　pancreatic cholera syndrome　02.0167

移植痘　transplantation vaccinia　03.0298
遗传流行病学　genetic epidemiology　01.0279
遗传性朊粒病　hereditary prion disease　03.0535
遗传易感性　genetic susceptibility　01.0588
疑似传染病患者　suspected patient of infectious disease　01.0291
疑似患者　suspected patient　01.0290
疑似医院感染暴发　outbreak of suspected nosocomial infection　04.0014
乙胺嘧啶　pyrimethamine　01.0764
乙胺嗪　diethylcarbamazine　01.0775
乙类传染病　category B infectious disease　01.0349
* 乙脑　epidemic encephalitis B　02.0327
乙型副伤寒沙门菌　*Salmonella paratyphi* B　03.0975
乙型肝炎　hepatitis B　03.0401
乙型肝炎表面抗体　hepatitis B surface antibody, HBsAb　03.0453
乙型肝炎表面抗原　hepatitis B surface antigen, HBsAg　03.0451
乙型肝炎病毒　hepatitis B virus, HBV　03.0112
乙型肝炎核心抗体　hepatitis B core antibody, HBcAb　03.0457
乙型肝炎核心抗原　hepatitis B core antigen, HBcAg　03.0456
乙型肝炎基因工程疫苗　hepatitis B gene engineering vaccine　01.0451
乙型肝炎 e 抗体　hepatitis B e antibody, HBeAb　03.0455
乙型肝炎 e 抗原　hepatitis B e antigen, HBeAg　03.0454
乙型肝炎免疫球蛋白　hepatitis B immunoglobulin, HBIG　01.0445
乙型肝炎血源疫苗　hepatitis B vaccine from human plasma　01.0450
乙型肝炎疫苗　hepatitis B vaccine　01.0446
乙型脑炎病毒 encephalitis B virus　03.0071
乙型溶血性链球菌　β-hemolytic streptococcus　03.0810
以色列斑点热　Israeli spotted fever　03.0634
* 以色列放线菌　*Actinomyces israelii*　03.1184
异尖线虫病　anisakiasis　03.1276
* 异型淋巴细胞　abnormal lymphocyte　01.0149
异型麻疹　allotype measles　03.0242
C1 抑制物　C1 inhibitor　01.0203

抑制性 T[淋巴]细胞　suppressor T lymphocyte, suppressor T cell, Ts cell　01.0152
易感人群　susceptible population　01.0320
易感性　susceptibility　01.0317
易感者　susceptible person　01.0319
疫点　epidemic focus　01.0343
疫苗　vaccine　01.0393
* SARS 疫苗　SARS vaccine　01.0425
疫苗安全数据传输计划　vaccine safety datalink project, VSD　01.0391
疫苗不良反应报告系统　vaccine adverse event reporting system, VAERS　01.0390
疫苗接种　vaccine inoculation　01.0385
疫苗接种反应　vaccinal inoculation response　01.0389
疫苗相关脊髓灰质炎病毒　vaccine-associated poliovirus, VAPV　03.0026
疫苗相关性麻痹性脊髓灰质炎　vaccine-associated paralytic poliomyelitis, VAPP　03.0196
疫苗效价　titer of vaccine　01.0417
疫苗衍生脊髓灰质炎病毒　vaccine-derived poliovirus, VDPV　03.0027
疫苗原　vaccinogen　01.0394
疫情报告　report of infectious disease　01.0344
疫区　affected area　01.0342
疫源地消毒　epidemic focus of infection disinfection　04.0079
* 益生素　prebiotic　01.0814
益生元　prebiotic　01.0814
* 益生原　prebiotic　01.0814
意识损害　impaired consciousness　02.0298
翼下颌间隙感染　pterygomandibular space infection　02.0050
* 阴部疱疹　herpes progenitalis　02.0211
阴道加德纳菌　*Gardnerella vaginalis*　03.1015
阴沟肠杆菌　*Enterobacter cloacae*　03.0904
阴虱病　pediculosis pubis　02.0216
引流物–分泌物隔离　drain-secretion isolation　04.0049
隐蔽抗原　veiled antigen　01.0177
隐藏分枝杆菌　*Mycobacterium celatum*　03.1171
隐匿型　latent type　01.0039
隐球菌病　cryptococcosis　03.1207
隐性感染　covert infection　01.0016
隐源性　cryptogenic　01.0089

* 印度板齿鼠　*Rattus eloquens*　04.0237

印度囊棒恙螨　*Ascoschoengastia indica*　03.0703

印度蜱传斑疹伤寒　Indian tick-borne typhus　03.0632

DNA 印迹法　Southern blotting　01.0551

RNA 印迹法　Northern blotting　01.0552

印鼠客蚤　*Xenopsylla cheopis*　03.0715

茚地那韦　indinavir　03.0511

英帕纤恙螨　*Leptotrombidium imphalum*　03.0708

* 婴儿玫瑰疹　exanthema subitum　03.0230

鹦鹉热　psittacosis　03.0583

鹦鹉热肺炎　psittacosis pneumonia　03.0584

鹦鹉热衣原体　*Chlamydia psittaci*　03.0580

荧光假单胞菌　*Pseudomonas fluorescens*　03.0952

荧光密螺旋体抗体吸收试验　fluorescent treponemal
antibody absorption test, FTA-ABS　02.0244

营养支持　nutrition support　04.0347

应急接种　emergent inoculation　01.0381

* 硬鼻杆菌　*Klebsiella rhinoscleromatis*　03.0935

硬鼻结克雷伯菌　*Klebsiella rhinoscleromatis*
03.0935

硬化性骨髓炎　sclerosing osteomyelitis　02.0415

硬壳细胞　sclerotic cell　03.1212

硬膜外脓肿　epidural abscess　02.0334

硬膜下脓肿　subdural abscess　02.0333

硬蜱　hard-shelled tick　03.0719

硬下疳　chancre　02.0224

痈　carbuncle　02.0429

幽门螺杆菌　*Helicobacter pylori*　03.0892

幽门螺杆菌菌苗　*Helicobacter pylori* bacterial vaccine
01.0503

尤尔特征　Ewart sign　02.0281

尤因埃立克体　*Ehrlichia ewingii*　03.0667

疣肿罗蛉　*Lutzomyia verrucarum*　03.0747

游走性红斑　erythema migrans　02.0422

有机垃圾　organic refuse　04.0094

* 有粒白细胞　granulocyte　01.0170

有义链　sense strand　01.0602

有症状的人类免疫缺陷病毒感染　symptomatic human
immunodeficiency virus infection　03.0474

幼虫移行症　larva migrans　03.1269

幼儿急疹　exanthema subitum　03.0230

诱变噬菌体　mutator phage　01.0579

诱发因子　initiating factor　01.0209

鼬鼠螺杆菌　*Helicobacter mustelae*　03.0893

淤胆型肝炎　cholestatic hepatitis　03.0399

瘀斑　ecchymosis　01.0077

瘀点　petechia　01.0076

雨水型钩体病　rain type leptospirosis　03.1073

预防性消毒　prophlactical disinfection　04.0075

预防用药方案　schedule of preventive medication
04.0185

预后　prognosis　01.0798

预真空压力消毒　pro-vacuum pressure disinfection
04.0066

* 园鼠　*Rattus rattoides*　04.0235

原虫　protozoan　03.1237

原虫病　protozoan disease　03.1239

原虫感染　protozoan infection　03.1238

原代地鼠肾细胞狂犬病疫苗　primary hamster renal
cell rabies vaccine　01.0467

原发感染　primary infection　01.0017

* 原发性暴发性鼠疫　primary fulminant plague
04.0216

原发性肺脓肿　primary lung abscess　02.0094

原发性肺球孢子菌病　primary pulmonary
coccidioidomycosis　03.1218

原发性腹膜炎　primary peritonitis　02.0177

原发性干燥综合征　primary Sjögren syndrome, PSS
02.0391

原发性医院内血流感染　primary nosocomial
bloodstream infection　04.0110

原发中枢神经系统淋巴瘤　primary central nervous
system lymphoma　03.0523

原核细胞外膜蛋白　outer membrane protein　03.0775

原核细胞型微生物　prokaryotic microorganism
01.0120

原体　elementary body　03.0562

原尾蚴　procercoid　03.1261

* 原位 PCR　*in situ* PCR　01.0556

原位聚合酶链反应　*in situ* PCR　01.0556

原位杂交　*in situ* hybridization　01.0568

原型　prototype　01.0574

猿分枝杆菌　*Mycobacterium simiae*　03.1160

源于动物的暴发流行　epizootic outbreak　01.0334

* 远东田鼠　*Reed vole*　04.0234

约氏不动杆菌　*Acinetobacter johnsonii*　03.0970

孕卵节片　gravid proglottid　03.1251

孕期水痘　pregnancy varicella　03.0265

Z

再发感染病　re-emerging infectious disease, RID
　01.0007
再感染　reinfection　01.0019
再灌注损伤　reperfusion injury　04.0267
再接种　secondary inoculation　01.0379
赞成接种疫苗者　vaccinationist　01.0382
早期先天性梅毒　early congenital syphilis　02.0238
蚤　flea　03.0711
* 蚤传斑疹伤寒　flea-borne typhus　03.0611
增生性血管炎　proliferative vasculitis　02.0288
扎那米韦　zanamivir　01.0748
札幌病毒　Sapporo virus　03.0017
寨卡病毒　Zika virus　03.0080
* 詹韦皮损　Janeway lesion　02.0275
詹韦损害　Janeway lesion　02.0275
谵妄　delirium　02.0336
战壕热　trench fever　01.0060
昭和弯曲菌　*Campylobacter showae*　03.0886
* 沼泽田鼠　*Reed vole*　04.0234
针刺意外　needlestick accident　04.0127
针对病毒抗原的抗体　antibody to viral antigen
　03.0187
针对病毒抗原的细胞毒性 T 细胞反应　cytotoxic T-cell
　response to viral antigen　01.0268
针灸　acupuncture and moxibustion　01.0622
针毛鼠　*Rattus fulvescens*　04.0236
真菌败血症　fungous septicemia　04.0131
真菌病　mycosis　03.1189
真菌性肠炎　fungal enteritis　02.0121
真菌性肺炎　fungal pneumonia　04.0145
真菌性关节炎　fungal arthritis　02.0409
真菌性菌尿症　fungal bacteriuria　03.1196
真菌性食管炎　fungal esophagitis　02.0156
真菌性食物中毒　fungal food poisoning　02.0145
真菌血症　fungemia　04.0190
* 真菌中毒症　mycotoxicosis　02.0145
诊断　diagnosis　01.0515
诊断标准　diagnostic code　04.0032
枕骨大孔疝　cerebellar tonsillar hernia　02.0346
镇痛药　analgesic　01.0659
整合酶　integrase　03.0500
整合酶抑制剂　integrase inhibitor　03.0506

整合素　integrin　04.0290
* 整联蛋白　integrin　04.0290
正常菌群　normal endogenous flora　01.0809
正呼肠病毒　orthoreovirus　03.0060
正链单链 RNA 病毒　positive-stranded single-stranded
　RNA virus　03.0009
正黏病毒　orthomyxovirus　03.0032
症状　symptom　01.0029
症状明显期　period of apparent manifestation　01.0033
支持治疗　supportive treatment　01.0609
支气管败血鲍特菌　*Bordetella bronchiseptica*
　03.1046
支气管肺炎　bronchopneumonia　02.0081
支气管痉挛　bronchospasm　02.0067
支气管扩张症　bronchiectasis　02.0065
支气管哮喘　bronchial asthma　02.0068
支原体　mycoplasma　03.0585
支原体病　mycoplasmosis　03.0586
支原体肺炎　mycoplasmal pneumonia　02.0085
支原体尿道炎　mycoplasmal urethritis　03.0594
脂多糖　lipopolysaccharide, LPS　01.0136
脂多糖结合蛋白　lipopolysaccharide binding protein,
　LBP　04.0304
脂肪栓塞　fat embolism　04.0196
脂磷壁酸　lipoteichoic acid, LTA　01.0141
脂溢性皮炎　seborrheic dermatitis　02.0434
脂质包膜　lipid envelope　03.0149
蜘蛛痣　spider nevus　03.0432
直肠弯曲菌　*Campylobacter rectus*　03.0879
直肠狭窄　rectal stenosis　03.0576
直接接触传播　direct contact transmission　01.0304
直接免疫荧光技术　direct immunofluorescence technique
　01.0547
职业安全　occupation safety　04.0184
职业暴露　occupational exposure　04.0167
职业防护　occupational protection　04.0168
跖疣　plantar wart　03.0331
指状疣　digitate wart　03.0334
志贺毒素　shiga toxin　03.0996
志贺菌　Shigella　03.0990
* 志贺菌病　shigellosis　03.0991
志贺样毒素　verotoxin　03.0929

制霉菌素　nystatin, mycostatin　01.0721

质粒　plasmid　01.0576

质粒指纹图　plasmid fingerprinting, PFP　01.0570

致病菌　pathogenic bacterium　03.0782

致病力　pathogenicity　01.0122

致热耐受性　thermal tolerance　01.0067

致热外毒素　pyrogenic exotoxin　03.0814

致水肿毒素　edema promoting toxin　01.0135

致死因子　lethal factor, LF　01.0607

致细胞病变　cytopathic effect　03.0435

* 蛭形棘头虫　*Macracanthorhynchus hirudinaceus*　03.1277

智齿冠周炎　pericoronitis of wisdom tooth　02.0116

中东呼吸[系统]综合征冠状病毒　Middle East respiratory syndrome coronavirus, MERS-CoV　03.0050

中东呼吸综合征　Middle East respiratory syndrome, MERS　03.0313

中度暴露源　moderate exposure source　04.0179

中国传统康复治疗　Chinese traditional therapy for rehabilitation　01.0623

中和抗体　neutralization antibody　01.0189

中和抗原　neutralization antigen　01.0178

中华无前恙螨　*Walchia chinensis*　03.0704

中间分枝杆菌　*Mycobacterium intermedium*　03.1156

中间型　intermediate form cysticercus　03.1267

中间耶尔森菌　*Yersinia intermedia*　03.1039

中欧脑炎　central European encephalitis　03.0386

中枢神经系统感染　central nervous system infection　02.0292

中枢神经系统原虫感染　central nervous system protozoal infection　03.1240

中绦期　metacestode　03.1264

中危物品　middle risk article　04.0091

中效消毒剂　moderate effect disinfectant　04.0058

中性粒细胞　neutrophil, neutrophilic granulocyte　01.0171

中性粒细胞核左移　neutrophil count with a left shift　01.0113

中性粒细胞减少[症]　neutropenia　01.0112

终末期肝病　end-stage liver disease　03.0412

终末消毒　final disinfection　04.0078

肿瘤坏死因子　tumor necrosis factor, TNF　01.0222

肿瘤坏死因子 α　tumor necrosis factor-α, TNF-α　01.0223

肿瘤坏死因子 β　tumor necrosis factor-β, TNF-β　01.0224

中毒　poisoning　04.0328

中毒性肺炎　toxic pneumonia　04.0284

中毒性菌痢　toxic bacillary dysentery　04.0283

中毒休克综合征　toxic shock syndrome, TSS　04.0264

中毒休克综合征毒素　toxic shock syndrome toxin, TSST　04.0265

中毒休克综合征毒素-1　toxic shock syndrome toxin-1　04.0266

种痘后脑炎　postvaccinial encephalitis　03.0302

种痘员　vaccinator　01.0383

重症监护病房　intensive care unit, ICU　04.0346

重症联合免疫缺陷病　severe combined immuno-deficiency, SCID　04.0191

* 4 周病毒学应答　rapid virologic response, RVR　01.0651

周期热　periodic fever　01.0059

周期性　periodicity　01.0335

周期性尖锐复合波　periodic sharp wave complex　03.0552

猪肠弯曲菌　*Campylobacter hyointestinalis*　03.0888

猪传染性脑脊髓炎　swine infectious encephalomyelitis, SIE　03.0316

猪传染性胃肠炎　swine transmissible gastroenteritis　03.0315

猪传染性胃肠炎病毒　swine transmissible gastro-enteritis virus　03.0052

猪丹毒　swine erysipelas　03.0846

猪红斑丹毒丝菌　*Erysipelothrix rhusiopathiae*　03.0844

猪霍乱沙门菌　*Salmonella choleraesuis*　03.0979

猪巨吻棘头虫　*Macracanthorhynchus hirudinaceus*　03.1277

猪巨吻棘头虫病　macracanthorhynchosis　03.1278

猪囊尾蚴病　cysticercosis　04.0255

* 猪脑脊髓灰质炎　poliomyelitis suum　03.0316

猪血凝性脑脊髓炎病毒　swine haemagglutinating encephalomyelitis virus　03.0053

猪种布鲁氏菌　*Brucella suis*　03.1021

主动免疫　active immunity　01.0256

主要组织相容性复合体　major histocompatibility

complex, MHC   01.0236
煮沸消毒   boiling disinfection   04.0064
注射器共用   needle sharing   03.0480
注射药瘾者   injection drug user   03.0481
专性细胞内寄生物   obligate cytozoic parasite   03.0558
专性厌氧菌   obligate anaerobe   03.0756
* 转氨酶   transaminase   01.0247
C3 转化酶   C3 convertase   01.0200
转化生长因子   transforming growth factor, TGF
    01.0211
转移因子   transfer factor, TF   01.0794
转座因子   transposable element   01.0577
转座子   transposon, Tn   01.0580
锥体束征   pyramidal sign   02.0300
赘生物   vegetation   02.0268
准种   quasispecies   03.0184
准种异源性   quasispecies diversity   03.0185
着色芽生菌病   chromoblastomycosis   03.1211
滋养体   trophozoite   03.1246
子雅司   secondary yaws   03.1068
紫癜   purpura   01.0106
* 紫绀   cyanosis   04.0322
紫外线消毒   ultraviolet light disinfection   04.0071
* 自发性腹膜炎   primary peritonitis   02.0177
自然杀伤细胞   natural killer cell, NK cell   01.0159
自然宿主   natural host   01.0287
自然疫源地   natural focus , natural epidemic focus

01.0284
自然疫源性   characteristics of natural focus   01.0285
自然疫源性疾病   natural focal disease   01.0286
自身免疫   autoimmunity   01.0274
* 自身性感染   autogenous infection   01.0012
自生世代   free-living generation   03.1292
自体瓣膜心内膜炎   native valve endocarditis
    02.0269
自限性   self-limitation   01.0088
自由基   free radical   04.0319
综合性监测   comprehensive monitoring   04.0016
综合治疗   combined modality therapy   01.0618
足菌肿   mycetoma   03.1233
阻抗素   impedin   01.0144
阻塞性脑积水   obstructive hydrocephalus   02.0343
组胺   histamine   04.0292
* A 组虫媒病毒   alphavirus   03.0066
A 组轮状病毒   group A rotavirus   03.0062
组织胞浆菌病   histoplasmosis   03.1224
组织细胞   histiocyte   03.0428
最低抑菌浓度   minimal inhibitory concentration, MIC
    01.0643
* 左肺受压迫征   Ewart sign   02.0281
左旋咪唑   levamisole   01.0782
左旋氧氟沙星   levofloxacin   01.0708
佐剂   adjuvant   01.0364

R-8506.01

ISBN 978-7-03-063679-9

定价：148.00 元